中西医结合介入放射学

ZHONG XI YI JIE HE JIE RU FANG SHE XUE

主　编　张闽光

副主编　王小平　王开强　王肖龙
　　　　周　晟　李　雁

中国医药科技出版社

内容提要

本书首本"中西医结合介入放射学"教材,共分6篇。第1篇简单回顾了介入放射学和中西医结合介入放射学的历史;介绍了介入相关设备、器材和常用药物。第2篇介绍了常用血管和非血管介入技术,以及中医药在介入诊疗中的应用。第3篇系统地介绍了全身各部位常见病的介入放射诊疗技术、适应证、禁忌证、并发症及其处理,以及围介入手术期中医药治疗和护理内容。第4篇的超声导引介入诊疗和第5篇的磁共振导引介入诊疗独立成篇。第6篇介绍介入疗法对疼痛性疾病的治疗。

本教材可供临床医学、中医、中西医结合等各类专业专科生、本科生和研究生教学使用;也可供医护工作者及相关专业人员阅读参考。

图书在版编目(CIP)数据

中西医结合介入放射学/张闽光主编 . —北京:中国医药科技出版社,2017.6
ISBN 978 - 7 - 5067 - 9349 - 0

Ⅰ. ①中… Ⅱ. ①张… Ⅲ. ①中西医结合 - 介入性放射学 Ⅳ. ①R81

中国版本图书馆 CIP 数据核字(2017)第 122118 号

美术编辑 陈君杞
版式设计 张 璐

出版　中国医药科技出版社
地址　北京市海淀区文慧园北路甲 22 号
邮编　100082
电话　发行:010 - 62227427　邮购:010 - 62236938
网址　www. cmstp. com
规格　787 × 1092mm $\frac{1}{16}$
印张　29 $\frac{1}{2}$
字数　642 千字
版次　2017 年 6 月第 1 版
印次　2017 年 6 月第 1 次印刷
印刷　北京市密东印刷有限公司
经销　全国各地新华书店
书号　ISBN 978 - 7 - 5067 - 9349 - 0
定价　**79.00 元**

编 委 会

前　言

　　微创是介入放射学的主要特点之一。介入诊断学包含多种疾病的诊断金标准，比如血管性病变血管造影术、占位性病变的影像引导活检等。近年来，随着介入手术所用器材、设备、方法的进步，介入治疗被称为是与内科、外科并列的第三类治疗方法。介入诊疗已经涉及临床各个学科，尤其是在恶性肿瘤和血管性疾病的诊疗中，介入治疗具有不可替代性。中西医结合介入放射学是一门新兴的交叉学科，将中医药学与介入诊疗技术相结合，是医学领域最具前途的学科之一。

　　目前大部分医学院校尚未专门开设介入放射学课程；中医药院校尚未开设中西医结合介入放射学课程。新毕业的专、本科生和研究生（包括西医、中医、中西医结合专业），并不太了解这样一门重要学科。使得临床上该诊疗技术的作用并未得到应有的发挥。

　　本课程的开设将使中医院校培养的各层次人才对本学科有一定了解和掌握，熟悉介入能做什么，包括与中医药的关系。掌握各种介入诊断和治疗操作的适应证、禁忌证。知道介入操作需要的条件，包括环境、设备、器械等。了解各种具体操作。课程学习后，再通过临床实习、规范化培训，可以在中西医结合介入诊疗领域有所建树。

　　本教材编写指导思想主要有两点，一是由于大多数医学院校尚未开设介入放射学这门课程，意欲通过本教材的出版促进该课程的普及，故编写内容以尽量浅显、简化为特征，适用于西医、中医、中西医结合等各类专业的各层次的医学生，以便学生能全面了解介入放射学的概貌，提高了解、掌握介入放射学的兴趣；二是为了在介入放射学领域，发扬光大中医药的作用，介绍中医药在介入诊疗中的应用，以便中医药能更好地为进行介入诊疗的患者服务，使本教材既适用于西医院校学生，又能让中医院校学生更感兴趣。

　　在编排上，针对学科的特点，使用了大量图片，便于学生理解。"围介入手术期中医药治疗和护理"为本教材创新点，使得本教材除了介绍介入手术后并发症及其处理外，还将中医药引进围介入手术期的治疗和护理中，这部分内容由李雁教授、朱为康和王岩梅三位编写。

　　本教材由全国多所中医院校工作在医疗、教学一线的介入诊疗专家共同参与编写。本教材作为首本"中西医结合介入放射学"教材，其教学对象为西医、中医、中西医结合等各类专业的各层次学生；也可以作为西医、中医、中西医结合专业初级、中级医生普及介入放射学知识的读本，受众面广。随着医学的发展，介入放射学的临床应用将越来越受到医、患双方的欢迎，具有良好的社会效益。

介入放射学发展迅速，各种新的技术、新的应用如雨后春笋不断涌现，我们很难做到在较少的篇幅内都能一一介绍，只希望和大家一起共享科学技术进步带给人类的成果。限于编者学识，本教材难免有疏漏和不妥之处，敬请广大读者批评指正，便于再版时修正。

编者

2016 年 11 月

目　录

第一篇　总　论

第二篇　介入诊疗技术

第三篇　常见病的介入放射诊疗

第四篇　超声导引介入诊疗

第五篇　磁共振导引介入诊疗

第六篇　疼痛介入诊疗

第一篇

总论

介入放射学（interventional radiology, IVR）是以影像诊断学为基础，在医学影像诊断设备的引导下，利用穿刺针、导管及其他介入器材对疾病进行治疗，或通过采集组织学、细菌学及生理生化资料对疾病进行诊断的学科。而将中医中药与介入放射学结合应用，如介入手术中或围介入手术期使用中医中药，形成的中西医结合介入放射学，则是一门新兴的交叉学科，是医学领域最具前途的学科之一。中西医结合介入放射学可提高介入诊疗疗效、减轻介入副作用、减少介入并发症，既丰富了中医的诊治方法，同时也推动了中药剂型的改革和给药途径的发展。

第一章　概　述

第一节　中西医结合介入放射学简史

中西医结合介入放射学与其他学科一样，也是在探索、创新、完善中发展起来的。20世纪20年代初开始出现血管造影，而介入放射学的历史应该追溯到1928年，Dos Santos等完成首例经皮直接穿刺主动脉造影。1929年德国医生Forssmann在做实习医生期间，在自己身上做实验，将一根导尿管从右肘前静脉插向心脏，X光摄片证明其成功地首创了心导管造影术，在1931年发表了相关论文，并因此而荣获1956年诺贝尔生理学或医学奖。

20世纪40年代后期，瑞典学者Jonsson首先用同轴针经皮穿刺颈总动脉后，将细针芯抽出，通过外套管送入细银线，利用细银线做引导将外套针向下送至主动脉弓行血管造影，其所用细银线即为导丝的雏形。同期，根据Coumand和Richards等的经验开展了右心房、右心室及肺动脉的导管技术。1951年，Peirce成功进行经皮股动脉插管术；Bierman用手术暴露颈动脉、肱动脉做选择性内脏动脉置管造影术，并作为化疗药物注射的途径。20世纪上半叶，科学家们的探索为此后的介入放射学的发展奠定了坚实的基础。

1953年瑞典医师Sven-Ivar Seldinger（图1-1）首创了用套管针、导丝和导管经皮股动脉插管做血管造影的方法，大大简化并提高了介入放射学操作的安全性。Seldinger认为其技术的先进性主要在四个方面：①对比剂能够注射到任何水平；②对比剂血管外注射的风险更小；③患者能采取适当的体位；④考虑到良好的质量控制，在造影时，导管可以留在血管中。此技术被称为Seldinger技术并很快得到广泛应用，成为介入放射学的里程碑。"他的成就使放射学朝着新的、令人振奋的方向发展，给医学影像，诊断和治疗医学留下了永久的印记"，这是1984年"American Jounal Roentgenology"在纪念Seldinger技术发明30周年时发表的一段话。

1956年Odman、Brown和Kent等将不透X线的聚乙烯导管头端制成不同弯度，用于经皮选择性主动脉分支造影，血管造影术逐渐成熟。1958年，Sones创立了选择性冠状动脉造影术。

1964年介入放射学奠基人、美国放射学家Charles Theodore Dotter（图1-2）发表第一篇经皮腔内血管成形术（PTA）的论文，开发了使用同轴导管系统的血管成形术，从此开创了"介入放射学"这一新的医学领域。该技术的发明迄今仅经历了半个世纪，但其影响力却造就了介入放射学这门新学科。虽然现在来看当时的技术创伤性较大，且疗效欠佳，但仍是介入放射学新的亚专业——成形

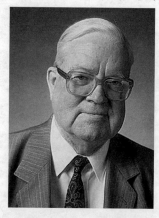

图1-1　Sven-Ivar Seldinger
（1921~1998）

术实践和理论的奠基石。在此基础上，才有球囊导管扩张术和金属支架置入术的出现。更重要的是由此催生了以微创为特征的系列诊疗技术，代表了当今医学科学发展方向。Dotter 医生被称为"介入放射学之父"，并获 1978 年诺贝尔生理学或医学奖提名。

随着血管造影的不断发展，学术界提出了"介入放射学"的概念。Dotter 在 1963 年的捷克斯洛伐克放射学会议上首次提出介入放射学的设想，他在以"心导管与血管造影的未来"为题的演讲中，讨论了导管活检术、控制性释放插管术、闭塞性插管术、经导管动脉内膜切除术等。Margulis 在 1967 年提出了"Interventional diagnostic radiology a new subspeciality"；1976 年 Wallace 在 Cancer 杂志上发表了题为"Interventional Radiology"的文章，系统地阐述了介入放射学的概念，此后，"Interventional Radiology"一词被学术界广泛认可。1979 年，欧洲放射学会召开了第一次介入放射学学术会议，Wallace 做了 Interventional

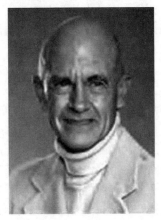

图 1－2　Charles
Theodore Dotter（1920～1985）

Radiology 专题介绍，Interventional Radiology 才逐步在国际学术界达成共识。

介入放射学于 20 世纪 80 年代初传入中国，并迅速发展壮大。1973 年首先报道了经皮穿刺插管行选择性冠状动脉造影。1978 年上海华山医院赵伟鹏和陈星荣教授首先报告了用国产穿刺针、导管做肾动脉造影。林贵教授率先于 1979 年报道了原发性肝癌选择性动脉造影，并于 1984 年报道了肝动脉栓塞治疗原发性肝癌。1981 年，天津医科大学贺能树和吴恩惠教授在《国外医学临床放射学分册》上发表文章，系统地介绍了介入放射学，首次将"Interventional Radiology"对应为中文的"介入放射学"。在 1982 年的放射学年会上，吴恩惠教授介绍了"介入"概念。1992 年，陈星荣教授、林贵教授等创办了国内第一个介入专业性刊物——《介入放射学》，对推动学科发展起着重要作用。1996 年，国家科委、卫生部、国家医药管理局联合召开了"中国介入医学战略问题研讨会"，确立了介入放射学在医学领域的地位，即介入放射学与内科、外科并列为三大临床诊疗技术，并公开发表在《健康报》上。

1985 年，同济医科大学附属协和医院冯敢生等进行了中药白芨作为血管内栓塞剂的研究，开创了中西医结合介入放射学的先河。

将中医药与介入放射学结合应用，形成中西医结合介入放射学这门新兴的交叉学科。中西医结合介入放射学丰富了中医药的诊治方法，推动了中药剂型的改革和给药途径的发展，同时也提高了介入放射学的疗效。

第二节　中西医结合介入放射学概念和现状

介入诊疗技术是在医学影像设备和医用器材发展的基础上开发的新技术，并不天然地具备仅属于西医或仅属于中医的排他属性。但是，介入诊疗技术发源于西方医学界，传入中国后也首先在传统上认为是"西医"的领域使用，故被认为是西医技术。而目前，越来越多的中医院或中西医结合医院开展了介入诊疗。介入诊疗在中医领域的诊治范围已经涵盖了心脏、血管、神经、消化、泌尿生殖、骨关节等各个系统的疾病，不少中医优势病种（如肿瘤、不孕、中风、胸痹、腰痹、崩漏等）均可通过应用介入技术进行诊疗。介入诊疗技术在中医领域的应用，极大地突破了原有中医诊疗手段的局限，缩短了病程，提高了疗效，得到广大医务人员及患者的认可。

中西医结合介入放射学是一门新兴的交叉学科，是医学领域最具前途的学科之一。介入技术具有如下特点：①微创性；②可重复性强；③定位准确；④疗效高、见效快；⑤并发症发生率低；⑥多种技术联合应用简便易行。介入治疗被称为是与内科、外科并列的第三治疗方法。除了具有上述特点外，将中医药应用于介入诊疗术前、术中和术后有利于患者的治疗，提高疗效。尤其是在肿瘤患者的介入治疗中，中医药与介入治疗的结合，可以延长恶性肿瘤患者的生存期，提高患者生存期间的生活质量。

在恶性肿瘤的诊治中，介入治疗是目前最为有效的姑息治疗方法。但是，由于化疗药物及栓塞剂的毒副作用及缺乏选择性，尤其是在肝癌的介入化疗栓塞治疗中，对肝脏的物理损伤和化学毒性作用较大，加上我国大多数肝癌患者合并有肝硬化，很多患者在一到两次介入治疗后，往往因肝损害而出现黄疸，不得不终止治疗，影响介入治疗的反复进行。因此在进行介入化疗栓塞时选择高效而低毒的抗癌药物，是提高疗效、改善预后的一个重要方面。发掘并以介入的方法应用某些有抗癌作用的中药已经受到人们的重视。

中医治疗恶性肿瘤具有悠久的历史和丰富的经验。近年来，临床上采用辨证分型治疗，常用治法有健脾理气、滋阴养血、清热解毒、活血祛瘀等，以扶正攻邪为总则，在组方时扶正祛邪可同时兼顾、互有偏重，也可根据患者的体质、病程，先攻后补或先补后攻。抗癌中药多为攻邪之品，或清热解毒，或祛痰化湿，或软坚散结。许多中药如羟喜树碱、斑蝥素、莪术油、华蟾素、鸦胆子油、康莱特、丹参，以及乌骨藤的提取物制成的消癌平等，已在临床上大量使用，不但有抗癌作用，而且低毒，甚至有提高机体免疫力、保肝益肾的功效，既有祛邪之功，又有扶正之效，可提高肿瘤近期缓解率、改善患者生活质量和延长生存期。研究这类中草药的有效成分、制成适当的剂型、选择合适的给药途径，如介入用药，可提高疗效，减少毒副作用，祛邪而伤正不甚。采用中西医结合方法，对肝癌的治疗将有明显的优越性和广阔的发展前景。

中医药诊疗还可以缓解介入化疗栓塞所引起的肝肾功能损伤、骨髓抑制、消化道反应以及全身毒副作用。如采用健脾理气方法可有效缓解肝动脉插管化疗和栓塞所引起的肝损伤等毒副作用，缩短疗程、疗效显著。采用中药配合针灸方法治疗肝癌介入栓塞后综合征如发热、腹痛、恶心、呕吐、呃逆等，均取得了较好疗效。

在非肿瘤介入治疗中，中医药也起到了积极作用。如在动脉灌注血管扩张、溶栓、疏通微循环药物治疗股骨头缺血性坏死的同时，辨证论治，内服活血化瘀与补益肝肾气血之中药，在临床上取得了较好疗效。在介入治疗急性胰腺炎时，配以内服攻下、解毒、活血化瘀的中药，可减轻胰酶的全身毒性反应，改善症状，缩短病程。如大承气汤的攻下作用能减轻全身炎症反应，降低多器官损害的发生率和程度，还能较快恢复胃肠道功能，改善毒血症状，减少细胞因子和炎性物质的过度产生，有利于胰腺炎患者的康复。另外在输卵管阻塞性不孕症介入治疗、冠心病介入术后再狭窄的防治方面，结合中医药治疗，也取得了可喜疗效。

药物的研究及应用是医学的主要内容之一，中西医结合研究最有现实意义的就是药物结合应用。目前，就大多数西药而言，按中药寒热温凉、辛甘酸苦咸的四气、五味来分类是不现实的，所以西药中用难为大家接受。中药西用就成为中西医结合的重要内容。中药西用是指研究中药有效成分以西医的理论或方法指导中药有效成分的应用，再回过来用中医理论解释治疗结果。后者尤为重要，否则将存药而废医，不利于中医药的发展。而中西医结合介入放射学中融汇了大量中药西用的内容。

第三节 中西医结合介入放射学分类

中西医结合介入放射学可从多个角度去分类。介入放射学分类本身就比较复杂，从功能角度分为介入诊断学和介入治疗学；从人体系统角度分类，临床上有所谓神经介入放射学、心血管介入放射学、外周血管介入放射学、肿瘤介入放射学、胸部介入放射学、腹部介入放射学、脊柱介入放射学、妇产科介入放射学等，不一而足；从介入诊疗技术而言，主要包括血管性介入技术和非血管性介入技术两大部分，其中临床常用技术见表 1-1。个别复杂的介入诊疗技术可同时涉及血管性和非血管性两类途径，又称为复合性介入技术。

表 1-1 临床常用介入诊疗技术分类表

常用血管性介入诊疗技术	常用非血管性介入诊疗技术
Seldinger 技术	经皮病灶或非血管腔道穿刺术
选择性和超选择性血管插管技术	经皮穿刺针吸活检术
选择性血管造影术和药物性血管造影术	经皮穿刺局部药物注射术
经导管局部药物灌注术	经皮穿刺电化学治疗术
经导管血管栓塞术	经皮穿刺内外引流术
经皮血管内导管药盒系统植入术	经皮穿刺椎间盘切割术
选择性血样本采集	经体表孔道非血管腔道插管技术
经导管腔内血管成形术	非血管腔道支架置放术
经皮血管内支架置放术	输卵管再通术
经颈静脉肝内门腔分流术	肺大泡固化术
经皮血管内异物和血栓取出术	腹水-静脉转流术
心血管瓣膜成形术	脑积水-腹腔或静脉转流术
血管内射频消融术	结石处理技术
	"T"形管置换术

在临床介入诊疗实践中，对技术性和专业性要求较强，故目前临床上常采用混合式分类。首先分为神经介入、心血管介入和外周介入，前两者专业性较强，除神经介入包括脊柱、椎间盘的非血管性介入诊疗外，基本为血管内介入操作。外周介入相对范围较广，包括神经、心脏和冠状动脉以外的各系统的血管、非血管介入操作。

中西医结合介入放射学为新兴的学科，至今并无分类一说。根据中西医在介入诊疗领域结合的现状，我们将中西医结合介入放射学分为中医药介入治疗、介入围手术期中医药治疗和介入围手术期中医药护理，这将在后续篇章中体现。

（张闽光）

第二章　介入诊疗设备和成像原理简介

介入放射学以影像诊断学为基础，各种介入诊疗的操作都离不开医学影像诊断设备的引导。影像设备的发展也带动了介入诊疗的进步。作为从事介入诊疗的医务人员必须了解有关影像设备的性能、结构和操作。

第一节　DSA 机和成像原理简介

DSA 是数字减影血管造影（digital subtraction angiography）的英文缩写。DSA 机即带有数字减影技术的可做快速动态摄影的 X 光机。所谓 DSA，是血管造影术与电子计算机处理技术相结合的产物。DSA 是在血管造影过程中通过计算机处理技术形成的，将不含对比剂结构影像减去的一系列图像。本节主要介绍目前临床上常用的使用时间减影方法的 DSA。减影技术还有能量减影、混合减影等。

一、DSA 成像原理

将造影时摄取的一系列数字图像中出现对比剂前的某一幅图像进行黑白反转，作为蒙片，与出现对比剂的图像进行精确重合叠加，形成只显示含对比剂结构（血管或组织染色）的图像，即减去不含对比剂结构影像的图像。将上述一系列连续的过程分解为以下几个简单步骤（图 2-1~图 2-2）。

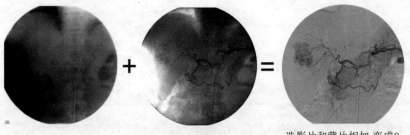

蒙片(将原负片变成正片)　　造影片(原片基础上注入对比剂)　　造影片和蒙片相加,变成0
　　　　　　　　　　　　　　　　　　　　　　　　　　　　　　　(即空白)加对比剂

图 2-1　DSA 成像效果图

1. 摄取未注射对比剂时的普通 X 线片。
2. 将上述 X 线片进行正负片翻转，制备蒙片（mask 片）。
3. 摄取与蒙片同部位、同摄影条件的，注射对比剂后的血管造影片。
4. 将蒙片与血管造影片进行重合叠加减影，即在血管造影片上减去蒙片的数字信号，只显示含对比剂的血管影像。

这种成像技术的关键在于通过减影方法消除了血管以外组织结构（如骨骼、异物、软组织等）的影像。除具有数字图像的所有优点外，DSA 图像显示成分单纯，无其他结构干扰，图像清晰；可以使对比剂的用量大大减少和浓度降低，而不影响图像质量，扩大了造影检查的使用范围，开拓了一些治疗新领域。

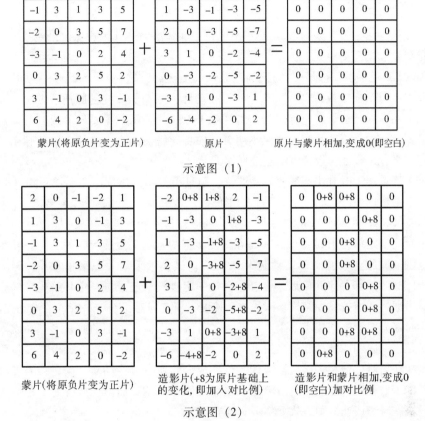

图 2-2 DSA 成像原理示意图

二、DSA 成像设备简介

DSA 成像系统主要包括一台大中型 X 光机、X 线信号探测装置、图像处理及显示装置和辅助设备。

1. X 光机 用于 DSA 成像的 X 光机机架形似英文字母 "C"，因此称之为 C 臂机（图 2-3）。检查床一端或侧方从 C 臂开口处插入。C 臂的两端为 X 线球管和成像平板，或影像增强器。C 臂可以以检查床为中心做多方向、多角度旋转，以获得多角度投照的图像。X 线发生装置包括 X 线球管、高压发生器、X 线控制器。

2. X 线信号探测装置 包括光栅（滤线器）、成像平板或影像增强器。

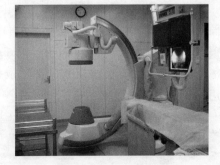

图 2-3 C 臂机外形图

3. DSA 图像处理及显示装置   包括对数变换处理装置、时间滤波处理装置和对比度处理增强处理装置。DSA 图像显示装置包括显示器。

4. DSA 成像系统的附属设备   主要是可以控制对比剂注射总量、压力、流速等参数的高压注射器。

三、DSA 成像方法

DSA 成像方法主要有动脉法 DSA（IADSA）；静脉法 DSA（因成像效果差基本淘汰，本处不做介绍）和动态 DSA。

1. IADSA   经动脉途径注入对比剂行 DSA 检查者，称之为 IADSA。分为非选择性和选择性。采用 Seldinger 法或改良 Seldinger 法经股动脉、肱动脉或桡动脉插管方法。如将导管头端置于主动脉内行造影者，称之为非选择性 IADSA。多用于需要显示两侧肾动脉、髂动脉者或需要显示的一级动脉分支情况不明者。如将导管头端进一步插入靶动脉主干或主干的分支行造影者，称之为选择性或超选择性 IADSA。

IADSA 优点：①对对比剂浓度的要求低，用量小；②对比剂不需要长距离（时间）传输；③注射参数选择的灵活性大；④血管影像显示重叠少、清晰；⑤受患者因素影响小。

2. 动态 DSA   主要有基于对比剂跟踪技术的动态 DSA 和 C 臂旋转采集图像的动态 DSA。

基于对比剂跟踪技术的动态 DSA 是在传统步进的基础上发展起来的一种新技术。主要用于大范围的胸腹主动脉和四肢动脉 DSA 检查。该技术采用"先采集蒙片，再注射对比剂"的模式，当造影程序开始后，检查床会按一定步长从起点进行蒙片采集，然后再回到起点，最后通过调速按钮控制检查床的移动速度，使其与对比剂在血管内的流动速度同步，来进行实时曝光减影。该技术一次造影就能实时观察人体大范围的血管形态和血液流动情况，尤其是主动脉和四肢动脉的多发性病变，能较好地解决因常规造影检查增强器视野有限，需多次注射对比剂和多次分段成像才能完成全段血管显像的实际问题；需多次曝光和多次注射的矛盾；以及以前因血液流速和摄影程序不一致，而出现血管显示不佳或不能显示的问题。在减影或非减影方式下都可实时成像。

C 臂旋转采集图像的特点是消除血管影像重叠给诊断造成的影响。在 C 臂以投照区为轴心旋转的过程中分别采取动态蒙片和造影像，完成实时动态 DSA 成像。获得不同角度的三维重建血管图像。目前该技术主要应用于头颈部血管造影和腹部大血管造影。

四、DSA 检查中的注意事项

在 DSA 检查中，为了使蒙片与造影片能完美重叠，得到高质量的 DSA 图像，摄取与蒙片同部位的血管造影片时，受检部位的制动非常重要，患者自主或不自主的移动将造成减影伪影，会严重影响血管成像质量。故在检查前应告知患者在对比剂注入时咽部和相应注入部位有热感，勿做吞咽动作；做胸、腹部检查者应反复做屏气训练；头部、四肢检查者可用绷带适当固定受检部位。

此外，应尽量选用副作用小的非离子型碘对比剂，可以减少对比剂引起的刺激性疼痛、热感或不适，从而减少移动伪影。其次应尽量缩短造影时间。

第二节 CT扫描仪和CT成像原理简介

普通 X 线成像是把三维的解剖结构呈现在二维的平面图像上，组织结构相互重叠，且 X 线图像的密度分辨力较低。体层摄影虽可以部分解决组织结构重叠的问题，但还是难以克服影像相对模糊、分辨力不高的缺点。1969 年 Hounsfield 成功设计出计算机体层摄影（computed tomography，CT）装置，Ambrose 应用于临床且在 1972 年英国放射学会学术会议上发表，1973 年英国放射学杂志对其进行了相关报道。1979 年 Hounsfield 因此获 Nobel 生理学或医学奖。CT 装置的成功设计及应用于临床是医学影像学史上的一个重要里程碑。

一、CT 成像设备简介

CT 装置主要包括产生 X 线和控制 X 线质量的部分；探测穿透人体后 X 线量的探测器；将收集到的 X 线信息进行存储、运算、重建图像的计算机系统；以及显示、传输、存储、打印图像的辅助设备。

X 线产生和控制部分的进步主要是：施加于 X 线管两端的高压输入，由高压电缆改变成高压滑环，这是 CT 设备由逐层扫描装置演变成螺旋容积扫描装置的关键技术变化。X 线管在高压滑环上做连续圆周运动，扫描床上的人体做连续的直线平移，构成螺旋形扫描轨迹，能快速得到容积成像数据。

探测器的进步主要体现在材料、数量和宽度上。计算机系统进步加快了运算速度，使图像显示时间越来越短，越来越接近实时显示，也显著缩短了检查时间。

二、CT 成像原理简介

利用 X 线束对人体的一定层厚的断面进行多次不同角度旋转扫描，由探测器获得每次照射（即扫描）后该层面各线条上透过组织的 X 线，综合多角度、多次扫描获得各点吸收 X 线的信息，转变为可见光，由光电转换器转变为电信号，再由计算机经模拟/数字转换，即得到 X 线衰减系数（或称吸收系数），X 线衰减系数反映物质密度。再将该系数对比增强、数字/模拟转换等过程获得 CT 数字图像（图 2-4）。

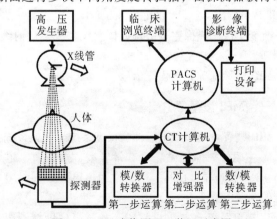

图 2-4 CT 成像原理、装置示意图

三、CT 检查技术

CT 检查方法主要有常用的 CT 平扫、CT 增强扫描及一些特殊的 CT 检查技术。在 CT 引导的介入操作中，一般只需进行 CT 平扫。CT 检查的特殊技术包括 CT 造影扫描、CT 灌注成像及 CT 图像后处理技术。

（一）CT 平扫

CT 平扫即不使用对比剂的扫描。在某些部位或器官，CT 检查可作为某些疾病诊断的首选，并可单独进行。比如脑部、肺部、骨关节某些病变。平扫还是增强扫描的先行程序。

CT 平扫大多进行横断面扫描，在垂体需直接使用冠状面扫描，其他部位可用重组获得其他平面图像。扫描范围应包括整个器官，发现病变应将病变范围包含在扫描视野内。重建层厚不应大于 10mm，多层螺旋 CT 大多采用 7.5mm、5mm 层厚，对于小器官（如垂体、肾上腺等）或小病变，则应采用 1～3mm 的薄层扫描，以减少部分容积效应。扫描时应摆正患者体位，尽量保持两侧对称，以便对照。为减少移动伪影，扫描时患者需制动、屏气。

（二）CT 增强扫描

CT 增强扫描是经周围静脉注入水溶性有机碘对比剂后进行 CT 扫描的检查方法。目的是增加病变组织与正常组织的密度差，显示平扫未能显示或显示不清的病变。通过分析病变组织是否强化，以及强化时间、程度、方式来判断病变组织的血供情况，从而有助于病变的诊断。

第三节　B 型超声仪和超声成像原理简介

见超声介入相关章节。

第四节　MR 成像仪和 MR 成像原理简介

磁共振成像（magnetic resonance imaging，MRI）是利用生物体内某种物质（如氢原子核，即质子）在磁场中受到射频（radiofrequency，RF）脉冲的激励，发生磁共振现象，从而产生的磁信号重建图像。1946 年 Bloch 和 Purcell 发现了物质的核磁共振现象，1973 年 Paul C Lauterbur 发明了 MRI 技术。MRI 技术明显促进了医学的发展，2003 年 Paul C Lauterbur 和 Peter Mansfield 因此而获 Nobel 生理学或医学奖。MRI 技术的发明及其在临床上的应用，改变了医学成像完全依赖人体组织密度及放射线的历史，是医学影像学史上的又一个里程碑。

MRI 成像基础为磁强度信号。

一、MRI 设备简介

MRI 装置主要包括主磁体、梯度系统、射频系统、计算机系统以及辅助设备。

1. 主磁体　即静磁场，有常导型、永磁型、超导型 3 种类型磁体，磁场强度一般为 0.35～3.0 特斯拉（tesla，T），常用超导型 1.5～3.0T。磁场均匀性、稳定性也是反映磁体性能的主要参数。

2. 梯度系统　主要由 X、Y、Z 三组梯度线圈组成，产生微弱的梯度磁场与主磁场重叠，可以根据磁场的梯度差别明确层面的位置，为人体 MRI 信号提供空间定位三维编码，决定图像的空间分辨力。

3. 射频系统　包括射频发射器、发射线圈以及接收线圈等。该系统发射射频脉冲，使磁化的氢质子吸收能量而产生共振，并采集弛豫过程中通过释放能量而发出的 MR 信号。

4. 计算机系统　主要有模拟－数字信号转换器、阵列处理机及计算机，作用有数据采集、处理和图像传输、显示等。与 CT 设备相同，计算机技术的进步使 MRI 接近实时显示图像，也使软读片成为现实。

5. 辅助设备　主要有配电、冷却等设备。

二、MRI 基本原理简介

人体内含有大量的氢质子（H），自然状态下 H 核自旋和进动（即自旋轴又绕着另一轴旋转）是杂乱无章的，磁性相互抵消，将人体置于一个稳定的静磁场（即主磁体）中。当 H 核磁矩发生规律性排列，正负方向的磁矢量相互抵消后，少数正向排列（处于低能态）的 H 核形成纵向的磁化矢量 M（图 2-5）。

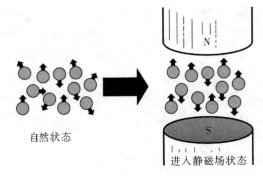

图 2-5　质子排列状态

质子由杂乱无章排列的自然无序状态到进入静磁场的有序状态

此时，在沿主磁场垂直的方向上加上某一频率的射频脉冲，该进动频率的氢质子吸收能量，磁化矢量由纵向变为横向，处于高能级状态。这一吸收能量的过程称为激励（图 2-6a、b）。射频脉冲撤除后，即发生从高能级状态恢复到低能级状态（静磁场状态）的能量释放过程称为弛豫（图 2-6b、e）。上述质子吸收、释放能量的过程称为核磁共振。

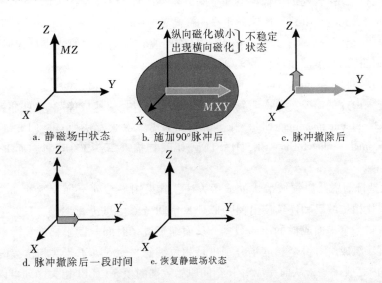

图 2-6　射频脉冲与磁化矢量的变化示意图

a. 射频脉冲施加前纵向磁化；b. 施加射频脉冲后以横向磁化为主；c～d. 射频脉冲撤除后纵向磁化逐渐恢复（T_1 弛豫），并逐渐失相位（T_2 弛豫）；e. 完全恢复到射频脉冲施加前状态

MRI 过程简述如下：人体进入静磁场被磁化→施加射频（RF）脉冲、吸收能量、H 质子磁矢量发生 90°偏转→撤除射频脉冲、释放能量和失相位（MR 信号）、弛豫过程开始→接收信号→计算机利用 MR 信号成像。

三、MRI 检查技术

MRI 检查技术复杂，直接用于介入诊疗的 MRI 技术常为快速 MR 平扫和增强技术。以下简述之。

1. 序列技术 磁共振常用的序列技术包括自旋回波（spin echo，SE）序列、梯度回波（gradient echo，GRE）序列、反转恢复（inversion recovery，IR）及快速反转恢复（fast inversion recovery，FIR）序列、平面回波成像（echo planar imaging，EPI）。通过改变射频脉冲的角度、调节 TR 和 TE 可得 T_1WI、T_2WI 和 PDWI。达到提高图像质量、加快成像速度、增加对比度、抑制脑脊液信号等目的。

2. MR 对比增强技术 MR 对比剂可以改变组织固有的 T_1、T_2 值，改善组织结构的信号对比，判断组织的血供信息，通过对比剂在不同组织中的选择性分布判断某些组织结构的生物学特性，甚至可了解某些分子水平的信息。

经周围静脉注入 MR 对比剂后进行 MR 扫描的检查方法称为 MR 增强检查。

目前常用的 MR 对比剂为离子型非特异性细胞外分布对比剂，即钆喷替酸葡甲胺（Gd - DTPA）。可以有效地缩短组织的 T_1 弛豫时间，使之在 T_1WI 上呈高信号。细胞外分布的非离子型 MR 对比剂也正在陆续开发并上市。

3. MR 快速成像技术 磁共振成像（MRI）技术应用于临床以来，成像速度一直是人们致力解决的问题，尤其是利用磁共振引导介入诊疗过程中，要达到实时成像或透视磁共振的效果，成像速度成为重要因素。并行采集（parallel acquisition，PA）技术减少了相位编码的数目，又能保持较高的图像质量和空间分辨率。理论上 PA 技术可达到亚秒级水平，但因受伪影和信噪比（SNR）的影响通常只能提高 1.5~3 倍。在相同的采集时间内，应用 PA 技术可以提高空间分辨率；同时，在快速自旋回波和单次激发的快速自旋回波序列中，它通过减少回波链的长度减少图像的模糊效应。

快速自旋回波（fast spin - echo，FSE）应用已较为广泛，其成像速度需 2~5 分钟，但仍不能满足介入诊疗的需要。单次激发脉冲序列被称为"超快速成像"，这些序列包括平面回波成像（echo planar imaging，EPI）和半傅立叶采集单次激发快速自旋回波（half - Fourier acquisition single - shot turbo - SE，HASTE）。EPI 扫描需 20~300 毫秒，而 HASTE 则需 320~2000 毫秒。

EPI 技术是目前磁共振领域最快的成像方法，其采用一系列窄梯度脉冲和快速切换的读出梯度，取代相位编码和连续读出梯度来对 K 空间全部信息进行编码，只需一次射频激励便可迅速获得整个平面成像的原始数据，从而缩短成像时间。读出梯度场由一串连续变换方向的梯度场组成，对每个梯度场分别进行相位编码，使 64~128 次相位编码线能够在 30~130 毫秒内完成采集，从而完成对 K 空间原始数据的填充。EPI 相关序列可以明显缩短成像时间，不过也在一定程度上牺牲了空间分辨率和对比度，但是能基本满足 MRI 引导下介入操作的需求。

四、MRI 检查应注意的问题

因为 MR 设备主磁体的高磁性及 MRI 检查时间相对较长，故在做 MRI 检查时应注意以下问题。

1. 体内有神经刺激器、心脏起搏器，脑动脉瘤介入后，人工心脏金属瓣膜等金属或磁性物植入史的患者，及早期妊娠的患者不宜进行检查，以免发生意外。

2. 所有金属物，包括手机、打火机、硬币、钥匙、假牙、拐杖等，以及磁性物，如信用卡等，不得带入检查室，以免发生意外或消磁失效。

3. 做腹部检查者，应禁食 4 小时，检查中可能需要屏气，检查前要训练患者配合呼吸。

4. 增强检查患者可能会出现过敏反应等症状。

5. 做头颅、颈部检查者，检查时不得做眨眼、吞咽的动作。

（张闽光）

第三章　介入诊疗器材

介入诊疗技术常用器材包括常规器材、腔道成形器材、腔道内异物处理器材、非血管介入器材等，包括穿刺针、导管鞘、导丝、导管、支架、滤器、药物泵、引流管、切割器等。

第一节　常规器材

一、穿刺针

穿刺针（puncture needle）是介入诊疗建立操作通道的基本器材。按照用途分为血管穿刺针和非血管穿刺针，后者有淋巴管穿刺针、肝胆管穿刺针、软组织穿刺针、骨骼穿刺针等。软组织穿刺针又可分为抽吸针和切割针。

穿刺针有带针芯和不带针芯2种（图3-1）。带针芯的穿刺针由套针和针芯2部分组成，针芯的针尖可为斜面或圆锥形，套针与针芯等长形成与针尖相同的斜面（图3-1Aa）；或套针的针尖圆钝而针芯斜面或圆锥形的针尖突出于套针（图3-1Ab、c）。不带针芯的穿刺针针尖往往呈一斜面（图3-1B）。穿刺针套针和针芯均由不锈钢制成。也有套针为塑料的软质材料，针芯是斜面针尖、突出于套针的金属空心针，可在穿刺进入血管后退出空心的针芯，将软质套针推进血管时可避免损伤血管（图3-2）。

非血管经皮穿刺针分为抽吸针、切割针和骨钻针3类。

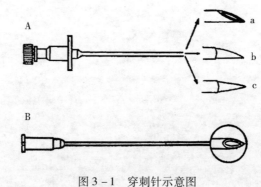

图3-1　穿刺针示意图
A. 带针芯穿刺针；B. 不带针芯穿刺针

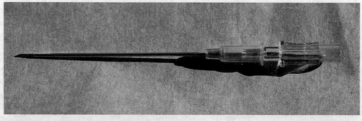

A

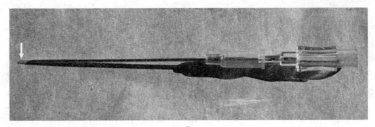

B

图 3-2 软质套针穿刺针图

套针为塑料的软质材料，针芯是斜面针尖、突出于套针的金属空心针（A），穿刺进入血管后稍退出金属针芯，再将穿刺针推进血管时，软质套针头端（白箭）可避免损伤血管（B）

穿刺针根据用途其粗细、长短不等。国外一般以"G"（gauge）表示穿刺针管径的大小，数字越大，管径越细。国内多以"号"表示，号越大，管径越粗（表 3-1）。

表 3-1 穿刺针标识对照表

号	24	22	20	18	16	14	12	10	9	8	7	6
G	12	13	14	15	16	17	18	19	20	21	22	23
管外径（mm）	2.64	2.34	2.03	1.83	1.63	1.42	1.22	1.02	0.91	0.82	0.71	0.61
管内径（mm）	2.31	1.96	1.80	1.50	1.32	1.16	1.06	0.78	0.64	0.56	0.45	0.38

用于成人血管穿刺以 7cm 长为宜，儿童常用 4cm。用作肝胆道或泌尿道则为 15～20cm。介入放射采用薄壁针，成人股、腘、肱动脉常用 18G 穿刺针，儿童股动脉及成人桡动脉多用 19G 穿刺针。

二、导管鞘

导管鞘（catheter sheath），又称鞘管，置于从皮肤到血管、胆管或肾盂肾盏之间，建立的基本通路便于进出或更换导管、球囊导管或其他血管内器具，可减少对血管和局部组织的损伤。由扩张管、鞘管和短导丝组成。防漏导管鞘是具有止血阀的薄壁管状套鞘，可防止血液外流和气体进入血管。另外加长的鞘管可作为内支架配套的递送系统。通常由医用级聚氨酯或聚四氟乙烯（Teflon）材料制成（图 3-3）。

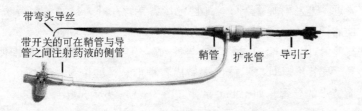

带弯头导丝
带开关的可在鞘管与导管之间注射药液的侧管　鞘管　扩张管　导引子

图 3-3 导管鞘图

三、导引钢丝（简称导丝）

导丝（guide wire）一般由 3 根钢丝构成。外为螺旋状的不锈钢丝圈，有利于在血管内向各个方向弯曲，且不发生曲折。钢丝圈内有两根直钢丝，为内芯：一根较细，两端与钢丝圈的两端相焊接，在操作时使得钢丝圈不至于拉长松散，且在钢丝圈断裂时不至于断落于血管内，故称为安全导丝芯；另一根较粗且较钢丝圈的直线长度短，在导丝尾端与钢丝圈相焊接，其作用为加强导丝的硬度，称为加强导丝芯。因此，导丝头端柔软，避免损伤血管内膜。导丝表面有特殊涂层，如敷有 Teflon 以减少导丝在导管内活动的摩擦力，可防止表面形成微血栓的肝素膜。而超滑导丝由一根超弹性合金丝作核心层，表面敷以光滑的亲水复合物，在水（血）中它的摩擦阻力极小，具有良好的顺应性。

导丝对导管插入血管起到引导和支持作用，在选择性和超选择性插管时能帮助导管插到位。导丝细而长，根据导丝前端柔软段的形状可分为直形、弯形（即 J 形）。一般操作都选用 J 形导丝，只有在通过某些过于狭窄的管腔时才用直形导丝。

根据导丝的内芯是否活动，分为固定芯和活动芯导丝 2 种。固定芯导丝前端一般有 3.5cm 柔软段，可避免损伤血管内膜。活动芯导丝前端的柔软段长度可调。介入操作中还会用到一些特种导丝，如超硬导丝（最常用的为 Amplatz 导丝）、软头导丝（如 Bentson 导丝）、交换导丝、微导丝等。最常使用外径为 0.89mm 粗细的导丝，而 0.46～0.53mm 导丝更为精细，用于肾动脉和膝以下血管成形术。导丝的长度有 50cm、80cm、100cm、125cm、145cm、180cm、260cm，最常用长度为 145cm，180cm、260cm 长度的导丝为交换导丝。

四、导管

医用导管种类繁多，材料各异。根据结构和用途分为普通导管和特殊导管。

（一）普通导管

所谓普通导管即常用的造影导管（亦可用作药物灌注及栓塞治疗）。制造导管的材料要求适当的硬度、弹性、扭力、可塑性和耐压性。常用聚乙烯、聚四乙烯、聚氯乙烯等。

临床用导管需具有良好的弹性记忆、表面光滑而摩擦系数小、耐高压高流量、导管内外层抗凝性好、无毒无抗原性、不透 X 线等特点。导管的扭力亦是非常重要的性能，往往决定超选择插管的成败。扭力好的导管当尾端转动时，头端会以同样的方向和角度转动，而扭力差的导管在导管尾端转动时，头端要么不动，要么突然大幅度转动，形成失控状态，使得头端难以凑近、进入靶血管开口。弹性记忆为导管在外力撤除后保持塑形后形状的能力，便于选择性插管。

导管尾部与注射针头尾端相同，以便与注射器相连接。导管头端渐细便于插入血管，且头段形态各异，导管出厂时已根据用途做成各种形态，如单弧、双弧、三弧等（图 3 - 4），形成一些有特点的导管，如 Cobra 导管（图 3 - 5）、Rosch 肝管及 Rosch 脾管（图 3 - 6）等，利于插入不同部位的血管，可在操作时选用。在较大血管，如主动脉、腔静脉中造影时，对比剂注射需要较高速率，为避免对血管壁造成冲击和导管头回弹，可应用多侧孔导管（图 3 - 7）。

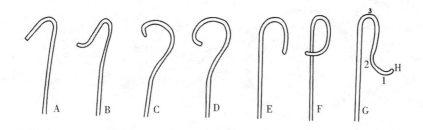

图 3 - 4　头端形态各异的导管图

A. 单弧度导管；B. 反弧度导管；C. 双弧度导管；D. 强化弧度导管；E. 双弧度 Rosch 肝管正面观；F. 双弧度 Rosch 肝管侧面观；G. 三弧度导管（H 导管头端，1～3 为三个弧度的膝部）

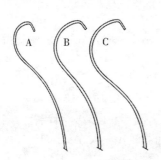

图 3 - 5　Cobra 导管

A. C_1 形；B. C_2 形；C. C_3 形

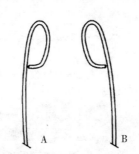

图 3 - 6　Rosch 肝管（A）及 Rosch 脾管（B）

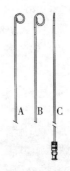

图 3 - 7　多侧孔导管

A. 常用猪尾巴导管；B. 椭圆形猪尾巴导管；C. 直形多侧孔导管

导管的粗细一般是指外径，常以"F"（french）表示，1F 约相当于 0.333mm。因管壁厚薄不同，相同 F 数的导管内径也不一定相同。注射对比剂的速度与导管内径成正比，与导管长度成反比。

（二）特殊导管

特殊导管的形状和构造相对比较复杂，所完成的医疗功能也是多种多样。球囊导管、扩张导管和同轴导管在"腔道成形器材"小节中介绍。本节中简单介绍微导管、引流导管、可控方向导管等。

1. 微导管（micro catheter）　所谓微导管一般是指 ≤3F 带有微导丝的导管，质地柔软。当常用导管超选择插管发生困难时，可配合 5F 或更粗的导管进行超选择插管，以达到最佳的治疗目的。微导管与外导管配合构成一个共轴导管系统。较早期，微导管主要用于神经介入技术，使用可脱球囊或弹簧圈进行血管瘤或动静脉瘘的栓塞治疗。随着介入治疗的普及，现在小肿瘤的超选择插管化疗栓塞、咯血的栓塞、血栓形成的溶栓治疗、不孕症的输卵管疏通等治疗方面亦有广泛应用（图 3 - 8）。

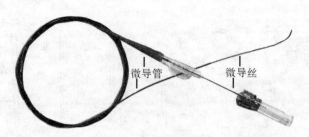

微导管　微导丝

图 3 - 8　微导管图

带 0.021 英寸 2.9F 长 130mm 微导管

2. 引流导管　根据引流部位及引流内容不同，引流导管外形、粗细、长度不同，术者可根据情况选用不同的引流导管。

（1）猪尾巴引流管　为了防止引流管滑出，引流管的头端卷成猪尾巴状，在头段设有侧孔（图 3 -9A）。先穿刺、将导丝置入引流腔（可以是脓肿腔、胸膜腔、腹腔等）后，再将导管顺导丝置入引流。

（2）蕈状引流管　导管置入后，头段可形成一蕈状膨大（图 3 -9B），防止引流管滑出，亦有利于引流。管外径为 10 ~ 14F。

（3）Hawkins 多用途引流管　在管头有一细线通过附近侧孔进入管内，从管尾引出，置管后牵拉细线可使导管远段弯曲成 S 形，防止导管脱出。可用于脓腔、胆管、泌尿道引流。

（4）胆道引流管　根据引流管的长短和侧孔的位置分为外引流管和内 – 外引流管。当经皮穿刺进入胆道后，导丝不能通过狭窄段进入十二指肠时，可将较短、仅在头段 10cm 内有 10 个侧孔的外引流管放置在胆道内做外引流；如导丝通过狭窄段进入十二指肠时，则可放置较长、引流管中部与头段均有侧孔的内 – 外引流管，中部侧孔在狭窄阻塞之上，头段侧孔在狭窄阻塞段之下，置管后胆汁可通过头段的侧孔引流入十二指肠，也可通过中部侧孔做外引流。牵拉细线，可使头段弯曲成襻，放置引流管滑脱。

（5）泌尿道引流管　输尿管梗阻肾盂积水可用猪尾巴引流管、Hawkins 等引流管置于肾盂内做外引流。如做内引流可用两头均为猪尾巴状的 Amplatz 内涵管，或两头均呈蕈状凸起的 Miller 内涵管，一端置于肾盂，另一端置于膀胱内，可防止其移位。其缺点为尿垢沉淀会阻塞引流管腔。

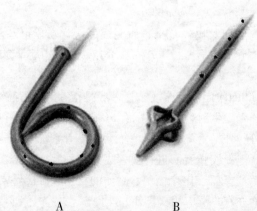

A　　　　　　　B

图 3 -9　引流管头部形态图

A. 猪尾巴引流管 ；B. 蕈状管

3. 可控方向导管　尖端方向可控导管是在导管侧壁上开设一孔腔并沿侧壁一直延伸，其间有牵引线，导管尖端向孔腔一侧倾斜，牵引线顶端与向孔腔一侧倾斜的导管尖端连接，在导管尾部侧壁设置与牵引线连接的旋钮。转动旋钮可通过牵引线改变导管头的方向。

4. 其他特殊导管　房间隔切开导管、血块捕捉导管、斑块旋磨导管（rotablator）、斑块旋切导管、标测电极导管、射频消融导管（又称大头导管）和起搏电极导管等。其中冠状动脉成型（PTCA）导管是一类重要的导管，包括 PTCA 引导导管（PTCA guiding catheter）、PTCA 扩张导管（PTCA dilatation catheter）和导丝。引导导管的管壁分为三层：外层为聚氨基甲酸酯或聚乙烯，中层为环氧树脂——纤维网或金属网，内层为光滑的 Teflon。

第二节　腔道成形器材

一、扩张导管（包括共轴导管）

1. 共轴导管（coaxial catheter）　Dotter 创建了经皮血管腔内成形术（percutaneous transluminal angioplastry，PTA），早期使用无球囊共轴导管，称为 Dotter 共轴导管。外管 12F，内管 8F。使用时先插入导丝和 8F 内管，再沿内管插入外管，利用较粗外管扩张或再通腔道。常用 Teflon 材料，质地较硬，且穿刺孔大，易引起远端栓塞和血管剥离，但现已淘汰不用。

2. 扩张导管　1968 年，Staple 和其后的 VanAndel 改进了 Dotter 共轴导管，制成了 5～12F 的一系列长锥形导管。由于导管头段的逐渐变细长、粗细规格齐全，常用于周围血管，尤其是腘动脉以下的小血管，且有助于扩张坚固的狭窄和闭塞病变，对小血管的损伤小。

二、球囊导管

球囊导管（balloon catheter）应用最多的为双腔单孔单球囊导管（图 3-10）。其中心管腔用以通过导丝、注射对比剂或其他药物、抽吸或引流体内液体、监测导管头端处压力等，另一管腔用于球囊的充盈、加压和排空。球囊呈圆柱形，有各种预制直径，一般为 4～10mm，特殊的可达 20mm，根据病变选择。球囊长约 15～20mm，球囊远端至导管头端长度约为 10mm。到达指定位置的球囊加压充盈后，可改善管腔的狭窄程度，或阻断局部血流，或固定导管不致滑出。

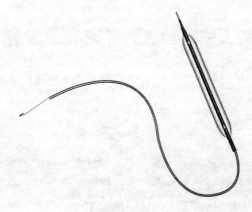

图 3-10　双腔单孔单球囊导管

采用聚氯乙烯材料球囊顺应性大，在高压下易变形，易破裂。改用聚乙烯制成的新型球囊导管顺应性减小，球囊可耐受较高压力，不易变形和破裂。但是，聚乙烯球囊壁较厚，4mm 直径的聚乙烯高压球囊壁厚 0.229～0.279mm，球囊瘪缩后的剖面直径大，不利于小血管成形。而以聚乙烯对苯二甲酸酯（polyethylene terephthalate，PET）为材料制成的球囊，壁厚仅为标准聚乙烯球囊的 1/10～1/8（6.35～10.16μm），瘪缩后的剖面直径仅 0.51mm，且可耐 15～20 个标准大气压（1519.9～2026.5kPa）的高压，球囊柔软，壁顺应性小，不变形。可行小血管成形，减轻血管损伤，扩大了应用范围。

主要用于颈动脉成形术的球囊导管为四腔双球囊导管，导管在扩张球囊的远侧有一用于闭塞远侧血管的闭塞球囊，防止扩张血管时脱落的碎屑进入远端血管引起栓塞。四腔中两腔与扩张球囊和闭塞球囊相通，一腔通向导管头端，一腔通向两球囊之间的开口，用于抽吸脱落的碎屑。

另外还有可脱性球囊导管、带孔球囊导管、冠状动脉成形术用球囊导管、快速交换球囊导管、导丝上球囊导管、尖段带固定引导钢丝的球囊导管、组合串联球囊导管（三腔双囊）、激光球囊导管和射频热球囊导管等。

三、腔道支撑器

腔道支撑器包括内支架和内涵管，用于支撑管道以保障其通畅，可用于血管和非血管腔道。动脉系统常用于冠状动脉、肾动脉、髂动脉以及下肢股动脉、腘动脉狭窄等。静脉系统常用于上腔静脉或下腔静脉综合征、门静脉高压建立肝-门静脉通道。非血管腔道主要用于消化道，包括胆道、食道、结肠和直肠；呼吸道，包括气管和支气管狭窄；泌尿道，包括输尿管和尿道，输尿管狭窄常用内涵管，尿道狭窄可用内支架。

常用的有自膨式裸支架、覆膜支架和球囊扩张式支架等。自膨式支架根据制作材料不同分为不锈钢自膨式支架和镍钛记忆合金支架，支架释放后依靠自身的弹性张力或温度记忆效应而扩展，并支撑狭窄的管腔。球囊扩张式支架则要借助球囊扩张展开支架。覆膜支架用聚合物覆盖支架以阻止管腔内膜过度增生和炎症反应、可较有效地阻止肿瘤长入支架内，降低管腔闭塞及再狭窄的发生率，在非血管的应用中还可封堵食管瘘口及防止肿瘤出血等。用于动脉瘤的覆膜支架可有效地将动脉瘤与血管腔阻隔。

目前，还有药物洗脱支架和具有放疗作用的放射性支架等。

第三节　腔道内异物处理器材

本节所述腔道内异物处理器材主要包括捕捉栓子的下腔静脉滤器、血管内外源性异物取出装置和经皮取石设备等。

一、下腔静脉滤器

肺动脉栓塞（pulmonary embolism，PE）是一种危及生命的严重疾病。下肢及盆腔静脉血栓形成后栓子脱落随静脉回流进入右心，继而栓塞肺动脉及其分支。抗凝治疗曾一直是 PE 的常规治疗方法，可使 PE 死亡率从 30% 下降到 10%，复发率从 47% 下降到 8%。针对抗凝治疗无效或有禁忌的患者，股静脉或股浅静脉结扎术、下腔静脉结扎术、褶皱法或临时夹闭术等疗法相继出现，但是下肢水肿发生率很高。1967 年，Mobin – Uddin 伞形下腔静脉滤器的出现为 PE 预防开辟了新的思路。

下腔静脉滤器是一种通过防止下腔静脉系统脱落的栓子进入右心，从而预防 PE 的装置。近年来，下腔静脉滤器设计不断改进，不但能捕获栓子，而且可保持下腔静脉的通畅。下腔静脉滤器分永久性（不取出）、临时性（置入一周内取出）、临时及永久两用性（置入后 10 天内可取出，不取出则成永久性滤器）下腔静脉滤器。

（一）常用的永久性下腔静脉滤器

1. 不锈钢 Greenfield 滤器（SGF）　1973 年由 Greenfield 等发明，由 6 条弯曲的波浪状辐条排成圆锥形，是上市时间最长、应用最广泛、评价最高的一种滤器，几乎成为一种行业标准。1995 年，Greenfield 发表了 SGF 的经验总结：642 例 SGF 植入患者中，4% 再发 PE，下腔静脉通畅率达 96%。2000 年，Streiff 报道 SGF 植入患者再发 PE 概率为 2.6%，下腔静脉通畅率为 96.4%。

2. 鸟巢式滤器（Bird's nest filter，BNF）　1982 年发明，由 4 条具有生物相容性的不锈钢丝组成，释放后跨度达 60mm，适合于直径 >28mm 的下腔静脉内。1999 年，Nieholson 等报道 78 例植入 BNF 患者再发 PE 概率为 1.3%，下腔静脉血栓形成率为 4.7%；Streiff 的调查结果则分别为 2.9% 和 3.9%。

3. Simon 镍钛合金滤器（SNF）　由 53% 镍、45% 钛和 2% 钴构成，室温下很柔软。一旦加热，即使仅达到体温水平，也能恢复至出厂时的塑形，此种特性称为热记忆性。体外实验证明，与其他滤器相比，SNF 能拦截到更小的血栓。114 例 SNF 植入患者再发 PE 概率为 4.4%，下腔静脉内血栓形成率为 3.5%；Streiff 的调查结果则分别为 3.8% 和 7.7%。

4. TrapEase 滤器　2000 年通过 FDA 认证，由激光切割的镍钛合金构成，无焊点，由上下两个网篮构成。Kalva 等报道 751 例植入 TrapEase 滤器的患者，再发 PE 概率为 6.8%，下腔静脉阻塞概率仅为 0.2%。

以上滤器皆为永久性滤器，一旦放置，除非手术切开下腔静脉，否则无法取出。与单纯的抗凝治疗相比，植入永久滤器的患者虽近期内 PE 发生率有所降低，但静脉血栓形成的概率显著增加。近 10 年来，临时性和可回收型滤器相继出现。一种既无导管或导丝相连、又具有潜在永久性滤器不仅可在放置一段时间后取回，且可根据需要以永久方式留置在体内。

（二）常用的可回收型下腔静脉滤器

1. 郁金香滤器（Gunther tulip filter，GTF）　是目前应用最广泛的可回收型滤器，最早被设计成永久留置型，由 4 个直径为 0.45mm 的支撑杆排列成圆锥形组成，每个支撑杆上有一个钢丝圈，以增加血栓的拦截率。用 8F 输送装置经颈或经股静脉放置，只能经颈回收。设计者推荐在放置后 12 天内回收，但有最长 317 天成功回收的记录，故目前认为回收期限可适当放宽。2006 年，Looby 等报道 147 例 GTF 植入的患者，平均随访 8.2 个月，仅 1 例患者再发 PE（0.68%）；在计划回收的 45 名患者中，回收成功率为 80%。GTF 放置方便，不透 X 线性好，不易移位，但因需要 8F 输送装置而在竞争中处于劣势。

2. OptEase 滤器　2002 年发明，为 TrapEase 滤器的改进型，外形与 TrapEase 滤器相似，同样具有双重血栓拦截平面。输送装置仅 6F，可经颈或经股静脉放置，回收时则只能经股静脉。Onat 等调查了 228 例放置该滤器的患者，未发现有症状的再发 PE。

3. 国产可回收滤器（ZQL 型）　　材料为 0.5mm 不锈钢丝，直径 26～32mm，长 50～56mm。12F 国产输送器有输送和回收两种功能。据报道 137 例植入国产滤器（ZQL 型）的患者，平均随访 17 个月，未见下腔静脉闭塞及有症状的再发 PE；其中拟回收的 43 例患者均成功回收，技术成功率为 100%。

二、血管内异物取出装置

随着血管内介入操作增多，发生血管内异物的危险性也有所增加。经皮取出创伤小、患者易于接受，所使用的器材大致有如下几种。

1. 圈套装置　　该装置制作简单、实用、有效。用一根 0.025 英寸（0.64mm）或更细的导丝，在其中点部位对折、插入 7～8F 导管，并在经皮插入血管后从导管头段露出，形成近于梨形的圈套。操纵导管尾端的导丝即可改变圈套的大小。可在血管内套取异物，一旦异物被套入圈内，牵拉尾端的导丝收紧圈套，缓慢地拉出体外。

2. 钩形导管和导丝　　将 7F 导管头段预制成 180°弯曲，配以转向导丝。经皮插入血管后操纵转向导丝手柄，使导管、导丝头段形成一钩形，可拖带异物至预定部位，便于其他装置更容易取出异物。

3. 网篮装置　　由 4 根不锈钢丝构成，呈螺旋形，极富弹性。经皮插入血管后操纵手柄可以旋转网篮和改变网的大小，使得在血管内套取异物更容易。因张开的网篮直径是预制的，故更适用于较小的血管内。

4. 抓取装置　　主要为心肌活检钳和支气管镜钳，因质硬，易损伤血管，故只限于心房、腔静脉内异物或非血管内异物的抓取。需做静脉切开插入。

三、经皮取石设备

经皮取石设备可用于取出胆系结石和尿路结石。主要有结石移动器、取石钳和取石网篮系统。

1. 结石移动器　　用于肾盂或输尿管结石。导管长 70cm，4F 或 5F，尾端有一丝线，连接导管头端，牵拉后导管头段弯成圆襻，推动或拽拉结石经输尿管进入膀胱，以便处理。

2. 取石钳　　钳由不锈钢丝构成，头端圆钝，避免损伤组织。张开后最大直径为 1.5～2.0cm。导管直径 2.5～6F，长 30～115cm。尾端有一三环手柄。经输尿管镜或胆道镜插入。

3. 取石网篮系统　　取石网篮有多个品种和规格。各种取石网篮都包括导管、导丝、网篮导管等部件。常用 5.5～6.5F 导管，长 55cm，头端弯曲。J 形导丝，粗 0.97mm（0.038英寸），长 80cm。构成网篮的钢丝股数从 3 股到 8 股不等。导管尾端有三环手柄，牵拉手柄可以收紧网篮。网篮直径 1.3～2.2cm；长 2.6～4.0cm 不等。网篮的前端可有一段长约10cm 左右的导丝，导丝伸至结石远侧，转动网篮套石时，导丝不动，可提高取石的成功率。Rutner 球囊网篮取石系统用于输尿管结石，其特点是取石网篮位于球囊的远侧，球囊导管 5～7F，65cm 长，球囊长 4cm，充胀后直径 5～6mm。

第四节　经皮活检针

经皮活检针是非血管经皮穿刺针，分为抽吸针、切割针和骨钻针 3 类。

一、抽吸针

抽吸针较细，柔韧性好，对组织损伤小，并发症少。但是穿刺后，只能抽吸而获得细胞学标本。下面介绍常用的抽吸针。

1. Chiba 针（又称千叶针） 为日本千叶大学首创使用。针粗 18～23G，常用 21～23G，针长 15～20cm，针尖呈 25°斜面。针壁薄，柔韧易弯曲，进针时注意把控方向。用于抽吸活检，如肺、淋巴结、胰腺和腹部肿块等。

2. Turner 针 针粗 16～22G，针长 15～20cm，针尖呈 45°斜面，针口四周锐利。改良型针芯头端尖锐，稍突出。既可用于抽吸，也可用于切割软组织碎块。

3. Greene 针 同样既可用于抽吸，也可用于切割软组织碎块。是一种共轴针，粗针 19G，针长 10cm，针芯尖端呈斜面，用于穿过胸壁胸膜。细针 22～23G，长 15cm，头端锐利，便于切割。细针针芯尖锐。细针经粗针内腔穿刺肺内病变组织。

二、切割针

切割针口径较粗，针尖具有不同形状，活检时可得到组织芯或组织碎块，可行病理学诊断。相对组织损伤大，并发症较多。

1. Tru－cut 针 该切割针较粗，套管针外径 1.57mm 或 2.1mm，针长 15cm 或 20cm。针芯前段有一槽沟 20mm。尾端有塑料手柄，以操作针芯切割病变组织。

2. Lee 针 为共轴结构，针芯头端斜面锐利，前段有一长 4mm 凹槽，外针套斜面与针芯相反，用于切割获取组织。原设计针外径粗 1.47mm（16.5G）。现有用于淋巴结活检的细针（20G），针长 7～17cm。

3. Vim－Silverman 针 带有针芯的套管针长 90mm，粗 17G，针头锐利，穿刺入病变组织后，退出针芯，插入头端呈分叶状刀片的切割针芯，刀片薄且有锐利的开口。当切割针芯全部插入套管针后，头端分叶状刀片突出套管针外，固定后旋转 360°，且同时向前推进，直至切割针芯全部退进套管针后一起拔出。

三、骨钻针

骨钻针又称环钻针，主要用于骨组织病变的活检，针尖有尖锐的切割齿，便于穿过较硬的骨、软骨组织，管径较大，可取得 3.5mm 的组织学标本。常用的骨钻针有：Franseen 针、Rotex 针、Ackermann 针等。

1. Franseen 针 为头端有 3 个尖锐的切割齿的环钻针。针芯尖锐，突出于切割齿外，便于穿刺。针粗 16～22G，针长 15～20cm。可获得软组织碎块，但损伤性较大。

2. Rotex 针 此针由不锈钢制成，其特点为螺旋针。针芯粗 23G 或 24G，头段 16mm 为带有切割刃的螺旋杆，长 205mm，其中柄长 12mm。外套管针粗 20G 或 21G、长 172mm（柄长 15mm），套管柄上有螺纹沟，与针芯柄上的螺纹齿吻合，转动螺纹柄，即可前进后退。

3. Ackermann 针 由外套管、闭塞器、环钻针和针芯组成的骨骼活检的环钻针。外套管长 140mm，针粗 13G。表面有 10mm 间距的刻度标记。闭塞器长 150mm，尖端锐利。环钻针头端呈锯齿状，为 6 齿的环形锯，直径 2mm，内径 1.5mm。针芯较环钻针稍长，用于把切割的组织碎块推出。

（张闽光）

第四章 介入诊疗常用药物

第一节 术前用药

一、镇静药

1. 地西泮 又称安定，具有镇静、抗惊厥等作用。可用于麻醉前、术前给药。起到消除患者术前紧张的作用。术前0.5～1小时肌内注射5mg。

2. 苯巴比妥 又称鲁米那，具有镇静、催眠、抗惊厥、抗癫痫等作用。用于麻醉前、术前给药，与安定一起使用，可增强其作用。术前0.5～1小时肌内注射0.1g。

二、抗腺体分泌药物

1. 阿托品 为抗胆碱药，主要用来解除平滑肌痉挛、缓解内脏绞痛、改善循环和抑制腺体分泌，并扩大瞳孔，升高眼压，兴奋呼吸中枢。大剂量服用时可解除副交感神经对心脏的抑制，使心率加快。主要用于缓解内脏绞痛、休克抢救、心律失常、解救有机磷农药中毒等症。用于麻醉前以抑制腺体分泌，特别是呼吸道黏液分泌。青光眼及前列腺肥大患者禁用。成人术前0.5～1小时肌内注射0.5mg。

2. 山莨菪碱 又称654－2，同属抗胆碱药。作用与阿托品相似或稍弱。可使平滑肌明显松弛，并能解除血管痉挛（尤其是微血管），同时有镇痛作用，但扩瞳和抑制腺体（如唾液腺）分泌的作用较弱，且极少引起中枢兴奋症状。口服吸收较差，注射后迅速从尿中排出。成人术前0.5～1小时肌内注射10～20mg。

介入诊疗手术大多为局部麻醉，一般不需使用抗腺体分泌药物，如进行全身麻醉，可根据具体情况选用阿托品或山莨菪碱。

第二节 术中用药

一、对比剂

在大多数的介入性诊疗中，均需用对比剂，对比剂也是介入放射学操作中使用最频繁的药物之一。

在介入诊疗中，对于缺乏自然对比的组织和器官，如血管、软组织、体液等，为了明确了解穿刺针尖或导管头所在精确位置；观察血管的位置、狭窄阻塞情况；了解病变组织，尤其是恶性肿瘤的血供情况；非血管腔道的病变位置、长短、狭窄阻塞情况；囊性病变囊腔内情况等，均需注射适量对比剂进行造影。

目前 X 线造影和 CT 下血管内或组织内注射使用的多为非离子型碘对比剂，非血管腔道内造影可使用离子型碘对比剂。血管内使用时应注意有无过敏史和肾功能情况。如磁共振监视下的介入操作需使用对比剂时，则需用钆对比剂。

（一）常用对比剂简介

1. 碘化油　为植物油与碘结合的一种有机碘化合物，含碘（I）为 37.0% ~ 41.0%（g/g）。可用于支气管造影、子宫输卵管造影、鼻窦、腮腺管以及其他腔道和瘘管造影，也用于预防和治疗地方性甲状腺肿、地方性克汀病。在介入诊疗中常用于恶性肿瘤的栓塞治疗。

2. 水溶性有机碘剂　包括离子型和非离子型两类。

（1）离子型　临床常用的为泛影葡胺，渗透压高、毒副反应较多、易发生过敏反应。

（2）非离子型　目前临床上使用的有碘海醇、碘佛醇、碘比醇、碘帕醇等，碘浓度有 300mg/ml、320mg/ml、350mg/ml 和 370mg/ml，具有渗透压低、黏度低、毒性低、过敏反应发生率低的优点。

介入诊疗中，离子型碘对比剂主要用于不吸收入血的腔道造影，如胆道 T 形引流管造影，肠梗阻时的消化道造影，窦道、瘘管造影等。血管内应用碘对比剂，或用于可能吸收进入血管的组织内注射时，如经皮胆道穿刺时，应使用非离子型碘对比剂。

3. 钆对比剂　指含有钆原子的 MRI 对比剂。目前临床上最为常用的离子型非特异性细胞外液 MRI 对比剂，是钆喷替酸葡甲胺（Gd - DTPA）。钆对比剂是最早出现的 MRI 对比剂。钆离子具有 7 个不成对电子，为一顺磁性很强的金属离子，能显著缩短 T_1、T_2 的弛豫时间，尤以 T_1 更为明显，在浓度 0 ~ 1mmol/L 的范围内弛豫时间呈直线下降，从而影响 MRI 的信号强度。Gd - DTPA 为葡甲胺的螯合物，体内过程与葡甲胺有关。静脉给药后很快弥散到体内各组织的细胞外液内，然后经肾小球滤过以原形排出，有少量分泌入胃肠道后随粪便排出。Gd - DTPA 静脉注射后不能通过正常的血 - 脑屏障，但可通过受损的血 - 脑屏障进入病变组织。用于神经系统、心肌、肝脏、乳腺、骨骼、肾脏等器官和组织的增强检查。Gd - DTPA 静脉注射 0.1mmol/kg 后可行动态增强 MR 成像，其增强效果可维持 45 分钟。Gd - DTPA 不良反应显著低于碘造影剂，可有轻微的一过性头痛，其次为注射部位的冷感、恶心、呕吐、发麻、头昏；另有注射部位烧灼感等。

（二）碘对比剂的不良反应及防治

1. 碘剂的毒副反应　碘对比剂化学性质稳定，尤其是非离子型碘剂，毒性低，临床上毒副反应发生率不高，致死事件罕见。轻度反应常见为荨麻疹、面色潮红、打喷嚏、恶心、呕吐等。严重反应可出现咽喉和肺部水肿、支气管痉挛、哮喘或呼吸困难、面色发白、出冷汗、昏厥、血压下降、循环衰竭，甚至死亡。

2. 碘剂使用前的注意事项　①严格掌握碘剂造影的禁忌证，了解患者有无过敏史，对有过敏史者禁忌使用离子型碘剂。对甲亢、心肝肾功能不全者，慎用碘剂；②离子型碘剂使用前做好碘过敏试验；③尽量选用非离子型碘剂；④做好抢救严重过敏反应的准备，在进行造影检查的机房备好抢救车。

3. 关于碘过敏试验　碘过敏试验的假阴性率和假阳性率都很高，阴性结果并不说明使用中不发生严重反应，因此国内外多数医院已不做此试验，药典也不做碘过敏试验要求。虽然碘过敏试验可靠性不高，但是通过试验的确可以发现一些对碘对比剂敏感的患者，故在大剂量注射前用1ml同批号低浓度溶液注射观察10分钟有一定意义。

4. 碘剂严重反应的处理 注射碘剂时应注意观察患者的反应，一旦发生过敏反应应立即停止碘剂注射，轻度反应一般不需处理，严重反应主要是碘过敏所致，应立即给予吸氧，在通知急诊医生的同时，针对下列四种情况就地抢救：①支气管痉挛、鼻咽、口、舌及肺部水肿等，患者出现呼吸困难、甚至窒息。可以静脉注射马来酸氯苯那敏10mg、糖皮质激素（如地塞米松10mg等）；皮下注射肾上腺素0.5mg。必要时气管插管给氧。②神经系统症状，如抽搐、癫痫等。可静脉注射地西泮10mg（可重复多次给药）、地塞米松10mg等。③循环系统可出现血压下降、循环衰竭症状，如头晕、昏厥、出冷汗、四肢发冷等。应将患者平卧、足部抬高，保持静脉通道通畅，补充血容量。④严重者出现心脏停搏应进行心脏按压；呼吸停止应进行口对口人工呼吸。

二、麻醉药

介入诊疗操作属于微创手术，大多采用局部麻醉。利多卡因为中效局部麻醉药，有起效快、穿透力强、弥散广等特点，且用药前不需做过敏试验，故在介入操作中广为使用。主要用在皮肤穿刺点局麻、周围神经阻滞、与对比剂混合血管内注射，可以减轻动脉造影时疼痛。

穿刺局部用2%盐酸利多卡因5ml浸润麻醉。

三、镇痛药

介入术中，尤其是肿瘤栓塞中，患者出现难以忍受的疼痛时，可以适当给予镇痛药。临床上常用布桂嗪（又称强痛定、布新拉嗪、丁酰肉桂哌嗪）镇痛。用于偏头痛、三叉神经痛、炎症性及外伤性疼痛、关节痛、痛经、癌症等引起的疼痛。镇痛作用为吗啡的1/3，一般注射10分钟见效。

四、糖皮质激素

介入诊疗手术虽然为微创手术，患者仍会有一定的精神紧张，术中常常需要使用碘对比剂，以及可能引起疼痛等，为了减轻患者的应激反应，以及减少碘对比剂的过敏和副作用，常常需要使用少量的糖皮质激素。临床上较多选用的为地塞米松。

五、血管收缩与扩张剂

在血管介入诊疗中使用血管活性药物的目的在于提高诊断正确性和治疗疾病。

（一）血管收缩药

1. 肾上腺素（epienphrine） 为较常使用的血管收缩剂。同时作用于 α 受体和 β_2 受体，但 α 受体的血管收缩作用强于 β_2 受体的血管扩张作用。可用于肾动脉、肾上腺动脉、肾静脉造影。动脉造影使用肾上腺素主要用于肿瘤的诊断，肿瘤的新生血管壁为单层内皮细胞，缺乏 α 受体，注入肾上腺素后，正常血管收缩，注入的碘对比剂流向无收缩的肿瘤血管增多，肿瘤"染色"增强。胰腺动脉缺乏 α 受体，在进行腹腔动脉造影或肠系膜动脉造影时，使用肾上腺素，同样可以使胰腺和胰腺病变更好地显示。

对小动脉和毛细血管的收缩作用，肾上腺素还可用于经导管缓慢动脉内注射治疗消化道出血。

选择性肾静脉造影为逆血流造影，多只能显示肾静脉主干和第一、二级属支，在做肾静脉造影前，经另一导管在肾动脉内注入肾上腺素造成肾动脉收缩，继而引起肾静脉血流减少，提高造影效果，显示更小的属支。

2. 加压素（vasopressin） 也称抗利尿激素或垂体后叶素，直接作用于血管平滑肌。加压素既可用于诊断性的血管造影，也可用于治疗肺出血和消化道出血。前者为腹腔动脉造影时使用 1 个单位，可以明显改善胰腺血管的显影。在造成出血的支气管动脉内插管灌注加压素治疗肺出血（咯血）。治疗胃肠道出血或食管胃底静脉曲张破裂出血者，可经肠系膜上动脉或腹腔动脉灌注加压素，开始剂量为每分钟 0.2 单位，再根据情况调整，最大剂量不能超过每分钟 0.4 单位。加压素的副作用有血压升高、心动过缓、冠状动脉收缩、尿量减少，以及兴奋胃肠道平滑肌所引起的腹部疼痛等。

（二）血管扩张剂

1. 妥拉唑林（tolazoline；priscoline） 属于 α 受体阻断药，其药理作用主要是作用于血管平滑肌，使动脉扩张、随之血流增加。可改善肢体动脉造影质量和增强动脉性门静脉造影的显影密度。经腹腔动脉或肠系膜上动脉注入 25～50mg 后即可注入碘对比剂，门静脉造影图像质量会大大提高。妥拉唑林也可用于诊断胃肠道动脉性出血，有些胃肠道动脉性出血断断续续，在间歇期造影多不能显示对比剂外渗，此时若经导管注入 25～30mg 妥拉唑林，有可能激发出血，1 分钟内做造影可显示对比剂外渗。妥拉唑林副作用有低血压、胃酸分泌过多、心率加速及胃肠道平滑肌兴奋所致的腹痛等。

2. 前列腺素（prostaglandin，PG） 主要通过血管平滑肌上的特异受体改变细胞内环磷腺苷和环磷鸟苷的水平，以及细胞膜电位活动而起扩张血管的作用，进而增加局部血流量。但由于一次通过肺循环后被水解灭活 90% 以上，选择性动脉内注射后对全身影响甚微。PG 共有 7 大类（A、B、C、D、E、F、I），在血管造影中多用 PGE_1 和 PGF_{2a} 两种。现已用于四肢动脉造影、动脉性门静脉造影、盆部动脉造影及胃肠道出血的诊断，也用于插管造成的血管痉挛的解除。一般来说，PGE_1 的扩张血管作用强于 PGF_{2a}。后者生物学活性复杂，不同血管的反应不一样，这一特性被用于不同器官、不同疾病的造影诊断，提高鉴别能力。PGE_1 的作用高峰时间，即造影效果最佳时间约在注入后 30 秒左右，PGF_{2a} 为 90 秒。

3. 缓激肽（bradykinin） 缓激肽为内源性多肽，直接作用于血管平滑肌，使之扩张。生物半衰期短，副作用小。在改善门静脉显影质量上仅次于 PG，现已广泛用于腹腔动脉、肠系膜上动脉、肾动脉、胰腺动脉和四肢动脉造影。注射后 10～15 秒后再注射对比剂。很少出现副作用。

4. 罂粟碱（papaverine） 一种短效、非特异性平滑肌松弛剂，直接作用于血管平滑肌而使血管扩张。但是动脉注射后不能使血管快速扩张，因此，经肠系膜上动脉持续灌注可治疗非阻塞性肠系膜缺血，剂量为每分钟 1mg；经股动脉灌注可缓解下肢动脉痉挛，剂量为每分钟 0.01mg。

六、抗凝与溶栓药物

血栓形成与栓塞是血管内介入操作的重要并发症。因此血管内介入操作过程中必须应用抗凝剂和抗血小板凝集药物，预防血栓形成。对于已形成的血栓，可使用溶栓药物治疗。

（一）抗凝药物

1. 肝素（heparin） 一种最常用的抗凝剂。肝素在体内和体外均有抗凝作用，对整个凝血过程的各个步骤几乎都有抑制作用，其抗凝原理在于能激活血浆中抗凝血酶Ⅲ，促进和加速抗凝血酶Ⅲ中和、灭活凝血酶Ⅱa、Ⅹa、Ⅻa、Ⅺa和Ⅸa等各种蛋白水解酶性凝血因子，从而阻止血液凝固。

血管内介入操作时，一般情况下不需要全身肝素化。所谓肝素化，即注射肝素使血液凝血功能受到充分抑制，而又不引起自发性出血的状态。仅需要配制每升含0~12000单位的肝素冲洗液，用于冲洗导管、导丝，如导管停留于血管内且不操作时间过长，则应往导管腔内注入2ml左右肝素冲洗液。

在行球囊血管成形术前，应经导管注射5000~6000单位肝素。肝素有一定的抗痉挛作用，如遇血管痉挛，可加大肝素用量。球囊成形术后若出现内膜严重撕裂、远端发生栓塞或成形术部位局部血流慢，除经导管局部注射肝素外，可行静脉灌注肝素，每小时1000~10000单位。

肝素可引起出血、血肿、穿刺部位压迫时间延长等，极少数，约1%~5%的患者可出现血小板减少，应给予重视。在大剂量使用肝素时应经常监测凝血时间和部分凝血激活酶时间。如发生严重出血，应立即停药，并缓慢静脉注射肝素拮抗剂——鱼精蛋白，鱼精蛋白的剂量与最后一次肝素使用剂量相当，100单位肝素用1mg鱼精蛋白。由于肝素在体内降解迅速，在注射肝素后30分钟，每100单位肝素，只需用鱼精蛋白0.5mg，每次用量不超过50mg，需要时可重复给予。

2. 华法林（warfarin） 是一种香豆素类抗凝剂，在体内有对抗维生素K的作用。可以抑制维生素K参与的凝血因子Ⅱ、Ⅶ、Ⅸ、Ⅹ在肝脏的合成。对血液中已有的凝血因子Ⅱ、Ⅶ、Ⅸ、Ⅹ并无抵抗作用。因此，不能作为体外抗凝药使用，体内抗凝也须有活性的凝血因子消耗后才能有效，起效后作用和维持时间亦较长。主要用于防治血栓栓塞性疾病、血管成形术后抗凝及溶栓。

3. 阿司匹林（aspirin） 血管造影中使用阿司匹林是利用其抗血小板凝聚的作用。阿司匹林与吲哚美辛能抑制环氧化酶，阻止或减少血栓素 A_2 的生成，从而防止血小板黏附、聚集，用于预防和治疗血栓形成。

4. 双嘧达莫（dipyridamole；persantine） 为抗血小板凝聚药，其机制为使血小板内环磷酸腺苷增多，抑制二磷酸腺苷，从而阻止血小板黏附、聚集。可用于预防血栓形成，与阿司匹林合用可增强血小板凝聚的功效。

5. 低分子右旋糖酐（low - molecular dextran） 可降低血液黏度。分子吸附在红细胞、血小板和血管内膜表面，防止红细胞、血小板的聚集和黏附，从而阻止血栓形成。球囊扩张血管成形术后常与阿司匹林、双嘧达莫等联用，以防止急性血小板黏附与聚集。

（二）溶栓药物

1. 链激酶（streptokinase） 是一种纤维蛋白溶解剂。由丙组β-溶血性链球菌培养液中提纯精制而成的一种高纯度酶。本身无酶的活性，但能激活纤溶酶原的激活因子前体物，使之成为激活因子，使纤溶酶原转变为纤溶酶，水解已形成的纤维蛋白，从而起到溶解血栓的作用。大剂量链激酶可被吸附和渗透到新鲜血块中，使血块从内部崩解。治疗剂量尚无统一标准，周围血管局部溶栓可以低至每小时5000~10000单位，冠状动脉局部溶栓可高至每分钟 1500 ~ 4000 单位。

链激酶具有抗原性,可引起发热,甚至严重的过敏反应,如过敏性休克等。人体常感染链球菌,体内多有抗体存在,使用前必须先用先导剂量中和抗体,一般 25 万单位可中和 90% 的抗体。

2. 尿激酶(urokinase) 亦为纤维蛋白溶解剂。可以直接催化纤溶酶原转变为纤溶酶,使纤维蛋白水解。尿激酶从人尿中分离得到,不具抗原性,过敏反应少见,可用于具有高度抗链球菌抗体的患者。局部溶栓时多应用大剂量,开始用 25000 单位,接着以每分钟 4000 单位持续灌注 2 小时。随着血栓的溶解,剂量降为每分钟 1000 ~ 2000 单位,直至血流恢复。

链激酶、尿激酶的严重并发症为出血,常发生于颅内、胃肠道和插管部位。严重出血时可用特殊解毒剂对羧基苄胺。不宜同时使用抗凝药、抗血小板聚集药。禁忌证包括出血性疾病、严重高血压等。

3. 组织型纤溶酶原激活剂(tissue – type plasminogen activator,t – PA) 能激活纤溶酶原,纤维蛋白溶解较链激酶、尿激酶迅速。目前研究文献较多,临床应用尚不普遍。

4. 蛇毒(snake venom;venin) 蛇毒也属于纤维蛋白溶解剂,使纤维蛋白形成不完全的纤维蛋白聚合物,这种不完全的纤维蛋白聚合物在循环中迅速解体、弥散,形成纤维蛋白碎片。蛇毒制剂毒性低,较少引起出血并发症。

七、介入栓塞材料

经导管栓塞术是介入治疗的重要技术之一。将栓塞材料引入病变的供血血管内或病变血管内,使之闭塞,中断血供,达到控制出血,治疗肿瘤、闭塞病变血管等目的。为了达到最佳治疗效果,选择合适的栓塞材料至关重要。栓塞剂种类繁多,按照物理性状分为固态和液态;按照栓塞时间分为短期、中期和长期;按照能否被机体吸收分为可吸收和不可吸收。理想的栓塞材料应该符合以下要求:无毒,无抗原性,具有较好的生物相容性,能迅速闭塞血管,能按照需要栓塞不同口径和不同流量的血管,易经导管输送、易得、易消毒等。更高的要求包括:能按照需要控制闭塞血管的时间长短,一旦需要,可收回或使血管再通等。

以下简单介绍常用的几种栓塞材料。

(一)自体血块

自体血块(autologous blood clots)是目前唯一的短期栓塞材料,具有易得、一经导管注入、无菌、无抗原性等优点。自体血块的制备:抽取患者自身血液 20 ~ 30ml,置于无菌器皿中,待其凝固,可在血液中添加 3 ~ 5 滴凝血酶,以加速血液凝固,特别是有凝血机制障碍者。然后用刀片切成 2mm × 3mm 或 4mm × 8mm 小块,置入盛有碘对比剂的注射器内备用。栓塞的自体血块多在 3 ~ 24 小时后开始溶解,闭塞血管的时间一般为 24 ~ 48 小时。将抽取的血液和亮氨酸混合可以适当延长血管闭塞时间。添加凝血酶也可加强血块的坚实度和稳定性。

(二)明胶海绵

明胶海绵(gelatin sponge;gelfoam)为外科手术止血剂,属于蛋白基质海绵,能被机体组织降解吸收。明胶海绵有片块状、颗粒剂、粉剂,根据需要栓塞血管的粗细选用。对于较粗的血管可在术中将明胶海绵片剪成适当大小的小块状或条状，大小如 1mm×2mm×2mm、2mm×2mm×2mm、2mm×2mm×5mm、3mm×3mm×8mm 等，置于盛有肝素生理盐水和碘对比剂的注射器中，通过导管注入欲栓塞的血管。

明胶海绵在体内吸收时间在 1 个月左右，根据所用明胶海绵的大小，以及随之血液凝固、栓塞的形成情况，闭塞血管的时间为数周至数月不等，是目前使用最普遍中期栓塞材料。明胶海绵具有可压缩、摩擦系数低、易注射、可根据需要制成不同大小和形状、易得、价廉、无抗原性、能消毒等优点，尤其是闭塞血管的时间，对于因单次化疗栓塞不能根治而需要反复多次治疗的肿瘤介入治疗具有很大的优势。

（三）艾微停

艾微停（avitene）是由美国 BARD 公司生产，从牛真皮中提取的牛皮胶原的一种衍生物，具有生物活性的微纤维胶原蛋白，原为经美国 FDA 批准可完全被人体吸收的止血材料。1978 年艾微停首次用于经导管血管栓塞。注入血管后能激活血小板，使之发生凝聚、形成血栓，栓塞血管，数月后可被吸收，为中长期血管栓塞剂。

艾微停与碘对比剂混合后可以制成不同黏稠度的混悬液或软膏制剂，因此可以通过很细的导管做超选择性栓塞。能进入细小动脉造成侧支血供广泛中断，可引起组织的缺血梗死，因此禁用于胃肠道疾病。艾微停 100% 天然来源，生物相容性好，无抗原性，对组织无刺激。

（四）碘化油

碘化油（Iodinated Oil；lipiodol）是一种有机碘化合物，其学名为乙基碘油，由不饱和脂肪酸皂化后，再与碘分子结合而成。

1979 年，Nakakuma 首先发现经肝动脉注射后碘化油能长期滞留于肝癌组织内，时间可达数月，甚至 1 年以上，而在正常肝组织内数天即可消失这一特征。此后，碘化油作为栓塞剂被广泛用于肝癌的诊断和治疗。这种长期滞留于肝癌组织内的机制尚不完全清楚，可能与肿瘤血管的虹吸作用，肿瘤血管缺乏肌层弹力层、缺乏神经调节、缺乏清除碘化油的单核巨噬细胞系统和淋巴系统等因素有关。

碘化油对肝癌的治疗作用在于其阻塞肝癌的微血管、填充癌组织本身；碘化油可与抗癌药制成乳剂或混悬剂，作为载体，使抗癌药在肿瘤组织内缓慢释放，增强抗癌作用。利用碘化油在肝癌组织内长期滞留的特点，可对肝癌进行治疗性诊断，肝动脉注射后，如碘化油在某一难以取得病理组织、但肝癌可能性较大的结节中长期滞留，该结节发展为肝癌的可能性将进一步增大。

（五）聚乙烯醇

聚乙烯醇（polyvinyl alcohol，PVA）系大分子合成材料。干燥时成压缩状态，血液浸泡后膨胀，恢复到被压缩前的大小和形状。这种特性使其适用于栓塞较大血管。根据不同需要，选择不同大小的 PVA 颗粒，市售 PVA 颗粒大小有 150～250μm、250～600μm、600～1000μm 等。

PVA 无生物活性，具有良好的生物相容性。栓塞血管后不被吸收，为永久栓塞剂。可用于栓塞动静脉畸形、肿瘤等。PVA 的主要缺点为摩擦系数大，难以经小导管投放。一般先悬浮于碘对比剂中，用 2ml 或 5ml 注射器推送。

（六）二氰基丙烯酸异丁酯

二氰基丙烯酸异丁酯（isobutyl - 2 - cyanoacrylate，IBCA）属化学合成液态高分子材料，主要作为组织黏合剂用于替代传统手术缝合方法，具有黏合伤口反应速度快（4~10 秒）、免敷料包扎、抑菌性能强、伤口愈合后无明显疤痕的特点。

IBCA 的特点在于与同离子型物质，如血液中的电解质接触后迅速聚合成硬块，从而起到栓塞作用，且在血管中长期不溶解。在 IBCA 中加入冰醋酸、碘油等可延长凝固开始时间，以便在血管内注射 IBCA 后能撤出导管，防止导管与血管粘连在一起。加入碘油后还可以不透 X 线。IBCA 常用于颅内血管畸形、胃底食管静脉曲张、精索静脉曲张、动脉瘤等。

IBCA 无毒副作用、无放热量、无致敏、无刺激。缺点在于投放技术要求高，在血管凝固后难以消除。

（七）无水乙醇

无水乙醇（absolute ethanol）注入血管后可使血管内皮细胞皱缩、表面粗糙；血内蛋白质变性沉淀、血细胞受损、凝集，血管内迅速形成微血栓，改变血流状态；进一步可直接穿透血管内皮细胞进入组织间隙，使周围组织细胞变性。上述作用可使动脉痉挛、血管闭塞。根据插管位置，主要作用部位为末梢血管，继发更大血管的闭塞。

无水乙醇易通过微细导管注射，适用于超选择栓塞，如用球囊导管注射更为安全，避免反流。注射结束后应立即用生理盐水冲洗导管，防止导管内残留无水乙醇而发生凝血、误栓。无水乙醇获取方便、价廉。

无水乙醇造成的血管闭塞是永久性的。适用于肾肿瘤，可做所谓内科性肾切除，食管静脉曲张、精索静脉曲张的闭塞，支气管动脉栓塞治疗大咯血等。剂量为 0.4~0.5ml/kg。

无水乙醇还可用于经皮穿刺瘤内注射，尤其是肺癌、肝癌的瘤内注射化学消融治疗。在 B 超或 CT 引导下直接注入肿瘤中央，使肿瘤细胞及附近血管内皮细胞迅速脱水，蛋白质变性凝固，导致肿瘤细胞坏死及缺血。对于巨大囊肿引流术后可注入无水乙醇，达到毁损囊壁内膜、防止复发的目的。

（八）弹簧钢圈

弹簧钢圈（coil）由具有弹性的不锈钢丝做成，属物理栓子。经改进以不同粗细的螺旋形弹簧钢丝夹带羊毛、丝线或涤纶线制成。置入导管中成直线状，脱离导管后卷曲成团，阻塞血管。弹簧钢圈投放前置入导入鞘内，导入鞘与导管尾端相接，用导丝推入导管，再从导管头端被推出，卷曲成团嵌于血管内。根据病变部位、血管粗细选择适当规格的弹簧钢圈极为重要。弹簧钢圈规格有多种，钢圈直径有 3mm、5mm、8mm、10mm、12mm 和 15mm 等，均可经标准血管导管送入，直径 1mm 的微钢圈可经 5F 或更细的导管送入。其优点是能永久闭塞较大的血管，但也有可造成假性动脉瘤的报道。

（九）可脱性球囊

可脱性球囊（detachable balloon）属于物理栓子。可脱性球囊构造特殊，导管头端的球囊在充填碘对比剂或不透 X 线的可固化物质后，囊膨胀，阀门关闭，脱离导管，置留于栓塞部位，达到栓塞作用。这种栓塞的特点是定位准确，系永久栓塞，球囊可适应动脉瘤的大小。主要用于颅内海绵窦动静脉瘘、血管瘤、肢体动静脉畸形的栓塞治疗。

（十）微球、微囊

微球、微粒、微囊均指直径在 $50\sim200\mu m$ 大小的颗粒状栓塞剂，用于栓塞毛细血管或前小动脉。临床上常用的有葡聚糖凝胶（dextran）、丝裂霉素葡聚糖、顺铂微粒、真丝微粒、喜树碱微球等。

微球作为栓塞剂常有 2 种类型：一种是单纯微球，如 dextran；另一种是将抗肿瘤药物与辅料一起制成微球，或包裹在一定大小的小囊中（药物微囊），经导管注入。一方面起到栓塞阻断肿瘤血供，另一方面缓慢释放抗癌药物，达到局部化疗作用。可以根据需要将微球或微囊制成不同大小规格，以栓塞不同大小的血管。

（十一）中药和其他栓塞剂

见相关章节。

八、抗肿瘤化疗药

介入中抗肿瘤化疗药物的选用原则是根据原发肿瘤细胞对化疗药的敏感性。

具体药物请参考相关专业书籍。

九、椎间盘治疗药物

1. 木瓜凝乳蛋白酶 从番木瓜乳胶中提取的木瓜凝乳蛋白酶可以溶解病变的髓核组织、用于临床治疗腰椎间盘突出症。此酶是一种带正电荷的蛋白水解酶，可与带负电荷的蛋白多糖产生亲和力，在体内及体外均能迅速减少髓核中的水溶性化合物，使软骨黏蛋白的细微结构破坏，髓核的亲水能力降低并破裂，从而导致椎间盘内压力降低，解除对神经根的压迫达到治疗目的。木瓜凝乳蛋白酶对椎间盘组织的作用具有选择性，主要作用于髓核，其作用底物是髓核中连接长链黏多糖的非胶原蛋白，而对纤维环不发生作用。

2. 胶原酶 胶原酶能在生理 pH 及温度条件下，特异性水解胶原分子的三维螺旋结构，而退行性变的椎间盘及其突出物的主要成分是胶原纤维。动物实验证实，此酶能溶解髓核和纤维环而不损伤邻近结构，溶解后的椎间盘病理检查可见胶原纤维断裂成无结构的均质状物质，随后，溶解的椎间盘为透明纤维所替代。

第三节 术后用药

一、止血药

对于一些凝血功能欠佳的患者，在介入操作中出现创伤扩大、具有潜在术后出血可能时，比如经皮穿刺操作中，为达成目的反复多次穿刺，有可能伤及较大血管；非血管腔道介入操作时损伤黏膜或肿瘤组织等时，均应在术后密切观察患者生命体征，同时适当使用止血药。另外如介入术中采用全身肝素化或肝素使用过量时，适量的鱼精蛋白可以防治出血。

1. 氨甲苯酸（止血芳酸；P – aminomethylbenzoic acid，PAMBA） PAMBA 的立体构型与赖氨酸（1，5 – 二氨基己酸）相似，能竞争性阻抑纤溶酶原吸附在纤维蛋白网上，从而防止其激活，保护纤维蛋白不被纤溶酶降解而达到止血作用。与 6 – 氨基己酸相比，抗纤溶活性强 5 倍。不良反应极少见。长期应用未见血栓形成，偶有头昏、头痛、瞳部不适。有心肌梗死倾向者应慎用。用于出血的全身治疗和穿刺操作造成的出血治疗。

2. 酚磺乙胺（止血敏，etamsylate）　可降低毛细血管通透性，使血管收缩，出血时间缩短。酚磺乙胺还能增强血小板的聚集性和黏附性，促进血小板释放凝血活性物质，缩短凝血时间。酚磺乙胺毒性低，可出现恶心、头痛和皮疹。有报道静脉注射后可出现暂时性低血压，偶有过敏性休克发生。主要用于预防和治疗各种手术前后的出血，也用于肠道出血、脑出血和泌尿道出血等。

3. 鱼精蛋白（protamine）　鱼精蛋白发现于 1870 年，到 1940～1960 年间，正式用作抗菌作用的研究才盛行起来。鱼精蛋白在中性和碱性介质中显示出很强的抑菌能力，抑菌范围和食品防腐范围均较广，它对枯草杆菌、芽孢杆菌、干酪乳杆菌、胚芽乳杆菌、乳酸菌、霉菌、芽孢耐热菌和革兰阳性菌等均有较强的抑制作用，但对革兰阴性菌抑制效果不明显。

鱼精蛋白是从鱼类新鲜成熟精子中提取的一种碱性蛋白质的硫酸盐，现主要用于中和肝素，治疗因注射肝素过量所引起的出血，且无其他药品可替代。也用于自发性出血，如咯血等。

二、抗生素

在介入诊疗中抗生素主要用于脓肿介入引流后，在脓腔内注入抗感染；以及在介入后发生明确感染的情况使用。抗生素类药物及其使用请参考相关专业书籍及使用规定。

三、止吐药

介入治疗后的呕吐主要发生在恶性肿瘤介入化疗、栓塞，尤其是腹部动脉化疗、栓塞后诱发的并发症。止吐药是通过不同环节防止或减轻恶心和呕吐的药物，包括几类。①噻嗪类药物：如氯丙嗪、异丙嗪、奋乃静、三氟拉嗪等，主要抑制催吐化学感受区，对各种呕吐均有效。②抗组胺药：常用于晕动病呕吐，如敏克静、布克力嗪、苯海拉明、茶苯海明等。③抗胆碱能药：如东莨菪碱等。其他还有甲氧氯普胺（胃复安）、多潘立酮（吗丁啉）、舒必利、三氯叔丁醇等。

临床上述中常用甲氧氯普胺、舒必利等。

（张闽光）

第二篇

介入诊疗技术

介入放射学从功能角度分为介入诊断学和介入治疗学。就介入诊疗技术而言,主要包括血管性介入技术和非血管性介入技术2大部分。本篇主要介绍常用血管性介入技术、非血管性介入技术,以及中医药在肿瘤介入治疗中的应用。

第五章 血管性介入技术

血管性介入技术是在 Seldinger 技术基础上，将导丝、导管插至靶血管进行造影、样本采集和（或）施行治疗的技术。由于其创伤小、操作简便、定位准确、并发症少、副作用小等优点，临床应用愈趋广泛，尤其是在恶性肿瘤和心血管疾病的治疗方面越来越受到重视。

血管性介入技术主要包括以下内容：①Seldinger 技术；②选择性和超选择性血管插管技术；③选择性血管造影术和药物性血管造影术；④经导管局部药物灌注术和（或）栓塞术；⑤经导管腔内血管成形术和（或）支架置放术；⑥经颈静脉肝内门腔分流术；⑦经皮血管内血栓和异物取出术；⑧选择性血样本采集；⑨心血管瓣膜成形术；⑩血管腔内射频消融术等。随着技术和设备的发展，还将在上述技术的基础上衍生出更多的介入微创技术。由于篇幅所限，以下介绍几种基础的常用技术。

第一节 Seldinger 技术的原理及方法

Seldinger 于 1953 年著文介绍了经皮穿刺置管动脉造影术，即著名的 Seldinger 技术。最初，该技术只用于血管穿刺，随着介入放射学技术的发展，已被广泛用于各种腔、道的置管。下面简述 Seldinger 技术方法和步骤（图 5 - 1）。

1. 穿刺部位皮肤消毒、铺巾。

2. 穿刺局部浸润麻醉。

3. 确定穿刺点后，用尖头手术刀片切开皮肤 1cm 左右。

4. 左手示指、中指固定穿刺动脉近侧并指引穿刺方向，右手持穿刺针，经皮肤切口穿刺动脉，穿刺针与皮肤成 30°~45°，当针尖触及动脉时，快速进针，如有突破感则表明已进入动脉腔内，但常会同时穿透动脉前后壁（图 5 - 1A）。

5. 拔出穿刺针内芯（图 5 - 1B），如无血液喷出，则应缓慢向外拔针，直至有动脉血自针尾喷出（图 5 - 1C）。

6. 经针尾插入导丝（图 5 - 1D）并深入血管内 20cm 以上，以确保不会滑出。在穿刺点近端压住导丝，拔出穿刺针。在导管进入前用手压住穿刺点，以防出血或形成血肿。

7. 沿导丝送入导管（图 5 - 1E、F）。导管插到位后进行造影或其他操作。

1974 年，Driscoll 对 Seldinger 技术进行改良，将穿刺针改为无内芯针，边穿刺边观察针尾有无血液喷出，一旦血液喷出即刻停止进针。此法可避免穿透血管后壁（图 5 - 1C ~ F）。经皮静脉穿刺及其他腔道穿刺方法与动脉穿刺基本相同。

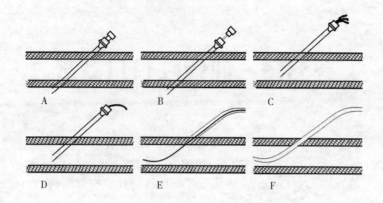

图 5 - 1　Seldinger 技术示意图

第二节　选择性和超选择性血管插管技术

随着插管技术的提高和导丝、导管的改进，不仅能将导管插入主动脉，而且能插入主动脉的 2~3 级分支，如利用同轴微导管，甚至可以插入 4~5 级或更小的分支。将导管插入主动脉称为非选择性插管，而将主动脉第 1 级分支插管称为选择性插管，2 级或以上分支的插管称为超选择性插管。

选择性和超选择性插管方法相似，关键需要注意以下几个方面。

1. 熟悉正常解剖和解剖变异　知晓血管开口的位置和方向。如常规操作不成功时应想到解剖变异。

2. 选择合适的导管　为了适应各种血管的开口粗细、方向和近段的走行，临床上使用不同粗细、形状的导管，才能达到选择性、超选择性插管的目的。

3. 造影图像的引导　应该充分利用非选择性或选择性插管造影图像为超选择性插管引路。

4. 导丝与导管的协同作用　导管可在导丝插到位的情况下跟进，同时避免导管头损伤血管内膜。导丝还可以适当改变导管头段的弧度，有利于导管的跟进、插入。

第三节　选择性血管造影术和药物性血管造影术

一、概述

选择性血管造影术通过导管将碘对比剂快速注射于待观察的靶血管内，采取连续摄片，记录动脉期、实质期、静脉期的影像，以分析相关器官、局部组织的血管解剖和血供状况（图 5 - 2、图 5 - 3）。

药物性血管造影术是对传统血管造影术的补充。通过注入相关药物，如肾上腺素、血管紧张素、加压素、前列腺素、缓激肽等，提高病灶的血管显示程度，以进一步提高血管造影诊断病变的敏感性。临床上主要应用于肾脏、肝脏和胆系、胰腺、门静脉系统及肠道病变。

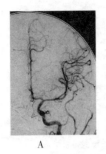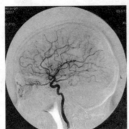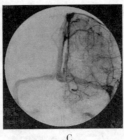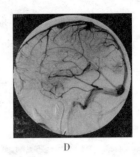

A   B   C   D

图 5-2 左侧颈内动脉 DSA 图

A. 动脉期正位；B. 动脉期侧位；C. 静脉期正位；D. 静脉期侧位

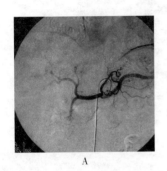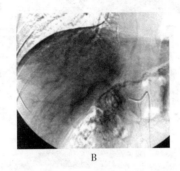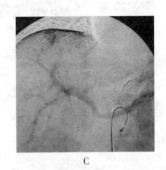

A   B   C

图 5-3 腹腔动脉干 DSA 图

A. 动脉期；B. 实质期；C. 门静脉期

二、基本操作要点

(一) 穿刺血管选择与方法

根据造影目的选择穿刺血管，动脉造影常选择股动脉、颈动脉、桡动脉、锁骨下动脉等进行穿刺，静脉造影常穿刺股静脉、颈静脉等。

采用 Seldinger 技术或改良 Seldinger 技术穿刺，引入导丝，沿着导丝插入导管（必要时可先用与导管同样粗细的扩张器顺着导丝插入动脉数次，使较软的导管易于通过，拔出扩张器，再沿导丝插入导管），拔出导丝，接上三通开关并与含有肝素生理盐水的注射器相连，抽有回血后，注入数毫升肝素生理盐水溶液使导管肝素化，关闭三通开关，即可操纵导管。为便于更换导管、减少多次更换导管对血管壁的损伤，现常常使用导管鞘，即在确定导丝进入血管，退出套管针后，沿导丝插入导管鞘。

静脉穿刺多以伴行的动脉为标志，在触及伴行动脉搏动后，根据解剖在其旁边进针。穿刺成功后，可见静脉血自针尾处缓慢流出。或用无针芯穿刺与注射器相连，边进针边抽吸，直至静脉血抽出，表明已穿刺成功。其他步骤同动脉穿刺。

选择性右心造影：依造影目的不同，可将导管顶端分别置于腔静脉、右心房、右心室流入道或流出道近端或肺动脉内。

选择性左心室造影：将心导管逆行插入主动脉，经主动脉瓣口进左心室。

逆行主动脉造影：将导管推送到升主动脉根部距主动脉瓣约 2cm 处造影（图 5-4），以显示主动脉瓣功能或升主动脉、主动脉弓部等病变；导管置于主动脉弓造影常可显示未闭的动脉导管。

对比剂经高压注射器注入：心室及主动脉造影成人 15～20ml/s，儿童 12～15ml/s；肺动脉造影，成人对比剂用量为 20ml，流速 8ml/s；周围血管根据血管粗细、血液流速选择对比剂注射量和速率。

常规血管造影后根据血管造影的表现，靶血管及疾病诊断情况，决定是否需要进行药物性血管造影。在靶动脉内注入如肾上腺素、血管紧张素等相关的药物进行药物性血管造影。

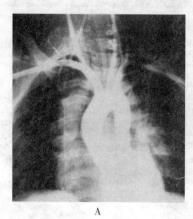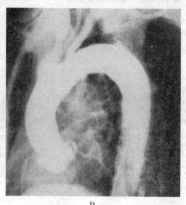

A   B

图 5 - 4　主动脉造影
A. 正位；B. 侧位

（二）图像摄取技术

快速采集图像是心脏、血管造影的关键。一般血管要求每秒至少 2～3 幅，或 5 秒内摄取 5 幅以上为最低要求。现代平板数字减影血管造影机可根据造影部位、病变要求选择图像采集时间和速度，最多可达 60 幅/秒。图像清晰度达到 1024×1024 矩阵。

在造影采集图像时，须预先选好体位。一般摄取正位、侧位或斜位。心脏和冠状动脉造影有其独特的摄片角度。单 X 线球管设备每次注射对比剂可摄取一个体位图像，双 X 线球管设备每次可以同时摄取 2 个不同角度的造影图像。近年来已经出现快速旋转采集的成像系统，结合工作站可行三维成像、血管内镜成像等，对病灶也可做定量分析。适用于儿童或必须多角度摄片的造影检查，减少对比剂用量。

在造影采集图像时患者应该制动、胸腹部造影应该屏气，以减少移动伪影对数字减影图像质量的影响。

三、适应证

选择性血管造影术和药物性血管造影术适用于各种组织、器官病变的协助诊断、治疗方案的制订及疗效的评价。大多在血管内介入治疗前进行。

四、禁忌证

选择性血管造影术的禁忌证包括碘对比剂过敏、肾功能不全、严重的难以纠正的凝血功能不全、恶病质和全身极度衰竭患者。在进行药物性血管造影时还应该考虑患者是否有对所使用药物的禁忌。

第四节 经导管动脉药物灌注术

一、概述

经导管动脉内药物灌注术（transcatheter arterial infusion，TAI）是通过选择性插管经导管将药物直接注入靶动脉，达到局部治疗的一种方法。对于全身性病变，通过口服、皮下注射、肌内注射、静脉注射、体表或黏膜给药，使药物进入血液循环而达到全身起治疗作用，而对于局灶性病变，比如局部出血、血管血栓形成、实体肿瘤等，上述给药方法局部药物浓度和疗效受到限制。除淋巴系统外，体内的病变大多由动脉供血，局部动脉内给药治疗此类病变，可使高浓度药物能直接进入病变区，提高疗效的同时，还可以减少体循环和正常组织的药物分布，降低全身副作用。

二、基本操作要点

采用 Seldinger 技术，超选择性插管至靶动脉分支，行动脉造影了解病变的性质、大小、血供是否丰富、侧支血供等情况。穿刺途径主要有经股动脉、腋动脉和锁骨下动脉等。经股动脉穿刺操作方便、成功率高，主要用于短期的治疗；经腋和锁骨下动脉穿刺难度大、技术要求高，因不影响患者行走，可保留导管用于长期间断性或持续性治疗。根据需要采用一次性冲击疗法或长期药物灌注等多种不同方式灌注不同药物。以等量于静脉给药的药物剂量或较小的剂量动脉内灌注，就能使靶器官药物浓度提高；通过各种方法延长与病变的接触时间，达到提高疗效和减少副作用的目的。

（一）血管收缩治疗

血管收缩治疗主要用于咯血和消化道出血的止血。咯血者首先行支气管动脉造影；消化道出血行腹腔动脉和肠系膜上、下动脉造影以寻找出血部位。如出血速度每分钟在 0.5ml 以上，血管造影可出现阳性征象。发现出血部位后，应将导管尽可能超选择性插入出血血管。为达到此目的，有时可采用同轴导管技术，这样可不影响其他区域血供。经导管注入收缩血管药物后，可使局部血管强烈收缩以暂时性减少血流，并降低灌注压，同时也可使局部肠管收缩，达到减少出血部位血流和促进出血血管局部血栓形成的目的。

需要注意血管加压素的剂量和注射速率。经导管注入加压素的浓度速率为 0.2U/min，连续灌注 20 分钟后造影复查；如仍有渗血，则改成 0.4U/min，连续 20 分钟，如仍未奏效，应选用其他方法。如初期使用 0.2U/min，已控制出血，则应维持 48 小时，维持剂量为 0.1～0.2U/min，待临床上已确认无出血征象时拔出导管。

（二）动脉内化疗术

肿瘤的化疗效果取决于肿瘤内药物浓度、药物和肿瘤接触时间，且和二者呈正相关。与静脉内化疗相比，动脉内靶向给药的优点在于：可数十倍地增加肿瘤局部的药物浓度，并延长肿瘤细胞与高浓度药物的接触时间；减轻药物全身毒副反应；提高化疗效果。化疗药物的选择主要根据肿瘤的来源、病理类型选择敏感化疗药。

经动脉穿刺，将导管选择性插入靶动脉内灌注化疗药物，灌注时间为 30 分钟左右，根据血象情况，每隔 3～4 周重复治疗。灌注的方式有：①一次性冲击疗法，一次性注入大剂量化疗药，不保留导管，该法简便易行，但药物与肿瘤接触时间有限；②连续性注入法，持续注入化疗药，导管保留一周，优点为疗效好，缺点为置管部位易感染；③球囊导管阻塞法，用球囊导管阻塞肿瘤血供后再缓慢注入化疗药，可极大提高肿瘤内药物浓度，并延长药物与肿瘤的接触时间；④植入式导管药盒系统灌注化疗，以股动脉或锁骨下动脉为插管途径，将导管插入靶动脉后与一小型药盒相连接并植入皮下。每次治疗仅穿刺皮下药盒，灌注化疗药物经导管到达靶器官内。本方法的最大优点为：不必每次治疗时均做动脉插管，故对患者损伤小且操作简便，治疗费用明显降低，经药盒可方便地选择灌注方式。

（三）经导管溶栓术

动脉内溶栓治疗是将导管直接插入靶器官闭塞动脉的血栓内注入高浓度溶栓药，力求在短时间内使血栓溶解、血管复通，改善靶器官的缺血状态并使器官的缺血损害降低到最低程度。目前日常选用的溶栓药有：尿激酶、链激酶、蛇毒和组织型纤溶酶原激活剂等。与以往的静脉内溶栓治疗相比，动脉内溶栓有如下优点：①给药剂量小，溶通时间短，再通率明显高于静脉内溶栓。②溶栓时通过造影复查能及时了解血管是否再通和器官再灌注的程度。③确定溶栓治疗无效时，可借溶栓通道采用其他治疗方法，如血栓抽吸术、血管内支架技术和激光血管成形术。临床常用的有冠状动脉溶栓、脑动脉溶栓、周围四肢动脉溶栓。参见第三篇相关章节。

三、适应证

（一）血管收缩治疗的适应证

血管收缩治疗适用于以下情况。

（1）支气管扩张、肺部血管畸形、肺部恶性肿瘤等疾病引起的大咯血。

（2）以下疾病引起的上、下消化道出血：①出血性胃炎；②食管贲门黏膜撕裂伤；③胃十二指肠溃疡出血；④小肠和结肠大面积出血性炎症；⑤憩室出血。

（二）动脉内化疗术的适应证

原则上只要动脉导管能抵达的实体恶性肿瘤均适合行化疗药物灌注治疗，目前临床上常用的部位和病变有头颈部恶性肿瘤、肺癌、肝癌、胰腺癌及消化道恶性肿瘤（图5-5）、盆腔肿瘤及骨肿瘤等。包括恶性肿瘤术前辅助化疗、各种恶性肿瘤切除术后预防复发性化疗、不宜切除恶性肿瘤的化疗，以及术后复发恶性肿瘤化疗。

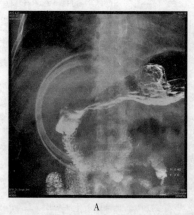
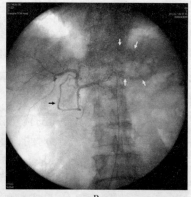

A　　　　　　　　　　　　　　B

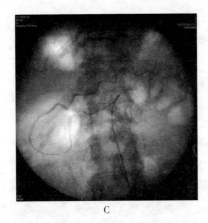

C

图 5 - 5　胃癌动脉灌注化疗

A. 上消化道钡餐造影示胃体部肿块性胃癌；B. 腹腔干动脉造影显示肿瘤由胃十二指肠动脉供血（黑箭），血供较丰富（白箭围成区域）；C. 微导管做胃十二指肠动脉超选择性插管、化疗药灌注

（三）经导管溶栓术的适应证

用于血栓形成或血栓脱落所致的血管栓塞。

四、禁忌证

1. 血管收缩治疗的禁忌证　冠心病、肾功能不全、高血压、心律失常。

2. 动脉内化疗的禁忌证　恶病质、严重心肝肾功能不全、预计难以承受术后化疗反应者。

3. 经导管溶栓的禁忌证　近期脑出血者；消化性溃疡活动性出血期；具有出血倾向者；严重高血压者；近期实施外科手术者；严重心、肝、肾功能不全者；有并发症的糖尿病患者等。在溶栓过程中应对患者的出血、凝血状态进行严密监测，一旦发现出血并发症，应立即停止治疗。

第五节　经皮血管内导管药盒系统植入术

一、概述

经皮血管内导管药盒系统植入术是为全身或局部药物注射提供一条经皮下药盒穿刺即可达到的永久性或半永久性通道，由于其简单、安全及靶向性强的特点，在临床上得到应用，尤其在各种恶性实体肿瘤的区域性治疗方面。

二、基本操作要点

1. 血管穿刺：一般选用左锁骨下动脉、肝门静脉及股动脉。确定穿刺点后，常规消毒手术野，皮肤上做一 0.5cm 小切口。

2. 穿刺成功后，即插入导丝，引入导管，行超选择性插管。超选入靶动脉后，可行首次化疗灌注或化疗栓塞。

3. 首次化疗灌注或化疗栓塞后再将交换导丝尽可能地超选入靶动脉。透视下将导管撤出，导丝保留在原位。将留置管沿导丝送入，留置管透视下的可视性较差，可根据送入的长度及透视下图像 2 倍观察以确定。

4. 到位后抽出导丝，注入碘对比剂确认导管端的位置。一般要预留导管端在理想位置以远 1～2cm 为宜，以防后期操作和患者起立后导管位置的后移造成脱位。若肝动脉留置管端位置不能避开胃十二指肠动脉，可先用不锈钢簧圈将其栓塞；若拟留置于一侧髂内动脉，则应同法先栓塞对侧髂内动脉，以免经留置管灌注药物时被对侧血流稀释。在穿刺进针点缝一线，临时缚紧导管以防移位。

5. 在导管插入点附近合适位置做局部麻醉，做一横行皮肤切口达皮下组织，长度以能容纳药盒为准。钝性分离，做一皮下囊腔。试将药盒放入囊腔，使其大小合适。用隧道针经导管插入点进入囊腔。将留置导管连接于隧道针并引至囊腔。用蚊式钳夹住留置管近穿刺点的一端，将药盒的连接头套入留置管，剪去多余的留置管，将药盒与接头旋紧。试注射肝素盐水，证实导管是否通畅和接口是否漏水。将药盒放入囊腔并剪掉留置管固定线，轻压局部使其顺畅。透视下观察留置管端位置满意后，缝合皮肤切口。患者较瘦者可分别缝合皮下组织和皮肤，局部仍有渗血时可加用引流条。也可使用较软的造影导管代替留置管。

6. 拆线后即可经药盒行规律性化疗或碘油乳剂化疗性栓塞。行化疗性栓塞时，多在透视下进行。每半个月用 10ml 肝素盐水冲洗药盒一次。

7. 药盒穿刺时针应垂直刺入，直达药盒底部，用 5ml 生理盐水试注，观察推注是否顺利和药盒周边部皮肤有无肿胀，证实推注顺利和无肿胀后，再行化疗药物注射。完毕，再注入肝素盐水 10ml 迅速拔针。

三、适应证

1. 适合于长期、规律性经导管动脉内灌注化疗的各种实体性恶性肿瘤的姑息性治疗，特别适合于肝癌和肝转移瘤等的长期治疗。

2. 适合于长期、规律性碘油栓塞的各种实体性肿瘤的姑息性治疗。

四、禁忌证

1. 严重出血倾向。

2. 通过适当的治疗难以逆转的肝肾功能障碍。

3. 严重恶病质。

4. 严重的高血压和动脉粥样硬化。

第六节　经导管动脉栓塞术

一、概述

经导管动脉栓塞术（transcatheter arterial embolization，TAE）是将某种栓塞物通过导管注入靶动脉内并使之阻塞以达到治疗的目的。栓塞疗法是介入性放射学中一项重要内容，已为临床普遍接受。

栓塞术对病变起治疗作用的机制主要为：阻塞靶血管使肿瘤或靶器官造成缺血坏死；阻塞或破坏异常血管床、腔隙和通道使血流动力学恢复正常；阻塞血管使之远端压力下降或直接从血管内封堵破裂的血管以利于止血。TAE 主要用于无法用手术治疗及药物难以控制的出血、动静脉畸形、恶性实体瘤等病变。

二、基本操作要点

血管栓塞的操作技术并不十分复杂，但正确合理的操作技术有赖于对血管影像和血流动力学改变的正确判断，准确的靶血管插管、选择适当的栓塞物质、把握栓塞剂的释放方法、随时检测栓塞程度和控制栓塞范围，所以对术者的综合知识、手眼协调能力、操作的灵巧性和对器材的感知和临床经验等仍有相当高的要求。

在做诊断性血管造影后，根据病变的确切部位、性质和血管解剖特点，采用选择性和超选择性插管技术。可经皮穿刺送入导管的动脉有股动脉、颈动脉、腋动脉、腘动脉和桡动脉等。比如，局麻下采用 Seldinger 技术穿刺股动脉，4F 或 5F Cobra、Yashiro 导管行选择性动脉插管，注入非离子型对比剂 15ml 行 DSA，每秒摄片 3~4 帧，包括动脉期、实质期和静脉期。DSA 检查明确病变部位后，在导丝引导下，将导管尽可能超选择插至靶动脉内，使导管接近病变部位，选用合适和适量的栓塞材料，在电视透视监视下以适当的速度进行栓塞，缓慢注入或送入栓塞物，直至被栓塞的血管血流被阻断，使靶动脉达到不同程度闭塞。栓塞过程中要绝对避免栓塞物返流至正常血管内，以免造成严重并发症。栓塞结束后要行造影复查，以观察栓塞效果，证实供血动脉中断、闭塞，对比剂外溢、假性动脉瘤、动静脉瘘等征象消失，除了栓塞部位外，其余部位血液灌注良好后拔管。术后观察病情变化。

根据栓塞材料、栓塞目的、部位、器官血流动力学的不同，其方法也不同。对恶性肿瘤的栓塞常与化疗药物局部灌注合并使用，称之为经动脉化疗栓塞术（tranarterial chemoembolization，TACE），同时可用碘化油与明胶海绵相交替的"夹心蛋糕"式栓塞方法，直至血流中断为止（图 5-6）。

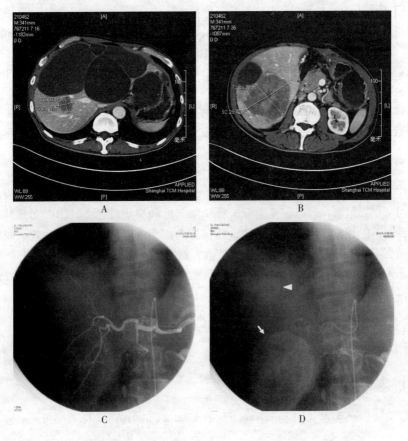

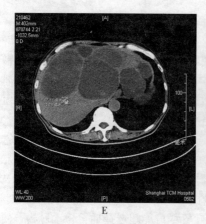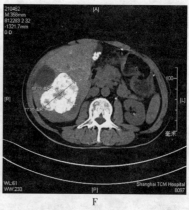

图 5-6　多发转移性肝癌 TACE

结肠癌术后肝脏多发转移 CT 增强静脉期表现（A、B）和动脉造影动脉期（C）、实质期（D）显示 2 个病灶（白箭头和白箭），TACE 后 1 年复查 CT 示病灶明显缩小（E、F）

栓塞物是经导管送入用以中断血流、堵塞靶血管的材料，种类较多，主要是为了适应不同部位、不同性质病变的栓塞治疗需要。理想的栓塞物应符合以下要求：无毒，无抗原性，异物反应小，易经导管注入，能按需栓塞不同口径、不同流量的血管，且不透 X 线。根据临床用途，按使血管闭塞时间的长短可分短期、中期和长期三种；按能否被机体吸收又可分为可吸收和不可吸收两种；按阻塞血管部位可分成外围性和中央性栓塞物。

三、适应证

1. 出血性疾病　包括外伤性出血、医源性出血、肿瘤出血、其他各种病因引起的出血，包括咯血、胃肠道出血、泌尿道出血、胆道出血、阴道出血、鼻出血等。

2. 血管性疾病　包括各部位的动静脉血管畸形、动静脉瘘和动脉瘤等，对中枢神经系统的血管性病变治疗价值更大。

3. 实体肿瘤　包括手术前辅助性栓塞、姑息治疗与相对根治性栓塞治疗。

4. 器官灭活　包括内科性脾、肾切除和中止异位妊娠。

四、禁忌证

由于栓塞术本身包含了不同的栓塞方法，使用栓塞物质和栓塞程度不同，因而其禁忌证有所不同。主要包括：难以恢复的肝、肾功能衰竭和恶病质患者，体质弱预计难以承受术后反应者；不能超选择性插入靶动脉，且导管端部前方有重要的非靶血管或靶动脉有重要器官附属支不能避开，栓塞后可能造成某重要器官功能障碍者；可能发生严重并发症者；导管未能深入靶动脉，在栓塞过程中随时有退出可能者；肝脏恶性肿瘤体积占据全肝的70% 以上；门静脉主干癌栓形成等。

第七节　经皮腔内血管成形术

一、概述

经皮腔内血管成形术（percutaneous transluminal angioplasty，PTA）是指经皮穿刺，将球

囊导管插到目标血管，对狭窄或闭塞段血管进行机械性扩张和再通，从而重建血管腔径的介入治疗技术。PTA 可用于全身动脉、静脉、人造或移植血管，与手术治疗相比，PTA 创伤小，可重复性好且无绝对禁忌证，是临床治疗血管狭窄闭塞性疾病的首选方法。

球囊导管为 PTA 的基本器材，有多种不同的型号可供选择，应与目标腔道的大小相对应。除球囊导管外，导丝一般也为必备器材，其作用是引导球囊导管或支架到达目标腔道；导丝的选择应在长度、直径和支撑力等方面与其应用目的相一致。为防止球囊扩张后腔道回缩塌陷而再次狭窄或闭塞，必要时可选择合适的支架，行进一步的支架置放术。

二、基本操作要点

采用 Seldinger 技术穿刺、插管，先行血管造影，以明确狭窄的长度、程度、狭窄或闭塞的部位，以及侧支循环等情况，测量狭窄前后血管的直径、血压和压差。根据血管造影表现，估计血管形成术成功的可能性，并可决定选用扩张球囊或支架的直径和长度。球囊直径要与血管测量值相当，过小将影响疗效，过大则有可能在扩张时造成血管破裂。一般以血管狭窄近端正常管腔直径为选用的球囊直径，较实际放大 1mm，"轻度过度扩张"效果更好。在透视下注入稀释对比剂充盈球囊，加压至球囊"凹腰"消失，此过程可重复数次。球囊导管扩张的过程包括狭窄血管段预扩张、球囊导管置入、充盈球囊和球囊抽空，通过再次血管造影和测压进行评估，一般可见狭窄的血管段已扩张，血流通畅，病变两端压力差下降或消失。在 PTA 成功后，完全抽瘪球囊，缓慢退出球囊导管。需造影复查，了解疗效。对于肾动脉狭窄扩张后，还需测量狭窄前后的血压差是否消失或减小。

操作过程中需要注意的是，导丝穿越病变部位时，导丝要在导管或球囊的支撑下缓慢推进，手法要轻柔，切勿急躁或使用暴力，防止穿破动脉壁和动脉夹层形成。对于弯曲的闭塞段可用成角导管支撑导丝通过；对于直行的闭塞段，可用直头导管或球囊支撑尖端加硬的亲水涂层超滑导丝通过。

扩张前一天开始应用抗血小板聚集药物，如阿司匹林等。扩张术中需经导管注入肝素，以防止操作过程中血栓形成。术后需服用 3 ~ 6 个月阿司匹林或潘生丁等药物，以防止再狭窄。

三、适应证

除非技术性因素使 PTA 不能成功，原则上不同原因所致的血管狭窄或闭塞均适合行球囊血管成形术治疗，理想的适应证为中等大小至大血管的局限、孤立、短段狭窄或闭塞（图 5 - 7），也适用于多发和分散的短段狭窄或闭塞。

对肢体而言，如长段闭塞或为严重钙化性狭窄，或伴有外围小血管病变，则疗效欠佳；对于冠状动脉多支病变，病程在 3 个月以内的动脉内血栓栓塞和溃疡性狭窄等均不宜行球囊血管成形治疗。

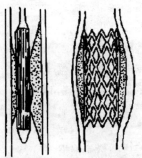

图 5 - 7　球囊扩张狭窄血管的示意图
球囊线通过并停留在狭窄段，再扩张球囊，使狭窄血管得到扩张

四、禁忌证

导丝和导管未能通过血管狭窄或闭塞段；广泛性血管狭窄；大动脉炎活动期；肝、肾

功能不全，凝血机制严重异常，具有严重出血倾向；缺血器官功能已丧失；严重心律失常，心功能不全。

第八节　经皮血管内支架置放术

一、概述

经皮血管内支架置放术（percutaneous transtuminl angioplasty and stenting，PTAS）是采用导管技术扩张或再通动脉粥样硬化，或其他原因所致的血管狭窄或闭塞性病变的方法。血管内支架置放术治疗是一种创伤小、恢复快、安全有效的微创介入治疗，近年来随着介入器械的不断改进和完善，越来越多地应用于临床治疗，该项技术已广泛应用于全身各部位的动、静脉系统，目前这种微创介入治疗正逐步替代手术治疗。

支架为必备器材，血管内支架是由人体可植入材料制成、具有一定几何形状的圆筒状支撑物，用于支撑血管狭窄处，通过其支撑作用使之保持血流通畅。其大小、长度和支撑力应与目标腔道相适应。对于定位精确度要求高的部位，以选用球扩式支架为宜，而为了封堵伴有管腔瘘的腔道狭窄，则应选用合适型号的覆膜支架。

支架或由金属丝编织而成，球囊扩张式支架由激光融刻成网状圆筒形结构。按照释放机制不同，血管内支架可分为三类：自扩式支、球囊扩张式支架和热记忆式支架。此外，还有支架表面覆膜或涂敷药物的药物支架，以防止血栓形成或血管内皮过度增生造成支架腔再狭窄或闭塞。

二、基本操作要点

插管及狭窄段扩张见 PTA。反复复习造影片和球囊扩张时所摄照片，确认狭窄两端的解剖位置。寻找一相对可靠的骨性标志点，并估算由于插入超硬导丝后可能产生的血管移位的影响，可防止支架释放不准确。退出导管，沿导丝送入血管内支架系统装置，抵达病变部位后，按说明放置内支架。支架的选择应根据病变两端血管的直径、病变长度而定。支架选择应恰当（勿小于血管直径），可防止支架逸走。一般动脉系统内选用网状支架为宜，大静脉可选用"Z"形支架。自胀式内支架放置后可自行膨胀至预定直径。对于球囊膨胀式支架，则需充盈球囊膨胀内支架至预定直径。支架释放装置到位后抽出导丝，并注入造影剂显示狭窄远端的情况，并估算支架是否到位。置入内支架后，退出内支架释放装置，沿导丝再次引入血管造影导管，行选择性血管造影，观察血管内支架的通畅情况。

支架置放术的主要技术要点有：①选择支架，术前必须先行造影，明确病变的性质、部位及程度，然后根据病变特点选择适当的支架；②按序操作，应详细阅读产品说明书，严格按照操作规程进行释放，严防支架前跳或游移；③严密监视，置放过程应在电视透视监控下进行，保证使支架准确位于狭窄段，并能覆盖病变的上下端；④后续处理，支架置放术后应造影复查扩张情况，并进行必要处理，血管内支架置放术后应强调规范的抗凝治疗。

三、适应证

支架用途十分广泛，可治疗血管和非血管性腔道的狭窄性病变。血管内支架植入术常用于各种原因引起的血管狭窄和闭塞（图5-8），包括腹主动脉及其分支、颈动脉主干及其分支、冠状动脉、四肢动脉、腔静脉等血管狭窄、闭塞；动脉瘤（图5-9）；偏心性狭窄不适于做球囊扩张成形者；PTA后再狭窄、闭塞者。其特点是可提高血管开放率，减少由单纯球囊成形术所致的再狭窄。

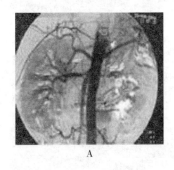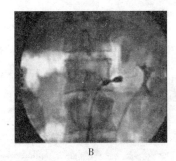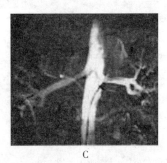

A　　　　　　　　　　　　B　　　　　　　　　　　　C

图5-8　肾动脉狭窄内支架成形术

A. 腹主动脉造影显示左侧肾动脉重度狭窄；B. 选择性插管于狭窄的左肾动脉，导丝通过狭窄段，置入球囊扩张式金属内支架；C. 再次造影显示左肾动脉狭窄基本消失，肾动脉血流通畅

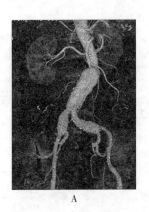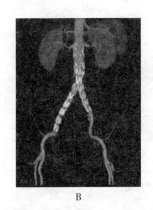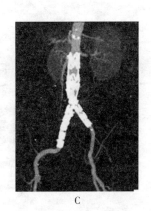

A　　　　　　　　　　　　B　　　　　　　　　　　　C

图5-9　主动脉瘤内支架成形术

A. CTA图像显示腹主动脉瘤；B、C. 置入内支架治疗后

四、禁忌证

1. 不适于行血管造影者。

2. 导丝不能通过狭窄部位者。

3. 通过PTA能达到预定的疗效者不必行支架置入。

第九节　经皮腔静脉滤器植入术

一、概述

经皮腔静脉滤器植入术（percutaneous vena cave filters implanting）是预防上、下肢及盆腔静脉血栓形成后肺动脉栓塞的一种治疗技术。肺栓塞（pulmonary embolism，PE）是内源性或外源性栓子堵塞肺动脉引起肺循环障碍的临床和病理生理综合征，甚至可以威胁生命，因其缺乏典型的临床症状和特异性的检查、检验指标，临床不易及时发现，因此预防尤为重要。据报道，肺栓塞患者中约80%存在深静脉血栓（deep vein thrombosis，DVT）。腔静脉滤过器的问世，对于治疗深静脉血栓，预防和治疗肺动脉血栓栓塞，维持腔静脉血流通畅起着十分有效的作用。由于深静脉血栓形成多发生于下肢，故一般是置放下腔静脉滤器；如深静脉血栓发生于头面上肢，亦可置放上腔静脉滤器。

下腔静脉滤器是一种用金属丝制成的器械，它是利用介入放射学的经皮静脉穿刺，引入导丝、导管等一系列技术，通过特殊的输送装置放置于下腔静脉，阻挡血流中较大的栓子，使血栓不能随静脉回流至右心造成肺动脉的栓塞。下腔静脉滤器植入术（inferior vena-cava filter，IVCF）已成为预防DVT后导致PE的有效方法，以及降低PE发生率、增加治疗安全性的重要手段。

腔静脉滤器为必备器材，是决定疗效好坏的关键所在。应选择输送释放方便、对血流阻力低、生物相容性好、无促凝血作用、无铁磁性的滤器。较好的腔静脉滤器应该符合以下标准：①能够阻止较大的血栓块通过；②不影响正常的血流；③易于置放；④置放后稳定，不移位（图5-10）。

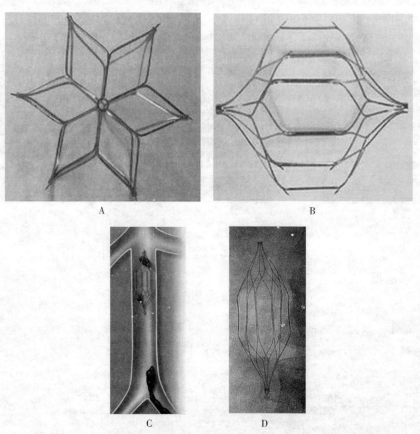

图5-10　TrapEase下腔静脉滤器示意图及放置

A. 俯视；B. 正视；C. 放置于肾静脉下方阻挡下肢血栓回流；D. 显示位于下腔静脉内的滤器

二、基本操作要点

先行下腔静脉造影，以了解其宽径、是否通畅、肾静脉位置。选择入路，以股静脉或右侧颈内静脉为穿刺入路。如选择股静脉应避开有血栓形成的一侧。穿刺成功后置入猪尾导管做下腔静脉造影。根据下腔静脉不同直径选用不同型号腔静脉滤器，通过输送器将临时性或永久性滤器释放于双侧肾静脉开口水平以下、髂静脉以上下腔静脉内的适当位置。释放结束后，造影了解滤器与肾静脉的相对位置及腔静脉血流情况。下腔静脉滤过器置放完成后，撤出输送装置及导管鞘，压迫静脉穿刺部位 10 ~ 15 分钟，术毕立即摄取腹部平片，以观察滤器的位置等情况（图 5 – 11）。

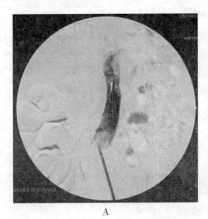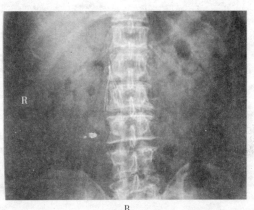

图 5 – 11　下腔静脉滤器置入

A. DSA 下显示置入滤器；B. 后平片显示滤器位置

滤器置放术的主要技术要点有：①影像评估，滤器置放前应行腔静脉造影，明确肾静脉开口和髂静脉分叉的位置，确定下腔静脉有无变异和是否有血栓，了解下腔静脉内径大小、形态。滤器释放前一定要造影明确肾静脉开口的位置，如果滤器覆盖肾静脉开口，可导致肾静脉血栓形成，引起肾功能的损害。②术中测量下腔静脉直径、选择适当的滤器是必要的，根据影像评估情况选好滤器型号并确定置放位置，以防滤器脱落移位。③熟悉新器材，近年新滤器不断出现，一些滤器释放的并发症如滤器移位、倾斜或折断等，多是因为操作者不熟悉滤器释放方法引起的。④注意监测，滤器置放的全过程应在电视透视监控下进行，并监测患者的生命体征；⑤术后抗凝，除有抗凝禁忌证的患者外，应注意抗凝治疗，同时注意穿刺处的止血处理。术后须特别注意出血并发症，需监测出凝血时间、大小便隐血，注意静脉穿刺处有无渗血，注意高龄患者的意识改变。

三、适应证

对于滤器置放的适应证有争议，较为公认的指征如下。

1. 肺栓塞高危人群，如下肢静脉、盆腔静脉、下腔静脉等血栓形成，有可能或已经造成肺栓塞者。

2. 下肢深静脉血栓形成已并发肺动脉栓塞者；急性或亚急性下肢深静脉血栓形成拟行

溶栓治疗者。

3. 复发性肺动脉栓塞而不能接受抗凝治疗或抗凝无效者；下肢深静脉血栓形成伴有抗凝治疗禁忌证者。

4. 预防性放置滤过器。比如：肺动脉血栓手术或血栓消融术后，或者盆腔、腹部及下肢外科手术前，疑有深部静脉血栓形成者，可放置临时性下腔静脉滤过器。

四、禁忌证

1. 严重凝血功能障碍。

2. 严重心肝肾功能不全。

3. 下腔静脉畸形或下腔静脉、双侧股静脉或右侧颈内静脉闭塞。

4. 下腔静脉以上水平静脉内血栓所引起的肺栓塞，不是放置下腔静脉滤过器的适应证。

（邢东炜　林盛明　张闽光）

第六章 非血管性介入技术

非血管性介入技术主要是经皮穿刺病变组织获取病理标本进行诊断，或者引流病理性液体、注入化学物质或引入冷、热能量等进行治疗；以及将 Seldinger 技术扩展应用到各种腔、道的置管进行腔道成形、重建等治疗等技术。

非血管性介入技术主要包括以下内容：①经皮穿刺针吸活检术；②经皮穿刺局部药物注射术；③经皮穿刺内外引流术；④经皮穿刺椎间盘切割术；⑤非血管腔道内支架置放术；⑥输卵管再通术；⑦肺大泡固化术；⑧腹水－静脉转流术；⑨脑积水－腹腔或静脉转流术；⑩经皮穿刺胃造瘘术；⑪经皮穿刺电化学治疗术；⑫结石处理技术等。由于篇幅所限，以下介绍几种常用技术。

第一节 经皮病灶穿刺技术

经皮穿刺术（percutaneous puncture technique）是介入放射学的基础，其目的是建立通道，包括血管与非血管通道，绝大多数介入技术必须通过这种通道来完成诊断与治疗过程。

随着医学影像学的发展，在血管性介入发展的同时，非血管介入技术也得到非常迅速的发展，经皮器官或组织内病灶穿刺技术由过去盲目穿刺发展到目前的超声（USG）、电视透视、CT 以及 MR 等影像导向下穿刺；由创伤较大的粗针穿刺变为目前的细针穿刺，使经皮病灶穿刺技术得到较为普遍的应用；在疾病诊断（如穿刺活检）和治疗（如引流、消融术等）方面都发挥着重要作用。经皮穿刺术在实体器官的应用包括活检诊断与治疗两个方面。涉及全身多数实体器官，包括颈部的甲状腺、胸部的乳腺与肺、腹部的肝、胰腺、肾、脾脏、前列腺、骨与肌肉等。

下面简述经皮病灶穿刺的技术方法和步骤。

1. 根据病变部位术前的影像资料及穿刺目的确定穿刺点的部位和穿刺方向。

2. 穿刺部位皮肤消毒、铺巾。

3. 穿刺局部浸润麻醉。

4. 确定穿刺点后，用尖头手术刀片切开皮肤 1cm 左右。

5. 依据穿刺目的选择穿刺针，抽吸活检选择细针，常用的有 Chiba 针；获取活组织病理学检查应选择组织切割针，而骨组织活检测需采用旋切活检针以获取坚硬的骨骼组织；治疗性穿刺则是经穿刺引入导管或使用较粗的穿刺针引入治疗探针等。

6. 导向手段：穿刺成功与否与导向技术有着密切的关系。病灶、器官的穿刺导向以超声、CT 技术为首选，其次可选择在 MRI 或 X 线电视透视进行。

7. 穿刺前由超声、CT、MRI 等影像确定穿刺角度、方向和深度。

8. 根据术前预定的穿刺点、穿刺方向完成穿刺后，再行影像扫描，了解针尖是否到达预定位置，重复穿刺和扫描过程，直至穿刺针尖到达目标位置（图 6-1）。

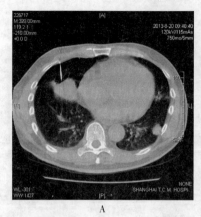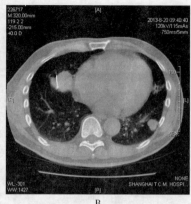

图 6 - 1　CT 引导下经皮肺肿块穿刺活检

穿刺后 CT 扫描示针尖尚未到达肿块，但方向正确（A），再次进针后 CT 扫描显示活检针已进入肿块中（B），经取活组织，病理证实为转移性腺癌。该病例穿刺过程中已经发生少量气胸

　　经皮病灶穿刺的并发症主要有气胸、疼痛、出血、感染和诱发肿瘤针道转移。并发症的发生率与穿刺针的直径和类型，以及所穿刺的部位有着密切的关系。经皮肺穿刺引起的气胸多为少量气胸（图 6 - 1），一般不需处理，大量高压性气胸需做胸腔闭锁引流；轻度疼痛无须处理；剧烈疼痛，应给予镇痛药。少量出血可自行停止；有活动性出血而止血药无效时，应行血管造影，明确出血血管后进行栓塞治疗或外科处理；出现感染及时使用抗生素治疗。文献报道肿瘤针道转移发生率极低。

　　超声、CT、MRI 和 X 线透视引导下的病灶穿刺技术已经很成熟，成功率几乎达到100%。并发症的总发生率低，严重并发症低于 1%。

第二节　经皮穿刺非血管腔道插管技术

　　一些非血管管腔，尤其是封闭性管腔内的介入性诊治措施，必须通过经皮穿刺插管才能建立通道，诊治目的才能得以实施。经皮肝穿刺胆管造影（percutaneous transhepatic cholangigrahy，PTC）与引流术（percutaneous transhepatic cholangio drainage，PTCD）、经皮肾穿刺肾盂造瘘（percutaneous nephropyelostomy，PCN），以及经皮穿刺胃造瘘术（percutaneous gastrostomy）等均为目前常用的介入诊治方法，起到了包括外科在内的其他临床手段难以达到的效果，微创、简便、并发症少。

　　PTCD 包括外引流、内 - 外引流与内引流。胆系梗阻伴重度黄疸和肝功能损害者，可先做外引流或内外引流，以使黄疸缓解，肝功能好转，再做择期外科手术，对不能手术者，也可作为姑息性治疗。对于肝总管或胆总管梗阻者，可置入塑料内涵管或金属支架进行内引流，这样可避免给患者带来生活不便，提高生存质量。

　　经皮肾穿刺肾盂造瘘术主要是作为缓解上泌尿道梗阻的治疗措施，可有效地防止永久性的肾功能丧失，改善患者的全身与局部状况，为进一步治疗创造条件。输尿管内涵管术的目的是提供一条引流途径，从上尿路通过输尿管或肾盂的梗阻处将尿液引流入膀胱，主要治疗输尿管狭窄、梗阻或瘘，为那些不宜做手术的患者提供一种替代方法，免除外引流管的麻烦，减少长期外引流引起尿路感染的危险。对于不宜行膀胱镜下内涵管置入的输尿管梗阻患者，经皮穿刺肾盂输尿管方法比外科开放手术更方便和安全。

经皮耻骨上膀胱造瘘术应用于尿潴留而经尿道置管术失败者或无法经尿道置管者。造瘘可作为姑息性或永久性治疗措施。

对于咽喉部、食管梗阻性病变不能进食，且经鼻、经口置管失败者，可经皮穿刺胃造瘘术，解决经消化道营养问题。

下面简述经皮穿刺非血管腔道插管技术的方法和步骤。

1. 穿刺前由超声、CT、MRI 等影像了解欲穿刺腔道的情况，预判穿刺成功、介入治疗成功的可行性，以及初步确定穿刺位置、角度、方向和深度。

2. 根据所需穿刺非血管腔道选择穿刺点的部位和穿刺方向。如经皮经肝内胆管穿刺可选择侧腹壁穿刺肝右叶肝内胆管，或前腹壁剑突下穿刺肝左叶肝内胆管；经皮胃造瘘选择前腹壁；经皮膀胱造瘘选择耻骨上等。

3. 穿刺部位皮肤消毒、铺巾。

4. 穿刺局部 2% 利多卡因浸润麻醉。

5. 确定穿刺点后，用尖头手术刀片切开皮肤 1cm 左右。

6. 采用 Seldinger 技术穿刺到预定的远侧后，边退针边回抽，回抽出胆汁或尿液及表明针尖位于胆管内或肾盂（或膀胱）内；或者在 X 线电视透视下边退针边注入碘对比剂，一旦发现欲穿刺的腔道显影，表明穿刺到位（图 6-2A）。

7. 穿刺到位后行腔道造影，了解病变情况（图 6-2B）。

8. 引入合适的导管，达到治疗目的，如胆汁引流、尿液引流、经胃造瘘管注入营养液、内支架或内涵管的置入等（图 6-2C）。

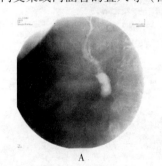 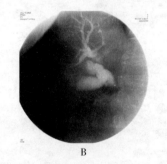 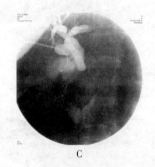

图 6-2　经皮穿刺胆道引流术

经皮穿刺后，穿刺针边后退变注入碘对比剂，显示胆道显影后表面针尖进入胆道（A），引入导丝、导管后注入碘对比剂造影，显示胆道梗阻情况（B），再在狭窄处置入引流管和胆道支架，十二指肠内显示少量对比剂（C）

第三节　经体表孔道非血管腔道插管技术

非血管腔道病变一旦失去手术时机，将面临腔道梗阻而束手无策。随着介入技术的发展，可以经口、肛门、尿道、阴道等体表孔道插管，达到改善消化道、气道、泌尿道和输卵管等腔道狭窄、疏通梗阻等治疗目的，改善患者的临床症状，提高生存质量。

经体表孔道非血管腔道插管技术的常用方法和步骤如下。

1. 器材　经体表孔道非血管腔道插管技术常用的器材主要包括导管、导丝、球囊导管和支架或内涵管。部分操作可使用血管内介入器材，一般来说，非血管腔道内专用器材没有血管内介入使用的器材精细，但亦有其特点，比如，消化道需要用更长、更粗、更硬的导丝和导管。

2. 适应证 经体表孔道非血管腔道插管技术适应证主要包括食管、胃十二指肠、结直肠（图6-3A）、气管、支气管、泌尿道、输卵管良恶性狭窄和梗阻。

3. 术前相关影像学检查 术前必须进行常规X线造影、超声、CT和（或）MRI，明确病变的部位、程度、范围。

4. 术前麻醉与用药 经口消化道插管操作需经咽喉部，术前必须给予咽喉部喷雾麻醉，对儿童及神经过敏者，可用全麻，否则会影响操作，甚至导致不成功。为减少分泌物，术前应给予阿托品或645-2。

5. 导管导丝插入 在透视下插入普通导管、导丝，并经导管注入对比剂，确认导管位于管腔内，消化道介入治疗前还需通过导管导丝交换方法置入更长、更硬的导丝，以增加支撑力，便于引入球囊导管和内支架释放器。在这过程中可借助内窥镜插入硬导丝。

6. 介入治疗 导管导丝到位后，即可引入球囊导管扩张病变狭窄部位，或根据需要置入内支架，支撑已扩张的管腔（图6-3B）。

7. 术后造影 上述介入治疗结束后导管撤出前应进行造影检查，证实狭窄或梗阻得到改善。

8. 术后注意事项 术后应全面监护患者情况，记录治疗腔道的出入量。

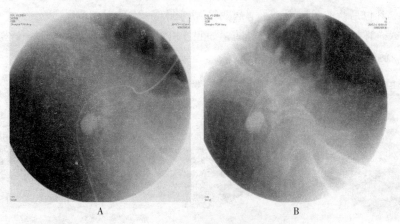

图6-3 经肛门插管直肠支架植入术

经肛门插管，通过狭窄段（A），引导肠道内支架置入（B），改善直肠狭窄

第四节 经皮胃造瘘术

对于因口咽癌、喉癌、食管癌、贲门癌等各种疾病所致吞咽困难而消化功能正常的患者，以及在失去外科手术机会的患者，经皮胃造瘘术是目前解决胃肠内营养支持的手段之一；同时胃造瘘术也可用于胃肠减压。1979年Sacks首先报道在X线下行经皮胃造瘘术，在美国、欧洲等国已广泛用于临床。实践证明透视下经皮穿刺胃造瘘术是一种较外科胃造瘘术简便，并发症少的微创手术。目前，放置胃造瘘管的技术有经皮内镜下胃造瘘（percutaneous endoscopy gastrostomy，PEG）、经皮透视下胃造瘘（percutaneous fluoroscopy gastrostomy，PFG）和外科手

术3种方式，均有很高的成功率。近20年PEG、PFG方式逐渐成熟，相对于外科手术，因其操作较简单易行、经济实惠、安全、快捷等优点，逐步成为胃造瘘的主要途径。

一、基本操作要点

（一）PEG方法

PEG置管有两种方法，即pull法和push法。术前停止鼻饲8小时，注射山莨菪碱，咽部2%利多卡因或者胶浆麻醉；张口困难者应用开口器辅助；必要时进行血压、心电监护，以保持操作过程安全顺利。

1. pull法操作方法　患者取左侧卧位，注入气体使胃部膨胀，然后在胃镜下，将胃前壁顶向腹壁，选择光源显示最强的地方为穿刺点进行穿刺。采用"安全通路法"进行胃腔穿刺通路的判断：如抽到气体同时胃镜下可看到穿刺针尖，表明通路安全；如抽到气体而胃镜下未看到穿刺针尖，表明针尖可能进入小肠或结肠等空腔脏器；如不能穿刺进入胃腔，则放弃操作。在确保穿刺途径中的安全性后，在局麻下切开皮肤约0.5cm，穿刺针由此进入胃腔，退出针芯，于外套管内导入导丝。通过内镜活检钳抓住导丝，然后退出口腔外。将PEG造瘘管与导丝末端相连，牵拉腹部皮肤切口外的导丝，使PEG造瘘管沿导丝，经口、食管最后进入胃腔内，再经腹壁外的PEG入口穿刺点穿出。胃镜可沿造瘘管蘑菇头再进入胃腔，观察PEG管在胃内的位置是否恰当，胃腔是否与腹壁紧密相贴，有无穿刺处出血等。之后连接PEG管外部接头，接上引流袋引流胃液，术毕。

2. push法操作方法　类似于pull法。主要的不同在于：导丝拉出口腔后，造瘘管穿过导丝向患者体内推进，直到膨大的顶端贴到腹壁上，用手去调整顶端的位置，使造瘘管在正确的位置上。

（二）PFG方法

患者于术前12小时禁食、禁水，术前10分钟静脉推注1mg胰高糖素，抑制肠胃蠕动。应用止痛、镇静药，鼻导管吸氧，静脉预防性使用抗生素。

操作方法：鼻饲管或经口途径插管注入气体完成胃扩张操作，目的是使胃壁与腹壁贴紧，保证经皮胃穿刺的成功。在X光透视下观察胃的位置，穿刺点常选用肋缘下腹中线左侧，经腹壁穿刺进入胃腔后可以回吸到空气，注入对比剂可见胃底黏膜显影，以确认穿刺点位置。用导丝将T形锚钉送出穿刺针的尖端，退出导丝和穿刺针，在体外拉T形锚钉的尾丝，使胃前壁紧贴腹壁（图6-4）。同样方法将另2枚锚钉固定于腹壁，3枚T形锚钉组成最佳的三角形结构，同样也有部分学者喜欢做正方形固定，即以胃造瘘口为中心取一边长为2cm的正方形，进行4个顶点固定。

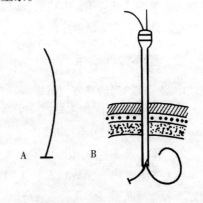

图6-4　锚钩法示意图

A. 锚钩；B. 经腹壁胃腔穿刺针引入锚钩

胃壁固定锁紧后，在中心切开皮肤，分离组织。经切口将穿刺针刺入胃腔，送入导丝，扩张穿刺道，置入造瘘管，注入对比剂，确认导管位置合适后，将胃造口管缝合于腹壁，手术完毕。

二、适应证

1. 各种原因所致的不能经口进食而胃肠功能尚未丧失，需行胃肠内营养支持的患者。

2. 需留置鼻胃管超过1个月以上或无法耐受鼻胃管的患者。

3. 各种中枢系统疾病所致吞咽困难、头颈部肿瘤放疗期间或口腔颌面部外科手术前后无法经口进食，外伤、肿瘤造成进食困难，食管穿孔或食管－气道瘘造成的无法进食，运动神经疾病等。

三、禁忌证

随着 PEG 技术的不断发展，该术的禁忌证很少，其特有的绝对禁忌证是内镜光线不能穿透胃壁和腹壁。其他的类同于上消化道内镜检查，凝血功能障碍，胃食管静脉曲张，腹水，病态肥胖，胃肠道手术，腹膜透析，腹壁肿瘤、感染，以及恶病质等为相对禁忌证。

有以下情况患者不适合 X 线透视胃造瘘手术：①肝左叶肿大且位于胃前方或横结肠位于胃前方等有碍于经前腹壁穿刺的解剖结构；②肿瘤严重侵犯胃壁，使胃无法膨胀；③严重的门静脉高压所致的腹内静脉曲张，穿刺过程中可能导致大量出血；④严重的凝血功能异常。

第五节　结石处理技术

一、概述

结石是胆道系统和泌尿系统的一种常见疾病，具有高发病率、结石易残留、高复发率等特点，随着纤维十二指肠镜、胆道镜、腹腔镜，以及肾镜、输尿管镜、膀胱镜技术和微创介入技术的广泛应用，多镜联合以及与介入技术联合治疗胆管结石和泌尿道结石技术已经日趋成熟，成为传统治疗技术的有益补充。

二、基本操作要点

1. 经 "T" 形管窦道取石钳和（或）网篮取石

（1）术前准备　胆道手术、"T" 形管放置术后、胆道残余结石诊断明确，无其他并发症者，保留 "T" 形管引流6周以上，使窦道形成牢固，便可施行经至 "T" 形管窦道网篮取石术，取石前常规应用抗生素。

（2）操作步骤　所有患者均采用仰卧位，常规 "T" 形管和窦道周围皮肤消毒铺巾。用30%泛影葡胺先做 "T" 形管造影，确认结石的部位、数目、大小，了解结石有无嵌顿。再由 "T" 形管送入导丝超过结石后，拨出 "T" 形管，送入9F导管鞘，退出导丝，送入取石网篮，取准方向。当网篮超过结石后，将网篮张开并在结石附近前后移动和旋转，使结石进入网篮，收紧网篮，套牢结石，在透视下将取石网篮连同结石一同缓缓拉出。如结石直径明显大于窦道直径，可先将结石破碎，再逐一取出。取肝内胆管结石网篮不能张开时，可用 SF 导管超过结石后用生理盐水冲至胆总管，或用球囊导管将结石拖至胆总管再行套取。多发结石重复以上步骤至结石取尽。

（3）术后处理　结石取出后，常规胆道造影，确认无残余结石后，经窦道置入 F16 导尿管或重新置入"T"形管，保留并引流 2~3 天，抗感染治疗 3 天，确认未诱发胆管炎或其他并发症，胆道造影无残留结石。

2. 导丝经"T"形管入路引导行十二指肠镜下乳头括约肌切开术取石　常规十二指肠镜准备，术前 10 分钟静脉注射东莨菪碱 0.3mg、地西泮 10mg、哌替啶 25mg。将十二指肠镜插至十二指肠降段，找到主乳头，摆正乳头位置于 11、12 点方向，观察乳头形态及开口，助手经"T"形管开口处插入斑马导丝软端，在 X 线监视下，使导丝经"T"形管反向进入胆总管下段，通过十二指肠乳头进入十二指肠腔，内镜下用鳄口钳抓住导丝头端，轻轻将导丝经活检孔道拉出，再沿导丝经内镜插入乳头切开刀，进行内镜下乳头括约肌切开术（endoscopic sphincterotomy，EST）及取石治疗，所有患者取石前拔除"T"形管，取净结石后置入鼻胆管引流，术后禁食 24 小时，常规抗感染及对症支持治疗。

3. 经皮经肝取石　首先经皮经肝脏穿刺胆管造影，以明确结石位置、大小、数量及性质，然后扩张穿刺点皮肤及穿刺道。根据结石位置、数量、大小、性质分别采用不同处理方法。

（1）肝内胆管结石　经穿刺套管送入泥鳅导丝、Cobra 导管，在导管辅助下将导丝送至结石远端，反复推拉结石，并将结石带入胆总管内或直接用取石网篮、取石钳套取，将结石送入十二指肠内。

（2）胆总管内结石　结石直径在 0.5~1.0cm 者，采用取石网篮、取石钳套取、固定结石后直接送入十二指肠内。胆总管内结石直径在 1.0~1.5cm 者，用取石网篮及取石钳难以套取，采用取石钳钳碎或球囊扩张挤压的办法粉碎结石，或将球囊半充盈，从近端将结石推挤进入十二指肠。泥砂样结石者，将导管置于胆管内，用庆大霉素生理盐水或甲硝唑注射液反复脉冲式冲洗，将泥砂样结石冲入十二指肠内。术后经导管造影确认胆管内无结石，放置胆管内外引流管行胆管内、外引流术，并保留引流管 2 周，使淤积的胆汁引流出胆管外。

4. 经皮经肝胆道镜（percutaneous transhepatic cholangioscopy，PTCS）取石　术前肌内注射安定、哌替啶，穿刺处消毒、铺巾、局部麻醉，于剑突右侧腹壁肋缘做 1~2mm 切口，在 B 超引导或 C 臂 X 线引导下经皮经肝向肝内胆管穿刺置 7F 导管引流 1 周。1 周后于静脉或硬膜外麻醉下切开并扩大皮肤引流口至 5~6mm，经引流管置入超滑导丝，退出引流管，用 8~16F 系列扩张器沿导丝经皮入肝逐渐扩大经皮经肝瘘管，直至 16F。在用 16F 扩张时，将鞘管套在 16F 扩张器上，一起送达胆管，并将鞘套一端置入肝内胆管内使胆管与外界直接相通。用输尿管镜和胆道软镜经鞘管直达目标胆管，找到结石，用弹道碎石机、激光或其他方法碎石，结石用水冲出或钳夹拖出，必要时用网篮套取，狭窄段用软性系列扩张管或高压气囊扩张。结石清除干净后，必要时置入记忆金属支架。所有操作器械不与肝内瘘管壁接触。手术完毕时瘘管内置入 14F 引流管。术后根据胆道造影结果确定拔管时间。术后常规抗感染 2~3 天，不禁食。

5. 经皮肾镜取石（percutaneous nephroscopic lithotomy，PCNL）　常规持续硬脊膜外麻醉或采用全身麻醉，输尿管镜直视下患侧逆行插输尿管导管（5~6F），逆行注水产生人工"肾积水"，留置导尿管；再取俯卧位，在 B 超引导下，用 18G 肾穿刺针在腋后线与肩胛下线区域定位穿刺点，穿刺成功，有尿液溢出，置入斑马导丝，通过该导丝用筋膜扩张器扩张经皮肾通道，从 8F 开始扩张，2F 递增，最后至 16F，然后留置 Peel – away 鞘；Peel – away 鞘顶住结石，通过 F8/9.8 硬质输尿管镜，气压弹道碎石或钬激光将结石粉碎，碎石中强调对结石的粉碎程度，当击碎部分结石时，在液压灌注泵高压脉冲水流和逆行留置的输尿管导管人工注水冲洗的双重作用下将碎石冲出，较大结石可用取石钳取出，如此反复直至结石取净。手术过程中不断地碎石与取石，防止碎石在水压冲洗下进入其他肾盏。一个肾盏结石取净后检查其他肾盏有无结石，发现结石继续碎石、取石。对术中出血视野模糊、结石较大难以在合理时间内结束者，及因体位不适不能继续手术者则行 Ⅱ 期取石。术毕常规留置 5~6F 双 J 管和 16F 肾造瘘管。

三、适应证

1. 不宜手术的胆总管或肝内胆管结石，特别适用于老年、手术高危患者、术后复发及拒绝手术的患者。

2. 胆道残留结石。

3. 泌尿系结石。

四、禁忌证

1. 对肝内胆管结石疑有合并癌变者，不宜应用 PTCS 治疗。

2. 严重胆道系统和泌尿系统感染。

3. 严重心肺或肾功能不全者。

4. 严重凝血功能障碍。

5. 急性胰腺炎或慢性胰腺炎急性发作。

6. 对碘对比剂过敏者。

（邢东炜　相建峰　赵广强　张闽光）

第七章 中医药在介入诊疗中的应用

介入治疗与中医药治疗相结合,逐渐形成一定特色,并取得了较大进展。中医药在介入术前、术后的应用参见第三篇相关章节。中医药在非肿瘤介入诊疗术中的应用较少,目前认为意义不大。本章主要介绍中医药在肿瘤介入诊疗中的应用。

对于不能手术的恶性肿瘤,介入治疗是目前最为有效的姑息治疗方法。但是,由于化疗药物及栓塞剂的毒副作用及缺乏选择性,对脏器的物理损伤和对全身的化学毒副作用较大。因此在进行介入化疗栓塞时选择高效而低毒的抗癌药物,对提高疗效、改善预后非常重要。发掘并以介入的方法应用某些有抗癌作用的中药日益受到重视。

恶性肿瘤在中医里属于"积聚"范畴,认为是正气亏虚,邪毒内侵形成。因此,恶性肿瘤患者本身存在着正虚与邪实,早期以邪实为主,中、晚期存在明显虚象。所以,在介入治疗的围手术期,多采用扶正祛邪,中药多种途径治疗,有助于增强介入治疗的效果,提高机体的免疫力及减轻介入治疗的副作用。

近年来,临床上采用辨证分型治疗,常用治法有健脾理气、滋阴养血、清热解毒、活血祛瘀等,以扶正攻邪为总则,在组方时扶正祛邪可同时兼顾、互有偏重,也可根据患者的体质、病程,先攻后补或先补后攻。抗癌中药多为攻邪之品,或清热解毒,或祛痰化湿,或软坚散结。许多中药如斑蝥素、华蟾素、鸦胆子油、白芨、半枝莲、葫芦素、大蒜素、紫花地丁、白花蛇舌草等都有抗癌作用,而且低毒,甚至有提高机体免疫力、保肝益肾的功效,既有祛邪之功,又有扶正之效。研究这类中草药的有效成分、制成适当的剂型、选择合适的给药途径,如介入用药,可提高疗效,减少毒副作用,祛邪而伤正不甚。采用中西医结合方法,对肿瘤的治疗将有明显的优越性和广阔的发展前景。现将肿瘤介入术中中药应用介绍如下。

一、羟基喜树碱

我国在 1978 年已报道羟基喜树碱(10 - HCPT)静脉用药对原发性肝癌有明显疗效,且副作用低。体外研究表明,10 - HCPT 对人肝癌细胞的作用呈量效依赖关系,且和时间密切相关。以每次 10~20mg 用量与化疗药合用未发生明显毒副反应,使用安全。叶小卫等在常规介入化疗的基础上,加用该药行肝动脉内直接灌注,有效率为 66.7%,疗效进一步提高。采用 10 - HCPT、吡柔比星、顺铂或 5 - 氟尿嘧啶与碘化油联合经肝动脉灌注栓塞治疗41 例中晚期肝癌,总有效率为 51.2%,其中 AFP > 200(平均 622 ± 270)μg/L 的 30 例经治疗后 2 月复查 AFP 显著下降至平均 295 ± 289μg/L(其中 22 例下降 50% 以上,9 例恢复正常)。于志坚等经肝动脉给 10 - HCPT、斑蝥素联合顺铂和碘油混合剂,有效率达 54.2%,优于单纯化疗药介入治疗,但发热、腹痛、呕吐等副作用较后者重且持续时间长。其有效的可能机制为:①肝动脉内给药提高了肝脏局部的药物浓度;②在肝动脉化疗栓塞的基础上加用该药有助于配合其化疗药在不同作用机制上实施对已缺血肿瘤细胞多环节的攻击,从而起协同作用，提高疗效。

腹腔穿刺抽出腹水，然后腹腔内注射羟基喜数碱（20～30mg），并同时静脉输血及白蛋白，每周 1 次，共用 2 周治疗肝癌所致恶性腹水 30 例，取得完全缓解 3 例，部分缓解 17 例，总有效率 66.67% 的满意疗效。

二、白芨

中药白芨的有效成分是黏液质，一种由 4 分子甘露糖和 1 分子葡萄糖聚合而成的葡配甘露聚糖，具有抗炎、抗肿瘤、促凝血作用。郑传胜等首先将白芨制成作为中央型血管栓塞剂的白芨粉粒和末梢型血管栓塞剂的白芨胶，通过研究发现其有良好的血液和组织相容性，无致热原和毒副作用；而且可被降解吸收，允许进行重复栓塞治疗，加上与水溶性抗癌药相溶性好，混合后不出现分层和悬浮现象，所以可作为水溶性抗癌药载体，在肿瘤局部起缓释的"药泵"作用。

常规 ADM、CDDP 灌注化疗加 40% 碘化油和 MMC 作为末梢栓塞后，再用超细白芨粉加入 40% 碘化油做中央性栓塞，治疗 23 例中晚期肝癌，栓塞后 3 个月、6 个月及 1 年做 CT 复查，肿瘤平均缩小率白芨组分别为 33.3%、56.1% 及 70.3%，而作为对照组的明胶组分别为 24.2%、45.4% 及 61.0%。白芨组 3 年后存活的患者未见血管再通；其侧支循环形成少，形成时间均在 6 个月以上。明胶组血管再通率高，约达 93.1%；其侧支循环大多在第 1 次介入治疗后即形成，并且与明胶海绵栓塞程度成正比。白芨组栓塞后肝区疼痛、发热及肝功能损害症状均较明胶组重，疼痛持续时间达 1～2 周，最长达 4 周，发热 2～4 周，2 组比较有非常显著性差异（$P < 0.01$）。

灌注 100mg 顺铂注射液后，将超微化白芨粉（47～74μm）0.3～0.5g、10 - HCPT 10～20mg 混合后再加入乙碘油 10～20ml 进行肝动脉栓塞治疗原发性肝癌 36 例，白芨组栓塞后 CT 复查 3、6 个月碘油聚集良好，瘤体可见缩小，1 年左右可见瘤体明显缩小；3 个月肿瘤平均缩小率为（36.1±2.3）%，6 个月为（55.5±4.5）%，12 个月为（72.2±3.4）%。乙碘油组肿瘤平均缩小率分别为（26.6±3.5）%，（46.6±5.8）%，（56.6±4.1）%，两组比较有显著性差异（$P < 0.05$）。白芨组在体重增加、食欲改善、Karnofasky 评分、血管无再通、血清 AFP 下降水平、有无侧支循环（6 个月）等方面均优于乙碘油组（$P < 0.05$）。白芨组 1、2 年生存率为 80.5% 和 44.4%，平均生存期为 18.8±4.1 月，显著优于乙碘油组（分别为 66.6% 和 23.3%、15.0±5.3 月，$P < 0.05$）。

中药白芨联合碘化油进行栓塞治疗子宫肌瘤取得良好的效果。46 例患者中，40 例患者月经量趋于正常，占 87%；29 例患者腹部疼痛感减轻，占 63%；通过 B 超检查后，子宫肌瘤体积减小 1/3 或以上的有 31 例，占 67.4%。患者在治疗 1 个月后，临床症状有明显的改善。出现月经量增大的患者月经量逐渐恢复正常，小腹坠痛的症状明显减轻，经过 B 超检查，67.4% 的患者子宫肌瘤瘤体有了明显的缩小，超过了瘤体体积的 1/3。由中药作为栓塞药物，治疗过程中的不良反应的发生率也很低。

三、斑蝥素

人类用斑蝥治疗疾病已有两千多年的历史，斑蝥为芫青科昆虫南方大斑蝥或黄黑小斑蝥的干燥虫体，在《本经》中称其性味辛、寒、有大毒，归肝、肾、胃、大肠、小肠经，具有攻毒蚀疮，逐瘀散结的功效。斑蝥抗癌的主要有效成分为斑蝥素，对原发性肝癌、乳腺癌、消化道肿瘤等有一定疗效，但由于对胃肠道等的毒性作用限制其在临床上的应用。去甲斑蝥素是我国首先合成的新型抗肿瘤药物，是斑蝥素的一种衍生物，去1、2位甲基合成而得，不仅具有显著的抗癌作用，优于斑蝥素，且毒副作用较小，同时具有升白细胞、保护肝细胞、调节免疫功能等作用，临床上主要用于治疗肝癌、食管癌及胃癌等。

陈坚等在 B 超引导下经皮肝穿刺，研究肝癌肿块内直接注入去甲斑蝥素－泊洛沙姆407缓释制剂的可行性，25 例原发性肝癌者治疗 1~4 次，治疗过程中除有发热及血清谷丙转氨酶一过性增高外，外周血常规、肾功能、血脂均无明显变化。与 29 例原发性肝癌肝动脉化疗栓塞治疗对照，两组在抑制肿瘤生长、降低 AFP 水平和延长生存期等方面无显著差别（$P > 0.05$），而在提高生存质量上优于对照组。陈坚等作者认为去甲斑蝥素－泊洛沙姆407局部注射治疗肝癌是安全可行的。

四、莪术

莪术油是从中药温莪术中提取的挥发油，其中含有 β－榄香烯、莪术醇，莪术二酮等多种有效成分，具有抑杀癌细胞，增强免疫功能的作用。莪术油、鸦胆子油等油性中药制剂具有良好的载药性和血管内滞留栓塞作用。精制浓缩的莪术油作载体加化疗药治疗肝癌，疗效显著高于单纯化疗药灌注，提示莪术油可代替碘油作为末梢载药栓塞剂。局部供血动脉给药可使上述有效抗癌成分通过油性基质，长期而缓慢地直接作用于肿瘤，显著增加其抗癌作用。低毒是油性中药制剂的另一主要特点，不但不产生骨髓抑制，而且有增强免疫、抗炎作用，使外周白细胞总数升高，骨髓增生活跃，对肝功能有明显的改善作用。

将莪术油制成明胶微球，经肝动脉给药对大鼠神经系统无兴奋或抑制作用；连续观察 3 小时，对犬的呼吸频率、血压、心率没有明显影响。用莪术油微球（与对比剂混合注入，剂量依据肿瘤血管栓塞程度个体化）治疗原发性肝癌34 例；以三联化疗药（MMC、ADM、DDP 等）＋碘油＋明胶海绵治疗 27 例为对照组，两组在缩小瘤体、生存时间、AFP 值变化等方面无显著性差异；治疗组 AFP 转阴率显著高于对照组（$P < 0.05$）。化疗药介入治疗后血白细胞降低较明显，其中 6 例需用升白细胞药物治疗，而莪术油微球无一例发生白细胞降低，且总体有一定的升白作用。经莪术油微球治疗的患者 1 个月后卡氏评分大多数保持稳定（22/34），其中 4 例较治疗前有所升高。对照组患者卡氏评分下降（19/27）。该结果提示莪术油微球治疗后能使大部分肝癌患者保持较好的生存质量。

莪术油有消肿散结、软坚祛瘀和抗肿瘤作用，副作用少。用莪术油及碘油混合，配成1:1 的注射剂通过阻塞膀胱下动脉壁分支，可以介入治疗膀胱内顽固性出血。中药莪术油治疗后患者 1~3 天后肉眼血尿消失、镜下血尿消失。夜尿次数明显减少。即有效减少了膀胱的供血量，因膀胱壁、前列腺侧支循环形成，不会使膀胱、前列腺出现缺血坏死而达到止血效果。作为一种微小动脉栓塞剂，可将肿瘤周围的小血管栓塞，有效地使肿瘤供血减少，达到止血目的。

β－榄香烯（β－elemene）是我国发现的抗癌中药莪术的有效成分，经临床试用已证明对多种原发性或继发性恶胸腹水和肝、肺、消化道及脑部肿瘤有效，而且不良反应轻，是一种广谱抗癌药。榄香稀通过干扰肿瘤细胞的生长代谢，对肿瘤细胞有直接抑制作用，榄香稀乳对癌细胞的 DNA 和 RNA 及蛋白质的生物合成具有抑制作用，主要作用于肿瘤细胞的细胞周期 S 期与 G_2 期及 M 期的调控点。阻滞 S 期细胞进入 G_2 及 M 期，降低肿瘤细胞分裂能力，抑制其增殖，并通过干扰肿瘤细胞代谢诱发肿瘤细胞快速发生细胞凋亡，同时还直接作用于细胞膜促使癌细胞死亡。基础研究表明该药对正常细胞无上述作用，据临床和动物实验研究证明该药既有抗癌活性，又有消炎、抗病毒、升白细胞和提高免疫功能等作用。榄香烯制剂有榄香烯乳注射液、榄香烯动脉灌注化疗栓塞剂、榄香烯微球等。

应用榄香烯乳动脉灌注及阿霉素加碘化油栓塞治疗原发性肝癌 40 例，治疗后 AFP 变化、一年后随访治疗疗效与使用 5 - FU、顺铂、丝裂霉素及阿霉素加碘化油栓塞治疗的对照组无明显差异，但毒副作用及生存质量显著优于对照组。

五、华蟾素

华蟾素是一种中药抗癌制剂，由中华大蟾蜍全皮加工而成，其注射液系阴干全蟾皮水溶性成分提取液。主要成分有吲哚类生物碱、氨基酸、蟾蜍色胺、蟾毒甙元与精氨酸酯的结合物，动物试验及临床研究均证明，其具有消炎、止痛、提高免疫力、改善生活质量、抗肿瘤、抗病毒等作用，且毒性低、安全性好，尤其用于肝癌和肺癌治疗，疗效显著。

华蟾素及丝裂霉素两者配伍使用对人肝癌细胞系 SMMC - 7721、BEL - 7402 细胞的生长抑制作用较两者单独使用显著增强；丝裂霉素对正常肝细胞系 L - 02 细胞具有一定生长抑制作用，而华蟾素注射液则无此作用，与单独使用丝裂霉素比较，两者的配伍使用对正常肝细胞的生长抑制作用未见明显增加。华蟾素和丝裂霉素配伍使用可显著提高对人肝癌细胞的杀伤作用，同时未增加对正常肝细胞的生长抑制作用，提示华蟾素和丝裂霉素配伍使用在肝癌治疗中具有很好的临床应用前景。

TACE 联合肝动脉灌注大剂量华蟾素治疗中晚期肝癌 18 例，生活质量提高的有效率为 84.2%，单纯 TACE 对照组为 62.1%；治疗组 1 年及 2 年生存率分别为 63.1%、47.4%，对照组分别为 47.4% 和 31.6%；治疗组肿瘤部分缓解率为 73.6%，对照组为 52.6%，两组相比均有显著差异（$P < 0.05$）。TACE 联合大剂量华蟾素治疗中晚期肝癌，不但能提高患者生活质量，增强免疫力，防止化疗引起的白细胞减少症，还具有协同作用，明显提高治疗效果。肝动脉插管、华蟾素、10 - HCPT、碘化油化疗栓塞治疗原发性肝癌 17 例，12 例患者生存半年以上，平均生存期 9.4 个月，复查 AFP 阳性病例中，AFP 下降 50% 者 2 例，4 例 PR 者中，2 例系介入后放疗前即达 PR，2 例系介入及放疗后达 PR。术后有 1 例患者谷丙转氨酶（ALT）升高，经对症治疗后正常。术后复查血常规，各项指标均在正常范围，灌注后有 8 例患者出现一过性寒战，经地塞米松肌内注射后缓解。

经皮穿刺左锁骨下动脉导管药盒系统（PCS）植入术，肝动脉灌注化疗及碘化油乳栓塞，间隔 10 天后再次肝动脉内灌注化疗，2 组均行 3 次药盒灌注化疗。术后第 7 天起治疗组药盒内灌注华蟾素，对照组静脉滴注华蟾素，2 组均隔日 1 次，25 天为 1 疗程。各治疗中、晚期原发性肝癌患者 30 例。治疗组部分缓解 16 例，稳定 11 例，总有效率达 90%，显著优于对照组的部分缓解 10 例，稳定 12 例，总有效率 73%（$P < 0.05$）。

肿瘤局部注射华蟾素治疗肝癌亦取得了较好的疗效。内服中药配合 B 超引导下肝内注射华蟾素治疗原发性肝癌，大多数病例临床症状均有不同程度减轻甚至消失，特别是缓解疼痛效果较明显。B 超、CT 客观评价治疗前后肿块大小变化，90.91% 的有肿瘤缩小或稳定无变化。另一组在超声引导下瘤体内注射华蟾素治疗肝癌 18 例研究表明，所有病例均明显缓解疼痛，注药后瘤体回声均不同程度增强，50%有瘤体不同程度缩小，而瘤体内注射无水乙醇的对照组为20%；峰值流速、阻力指数均下降了28%（对照组均为20%）；疗效优于对照组，主要表现瘤体缩小更明显，血流信号减少，血流指数减低幅度均较对照组大。

六、鸦胆子油

中药鸦胆子系苦木科植物 *Brucea Javanica*（L）Merr 的果实，别名苦参子，功能清热解毒，腐蚀赘疣，软坚散结，止痢截疟。制成鸦胆子油乳剂后毒副作用明显减轻，经大量动物实验及临床证实鸦胆子乳为细胞周期非特异性抗癌药，对癌细胞 G_0、G_1、S、G_2、M 期均有杀伤和抑制作用，能明显抑制肿瘤细胞 DNA 的合成，并能直接进入癌细胞，通过影响质膜系统和线粒体，使之变性坏死。

冯广森等通过对动物肾动脉栓塞研究证明鸦胆子油对小血管有良好的栓塞作用，能引起明显的组织梗死，肾动脉内广泛血栓形成，推测鸦胆子油是通过激活凝血系统而起栓塞作用，油剂本身也有一定栓塞作用。将鸦胆子油和碘化油按 1:2 比例混匀制成油性中药抗癌制剂，经肝动脉给药治疗肝癌 56 例，治疗后肿瘤平均缩小率为 33.8%；1、2、3 年生存率分别为 87.5%、48.2% 和 30.4%，无骨髓抑制，部分患者治疗后肝功能明显改善。鸦胆子油和碘油复方栓塞油作为一种新型中药肝动脉栓塞剂，具有抗癌、低毒、栓塞和留滞于肿瘤局部的突出特点，是肝癌介入治疗较为理想的栓塞剂。

用鸦胆子油与碘化油按 1:1 比例的混合剂肝动脉灌注治疗原发性肝癌 13 例，结果表明鸦胆子油对肝癌灶体有强烈的杀灭能力，无全身机能毒副反应，用药后临床症状短时间即明显缓解或消失。动物实验和临床试用显示鸦胆子油借助介入手段治疗原发性肝癌具有重要的临床价值。

超声引导下肿瘤局部注射鸦胆子乳和无水乙醇混合剂（混合比例为 1:1）治疗原发性肝癌，结果 10 例患者治疗 3 个月后，AFP 由 $318 \pm 38 \mu g/L$ 下降为 $81 \pm 21 \mu g/L$；CR + PR 9 例；无一例出现严重发热、出血及 Ⅱ 度以上疼痛；随访 6 月无一例复发死亡。鸦胆子乳的黏度较大，注入肝细胞内后不易溢失，造影效果明显优于单用无水乙醇，当鸦胆子油乳剂注入肿瘤内畸形的供血动脉后，能起到栓塞作用，堵住肿瘤供血动脉后，能协同无水乙醇使肿瘤细胞迅速缺血坏死。研究还证实鸦胆子乳有一定的免疫调节作用，对机体细胞免疫有促进作用，并有益于骨髓造血功能。当鸦胆子乳与无水乙醇制成混合剂后能取二者之长，克服二者之不足之处，注入肝癌组织后，对肝癌细胞的杀伤力得到增强；对周围正常组织的免疫功能有保护和激发作用。

七、康莱特

康莱特（KLT）是从中药薏苡仁中提取的，主要活性成分为薏苡仁酯制成的抗癌新药，薏苡仁在传统医学上被认为具有化痰祛湿、健脾渗湿、清热排脓作用。实验已证明 KLT 有抑癌细胞作用，能增强机体免疫功能。KLT 具有直接杀伤癌细胞的作用，阻滞细胞周期中 G_2 + M 时相的肿瘤细胞，减少进入 G_0、G_1 时相的细胞，导致 S 期细胞百分比下降，从而抑制肿瘤细胞的增殖。引起肿瘤细胞原浆变性，核分裂停止于中期，且通过影响肿瘤细胞的相关基因转运，导致肿瘤细胞凋亡。还可激活机体免疫系统，提高 T 细胞，NK 细胞，LAK 细胞的活性。KLT 可逆转肿瘤细胞的多药耐药性（MDR），具化疗增敏作用。MDR 是化疗失败的主要原因，其产生与肿瘤细胞表面的 P - 糖蛋白的高表达有关。KLT 可抑制 P - 糖蛋白，恢复肿瘤细胞对化疗药物的敏感性。用 MTT 法测定 31 例肝癌患者肿瘤细胞对康莱特和常用 5 种化疗药物及康莱特分别与单个化疗药联合作用的敏感性，发现康莱特和卡铂、顺铂、5 - 氟尿嘧啶等化疗药对肿瘤细胞的平均抑制率达 30% 以上；康莱特联合顺铂、丝裂毒素、5 - 氟尿嘧啶、卡铂等药的平均抑制率明显高于单药组，$P < 0.05$。故认为康莱特注射液对原发性肝癌患者肿瘤细胞有较好的抗肿瘤和化疗增敏双作用。

应用中药 KLT 与化疗药物联合行支气管动脉灌注化疗（BAI）。实验组将 KLT 注射液 100ml 缓慢推入后再用化疗药注入，联合行 BAI，而对照组不用康莱特，单纯用化疗药物行 BAI。实验结果表明：①实验组有效率 CR + PR 为 53.6%，明显高于对照组有效率 33.3%；②康莱特联合化疗药物行 BAI 更能改善患者的生活质量。实验组生活质量改善者为 78.5%（22/28），而对照组为 23.5%（7/30），二者有显著性差异（$P < 0.05$）；③康莱特具有保护骨髓，减少化疗毒副反应的作用，实验组患者出现 Ⅱ ~ Ⅲ 度骨髓抑制者为 28.6%（8/28），而对照组为 60.0%（18/30），二者有显著差异（$P < 0.05$）。康莱特联合化疗药物行 BAI，治疗中晚期肺癌是一种可行的方法，有较高的近期有效率和较低的毒副反应。

肝动脉灌注康莱特加化疗药治疗来自胃癌、肠癌和胰腺癌的肝脏转移癌 79 例，有效率 51.9%，单纯灌注化疗药的对照组（73 例）为 41.1%；稳定率（CR + PR + 轻度缓解（MR）+ 稳定（SD））87.3%，对照组为 71.2%，$P < 0.05$；治疗组可减低血液高凝状态，治疗后患者气虚血瘀证从 55.7% 降至 44.3%，对照组从 53.4% 升至 61.6%（$P < 0.01$）；治疗组和对照组的 1 年、2 年生存率分别为 73.4% 和 56.2%、50.6% 和 27.4%，$P < 0.05$；治疗组还可提高患者的细胞免疫功能，缓解化疗药物的毒副反应，改善生活质量。研究表明，肿瘤患者尤其是晚期肿瘤患者普遍存在气虚血瘀证，主要表现在血液高凝状态、免疫功能低下等。康莱特益气养阴、消肿散结，既可以提高近期疗效，改善患者生存质量，延长生存期；也可以改善患者的血液高凝状态，提高患者的免疫功能。这对防治肿瘤的转移是有益的。

将榄香烯、康莱特、生脉、参附、艾迪、鸦胆子、华蟾素、肝力等 8 种中药注射剂加入体外培养基中，观察在不同浓度、不同时间对肝癌 BEL - 7402 细胞的杀伤作用。发现在所用浓度和作用时间范围内榄香烯、鸦胆子显示了良好的抗肝癌作用；生脉、参附、艾迪、华蟾素、康莱特和肝力对肝癌细胞也有一定的抑制作用。鸦胆子和榄香烯体外能够下调肝癌细胞 PCNA 的表达，其抑制肝癌细胞的增殖作用可能部分与其降低与 DNA 合成有关的特殊辅酶 PCNA 表达有关。

八、丹参

丹参具有祛瘀止痛、活血通经等功能，能改善微循环，保护肝细胞，促进肝细胞的再生，具有增强机体抗癌能力，起到抗癌药物的增效剂的作用。患恶性肿瘤时，机体凝血机制发生紊乱，血小板可在多种病理过程中被激活，肿瘤血管内皮细胞的异型性，也可激活内源性凝血系统。丹参通过激活纤溶酶原—纤溶酶系统的作用，改变高凝状态，取得改善微循环的作用。

肝动脉插管灌注化疗药（顺铂 50 ~ 60mg，阿霉素 50mg，丝裂霉素 8 ~ 10mg，5 - 氟尿嘧啶 0.8 ~ 1.0g），丹参组除用上述抗癌三联或四联药物外，加用丹参注射液，经导管灌注和术后滴注，治疗肝癌20例。部分缓解11例，轻度缓解6例，缓解率达85%；稳定3例，西药对照组20例中部分缓解6例，轻度缓解3例，缓解率45%；稳定6例，无效5例，两组缓解率有显著差异。丹参组术后未见白细胞、血小板下降，血尿，心、肝、肾功能无异常；有恶心呕吐者5例，对症治疗后吐止，2例体温达38℃，无高热；西药组有11例出现明显的白细胞下降，低于$3 \times 10^9/L$；2例出现暂时性血尿；有12例发热，体温超过38℃；15例出现明显的恶心、呕吐。两组副反应发生率有显著差异。丹参组部分缓解的11例患者，均曾经过介入灌注同类药物，术后肿块缩小30%，后经合用丹参灌注术后，肿块缩小达85%，文献也有相似报道，可见肿瘤治疗中加用丹参可增强疗效。

丹参酮作为中药丹参的有效成分诱导肿瘤细胞分化具有许多优点，不仅毒副作用小，而且在诱导肿瘤细胞分化的同时亦可发挥其他药理作用，是一种高效低毒的分化诱导剂。体外培养的人肝癌细胞（SMMC - 7721）经0.5g/ml丹参酮处理4天后，细胞形态趋向良性分化，细胞生长明显被抑制；BrdU标记率和PCNA阳性率均明显低于对照组；流式细胞仪检测显示丹参酮处理组的细胞被阻止于G_0/G_1期，而S期细胞数量明显减少，c - myc癌基因蛋白表达降低，c - fos原癌基因蛋白表达明显增加。丹参酮可诱导人肝癌细胞某些表型的逆转，可能是一种有前途的分化诱导剂。

九、消癌平

消癌平是乌骨藤的提取物。乌骨藤为番荔科植物白叶瓜馥木的根。据《中药大辞典》记载：乌骨藤性平，味温，入肝经。含多糖、生物碱和皂甙等有效成分。

经肝动脉灌注消癌平200～300ml，治疗原发性肝癌9例、转移性肝癌16例，症状体征好转率（消失 + 减轻）分别为86.05%、73.52%；毒副反应很少发生，仅有轻度发热、关节疼痛和消化道反应，无肝肾功能及造血功能的损伤、骨髓抑制等毒副反应。消癌平是一种低毒性、有效的介入制剂，尤其适用于对晚期肝癌的治疗。沈建华等用中药消癌平针剂经肝动脉灌注治疗42例晚期肝癌患者，治疗后肿瘤有所缩小，血中甲胎蛋白（AFP）有显著下降，提示消癌平有杀伤肝癌细胞作用。治疗后患者临床症状、体征均有改善，生活质量有明显提高，无明显毒副作用，无肝肾功能损伤，尤其适用于晚期肝癌患者。孙珏等采用消癌平针剂经肝动脉介入治疗转移性肝癌31例，并与介入化疗治疗的22例转移性肝癌作临床观察研究对照。结果提示：采用中药消癌平针剂经肝动脉介入治疗转移性肝癌，可明显改善转移性肝癌患者的临床症状和体征（$P < 0.01$），提高患者的生存质量（$P < 0.05$），缩小或稳定瘤灶（$P > 0.05$），延长患者的生存期（$P < 0.01$），是治疗转移性肝癌的一种无毒、有效的药物。

消癌平对体外培养的人肝癌Bel - 7404细胞生长有直接抑制作用，药物作用7天后其IC_{50}为21mg/ml、重复实验为16mg/ml。应用不同浓度的消癌平作用于人肝癌HepG2细胞，发现当浓度为45mg/ml时，对肝癌细胞生长产生明显的抑制作用。在接种后的第6天用药组细胞为对照组的1/3。但细胞形态的改变不明显，此浓度对肝癌细胞的AFP分泌有显著的抑制作用，从第2天起至第5天，AFP的分泌均显著少于空白对照组（$P < 0.01$）。AFP是一种癌胚蛋白，临床上AFP的血浓度及动态曲线与肝癌患者的病情变化、肝癌细胞增殖及分化程度密切相关，AFP是肝癌细胞增殖的"自我需要"，临床上AFP升高者，肝癌的恶性程度往往较高，分化程度也较低。以上结果表明：消癌平在抑制肝癌细胞增殖的同时，

能使 AFP 分泌量降低，可能使肝癌细胞向正常方向分化。

用中药消癌平配合超声引导经皮射频治疗 31 例中、晚期原发性肝癌，平均发热天数少于单纯射频治疗的 30 例对照组、WBC 较对照组降低，差异有显著性（$P < 0.05$，$P < 0.01$），AFP 下降幅度及症状体征好转率优于对照组，差异亦有显著性（$P < 0.01$，$P < 0.05$）。研究者认为消癌平可明显减轻在射频治疗中、晚期肝癌术后的无菌性炎症反应，同时对射频治疗肿瘤有增效作用。

（翁苓苓　张闽光）

第三篇

常见病的介入放射诊疗

第八章 颅脑头颈部疾病的介入诊疗

第一节 脑动脉瘤的介入诊疗

一、临床要点

脑动脉瘤是先天性或者各种后天性因素所导致的脑血管壁局限性异常膨出，是原发性蛛网膜下隙出血（subarachnoid hemorrhage，SAH）的主要原因。据估计脑动脉瘤在成人的患病率约为2%。脑动脉瘤可发生于任何年龄，但以中老年患者多见，女性多于男性。发病部位以脑底动脉环（Willis 环）最好发，发生于脑底动脉环的动脉瘤占所有动脉瘤的80%。脑动脉瘤临床症状取决于动脉瘤大小、部位、毗邻的解剖结构以及破裂状态。未发生破裂的动脉瘤，体积较小时，可无任何临床症状；体积较大时，可对毗邻解剖结构产生占位效应，表现为局灶性压迫症状，如头痛、动眼神经麻痹。一旦动脉瘤破裂，则表现为SAH 症状。典型临床表现为突发剧烈头痛、恶心、呕吐、脑膜刺激症状，伴或不伴有意识障碍、局灶性神经功能缺损。极少数患者可表现为癫痫、眩晕。

二、介入方法简介

脑动脉瘤血管内介入治疗方法包括两大类：重建性血管内治疗和非重建性血管内治疗。前者包括选择性动脉瘤栓塞、球囊辅助下弹簧圈栓塞、支架辅助下弹簧圈栓塞、血管内转流装置血管内重建、覆膜支架血管内重建；后者包括载瘤动脉近端闭塞、动脉瘤孤立术、动脉瘤连同载瘤动脉同时闭塞。两者区别在于前者保持载瘤动脉通畅，而后者闭塞载瘤动脉。

三、适应证

1. 前、后循环破裂或未破裂动脉瘤。
2. 颅内多发动脉瘤。
3. 手术治疗失败的动脉瘤。
4. SAH 病情较重，Hunt – Hess 分级Ⅳ～Ⅴ级的患者。
5. 高龄、合并全身其他脏器疾病，全身状况较差不能耐受开颅手术者。
6. 合并有占位效应者。

四、禁忌证

1. 凝血障碍或对肝素过敏的患者。
2. 严重碘对比剂过敏或有明确过敏史。

3. 肾功能衰竭而限制碘对比剂的应用。

4. 血管硬化导致动脉明显扭曲，或严重血管痉挛经动脉灌注罂粟碱后仍无缓解，使微导管的超选极为困难。

5. 不能分辨瘤颈与邻近重要分支关系的动脉瘤，多见于大脑中动脉瘤。

五、操作技术要点

（一）载瘤动脉闭塞

1. 对于近端颅内动脉瘤，在实施载瘤动脉闭塞前，必须做球囊闭塞试验（BOT），以免造成严重的神经功能障碍。对于周围型颅内动脉瘤，载瘤动脉闭塞前应详细评估载瘤动脉功能重要程度以及潜在侧支循环代偿。

2. 对于近端颅内动脉瘤，载瘤动脉闭塞可采用脱性球囊，亦可采用弹簧圈栓塞。采用可脱球囊栓塞时第一只球囊放置于动脉瘤口处，在闭塞载瘤动脉的同时亦闭塞动脉瘤；第二只球囊放置于距第一只球囊近端 3～5cm 处，以巩固第一只球囊。采用微弹簧圈闭塞，其范围覆盖瘤口近端和远端的载瘤动脉。弹簧圈应当选择略大于载瘤动脉直径、长度最大的弹簧圈。若弹簧圈到位后不稳定，切勿解脱，应换用更大直径或 3D 弹簧圈。

3. 对于近端颅内动脉瘤，闭塞载瘤动脉时，要尽可能避免载瘤动脉近端闭塞，避免血液逆流入动脉瘤腔，可经椎动脉或对侧颈内动脉造影证实无远端血流逆流，方可解脱远端球囊或弹簧圈施行近端栓塞。

（二）选择性动脉瘤弹簧圈栓塞（图8-1）

1. 选择性动脉瘤弹簧圈栓塞过程中，微导管塑形需要根据动脉瘤的大小、载瘤动脉的直径，以及瘤颈开口方向确定塑形角度及微导管头端长度。一般微导管头端长度为动脉瘤最大径的 1/2 加上载瘤动脉的直径，塑形角度即瘤体与载瘤动脉之间的夹角。

2. 选择性动脉瘤弹簧圈栓塞过程中，应确保微导管和导引导管灌注连续而缓慢，减少微导管和导丝之间，以及弹簧圈输送过程中的弹簧圈与微导管之间的摩擦，减少弹簧圈栓塞过程中血栓栓塞并发症。

3. 微导管导丝一旦露出导引导管，应立即经导引导管作路图，在路图下，前进微导丝，然后，沿微导丝前进微导管。在较直的血管，微导管头端可超出微导丝，可减少血管损伤和穿孔。在弯曲较大或血管分支发出的部位，旋转微导丝跨越弯曲后，固定微导丝，沿微导丝向前推送微导管，即可跨越弯曲。如微导管和导丝之间摩擦较大，可稍微后撤微导丝或稍加旋转即可缓解微导管和导丝之间摩擦。在微导管置放过程中，应定时检查导引导管的位置，微导管前进的任何阻力将不可避免对导引导管产生后压，导致导引导管位置后移。

4. 微导管一旦进入动脉瘤腔，微导丝应当在导引导管和动脉瘤之间来回进退数次以消除微导管冗长，减少张力防止微导管向前意外弹跳。然后，旋紧导引导管 Y 阀门，经导引导管造影。

5. 微导管头端在动脉瘤腔的位置取决于弹簧圈填塞阶段。在 3D 弹簧圈成篮时，微导管头端最好位于动脉瘤颈，有利于弹簧圈自然卷曲成球形，阻止弹簧圈突入载瘤动脉，而且弹簧圈袢跨越动脉瘤颈的数目最多。在篮内填塞阶段，微导管头端最好位于动脉瘤腔内外 2/3 ~ 内 1/2 之间。在完成阶段，应适当调整微导管头端。

6. 微导管稳定置放于动脉瘤腔理想位置后，即可根据动脉瘤大小选择弹簧圈填塞。一般第一个弹簧圈应选择 3D 弹簧圈，其直径等于或稍大于动脉瘤体直径，其在动脉瘤腔成篮后，选择直径渐小的弹簧圈，在第一个弹簧圈所成的篮内继续填塞。

7. 向前推送弹簧圈推送杆，注意透视下观察弹簧圈头端位置，一旦弹簧圈头端靠近微导管近端标记，则应缓慢向前推进推送杆。弹簧圈出微导管，随着推送杆缓慢推进，弹簧圈即在动脉瘤腔内自然盘绕。在成篮期间，微导管可轻微前后移动及油漆刷样侧方来回摆动，此种现象提示弹簧圈在动脉瘤腔内分布均匀，微导管没有嵌顿在其他弹簧圈或弹簧圈与动脉瘤底之间，位置理想。当推送杆远端标记与微导管头端近端标记交叉呈横置"T"形，则表明弹簧圈已完全进入动脉瘤腔，此时，切忌继续向前推进推送杆，准备解脱弹簧圈。

8. 在弹簧圈解脱之前，应行导引导管造影检查弹簧圈位置、动脉瘤腔填塞情况、载瘤动脉内是否有血栓、是否有血管穿孔对比剂外渗、毗邻血管血流是否受影响，以及是否有远端血管缺损。若弹簧圈位置理想，颅内血管无异常，即可解脱弹簧圈。

9. 弹簧圈解脱之后，在透视监视下，缓慢后撤推送杆确保弹簧圈成功解脱而未将弹簧圈带出动脉瘤腔。

10. 若需继续填塞成篮弹簧圈，注意避免后续填塞的弹簧圈任何部分填塞在先成篮的弹簧圈与动脉瘤底之间。对于大动脉瘤，可填塞数枚 3D 弹簧圈，但之后每一枚均应小于前一枚弹簧圈。

11. 多枚弹簧圈释放之后，弹簧圈重叠致密，在透视下，很难分辨后续填塞的弹簧圈位置及动态分布。此时，应作空白路图，然后，在透视下观察弹簧圈分布，瘤腔内正在释放的弹簧圈呈黑色。

12. 在弹簧圈填塞期间，微导管位置头端可能会发生移动。在透视下，记住相对于颅骨标志微导管近端标记位置。在空白路图上，近端标记位置发生变动时，将会以白点显示。填塞中，微导管张力过大而后退时，需稍微后撤弹簧圈，然后前进微导管。若微导管需稍微调整进身，应避免用力推送，防止微导管在载瘤动脉内屈曲、张力积聚，引起微导管前跳动脉瘤破裂。

13. 一枚或多枚 3D 成篮弹簧圈释放之后，则开始充填圈填塞，最后，修整圈填塞残留的瘤颈或瘤内空隙。3D 成篮圈何时换用充填圈，取决于以下几个因素：弹簧圈输送过程中阻力的大小，透视下弹簧圈致密的程度，微导管的位置和稳定性。一般情况下，弹簧圈填塞到输送阻力上升时，即应换用较小或更软的弹簧圈。

14. 弹簧圈栓塞到造影复查动脉瘤完全或次全填塞时，即可停止栓塞。此时，可在弹簧圈解脱之后，撤除微导管。但在撤微导管时，最好微导丝前进到微导管末端拉直微导管，防止微导管退出时头端钩住弹簧圈袢，然后，微导管和导丝一同从动脉瘤撤出。经导引导管行标准前后位和侧位血管造影时应检查血管是否缺损或其他血管异常。

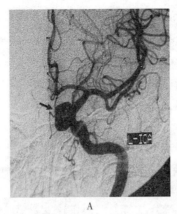
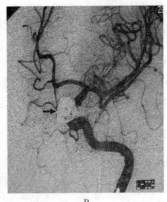

A   B

图 8-1　颅内动脉瘤腔弹簧圈栓塞术前后 DSA 对比图

A. 左侧颈内动脉 C6 段囊状动脉瘤 DSA（黑箭）；B. 动脉瘤弹簧圈致密填塞后造影，载瘤动脉通畅

（三）球囊辅助弹簧圈栓塞技术（Remodeling 技术）（图 8-2）

1. 根据载瘤动脉直径和动脉瘤颈大小选取顺应性球囊，一般球囊长度应长于动脉瘤颈宽度，球囊直径应等于或略大于载瘤动脉直径。

2. 在置入球囊之前，应全身肝素化。球囊置于动脉瘤口载瘤动脉段可先于微导管置入动脉瘤腔之前，亦可后于微导管置入动脉瘤腔之后。

3. 球囊输送过程中，可先越过动脉瘤颈开口，再整体后撤至预定部位。

4. 应用球囊辅助弹簧圈栓塞技术，微导管的塑形、输送、置放和弹簧圈的选择、输送、填塞、解脱类似于选择性动脉瘤弹簧圈栓塞技术。

5. 弹簧圈填塞过程中，应充盈球囊，球囊持续充盈时间不应长于 6 分钟，每次弹簧圈解脱时应保持球囊处于充盈状态。解脱前应在球囊萎陷状态下复查造影，观察弹簧圈是否有突入载瘤动脉倾向。

6. 球囊萎陷，切勿采用负压回抽或者回撤微导丝，可打开连于球囊导管后端三通，球囊即逐渐自行萎陷。

7. 弹簧圈栓塞结束，撤除微导管时，应在球囊充盈状态下撤出动脉瘤腔。

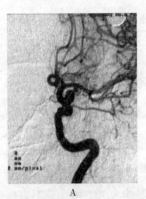
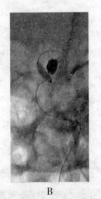
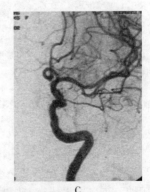

A   B   C

图 8-2　动脉瘤球囊辅助弹簧圈栓塞

A. 左侧颈内动脉 C6 段囊状动脉瘤；B. 球囊辅助弹簧圈致密填塞动脉瘤；C. 栓塞后复查造影显示动脉瘤完全闭塞，载瘤动脉通畅

（四）支架辅助下弹簧圈栓塞技术（图8-3）

1. 建立血管入路：一侧股动脉穿刺放置导管鞘，将导引导管置入患侧颈内动脉或椎动脉，经导引导管行血管造影，明确动脉瘤大小及载瘤动脉直径。

2. 支架的选择：根据动脉瘤瘤颈的宽度和载瘤动脉直径选择支架大小。支架长度至少应超过动脉瘤颈8mm，近端和远端至少各4mm，支架直径以载瘤动脉近端血管直径为标准，参照支架生产厂家推荐选择。

3. 支架输送技术取决于所选择支架。采用支架输送导管输送的支架先将支架输送导管置于动脉瘤颈远端，选择Enterprise™支架，其输送导管头端须至少超过动脉瘤颈1.2cm，选择Solitair支架，其输送导管头端应至少超过动脉瘤颈4mm。

4. 支架输送过程中，支架输送导管应维持灌注连续，切勿扭转支架输送导丝，支架输送过程中，不要过度用力。Enterprise™支架输送导丝上支架定位标记与动脉瘤颈中央对齐，即表明支架到位。Solitair支架，动脉瘤颈位于支架远端和近端标记中部时，即表明支架到位。

5. 支架置于动脉瘤口载瘤动脉段可先于微导管置入动脉瘤腔之前，亦可在微导管置入动脉瘤腔之后。可在微导管置于动脉瘤前释放，亦可在微导管置于动脉瘤后半释放或全释放。

6. 应用球囊辅助弹簧圈栓塞技术，微导管的塑形、输送、置放和弹簧圈的选择、输送、填塞、解脱类似于选择性动脉瘤弹簧圈栓塞技术。

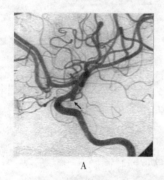 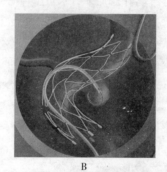 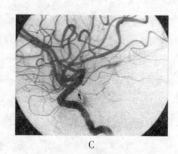

A   B   C

图8-3　支架辅助弹簧圈栓塞技术

A. DSA显示颈内动脉后交通动脉瘤（黑箭）；B. 支架辅助弹簧圈栓塞示意图，显示支架置于动脉瘤载瘤动脉段释放后，经支架网眼将微导管置于动脉瘤腔使用弹簧圈栓塞；C. 支架辅助弹簧圈栓塞后，动脉瘤完全闭塞（黑箭），载瘤动脉通畅

（五）覆膜支架血管内重建（图8-4）

1. 双侧股动脉穿刺，分别置入6F导管鞘。先施行全脑血管造影，明确病变的部位、大小以及动脉瘤瘤口或瘘口的大小、载瘤动脉/母体动脉的直径。

2. 全身肝素化，患者置入导引导管，行暂时性球囊闭塞试验（BOT），若耐受良好，BOT阴性，可以进入覆膜支架置放过程；反之，则视为耐受不佳，BOT阳性，不宜施行覆膜支架治疗。

3. 行覆膜支架置放的患者，全程予以全身麻醉和正规肝素化，在充分评价病变及其颈内动脉行程后，经导引导管在患者颈内动脉置入交换微导丝，并越过病变部位到达脑内动脉，然后沿交换微导丝置入相应规格的覆膜支架；也可不用交换微导丝，直接微导丝引导下置入覆膜支架。路径图下推送覆膜支架跨越动脉瘤瘤口，多角度造影，精确定位，明确支架和动脉瘤瘤口/瘘口关系，X 线透视下使用压力泵缓慢充盈球囊，在覆膜支架额定释放压力时维持球囊充盈状态 1 分钟，随后迅速回抽压力泵，X 线透视下确认球囊完全瘪陷后再行造影。若有内瘘，可调整球囊位置，以 6～7 个标准大气压充盈压再次扩张覆膜支架近端，以期达到覆膜支架的最大展径，提高支架的贴壁性能，消除内漏。若内漏持续存在，明确内漏位置后，选择合适支架，保持交换导丝位置不变，沿交换导丝再植入支架，支架之间至少重叠 3mm。

4. 术后行 DSA 造影检查以供术后即刻效果评价和随访比较，并行头颅 CT 扫描，排除颅内出血。

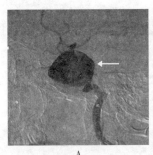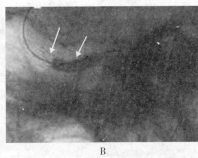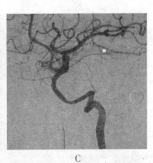

图 8－4　覆膜支架血管内重建治疗颅内巨大动脉瘤

A. DSA 显示颈内动脉海绵窦段巨大动脉瘤（白箭）；B. 覆膜支架置于载瘤动脉段，跨越动脉瘤瘤口，充盈球囊，释放支架（白箭）；C. 支架释放后，动脉瘤完全隔绝，载瘤动脉重建，保持通畅

六、并发症及其处理

1. 血管痉挛　血管痉挛通常是血管内操作时对血管壁的机械性刺激所造成的。治疗血管痉挛最好的方法是避免痉挛的发生，在操作中避免导管和导丝对血管壁过度的机械性刺激，于术前、术中使用尼莫地平或硝酸甘油贴膜等可以很好地预防血管痉挛。一旦发生血管痉挛，最简单的方法是立即撤回导致血管痉挛的导管和导丝，等待一段时间后痉挛往往会自行缓解。颅外的血管痉挛可以通过动脉内注射硝酸甘油（50μg）或罂粟碱（30～60mg，3～15 分钟内缓慢注射），或者吸入亚硝酸异戊酯来缓解。通过导管内注射血管扩张剂时，快速的、短暂的推注可以保证药物与血液的充分混合，而缓慢输注时药物与血管壁接触时间不足。但是，大量地快速推注罂粟碱可以导致疼痛，更为危险的是发生结晶沉淀；同时，团注罂粟碱还可能导致短暂的颅内压升高和脑干功能失常。

2. 内膜损伤或撕裂　主要由导引导管选择和输送、置放位置不当所致。动脉瘤的栓塞过程较长，导引导管需要长时间放置。头端较硬的导引导管长时间放置则可以随着心跳、呼吸以及对微导管的操作，造成延迟性的夹层、血管闭塞甚至死亡。因此，在导管的操作过程中应该选择头端较软的导引导管，输送过程中导引导管头端应保持与血管走向一致，避免将导引导管放置于过高的位置，保持导引导管头端稳定性。一旦发生血管内膜撕裂形成瓣膜，应即刻肝素化。对于接近于闭塞的撕裂，根据血管损伤的部位不同，采取不同的治疗措施。可采用顺应性柔软的硅胶球囊扩张至将内膜展平。若夹层延续到颅底位置并进行性发展时，闭塞血管可以停止其发展。在闭塞前应该进行球囊闭塞试验以评价侧支循环情况，患者往往能够很好地耐受。一旦夹层进展到颅内蛛网膜下隙段，重要的侧支血管可能也受累而导致严重的后果，甚至发生 SAH。若有假性动脉瘤或明显的动脉夹层，在抗凝治疗有禁忌时，可使用血管内支架结合微弹簧圈进行栓塞。

3. 血栓栓塞　血栓栓塞是血管内介入治疗最常见的并发症，特别在颅内动脉瘤栓塞长时间治疗时容易发生。血栓栓塞的并发症包括导管内血栓、导管外血栓等。术中导管内持续的液体加压输入、全身肝素化是防止术中血栓形成和栓塞的重要措施。一旦发现血栓形成，术中给予阿昔单抗可有效抑制。

4. 球囊栓塞的并发症及其处理

（1）球囊早脱、意外栓塞　主要是球囊选择不当或操作不当；血流速度过快；球囊早泄所致。一旦球囊脱落，则随血流漂入脑内动脉，造成相应脑组织缺血，轻者偏瘫，重者危及生命。其预防措施主要有：①根据载瘤动脉直径选择大小合适的球囊；②安装球囊时严格检查球囊颈和微导管的联结点，保证可正常解脱情况下，尽可能牢固；③术中尽可能避免反复牵拉球囊，防止球囊阀松弛；④对于血流速度过快的患者，可使用血流控制技术，如可脱球囊或血流控制导管控制血流后，释放球囊。

（2）迟发性脑梗死　大约在 5%～13% 球囊闭塞试验阴性患者中发生。其主要原因为其他代偿血管发生病变或脑灌注压不足、贫血等。预防措施为：注意贫血的防治以及术后适当提高脑灌注压。

5. 弹簧圈栓塞的并发症及其处理

（1）弹簧圈脱落、移位一旦发生，轻者发生脑缺血或脑梗死，重者可危及生命。应立即给予抗凝治疗。肝素化治疗可能使患者能有足够的时间来适应血流动力学的改变、预防血栓的形成和进一步扩大。阿司匹林或阿昔单抗是较好的治疗选择，但阿司匹林发挥抗凝作用需要数分钟至数小时，而静脉注射阿昔单抗可以在更短的时间内起效。条件允许时，可以使用拉锁将弹簧圈取出，或者用血管内支架扩张后使弹簧圈稳固在动脉瘤内。但操作较为困难，且存在一定的风险。

（2）弹簧圈解旋、拉丝发生弹簧圈拉丝时，可使电解脱弹簧圈的推进导丝在微导管内活动阻力增大。此时，切不可用力回抽推进导丝，以免将瘤内已成篮的弹簧圈带出至载瘤动脉内。应缓慢回撤，确实不能将弹簧圈撤除时，可将微导管撤至颈外动脉再进行解脱。也可连同微导管及导引导管撤至股动脉处再解脱。术后加强抗凝治疗。

（3）动脉瘤术中颅内动脉瘤破裂出血是一种最为严重的并发症。一旦发生出血，切忌将微导管或导丝、弹簧圈撤出。应该立即中和肝素，控制性降低血压，并且迅速填塞弹簧圈直至将动脉瘤完全栓塞为止。若使用血流控制导引导管，立即扩张导管上球囊暂时闭塞载瘤血管，可以缓解出血的程度，并为进一步治疗提供时间。若使用 Remodelling 技术，在瘤颈部位有球囊放置时，立即扩张球囊对于快速止血非常有帮助，并且可以保证有足够的时间使动脉瘤内血栓形成及进一步的栓塞治疗。

6. 支架的并发症及其处理

（1）支架移位　支架的准确释放是该技术成功的关键，只有将瘤颈部位完全覆盖或大部分覆盖后，进一步的弹簧圈栓塞治疗宽颈或梭形动脉瘤才有可能。支架移位后是否需要处理，应根据支架在载瘤血管内的位置和支架类型决定。若支架释放后移位，支架仍覆盖瘤颈的全部或大部分，后续的弹簧圈栓塞未受影响，可不予处理。支架移位而未能覆盖瘤颈时，采用可回收支架，若支架未完全释放，可回收支架，调整输送导管位置后，再释放支架；若支架已完全释放无法回收，可考虑再植入一枚支架。

（2）支架内血栓 血管内支架作为一种异物置入后，可能会发生异物反应和内膜的增生。急性或亚急性的支架内血栓是严重的并发症，可能导致载瘤血管的闭塞。因此，预防血栓的形成对提高该技术的成功至关重要。术前口服阿司匹林（100mg，1次/日）、波立维（75mg/d），抗血小板聚集治疗3天或者术前5小时给予双抗负荷剂量（阿司匹林300mg、波立维300mg），术中全身肝素化，术后不中和肝素甚至继续抗凝治疗，可有效地防止急性或亚急性支架内血栓形成。术后3天开始继续给予阿司匹林（100mg，1次/日）、波立维（75mg/d）抗血小板治疗。

七、围介入手术期中医药治疗和护理

（一）围介入手术期中医药治疗

脑动脉瘤介入后易发生脑血栓的并发症，在此方面中医中药可以起到预防和治疗作用。中医认为血栓属于"瘀血阻络"，治疗上主要以活血化瘀通络为治疗原则，方药可以采用补阳还五汤为基本方加减化裁。补阳还五汤由黄芪、当归尾、赤芍、地龙、川芎、红花、地龙等中药组成，补阳还五汤方中重用黄芪补气，配合当归养血，合赤芍、川芎、桃仁、红花、地龙以活血化瘀通络。此方既可应用于介入前预防血栓形成，又可用于介入后出现血栓并发症时的治疗。如果患者出现气虚明显，加用党参、太子参以益气通络；言语不利，加远志、石菖蒲、郁金以祛痰利窍；心悸、喘息，加桂枝、炙甘草以温经通阳；肢体麻木，加木瓜、伸筋草、防己以舒经活络；上肢偏废者，加桂枝以通络；下肢偏软无力者，加川断、桑寄生、杜仲、牛膝以强壮筋骨；小便失禁，加桑螵蛸、益智仁以温肾固涩；血瘀重者，加莪术、水蛭、鬼箭羽、鸡血藤等破血通络之品。若急性期气虚伴血瘀，有主张不宜过早重用黄芪，以免助热生火，加重病情。

（二）围介入手术期中医药护理

1. 体温升高 术前、术中严格执行无菌操作，术后指导其饮茅根竹蔗汁或果汁以泻热；发热甚者可采用针刺穴位泻热。

2. 尿潴留 可采用耳穴贴压，将王不留行籽贴于耳穴的肾、膀胱、尿道外生殖器点，并进行按摩、指导，使其出现酸胀痛热等感觉，每15分钟按摩一次，每次按摩3~4分钟。也可通过按摩关元、气海等穴位；针刺三阴交、阴陵泉等穴位方法解除尿潴留。

3. 疼痛 护理上应密切观察疼痛部位、性质、程度和持续时间，必要时遵医嘱使用止痛剂。可适当通过活动、改变体位、催眠、按摩等方法缓解疼痛，转移患者的注意力，增强患者自我控制能力。使用针刺足三里、内关、合谷、天枢等穴位有较好的止痛效果。

八、临床疗效评价

颅内动脉瘤血管内治疗原则是闭塞动脉瘤腔的同时保持载瘤动脉通畅。以闭塞载瘤动脉达到闭塞动脉瘤这一方法已极少应用。选择性瘤囊内栓塞是目前动脉瘤血管内治疗首选的治疗方法，但对于宽颈、巨大动脉瘤、梭形夹层动脉瘤、假性动脉瘤，以及部分周围型难治性动脉瘤，瘤囊内栓塞仍然存在动脉瘤复发再通的危险，载瘤动脉闭塞仍然不失为一种可行的选择。随着支架技术的发展，特别是覆膜支架和血流转向装置的发展，动脉瘤血管内治疗理念由囊内栓塞逐渐转向载瘤动脉血管内重建。

第二节 脑动静脉畸形的介入诊疗

一、临床要点

脑动静脉畸形（CAVM）是一种脑血管先天性发育异常，由存在于动静脉之间的杂乱扩张的血管构成，其间缺乏正常毛细血管的结构和功能。CAVM 可发生于脑的任何部位，通常在 10~40 岁发病，可发生于任何年龄。CAVM 的发生率男性明显多于女性，有明显的家族性发生倾向。临床上，可表现为由颅内出血、癫痫、头痛、盗血所导致的神经功能缺损、智能障碍、颅内杂音等，其中颅内出血是最常见的症状，发生率为 52%~77%，以脑内血肿最常见，亦可表现为 SAH 和脑室内出血。癫痫是表浅 CAVM 的主要临床表现，发生率为 28%~64%。头痛是 CAVM 常见症状，可见偏头痛、局部头痛和全头痛。神经功能缺损可以是一过性的，也可以是进行性的，主要表现为感觉运动功能障碍。智能障碍（精神发育迟缓）可见于巨大型脑动静脉畸形患者，严重的盗血引起脑的弥漫性缺血和皮质发育障碍、胶质增生和皮层萎缩。

二、介入方法简介

脑动静脉畸形的治疗目的是防止出血，逐步减轻或纠正"脑盗血"，改善脑组织血供，缓解神经功能障碍，减轻或控制癫痫，提高生活质量。目前的治疗方法包括保守治疗、显微外科手术、血管内介入治疗和立体定向放射治疗。对于大型 CAVM 或位于重要结构、脑深部的病灶，单一治疗方法较难达到理想的疗效。近年来，联合应用上述两种或三种治疗手段的研究显示可以明显提高 CAVM 的临床疗效，降低致残率和死亡率。小（直径 <3cm）而表浅的非功能区 CAVM 可行手术切除，小（直径 <3cm）而深的病灶应行立体定向放射治疗。直径 >3cm 的 CAVM，应先行血管内介入栓塞，待病灶缩小；直径 <3cm 的表浅者可手术切除，深部者进行立体定向放射治疗。血管内介入治疗根据栓塞材料不同，可分为组织胶栓塞和 Onyx 栓塞。

三、适应证

1. 高流量的 CAVM，分次介入栓塞治疗可逐步减轻分流程度，使正常脑部供血动脉的自动调节功能逐渐恢复，降低正常灌注压突破的风险。

2. 位于脑功能区的大型 CAVM。

3. 位于手术难以到达的深部 CAVM，介入栓塞治疗可作为立体定向放射外科治疗的前期工作。

四、禁忌证

1. 微导管无法到达畸形血管团。

2. 微导管造影证实病灶为穿支供血，区域性闭塞试验出现神经功能缺损。

3. 全身状况差，不能耐受介入治疗。

4. 患者拒绝治疗。

五、操作技术要点

脑动静脉畸形既可采用组织胶栓塞，亦可采用 Onyx 栓塞。由于 Onyx 是非黏附性栓塞剂，弥散性能好，渗透力强，可永久栓塞 $80\mu m$ 的微血管，注入病灶后变成海绵状膨胀并闭塞病灶，可避免微导管与血管的粘连；其次，Onyx 不会迅速凝固堵住导管。因此，近年来广泛应用于动静脉畸形栓塞治疗。

（一）Onyx 栓塞技术（图 8 – 5）

1. 麻醉　气管插管全身麻醉，以确保长时间注射 Onyx 的安全性。

2. Onyx 的准备　在专用仪器上，将瓶装 Onyx 高速振动 20 分钟，使其充分均匀化。

3. 操作技术

（1）单侧股动脉穿刺，插入导管鞘，将 6F 导引导管置入颈内动脉或椎动脉，选择较大的供血动脉干插入二甲基亚砜相容性微导管，借血流导向作用或在微导丝的帮助下，进入畸形团内。

（2）经微导管超选性血管造影证实微导管到达预期部位，调整球管投照角度，选取最佳工作角度，以清晰显示微导管头端以及畸形血管团、引流静脉为标准。

（3）分析微导管超选择性血管造影，观察靶病变血管构筑（供血动脉、畸形血管巢或瘘口、引流静脉）、测定 A – V 循环时间。

（4）根据供血动脉大小及动静脉分流程度，选择 Onyx 浓度。供血动脉较粗、分流较快选用 Onyx – 34，反之则选用 Onyx – 18。

（5）肝素生理盐水冲洗微导管，然后，用两种专用注射器分别抽取 DMSO 和 Onyx，用同微导管无效腔等量的 DMSO（0.2～0.3ml）冲洗微导管，冲洗时间大于 90 秒。

（6）将充满 Onyx 专用注射器同微导管端口连接，在空白路图监视下缓慢注射 Onyx，注射速率 0.10～0.15ml/min，使 Onyx 充分弥散入畸形团中。如有 Onyx 沿微导管返流，或者进入引流静脉近端，或者返流到其他供血动脉，应暂停注射，等待 15 秒，然后，继续注射。若 Onyx 继续沿着错误的方向弥散，则再次暂停 15～30 秒。若 Onyx 弥散方向正确，则继续缓慢注射。注意：Onyx 在暂停注射期间，暂停时间不要超过 2 分钟；栓塞过程中，勤用空白路图监视 Onyx 弥散，多行血管造影了解畸形血管巢栓塞情况。

（7）如果畸形团栓塞达到预期效果或 Onyx 沿微导管返流超过 1.5cm，或者 Onyx 始终沿错误的方向弥散时，应该立即停止注射，回抽注射器并缓慢而稳定后撤微导管。

（8）微导管撤出后，检查导引导管及 Y 阀是否残留 Onyx，若有，回抽导引导管及 Y 阀后冲洗导管及 Y 阀。

（9）经导引导管行标准前后位及侧位血管造影，观察动静脉畸形或动静脉瘘栓塞情况、颅内血管是否有缺损及其他血管异常。

（10）将导引导管撤至颈总动脉或椎动脉近端行血管造影，观察是否有血管夹层。

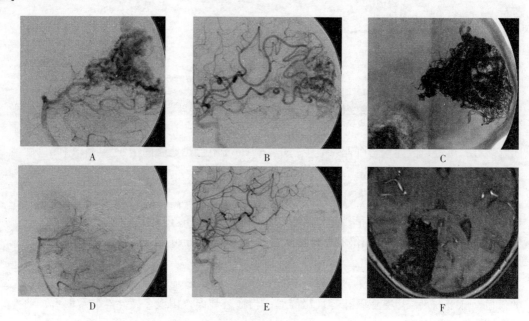

图 8 – 5　右枕叶动静脉畸形 Onyx 栓塞

A. 椎动脉造影显示右侧枕叶动静脉畸形，大脑后动脉参与供血；B. 颈内动脉造影显示大脑中动脉参与供血；
C. Onyx 栓塞术后，Onyx 在急性血管团铸形；D、E. Onyx 栓塞术后椎动脉及颈内动脉造影显示畸形血管团完全消失；F. MR 增强 T_1WI 显示畸形血管团完全闭塞，无强化

（二）组织胶栓塞技术（Globran 和 NBCA）

1. 麻醉　可采用气管插管全身麻醉。对于能合作的患者，可采用神经安定麻醉加穿刺部位局部浸润麻醉，以便于栓塞过程中观察患者的意识状态，进行必要的功能闭塞试验。

2. 操作技术（图 8 – 6）

（1）一侧股动脉穿刺，置入导管鞘，将导引导管置入颈内动脉、颈外动脉或椎动脉，选择优势供血动脉，采用微导管技术将微导管置于靶病变部位（动静脉畸形血管巢或动静脉瘘口近端供血动脉末梢）。

（2）若微导管头端所在供血动脉潜在供应脑、眼、颅神经以及脊髓等功能区，则应进行激发试验，若激发试验提示安全，则可进行栓塞。

（3）经微导管超选性血管造影证实微导管到达预期部位，调整球管投照角度，选取最佳工作角度，以清晰显示微导管头端以及畸形血管团、引流静脉为标准。

（4）经微导管超选择性血管造影，证实微导管位置，观察靶病变血管构筑（供血动脉、畸形血管巢或瘘口、引流静脉），测定 A – V 循环时间。

（5）将胶兼容性三通同微导管端口连接，用充满 5% 葡萄糖水的 2.5ml 注射器反复冲洗微导管清除微导腔内残留生理盐水和血液，一般 5～10ml。

（6）将充满胶的专用注射器同三通的一个端口连接，而另一个端口同充满 5% 葡萄糖水的 2.5ml 注射器相连，在空白路图监视下缓慢手推注射胶。注射中，应注意胶返流情况、胶进入引流静脉以及胶经血管巢其他供血动脉返流情况。高浓度胶一旦观察到返流，应立即停止注射，同时立即撤离微导管。低浓度 NBCA，在观察到胶返流或停滞不前 2～3 秒后，亦应立即撤出微导管。若胶浓度较低，快速进入引流静脉，则应减慢注射压力和注射速度

或停止注射 2～3 秒后继续注射，直至胶向微导管近端返流。必要时可使用球囊或血流控制导管控制血流速度后，再行栓塞。一旦血管巢栓塞达到预期目的，或胶注射速度调整后胶仍然返流或向非安全区弥散，则应立即停止注射，回抽微导管并快速后撤至体外，微导管连同导引导管一同后撤。

（7）检查导引导管 Y 阀是否有胶残留，回抽并冲洗三通、Y 阀、导引导管，确认无胶残留后，再将导引导管置入颈内动脉、颈外动脉或椎动脉，同样的方法逐根栓塞其他供血动脉及畸形血管巢或瘘口，通常一次栓塞的供血动脉不要超过 3～4 根，一次性栓塞的范围不要超过 30%。

（8）栓塞完成后，经导引导管行标准前后位及侧位血管造影，观察动静脉畸形或动静脉瘘栓塞情况、颅内血管是否有缺损及其他血管异常。

（9）将导引导管撤至颈总动脉或椎动脉近端行血管造影，观察是否有血管夹层。

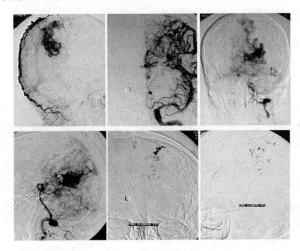

图 8-6　左侧顶枕部 AVM 栓塞术

DSA 显示左侧顶枕部 AVM（Spetzler Ⅳ级），多支供血动脉，经上矢状窦、直窦回流至窦汇，NBCA 栓塞

六、并发症及其处理

（一）Onyx 栓塞动静脉畸形的并发症及其处理

1. 微导管包埋或微导管断裂　主要是 Onyx 注射太快而沿微导管返流过长，微导管后撤用力过大所致，其发生率文献报道 8.5%。采用以下措施可有效避免微导管包埋或微导管断裂发生：①选取显示微导管头端的最佳工作角度；②在注射胶之前，防止微导管在靶血管过度盘曲；③避免 Onyx 近端沿返流超过 1.5cm 或微导管头端接触返流 Onyx 超过 3 分钟以上；④一旦胶接近微导管头端，则快速后撤微导管；⑤撤退微导管时，同时后撤导引导管。一旦发生微导管包埋，则将微导管保持张力留置在腹股沟皮下。若留置微导管影响血流，则需急诊手术取出。若微导管在主动脉弓上水平断裂，则需使用抓捕器抓捕将其送入颈外动脉，用胶、球囊或弹簧圈固定。此外利用支架将微导管固定在支架与血管壁之间。注意微导管体内留置应口服阿司匹林。

2. 过度灌注综合征　不常见，主要是动静脉分流瘘口栓塞后，灌注血流增加，突破自动调节异常的脑血管调控能力，导致头痛、颅内压增高症状、脑水肿，甚至脑出血。采用以下措施可有效降低过度灌注综合征发生：①术前血流成像评估盗血患者脑血管自动调节功能；②分期栓塞治疗；③在治疗中或术后监测血压；④避免引流静脉栓塞而分流仍然残留。一旦发生过度灌注综合征，应严格监测血压及颅内压、控制血压，保持轻度低血压状态，药物治疗无效者应开颅减压。

3. 急性或迟发性 AVM 破裂以及脑实质内血肿　主要原因为 Onyx 进入引流静脉流出道导致其狭窄或闭塞；其次，部分栓塞后，血流重新分布进入不能耐受高血流量区域；再者，在血流改变后，伴发的动脉瘤发生破裂。因此，在栓塞期间应避免 Onyx 进入静脉，采用高黏性的 Onyx 或胶，近端放置弹簧圈控制血流有助于防止 Onyx 栓塞引流静脉流出道。其次，要积极治疗伴发的动脉瘤。

4. Onyx 异位栓塞　主要原因为 Onyx 返流、栓塞期间微导管移位或微导管破裂，Onyx 栓塞脑组织供血正常动脉。

（二）组织胶栓塞动静脉畸形的并发症及其处理

1. 误栓　与操作技术有关。微导管准确到位，熟练的胶注射技术，清晰显影的 DSA 设备，区域性功能试验可使误栓并发症的发生率降至最低。

2. 正常灌注压突破　主要发生在多支供血动脉、高流量和大型 AVM 栓塞术后，控制性低血压技术和严格限制一次性栓塞的范围有助于防止发生正常灌注压突破。

3. 引流静脉栓塞和血栓形成　应防止远离畸形血管团的静脉流出道被栓塞，术后维持适当时间的肝素化和服用阿司匹林有助于防止发生血栓形成。

4. AVM 破裂　AVM 栓塞后破裂出血是栓塞治疗的严重并发症之一，是导致死亡的主要原因，据报道其发生率在 3% ~11%。要尽量防止发生"正常灌注压突破"、避免畸形血管团内血流动力学变化显著和粘管的发生，以及先栓塞伴有动脉瘤的畸形团，可有效地防止再出血。

5. 粘管和断管　撤管不及时、供血动脉痉挛和动脉过度扭曲是造成此并发症的三大原因，发生粘管断管并发症后应视具体情况给予抗凝治疗或外科手术处理。

6. 迟发性血栓形成　供血动脉远端栓塞后，近端正常小分支血流变慢，血栓形成。栓塞术后维持数小时肝素化可预防并发症的发生。若并发症已发生可考虑采用动脉内溶栓治疗。

七、围介入手术期中医药治疗和护理

（一）围介入手术期中医药治疗

可参考本章"脑动脉瘤的介入治疗"小节。

（二）围介入手术期中医药护理

1. 体温升高　同本章"脑动脉瘤的介入治疗"小节。

2. 腰酸背痛　可协助患者按摩四肢及肩背部受压部位，缓解肌肉酸。病情许可时指导患者甩手、慢步走，或打太极拳，做八段锦、五禽戏、保健操等，运动强度以身体微微发热即可。

3. 失眠　林瑞华等研究发现用术前中药沐足联合穴位按摩，及芳香疗法能有效降低介入患者手术之前的焦虑水平。中药足浴配方可由丹参、香附、酸枣仁、黄连、肉桂、夜交藤、合欢皮、茯神等中药组成。足底穴位按摩以涌泉穴为主穴配合其他相应的脾脏反射区、肝脏反射区、胃反射区按摩。另可用芳香疗法及穴位按摩芳香疗法缓解全身紧张、帮助放松情绪。

八、临床疗效评价

血管内栓塞治疗可完全闭塞部分 CAVM，完全闭塞率达 5%～27%。特别是对于供血动脉数目少的小型 CAVM，完全闭塞率较高。对于大型 CAVM，尤其是存在多支穿支动脉供血者，很难通过血管内栓塞完全治愈，但是通过栓塞 CAVM 大部分病灶后，使其变成有利于手术的小型 CAVM，甚至使无法治疗的病变，结合手术完全切除，明显提高了 CAVM 的解剖治愈率，同时降低了手术并发症。栓塞可使 CAVM 平均缩小 63%，通过术前栓塞治疗，AVM 大小均有不同程度的缩小。Vinuela 认为术前血管内栓塞 AVM 大的供血动脉可降低 AVM 畸形团内的压力，减少了术中失血，降低了正常灌注压突破的危险性，从而有利于手术切除病变。手术中最难控制的供血动脉通常起源于豆纹动脉，脉络膜前后动脉和大脑后动脉，术前闭塞这些血管及大部分 AVM 畸形团，可使手术时间缩短，减少失血，降低残致率和死亡率，对于大型或巨大型至关重要。Martin 也认为血管内栓塞技术有利于手术切除大型和复杂的 AVM，其原因主要有：①通过闭塞 AVM 极大减少了术中出血，便于将病变从周围的神经组织精细分离下来；②位于术野病变对侧深部供血动脉的栓塞确保这些血管在手术开始阶段得到控制，不至于影响手术；③大型高血流量的 AVM 栓塞可逐渐减少 AVM 的血流量，改善病变周围正常脑组织的血供，可避免一次性外科切除大型非栓塞的 AVM 由于正常灌注压突破所致的脑肿胀和出血。

第三节　急性脑梗死的介入溶栓诊疗

一、临床要点

脑卒中是严重威胁人类健康的重要疾病之一。急性缺血性脑卒中是最常见卒中亚型，约占全部脑卒中的 80%，其病因包括：动脉粥样硬化、动脉炎、血液性疾病、心脏及心瓣膜疾病，以及血流动力学异常，其中以动脉粥样硬化性血栓形成栓塞和心源性栓塞最为常见。血栓形成和栓塞部位以颈内动脉主干及其分支闭塞发病率高，占所有脑动脉血栓形成患者的 75%，其死亡率 5%～45%，尤其 M1 段闭塞，死亡或严重致残率达 76%，椎 - 基底动脉血栓形成闭塞的预后更差。脑血管血栓闭塞后，临床表现差异很大，主要取决于血栓闭塞的部位和范围、血管闭塞的程度、侧支循环代偿的程度，以及自身血管内源性纤溶能力。

二、介入方法简介

急性缺血性脑卒中血管内介入治疗包括：动脉溶栓、机械性再通（机械碎栓、机械取栓、血栓抽吸）、血管成形术（球囊扩张、支架置入术）等。动脉内溶栓可增加局部药物浓度，提高血管再通率，但对于主干血管，如颈内动脉（internal carotid artery，ICA）、大脑中动脉（middle cerebral artery，MCA）、椎动脉和基底动脉（vertebra basilar artery，VA -

BA）等闭塞，单纯使用动脉溶栓可能仍然无法再通，这部分患者可借助机械方法进行辅助性血管再通。采用机械性血栓清除术适用于血管闭塞段在颅内外血管主干支，尤其位于豆纹动脉近端的颈内动脉虹吸段和 A1、M1 段，其方法通过器械对血栓的捣碎、疏通、抽吸和球囊封堵等，加速血管再通，尽快建立前向血流，降低再灌注损伤和出血风险，同时增加药物与血栓接触面，加快血管再通速度，减少溶栓药物剂量。目前，机械性辅助溶栓已经成为继动静脉溶栓之后又一治疗急性缺血性脑梗死的重要方法。

三、适应证

1. 年龄 18~80 岁。

2. 脑功能损害的体征持续存在超过 1 小时，且比较严重，美国国立卫生研究院卒中量表（National Institute of Health stroke scale，NIHSS）评分 10~25 分。

3. 脑 CT 已排除颅脑内出血，无早期梗死低密度改变及其他明显早期脑梗死改变。

4. 发病在 4.5 小时以内，责任血管为大血管（ICA、MCA M1-2、VA-BA）闭塞经初始静脉溶栓无效或静脉溶栓禁忌的患者。

5. 发病时间虽超过静脉溶栓时间窗（前循环 <4.5 小时、后循环 <24 小时），但影像学检查（CTA、MRA 或 DSA）证实责任血管为大血管（ICA、MCA M1-2、VA-BA）闭塞，且 CT 灌注或 MR 灌注 PWI>DWI。

四、禁忌证

1. 既往史有颅内出血，包括 SAH，但动脉瘤性 SAH 经积极外科或血管栓塞干预后除外。

2. 近 3 个月有脑梗死或心肌梗死史，但陈旧小腔隙未遗留神经功能体征者除外。

3. 近 3 个月有严重头颅外伤史。

4. 近 3 周内有胃肠或泌尿系统出血。

5. 近 2 周内进行过大的外科手术。

6. 严重心、肾、肝功能不全。

7. 体检发现有活动性出血或外伤（如骨折）的证据。

8. 急性出血素质，包括但不限于以下情况。

（1）血小板计数 <100 000/mm³（100×10⁹/L）。

（2）最近 48 小时内接受肝素治疗，APTT 高于正常范围的上限。

（3）正在口服抗凝剂 INR>1.5 或 PT>15 秒。

（4）正在使用直接凝血酶抑制剂或直接因子Ⅹa抑制剂，敏感的实验室指标升高（如APTT、INR、血小板计数和蛇静脉酶凝结时间（ECT）；凝血酶时间（TT）；或适当的因子Ⅹa测定）。

9. 血糖 <2.7mmol/L（50mg）。

10. 血压：收缩压 >180mmHg，或舒张压 >100mmHg，或经过积极治疗（静脉给药）血压仍未降至 185/110mmHg 以下。

11. 妊娠、严重碘对比剂过敏。

12. 伴发其他严重疾患，预计生存年限 <1 年。

13. 伴发脑动脉瘤或动静脉畸形或有增加出血危险性的肿瘤，出血风险未经消除者。

14. 不合作者。

五、操作技术要点

(一) 动脉溶栓

1. 治疗前准备　溶栓治疗前应进行全脑血管造影，包括病变侧和健侧血管，双侧颈动脉和椎动脉，以发现血管闭塞部位，并对其侧支循环情况有充分认识。通常先行健侧脑血管造影，可了解侧支和闭塞段远端血管情况，再行病变侧脑血管造影，有利于发现病变即刻治疗，避免反复插管，节约治疗时间。

2. 操作技术　检查明确血管闭塞部位后，置入 5F 或 6F 导引导管于相应颈动脉或椎动脉（如时间紧迫，血管等条件适合，也可直接通过造影导管送入微导管，当然也必须正规连接灌注线），再送入微导管和微导丝，在"路图"的帮助下，将微导管和微导丝顺血管进入血栓，操作应轻柔避免进入穿支或动脉斑块内，微导管顺微导丝进入血栓远端手推碘对比剂，明确血栓范围和远端颅内血管情况。微导管到位后，退至血栓内，由血栓远端至血栓近端缓慢手推或微泵注射溶栓药物，直至血管完全再通。不能穿过血栓者可使微导管尽可能靠近闭塞之脑动脉段。应注意的是，导管头端远离栓塞部位进行溶栓，效果不满意，因溶栓药很少抵达血流缓慢或接近血流停止的闭塞血管。在血管再通后，应造影观察其远端血管血流情况，如有脱落栓子等阻塞远端血管，应当进一步将调整微导管，追逐溶栓。

3. 溶栓药物　目前临床使用的溶栓药物有尿激酶和 rt - PA 等。溶栓药物用量与方法尚不确定，推荐动脉应用尿激酶总量不超过 60 万单位，每分钟 1 万～2 万单位，rt - PA 总剂量不超过 20mg，每分钟 1mg，每 5～10 分钟复查 1 次造影观察血管再通，以最小剂量达到血管再通为宜。

(二) 机械性再通

机械性再通主要是通过器械对血栓的破碎、抽吸、捕获，加速血管再通，尽快建立前向血流，降低再灌注损伤和出血风险（图 8 - 7）。Solitaire FR 取栓器的机械性再通以血栓抽吸和支架取栓为主，最近一系列研究证实支架取栓的效果优于血栓抽吸。机械性支架取栓操作技术如下。

1. 股动脉置导管鞘，将诊断导管置于患侧颈动脉、锁骨下动脉或椎动脉，行血管造影，明确阻塞的部位。

2. 静脉给予 2000U 肝素，然后，追加肝素 500U/h。注射器抽取 50mg 鱼精蛋白备用。

3. 采用同轴导管技术，将导引导管置于闭塞近端的颈动脉、锁骨下动脉或椎动脉。

4. 采用微导管技术，将 J 形微导丝送入靶血管并穿过血凝块，固定微导丝，推送取栓支架输送微导管，直至其进入血凝块远端大血管。然后，撤出微导丝，微导管造影证实微导管位于血凝块以远侧，血管未发生穿孔。

5. 沿微导管，将取栓支架向前推送，直至其通过微导管，然后后撤微导管，释放支架，套取血凝块，将套取血凝块的取栓支架连同微导管一同撤回导引导管，然后，在 60ml 注射器用力回抽导引导管的同时，将取栓支架连同微导管撤出体外。注意，在冲洗导引导管之前，应彻底回抽导引导管腔内血液，防止血凝块碎片残留。

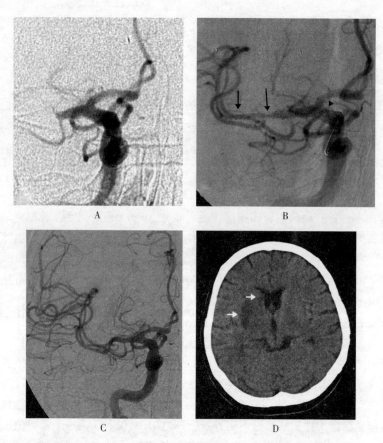

图 8-7　右侧大脑中动脉闭塞 Solitaire FR 取栓后再通

A. 右侧颈内动脉造影显示右侧大脑中动脉 M1 段血栓闭塞；B. Solitaire FR 置于闭塞段释放后复查造影，显示大脑中动脉 M1 段开放，建立前向血流；C. Solitaire FR 支架取栓后，M1 段闭塞开通，恢复前向血流，远端血管分支充盈；D. 术后复查头颅 CT 示右侧基底节区仅见小梗塞灶

六、并发症及其处理

1. 出血　颅内出血是最严重的并发症，多与闭塞血管的缺血时间、缺氧性损伤、抗凝状态和再灌注有关，其发生率与血管再通时间有密切联系，时间越长发生率越高。常发生于累及豆纹动脉闭塞的患者，主要是因为其为终末血管，侧支循环少闭塞时间长，血管内皮细胞破坏，再通后出现渗透或破裂。另外与溶栓药物的剂量有关，剂量越大，出血的风险也越大。其他如血压等控制不理想也将增加出血风险，溶栓患者血压最好控制在 180/100mmHg 以下，以防闭塞血管再通后导致再灌注出血。

2. 再灌注损伤　缺血脑组织在 4～6 小时后血脑屏障遭破坏，大分子的蛋白质从血管内漏出而导致组织渗透压升高。此时血供重新恢复会加重脑水肿，水肿的占位效应会导致梗死灶扩大，形成脑缺血的再灌注损伤。

3. 血管闭塞　溶栓过程中血栓碎片或碎粒移位或随血流移动，会导致远端或其他血管闭塞，这大多与导管导丝机械再通时触动血栓有关。这要求闭塞端血管再通后，继续跟踪溶栓。如远端末梢支血管闭塞，DSA 检查通常不易发现，有条件可术后行 DWI 检查，如有病灶可行进一步全身静脉溶栓药物维持，一般 2 小时左右。

4. 血管损伤破裂　通常由于微导管微导丝粗暴使用，导致血管穿孔、内膜损伤等，因此颅内血管操作必须十分轻柔，熟悉颅内血管走行，在遇到阻力时切忌盲目操作，强行通过。

5. 开通血管再闭塞　血管开通后再闭塞并不少见，如 M1 段，其原因可能是血管痉挛，亦可能是富含血小板血栓形成或者既存动脉硬化、医源性夹层。对于血管痉挛所导致的再闭塞，动脉内灌注硝酸甘油 30～60μg 即可缓解开通血管，而对于血管内膜损伤，富含血小板血栓形成的患者，需给予抗血小板药物 GP ⅡB/ⅢA 抑制剂。对于动脉粥样硬化性狭窄或医源性血管夹层的所致的再闭塞患者，须考虑血管成形术或支架治疗。

七、围介入手术期中医药治疗和护理

（一）围介入手术期中医药治疗

脑梗死属于中医"中风病"范畴，由脏腑虚弱，气血不足，感受外邪，导致经脉闭阻，脏腑功能失常而发病。根据病邪之深浅、病之轻重，有中经络和中脏腑之分。中药治疗"中风病"有较好的临床疗效。

中风病急性期标实症状突出，急则治其标，治疗当以祛邪为主，常用平肝息风、清化痰热、化痰通腑、活血通络、醒神开窍等治疗方法。闭、脱二证当分别治以祛邪开窍醒神和扶正固脱、救阴回阳。内闭外脱则醒神开窍与扶正固本可以兼用。在恢复期及后遗症期，多为虚实夹杂，邪实未清而正虚已现，治宜扶正祛邪，常用化痰祛瘀与平肝息风、益气活血等法。

1. 中经络

（1）风痰入络证

治法：祛风化痰通络。

方药：真方白丸子加减。

药用：半夏、天南星、白附子祛风化痰；天麻、全蝎息风通络；当归、白芍鸡血藤养血祛风。痰瘀交阻，可加丹参、桃仁、红花、赤芍活血化瘀等药；言语不清者，可加石菖蒲、远志祛痰宣窍。

（2）风阳上扰证

治法：平肝潜阳，活血通络。

代表方：天麻钩藤饮加减。

药用：天麻、钩藤平肝息风；桑叶、菊花清肝泻热；珍珠母、石决明平肝潜阳；黄芩、栀子清泄肝火；牛膝活血化瘀，引血下行。兼有痰浊、胸闷、恶心、苔腻，加胆南星、郁金；头痛较重，加羚羊角、夏枯草以清肝息风；腿足重滞，加杜仲、桑寄生补益肝肾。

（3）阴虚风动证

治法：滋阴潜阳，息风通络。

代表方：镇肝息风汤加减。

药用：龙骨、牡蛎、龟板、代赭石平肝潜阳；天冬、白芍、玄参、枸杞子滋阴柔肝息风；牛膝、当归活血化瘀，引血下行；天麻、钩藤平肝息风。痰热较重、苔黄腻、泛恶，加胆南星、竹茹、川贝母清热化痰；阴虚阳亢、肝火偏旺、心中烦热，加栀子、黄芩清热除烦。

2. 中脏腑

（1）闭证

1）痰热腑实证

治法：通腑泄热，息风化痰。

代表方：桃仁承气汤加减。

药用：桃仁、大黄、芒硝、枳实通腑泄热；胆南星、黄芩、全瓜蒌清热化痰；丹皮、赤芍、桃仁凉血化瘀；牛膝引气血下行。烦躁不安、失眠、口干舌红，加生地、沙参、夜交藤养阴安神。头痛、眩晕较重者，加钩藤、菊花、珍珠母平肝潜阳。

2）痰火瘀闭证

治法：息风清火，豁痰开窍。

代表方：羚角钩藤汤加减。

药用：羚羊角、钩藤、珍珠母、石决明平肝息风；胆南星、竹茹、半夏、天竺黄、黄连清热化痰；石菖蒲、郁金化痰开窍。肝火旺盛者，宜酌加龙胆草、山栀、夏枯草、代赭石镇肝清热；腑实热结，苔黄厚，可加大黄、枳实；热结津伤，舌质干红，苔黄糙，可加沙参、麦冬、生地等养阴之品。

3）痰浊瘀闭证

治法：化痰息风，宣郁开窍。

代表方：涤痰汤加减。

药用：半夏、茯苓、陈皮、竹茹化痰；郁金、石菖蒲、胆南星豁痰开窍；天麻、钩藤、息风化痰。有化热者，可加黄芩、黄连；兼有风动者，加天麻、钩藤以平熄内风。

（2）脱证

治法：回阳救阴，益气固脱。

代表方：参附汤合生脉散加减。

药用：人参、附子补气回阳；麦冬、五味子、山萸肉滋阴敛阳。阳浮于外，津不内守，汗泄过多者，可加龙骨、牡蛎敛汗回阳；阴精耗伤、舌干脉微者，加玉竹、黄精以救阴护津。

3. 恢复期

（1）风痰瘀阻证

治法：搜风化痰，行瘀通络。

代表方：解语丹加减。

药用：天麻、胆南星、天竺黄、半夏、陈皮息风化痰；地龙、僵蚕、全蝎搜风通络；石菖蒲、远志化痰开窍；豨莶草、桑枝、鸡血藤、丹参、红花祛风活血通络。痰热偏盛者，加全瓜蒌、竹茹、川贝母清热化痰；兼有头痛眩晕，肝阳上亢者，加钩藤、石决明平肝息风潜阳；咽干口燥者，加天花粉、天冬养阴润燥。

（2）气虚络瘀证

治法：益气养血，化瘀通络。

代表方：补阳还五汤加减。

药用：黄芪补气养血；桃仁、红花、赤芍、当归、赤芍养血活血，化瘀通经；地龙、牛膝引血下行。四肢不温者，加桂枝温通经脉；腰膝酸软，加川断、桑寄生、杜仲强筋骨，血虚者加枸杞、首乌藤补血。

（3）肝肾亏虚证

治法：滋养肝肾。

代表方：左归丸合地黄饮子加减。

药用：干地黄、首乌、枸杞、山萸肉补肾益精；麦冬、石斛养阴生津；当归、鸡血藤养血和络。腰膝酸软者，加杜仲、牛膝滋补肝肾；肾阳虚者，加巴戟天、肉苁蓉补益肾精，附子、肉桂温补肾阳；兼痰浊者，加菖蒲、远志、茯苓化痰开窍。

溶栓后并发脑出血的基本病理基础是瘀血，治疗上应根据病机特点和症候演变规律，制订以活血化瘀法为主的治疗方案。针对病机可选择醒脑静注射液醒脑开窍，清开灵注射液清热解毒。针对症候可服用以活血化瘀为主的方药，常用药物有三七、三棱、莪术等，夹痰者，可加用全瓜蒌、半夏；热毒甚者，可加山栀、大黄、黄芩；肝风内动者，可加天麻、钩藤、石决明等平肝息风。针对症状，麻木者，可加豨莶草、威灵仙；躁扰不宁者，可加龙骨、珍珠粉；大便干燥者，可加生首乌、制大黄；疼痛者，可加姜黄、徐长卿；口吐痰涎者，可加陈皮、炒白术。中医治疗脑水肿方面，研究发现甘露醇配合五苓散效果更佳。

（二）围介入手术期中医药护理

1. 体温升高 可参考本章"脑动脉瘤的介入治疗"小节。

2. 过敏反应、休克 可用针刺疗法，取水沟、素髎、中冲、涌泉、足三里等穴位；也可用艾灸疗法，取百会、膻中、神阙、气海、关元、至阴、涌泉、隐白等穴位；耳针疗法取肾上腺、皮质下、牙、下耳根、心等穴位。

3. 焦虑、烦躁、恐惧 与患者多交谈，分散患者的注意力。可指导患者每天练五心养神功，情绪不好时增加按揉双侧太冲穴。可用经络刮痧、穴位按摩、放松训练来缓解焦虑，改善睡眠情况。

4. 疼痛 可参考本章"脑动脉瘤的介入治疗"小节。

八、临床疗效评价

急性脑血栓形成动脉内溶栓治疗的效果评价一般分为以下两个方面。

1. 影像学评价 闭塞颅内外血管是否再通，以及再通的程度，参照采用 TICI 分级。

2. 临床神经功能恢复情况 血管再通对于临床症状的改善和恢复，采用 NIHSS 和改良 Rankin 量表评分。目前，急性脑血栓形成血管内介入治疗再通开通率高达 80%。随着介入技术日益成熟，其再通率有望进一步提高。

第四节 颈动脉海绵窦瘘的介入诊疗

一、临床要点

颈动脉海绵窦瘘（Carotid – cavernous Fistuala，CCF）是指颈动脉与海绵窦之间自发性或获得性的异常血管交通。按血管构筑 CCF 分为直接型和间接型。直接型为颈内动脉（ICA）与海绵窦之间的异常沟通，多见于外伤，少数为血管壁结构本身异常，如海绵窦段动脉瘤破裂、胶原纤维缺乏症、纤维肌发育不良、动脉夹层、医源性损伤等。间接型为颈内或颈外动脉海绵窦壁硬脑膜支与海绵窦之间动静脉分流，其确切病因尚不清楚，可能与外伤、妊娠、海绵窦血栓形成、海绵窦炎症有关。直接型 CCF 多为高流量型动静脉瘘，临床上典型表现为搏动性突眼、血管杂音、球结膜充血水肿，亦可伴发视力下降、眼球运动功能障碍、头痛、神经功能障碍以及颅内出血等表现。间接型 CCF 多为低流量型，血管构筑上属于硬脑膜动静脉瘘，临床表现类似于直接型 CCF，但症状不及直接型 CCF 明显。

二、介入方法简介

CCF 的外科手术治疗，包括颈内动脉结扎术、开颅海绵窦切开修补术和开颅海绵窦切开铜丝导入术等，但损伤大、效果不理想。近年来，随着神经介入器材和技术的不断发展，除非动脉硬化扭曲等使导管不能正确到位，血管内治疗技术已成为外伤性 CCF 的第一治疗选择方案。治疗途径包括经动脉、经静脉或者两者联合治疗。对于直接型 CCF，首选经动脉入路治疗，传统方法是采用可脱球囊或弹簧圈填塞海绵窦而闭塞瘘口，或者采用弹簧圈或可脱球囊闭塞海绵窦段颈内动脉隔绝瘘口。近年来，随着血管内重建技术的发展，特别是颅内覆膜支架问世，覆膜支架血管内重建治疗已成为直接型 CCF 切实可行的选择。间接型 CCF 血管构筑上属于硬脑膜动静脉瘘，治疗决策取决于静脉引流方式，传统方法经动脉入路采用液体栓塞剂或颗粒途径治疗，这种方法难以彻底消除瘘口，且易于诱发新的侧支循环形成，解剖治愈率低。因此，经动脉入路栓塞仅作为辅助治疗。经静脉入路应用弹簧圈栓塞或（和）液体栓塞剂栓塞海绵窦，能够彻底消除瘘口，被证实是一种安全有效的治疗方法，目前已成为治疗间接型 CCF 的首选的治疗方案，但经静脉入路栓塞以牺牲海绵窦为代价，不可避免产生占位效应，费用极其昂贵。近年来，随着 Onyx 的临床应用推广，经动脉入路使用 Onyx 栓塞有望成为根治一些间接型 CCF 的另一重要途径。

三、适应证

1. 鼻衄　大量鼻出血有休克等致命危险，应急诊行血管内栓塞治疗。

2. 急剧视力减退　眼静脉充血、眼内压增高，或盗血等引起视神经萎缩，此类进行性视力下降往往不可逆，需及时治疗处理。

3. 其他　昏迷等神经功能障碍，脑皮层静脉压力增高破裂所致颅内出血等。

四、禁忌证

1. 不能耐受手术或者严重心、肝、肺、肾功能不全的患者。

2. 凝血功能严重异常伴有严重出血倾向或出血性疾病者。

3. 严重碘过敏者、严重甲状腺功能亢进患者。

五、操作技术要点

（一）海绵窦栓塞

经血管内治疗的途径，包括经动脉入路（股动脉或颈动脉直接穿刺）和经静脉入路（股静脉和眼静脉），经股动脉是最常用的途径，既闭塞 CCF 瘘口又保持颈内动脉通畅为最佳选择。常用的栓塞材料为可脱性球囊和微弹簧圈。

1. 经动脉途径　经颈内动脉可脱性球囊栓塞患侧海绵窦及瘘口，保留颈内动脉通畅，是理想的栓塞方法，90% 以上的 CCF 患者采用此方法可彻底治愈（图 8－8）。一般可采用神经安定麻醉或全身麻醉，治疗在全身肝素化后进行，按以下步骤操作。

（1）脑血管造影以全面评价 CCF 的瘘口部位、大小和引流静脉方向，以及 Willis 环功能。

（2）放置导引导管：经股动脉放置相应的导引导管（7F 或 7F 以上）于患侧颈内动脉，给予肝素盐水持续灌注。

（3）安装球囊。

（4）输送球囊：在 Roadmap X 线监视下，通过导引导管送球囊微导管进入颈内动脉，一般当球囊自导引导管进入颈内动脉后去除支撑导丝，球囊在血流冲击下，加之轻微推送微导管或适当在导引导管内加压注入生理盐水，球囊很容易进入颈内动脉虹吸段。球囊靠近瘘口可见球囊有跳动，球囊头端突然低头或改变方向，均提示球囊进入瘘口。注意不可在球囊充盈状态下随意进退球囊微导管，以免球囊意外脱落。

（5）充盈和解脱球囊：球囊进入海绵窦内，根据球囊容积注入适量的等渗碘对比剂。充盈球囊后需进行颈内动脉造影证实瘘口消失、颈内动脉通畅，提示球囊位置准确，予以解脱。对瘘口大、流量大的 CCF 常需要多个球囊才能完全闭塞瘘口。

（6）术后注意点：CCF 栓塞成功后即刻行正侧位颈内动脉造影以及头颅正侧位平片，以显示球囊位置、大小，便于随访比较；术后绝对卧床 24～36 小时，控制恶心呕吐和避免大幅度运动以防球囊移位。

2. 经静脉途径 包括经股静脉通过颈内静脉→面静脉→眼上静脉或颈内静脉→岩下窦这一途径进入海绵窦，亦可直接行眼上静脉穿刺置管导入海绵窦，一般在 CCF 经动脉治疗失败后进行，亦可用于海绵窦区硬脑膜动静脉瘘的栓塞治疗。静脉入路所用材料多为微弹簧圈，以游离弹簧圈较为理想，价廉又能达到治疗目的，并能保持颈内动脉通畅。

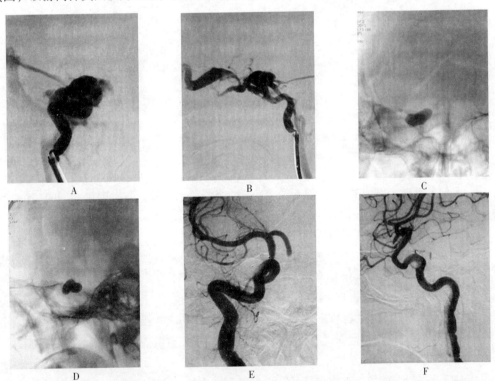

图 8-8 颈动脉海绵窦瘘可脱球囊栓塞

A、B. 右侧颈内动脉 DSA 正、侧位显示右侧颈内动脉海绵窦瘘，完全性盗血远端颈内动脉血液；C、D. 正、侧位投照 X 线片示 2 枚可脱球囊经瘘口置于海绵窦腔充盈后解脱；E、F. 右侧颈内动脉 DSA 正、侧位显示球囊完全闭塞瘘口，母体血管通畅

（二）母体血管闭塞

1. 在实施颈内动脉闭塞前，必须做球囊闭塞试验（BOT），以免造成严重的神经功能

障碍。

2. 母体血管闭塞，经动脉同时栓塞患侧颈内动脉和瘘口，多用可脱性球囊，亦可采用弹簧圈栓塞。采用可脱球囊栓塞时，第一只球囊放置于颈内动脉瘘口处，在闭塞颈内动脉的同时亦闭塞 CCF 瘘口；第二只球囊放置于距第一只球囊近端 3~5cm 处，以巩固第一只球囊。如用微弹簧圈填塞，其范围应覆盖瘘口近端和远端的颈内动脉。

3. 闭塞颈内动脉时，要避免闭塞段远端瘘口残留，造成对侧颈内动脉、椎动脉系统通过 Willis 环返流入患侧瘘口内，使治疗复杂化。可经椎动脉或对侧颈内动脉造影证实无远端瘘口残留，方可解脱远端球囊施行近端栓塞。

（三）覆膜支架血管内重建治疗

覆膜支架血管内重建治疗治疗 CCF 机制如图 8 - 9 所示。

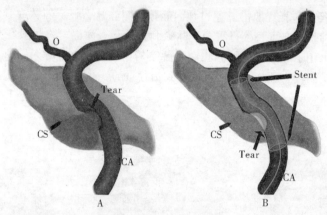

图 8 - 9 覆膜支架血管内重建治疗治疗 CCF 机制图

A. 颈动脉海绵窦瘘，颈内动脉血液直接向海绵窦分流；B. 覆膜支架置于海绵窦段，直接封闭瘘口，颈内动脉血液直接向海绵窦分流消失

1. 双侧股动脉穿刺，分别置入 6F 导管鞘。先施行全脑血管造影，明确病变的部位、大小，以及动脉瘤瘤口或瘘口的大小、载瘤动脉/母体动脉的直径。

2. 然后，全身肝素化，置入导引导管，行暂时性球囊闭塞试验（BOT），若耐受良好、BOT 阴性，则进入覆膜支架置放过程；反之，则视为耐受不佳、BOT 阳性，应谨慎施行覆膜支架治疗。

3. 支架的选择：根据载瘤动脉或母体动脉直径大小和瘤口/瘘口的大小选择覆膜支架大小。支架的长度至少超过瘤口/瘘口的大小 4mm，直径不大于载瘤动脉/母体动脉直径的 0.5mm。瘤口/瘘口近端与远端直径相差超过 1mm，则取中点载瘤母体动脉直径为依据。

4. 行覆膜支架置放的患者，予以全身麻醉和正规肝素化，采用微导管技术将微导管跨越动脉瘤口或瘘口。然后，退出微导丝，将尖端塑成 J 形的软头交换导丝送至微导管头端，以远大脑中动脉或大脑后动脉主干分支，保持微导丝头端位置不变，退出微导管，用浸湿生理盐水的无菌纱布擦拭交换导丝。注意在微导管导丝交换的过程中，必须保持微导丝头端在视野范围之内，防止微导丝进入小的穿支刺破血管。若动脉瘤口或瘘口位于载瘤动脉/母体血管近端，亦可不用前述技术直接在体外将导丝装入支架输送系统。

5. 支架输送：导丝跨越动脉瘤瘤口/瘘口送至大脑中动脉或大脑后动脉主干分支，再推送球囊导管，使支架近端标记和远端标记跨越动脉瘤瘤口/瘘口。

6. 支架定位与释放：支架一旦到位，应经导引导管多角度造影，精确定位。注意导丝和支架跨越瘤口/瘘口后，血管受到球囊导管支架和导丝牵拉形态会发生改变，原路图下瘤口/瘘口位置会发生改变，因此，支架到位，务必行导引导管血管造影，明确支架和动脉瘤瘤口/瘘口关系。若支架位置理想，则在 X 线透视下使用压力泵缓慢充盈球囊，在额定释放压力下维持球囊充盈状态 1 分钟，随后迅速回抽压力泵。若支架位置不理想，则予以调整后释放。之后，抽空球囊，在 X 线透视下确认球囊完全瘪陷后行导引导管造影。若有 I 型内瘘，可调整球囊位置，以 6~7 个标准大气压充盈压再次扩张覆膜支架近端或远端，以期达到覆膜支架的最大展径，提高支架的贴壁性能，消除内漏。若内漏持续存在，明确内漏位置后，选择合适支架，保持交换导丝位置不变，沿交换导丝再植入支架，支架之间至少重叠 3mm。

7. 术后，经导引导管行标准前后位及侧位血管造影，观察动脉瘤或瘘口隔绝情况、颅内血管是否有缺损及其他血管异常。

8. 将导引导管撤至颈总动脉或椎动脉近端行血管造影，观察是否有血管夹层。

六、并发症及其处理

1. 血管痉挛 血管内操作时间过长或者支架通过迂曲血管时，刺激血管壁均可引起血管痉挛处理原则：①使用钙离子拮抗剂、必要时 3H 治疗（高血容量、高血压、高稀释）；②颈动脉轻度痉挛者无须处理，影响插管者，可在动脉内注射罂粟碱，但可引起一过性失明、高颅压、抽搐等不良反应，应慎用；③脑动脉严重痉挛者可进行血管成形术。

2. 血管夹层 血管夹层主要由支架通过迂曲血管时损伤血管内膜所致。其预防的关键是支架植入的过程中操作轻柔，切勿强行用力向前推进。一旦发生夹层，对于血流无明显受限的患者，应予以抗血小板积聚治疗；对于血流受限或者有血栓形成危险的患者，除了抗凝和抗血小板积聚治疗之外，还应考虑血管内支架植入治疗。

3. 支架内急性、亚急性血栓形成和迟发性支架内血栓形成、闭塞 是一个严重而少见的并发症。预防措施为围手术期充分抗凝抗血小板治疗，选择合适大小的支架，避免过度球囊扩张支架。一旦发生，应予以超选择性插管动脉内溶栓或者静脉给予阿昔单抗 250 μg/kg，随后以 10μg/min 静脉滴注，持续 12 小时。

4. 球囊早脱、意外栓塞 主要由球囊操作或选择不当、血流速度过快、球囊早泄所致。一旦球囊脱落，则随血流漂入脑内动脉，造成相应脑组织缺血，轻者偏瘫，重者危及生命。其预防措施主要有：①根据载瘤动脉直径选择合适大小的球囊；②安装球囊时严格检查球囊颈和微导管的联结点，保证可正常解脱情况下，尽可能牢固；③术中尽可能避免反复牵拉球囊，防止球囊阀松弛；④对于血流速度过快的患者，可使用血流控制技术，如不可脱球囊或血流控制导管已控制血流，则释放球囊。

5. 迟发性脑梗死 大约在 5%~13% 患者球囊闭塞试验阴性患者中发生。其主要原因为其他代偿血管发生病变或脑灌注压不足、贫血等。预防措施：注意贫血的防治以及术后适当提高脑灌注压。

6. 假性动脉瘤 CCF 海绵窦侧放置可脱球囊，球囊内充填物外溢或球囊过早萎陷，海绵窦内血栓来不及完全形成充填海绵窦，均有可能使原来瘘口开放，与海绵窦腔相通，形成假性动脉瘤。

7. 脑过度灌注 多见于颈内、外动脉与颈静脉之间的动静脉瘘或颈动脉海绵窦瘘，瘘口栓塞后，颈内动脉灌注压增加，突破脑血管自动调节，导致头痛、颅内压增高症状、癫痫，甚至脑出血，可采用扩血管药物控制性降低血压，预防正常灌注压突破。

8. 颅神经麻痹 海绵窦内血栓形成或者球囊充盈后，占位效应均可压迫海绵窦壁或其内的动眼、滑车、外展和三叉神经，导致其麻痹，出现眼球运动功能障碍、复视或面部感觉功能障碍。一般 1~2 周消失，极少数遗留永久性后遗症。

9. 球囊破裂 颅底骨折累及海绵窦骨壁，海绵窦内安放球囊，球囊充盈压在骨嵴上即可刺破球囊，操作时，适当移动球囊，避开骨嵴，如无法避开，可采用弹簧圈闭塞。

10. 支架内狭窄 主要由支架植入损伤血管内膜，引起炎症反应，刺激平滑肌和内皮细胞过度增生所致。此外，植入靶血管是否伴有基础病变，以及是否规则抗血小板积聚治疗均与支架内狭窄密切相关。靶血管动脉粥样硬化，以及支架植入术后不规则抗血小板均是支架内狭窄的高危因素，因此，预防支架内狭窄的关键是术中抗凝，术后充分抗凝抗血小板积聚治疗，同时积极治疗靶血管原发病变，例如合并有动脉粥样硬化的患者，尚需要使用药物稳定斑块。

11. 穿支或侧支血管闭塞 穿支或侧支血管闭塞是覆膜支架植入不可避免的并发症。侧支或穿支闭塞后是否引起神经功能障碍，除了取决于侧支或穿支本身功能是否重要之外，尚取决于是否有侧支循环的建立，以及侧支循环建立的速度。对于重要的侧支和穿支，一旦发生闭塞，将会造成严重的神经功能障碍，如脉络膜前动脉、胚胎性大脑后动脉以及小脑下后动脉、无颈外动脉吻合的眼动脉。因此，预防的关键是严格的病例选择、精确的支架定位以及支架段球囊闭塞试验。

七、围介入手术期中医药治疗和护理

（一）围介入手术期中医药治疗
可参考本章"脑动脉瘤的介入治疗"小节。

（二）围介入手术期中医药护理

1. 体温升高 可参考本章"脑动脉瘤的介入治疗"小节。

2. 眼部不适 针刺治疗视神经系统疾病具有其独特的优势，可配合灸法、头针、耳针联合使用。

3. 尿潴留 可参考本章"脑动脉瘤的介入治疗"小节。

4. 疼痛 可参考本章"脑动脉瘤的介入治疗"小节。

5. 出血 术后应予以心电监护，复查头颅 CT 扫描，排除颅内出血；高流量动静脉瘘患者，支架置放术后，可发生正常灌注压突破，术后可采用控制性低血压以及脱水降颅压；瘘口完全隔绝患者，术后应监测凝血功能，皮下注射低分子肝素 4100IU，每天 2 次，同时口服噻氯匹定 250mg 或波立维 75mg，阿司匹林 100mg，1 次/天，连续 3 天，之后可口服肠溶阿司匹林 100mg，噻氯匹定 250mg 或波立维 75mg，1 次/天，服用至少 6 个月。对于急性动脉瘤性 SAH 患者，若残留内瘘，则根据内瘘大小，予以停用抗血小板聚集药物或单一抗血小板聚集药物治疗；定期复查血常规及凝血功能，术后第 3、6 个月时行血管造影复查动脉瘤或瘘口闭塞情况，并根据血管造影，决定是否延长抗凝抗血小板治疗。

八、临床疗效评价

无论是采用传统方法可脱球囊或弹簧圈填塞海绵窦闭塞 CCF 瘘口，还是采用弹簧圈或可脱球囊闭塞海绵窦段颈内动脉隔绝瘘口，均能取得良好的治疗效果。近年来，随着血管内重建技术的发展，特别是颅内覆膜支架问世，覆膜支架血管内重建治疗已成为直接型 CCF 切实可行的选择，该方法能够彻底重建病变段血管，保持母体血管通畅，避免可脱球囊或弹簧圈填塞复发和假性动脉瘤形成，以及球囊和弹簧圈填塞所导致的占位效应，已成为 CCF 首先治疗手段。

第五节 硬脑膜动静脉瘘的介入诊疗

一、临床要点

硬脑膜动静脉瘘（dural AV fistulas，dAVFs）是硬脑膜动脉和硬脑膜静脉窦、脑膜静脉或皮层静脉之间病理性动静脉分流，临床较为少见，大约占颅内动静脉畸形 10%～15%。硬脑膜动静脉瘘不同于动静脉畸形，其缺乏畸形血管团，供血动脉来自于颈外动脉、颈内动脉和（或）椎动脉发出的脑膜动脉。硬脑膜动静脉瘘可发生于任何静脉窦，但以横窦 - 乙状窦区发生率最高，其次为海绵窦区、上矢状窦区。该病成人多见，40～60 岁年龄组多发。本病以单发多见，亦可多发。目前，多数学者认为该病是后天性获得性病变，很可能与头部外伤、炎症或肿瘤（如脑膜瘤）压迫等原因造成硬膜静脉窦狭窄或闭塞引起静脉高压有关。然而，在 10 岁以下的儿童中，该病亦时常可见，且无任何明显的诱因，因此，儿童患者本病被认为多由先天性原因造成，很可能与先天性或者出生创伤、感染、子宫内静脉血栓形成或者母亲性激素有关。儿童硬脑膜动静脉瘘较复杂，常常双侧脑膜动脉供血，经常累及窦汇、上矢状窦或大的静脉湖。硬脑膜动静脉瘘临床表现、自然史和处理方法取决于病变部位和血管解剖构筑。

二、介入方法简介

随着神经介入技术和微导管、微导丝以及栓塞材料的飞速发展，血管内栓塞治疗已逐渐成为 dAVFs 的主要治疗手段。血管内栓塞治疗通常采用经动脉途径栓塞治疗和经静脉途径栓塞治疗。经动脉途径栓塞包括经股动脉或颈动脉、经局部供血动脉和术中穿刺供血动脉等栓塞，其中以经股动脉栓塞最常用。经动脉途径栓塞要求将微导管尽可能超选择插管至供血动脉远端近瘘口处栓塞，否则，不能彻底栓塞病变血供，而且会诱发病变侧支循环形成，导致症状复发。经静脉栓塞通过闭塞受累的静脉窦而消除 dAVFs，其较经动脉栓塞更简单、疗效高、副作用少，故越来越受到重视。经静脉入路有经股静脉或颈静脉、经眼上静脉和术中穿刺静脉窦或引流静脉 3 种栓塞方法。血管内栓塞可供选择的栓塞材料包括：α - 氰基丙烯酸正丁酯（NBCA）胶、grub 胶，水凝胶微球、聚乙烯醇泡沫（PVA）颗粒、弹簧圈、干冻硬膜微粒和球囊。上述栓塞材料可单独使用，也可联合使用。

三、适应证

尽管少数海绵窦区 dAVFs 能够自愈，但大多数 dAVFs 需要积极干预性治疗，特别是以下患者，血管内栓塞是首选治疗方式。

1. 有出血史者。

2. 有难以耐受的耳鸣或颅内血管杂音者。

3. 进行性神经功能缺失者。

4. 局部压迫症状者。

5. 颅内压增高者。

6. 影像学存在出血危险因素（如皮层静脉引流）者。

7. 视力进行性下降或眼压进行性增高者。

四、禁忌证

1. dAVFs 的颈外供血动脉与颅内动脉存在危险吻合，而超选择插管又不能避开危险吻合和危险血管者不应选择经动脉入路栓塞。

2. dAVFs 为颈内或椎基底动脉供血、超选择插管不能避开供血动脉发出的供应正常组织的分支者不应选择经动脉入路栓塞。

3. 对于血液引流到通畅的静脉窦的 dAVFs，因静脉窦为顺向血流，有正常引流功能，故忌行静脉入路病窦栓塞。

五、操作技术要点

（一）经动脉入路栓塞

1. 气管插管全身麻醉。

2. 经皮 Seldinger 穿刺股动脉或颈动脉，行全脑血管造影评估，了解瘘的供血动脉、瘘的大小位置、引流静脉的数量及方向，证实有无危险吻合的开放、dAVFs 引流静脉的性质、毗邻正常脑组织的供血动脉和引流静脉；必须对头颈部和脑血管结构做一个全面的研究，辨别有无伴发静脉或静脉窦血栓的形成或变异以及其他血管畸形。

3. 将导引导管置于病变侧颈外动脉或颈内动脉，根据拟选择栓塞材料，选择漂浮或微导丝导引微导管，将其超选择送入 dAVFs 供血动脉，尽量接近瘘口，微导管造影证实无正常脑组织供应血管显影后，选择栓塞剂予以栓塞。

4. 栓塞剂的选择：栓塞剂选择应慎重，微弹簧圈、真丝颗粒等固体栓子，仅能栓塞供血动脉近端血管，不能彻底栓塞病变血供，而且易诱发病变侧支循环形成，导致症状复发，甚至使病变血供更为复杂，因此，仅用于姑息栓塞，降低瘘流量，为下一步的静脉入路栓塞做准备。Onyx 等液体栓塞剂因其非黏性、弥散性好，具有不黏附微导管、顺压力梯度弥散等优点，有可能实现动脉入路完全栓塞瘘口，目前，已成为相当一部分 dAVFs 的首选栓塞剂。

5. Onyx 经动脉入路栓塞（图 8 - 10）：Onyx 经动脉入路栓塞 dAVFs 一般选取颈外动脉供应瘘口的分支（如脑膜中动脉、咽升动脉或枕动脉等）作为靶动脉。经一侧股动脉将导引导管送入颈外动脉，Mirage 微导丝携 Marathon 漂浮微导管经导引导管进入靶动脉。经另一侧股动脉将造影导管送入发出分支供应瘘口的颈内动脉或椎动脉，以便术中实时造影监测并准确控制 Onyx 的走行，防止 Onyx 经瘘口逆流入颈内动脉或椎动脉造成误栓。部分病例在颈内或椎动脉发出供瘘支的部位放置不可脱封堵球囊，以确保颈内或椎动脉免被 Onyx误栓。经 Marathon 微导管缓慢间歇注射 Onyx - 18 胶，空路图下监视胶的走行。部分病例在靶动脉近心端放置一枚不可脱封堵球囊，以防止 Onyx 返流。术中必须反复行动脉造影评估瘘口栓塞程度以及危险吻合开放情况，防止误栓。

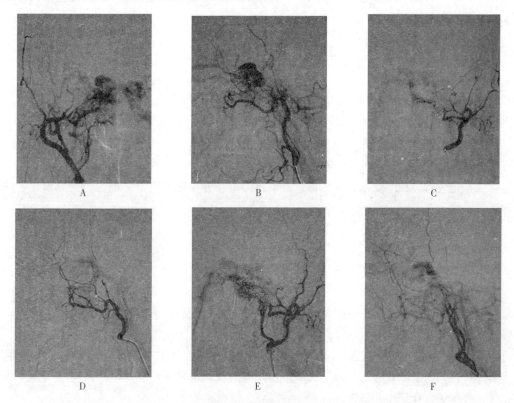

图 8 - 10　海绵窦硬脑膜动静脉瘘 Onyx 栓塞

A、B. 右侧颈外动脉造影显示海绵窦硬脑膜动静脉瘘，瘘口位于右侧海绵窦壁，右侧颌内动脉远端分支参与供血，静脉回流经海绵间窦向对侧海绵窦引流；C、D. 左侧颈外动脉造影显示海绵窦硬脑膜动静脉瘘，瘘口位于右侧海绵窦壁，右侧颌内动脉远端分支及脑膜中动脉参与供血，静脉回流经海绵间窦向对侧海绵窦、眼上、眼下、岩下窦方向引流；E、F. NBCA 栓塞后，双侧颈外动脉造影显示瘘口少许残留

（二）经静脉入路栓塞

1. 气管插管全身麻醉。

2. 一侧股动脉穿刺、置入导管鞘，将造影导管置于患侧颈外动脉，以备术中路图显示路径和造影监测弹簧圈栓塞情况。对侧股静脉置鞘，根据病变位置和特点选择不同入路，将导引导管尽可能置于患侧颈内静脉远心端。海绵窦 dAVFs 可经面静脉或颞浅静脉 - 眼上静脉、岩上窦、岩下窦、直接穿刺眼静脉等多种途径进入海绵窦；极少数情况下，常用入路不可行或失败，亦可经对侧海绵窦、经基底静脉丛、手术暴露皮层静脉入路进入海绵窦。对于乙状窦、横窦、上矢状窦 dAVFs，可经颈内静脉进入乙状窦、横窦、上矢状窦或皮层引流静脉。

3. 采用微导管技术将微导管置于病变静脉窦，经微导管造影判断静脉引流方向。伴发皮层静脉引流者，微导管头应首先调整放置于皮层引流静脉开口区，首先栓塞皮层静脉引流开口，防止栓塞后血流重新分布加重皮层静脉逆流，然后，逐步栓塞整个病变静脉窦。海绵窦 dAVFs 向眼上静脉和皮层静脉引流的患者，微导管头端应放置于海绵窦前端眼静脉开口区，首先弹簧圈栓塞，待血流减慢后，再 Onyx 栓塞。Onyx 的注入顺序应由远入近，先引流静脉开口区处注入，并逐步回撤微导管致海绵窦后部，微导管回撤过程中逐步分次注入 Onyx，并行 DSA 动态监测瘘口闭塞情况，注意注胶过程避免力度过大、速度过快而引起 Onyx 向供血动脉返流。

4. 经静脉途径栓塞应注意以下列问题。

（1）闭塞静脉窦之前一定要明确该静脉窦是否还接受正常脑组织的静脉引流，是否尚存一定功能，否则闭塞可能导致颅内高压加重，并有可能引起新的皮层静脉返流或产生新的 dAVFs。

（2）血液动力性闭塞的静脉窦闭塞之前应充分评估。除血管造影评估之外，行球囊闭塞试验有助于降低皮层静脉梗死、颅内出血风险。

（3）静脉窦填塞时勿累及颈静脉球，以免出现后组颅神经功能障碍。颈静脉球受累尚可造成内淋巴积液，导致耳蜗或迷路功能障碍。

（4）避免部分栓塞受累的静脉窦，否则血流重新分布进入正常脑静脉，会导致皮层静脉引流恶化。

六、并发症及其处理

1. 血管痉挛 主要与术中导管导丝操作不当，血管壁过度刺激有关，一般无症状，即使发生症状，多为一过性，对症治疗可缓解。严重血管痉挛，可经动脉灌注罂粟碱解痉。常规术前扩容以及术中预防性使用扩血管解痉药物静脉滴注，如尼莫地平、硝酸甘油亦可降低血管痉挛的发生。

2. 血管穿孔、破裂 主要与血管解剖径路过度迂曲以及术中导管导丝操作不当有关。术前详细评估病变血管构筑，选择优势供血动脉分支或静脉入路，谨慎、规范进行血管内操作，可避免血管穿孔、破裂。

3. 异位栓塞 主要与栓子进入颅内血管分支，或术中危险吻合开放栓子经危险吻合进入颅内血管分支，或者术中栓子返流进入颅内血管分支有关。术中详细评估病变血管构筑，经动脉或经静脉入路尽可能超选择性插管至病变部位，术中必须反复行动脉造影评估瘘口栓塞程度以及危险吻合开放情况，实时监测栓塞剂走行，避免栓塞剂返流，防止误栓。

4. 一过性或永久性神经功能缺损 主要与栓塞剂误栓颅内血管分支和栓塞剂栓塞颅神经滋养血管有关。术中详细评估病变血管构筑，尽可能超选择性插管至病变部位，术中反复行动脉造影评估瘘口栓塞程度以及危险吻合开放情况，实时监测栓塞剂走行，避免栓塞剂返流，可有效降低一过性或永久性神经功能缺损。永久性并发症发生率为 4%～7%。

5. 颅内出血 包括硬膜下血肿、SAH 和脑内血肿，除与导管导丝操作不当引起颅内动脉或静脉穿孔、破裂有关之外，尚与正常引流功能的静脉窦被栓塞或引流正常脑组织的引流静脉被栓塞、栓塞后血流重新分布有关。术前详细评估病变血管构筑，选择优势供血动脉分支或静脉入路，谨慎、规范进行血管内操作，避免首先栓塞引流正常脑组织的引流静脉或正常引流功能的静脉窦。

6. 颅神经麻痹 经静脉入路弹簧圈栓塞，由于填塞弹簧圈压迫邻近结构，可产生明显的占位效应，特别是海绵窦区，弹簧圈占位效应可导致Ⅲ、Ⅳ、Ⅵ颅神经压迫引起颅神经麻痹。采用弹簧圈联合液体栓塞剂可减少弹簧圈填塞数量，降低弹簧圈占位效应。

7. 一过性眼部症状加剧 主要与继发性眼上静脉血栓的形成有关。海绵窦栓塞后，若不充分抗凝治疗，迂曲扩张眼静脉内血流瘀滞，急性血栓形成，眼静脉回流受阻，眶后组织水肿加重。一般发生于术后 24 小时内，表现为眼部疼痛、肿胀、结膜充血、水肿、突眼加剧。类固醇和肝素治疗后，症状多在数天或数周后完全消失。

8. 静脉性梗死　主要为静脉窦栓塞后抗凝治疗不充分，迂曲扩张的皮层引流静脉血流瘀滞、血栓形成，发生皮层静脉梗死有关。术后，可予以肝素积极抗凝治疗能够防止静脉性梗死。

9. 微导管包埋、粘管、断裂　主要是微导管撤管不及时、栓塞剂返流过多和动脉过度扭曲三大原因所致。除了采取正确的方法避免意外，一旦发生微导管粘管，则将微导管保持张力留置在腹股沟皮下。若留置微导管影响血流，则需急诊手术取出。若微导管在主动脉弓上水平断裂，则需使用抓捕器抓捕将其送入颈外动脉，用胶、球囊或弹簧圈固定。此外利用支架将微导管固定在支架与血管壁之间。注意微导管体内留置应口服阿司匹林。

七、围介入手术期中医药治疗和护理

（一）围介入手术期中医药治疗

可参考本章"脑动脉瘤的介入治疗"小节。

（二）围介入手术期中医药护理

1. 体温升高　可参考本章"脑动脉瘤的介入治疗"小节。

2. 眼部不适　针刺治疗视神经系统疾病具有其独特的优势，可配合灸法、头针、耳针联合使用。

3. 尿潴留　可参考本章"脑动脉瘤的介入治疗"小节。

4. 疼痛　护理上应密切观察疼痛部位、性质、程度和持续时间，必要时遵医嘱使用止痛剂。可适当活动、改变体位、催眠、按摩等方法缓解疼痛，转移患者的注意力，增强患者自我控制能力。使用针刺足三里、内关、合谷、天枢等穴位有较好的止痛效果。头痛症状者给予止痛药物，并发颅神经麻痹者给予神经营养药物。

5. 神经功能缺损　可以选用在相应穴位进行针灸、电针治疗，也可以进行推拿、穴位按摩，以促进神经功能的恢复。

6. 出血术后复查头颅 CT 扫描，排除颅内出血与非靶区域栓塞；术后进行抗凝和抗血小板治疗以及激素治疗。术后维持抗凝可有效防止眼静脉以及皮层静脉血栓形成，防止眼部症状加剧和皮层静脉性梗死。激素治疗可减轻水肿，缓解眼部症状。

八、临床疗效评价

经动脉栓塞是治疗 dAVFs 的有效方法，主要针对单支动脉供血、单瘘口或供血动脉较少且优势供血动脉分支的患者。对于丛状动脉供血、不适合动脉入路栓塞的 dAVFs 或者难以将所有的供血动脉闭塞的 dAVFs，经静脉入路栓塞可直接栓塞引流静脉及病变静脉窦，闭塞瘘口。经动脉入路栓塞的优势在于可保护相应受累静脉窦结构及功能。经静脉入路栓塞的优势主要在于逆行插管到达瘘口相对简单，无须分期治疗，一次手术即可完全闭塞瘘口；避免了经动脉途径栓塞危险吻合开放所导致的异位栓塞并发症。究竟经动脉栓塞还是经静脉入路栓塞，应当根据病变部位、供血动脉、静脉窦血流方向、皮层静脉引流、权衡各种治疗的利弊而决定。

第六节　脑膜瘤的介入诊疗

一、临床要点

脑膜瘤是成人常见的颅内良性肿瘤，约占颅内肿瘤的 15%～18%。好发于矢状窦旁、大脑镰旁、大脑凸面、蝶骨嵴和外侧裂、颅前窝底及嗅沟、鞍区、小脑幕、颅中窝底、小脑脑桥角、脑室内、斜坡和枕骨大孔区等。脑膜瘤血运丰富。按血液供应方式分为四型：1 型为单纯颈外动脉供血；2 型为颈内、外动脉联合供血，以颈外动脉为主；3 型为颈内、外动脉联合供血，以颈内动脉为主；4 型为单纯颈内动脉供血。发生于后颅窝的脑膜瘤还有椎基底动脉参与供血。脑膜瘤临床症状与部位和大小相关，较小时，无占位效应，可无任何临床症状。肿瘤生长增大时，可产生占位效应，表现颅内高压和相应占位区域神经功能缺损或颅神经功能异常。

二、介入方法简介

脑膜瘤术前栓塞能大大减少肿瘤血液供应，减少术中出血，有利于手术操作，降低手术死亡和致残率，使过去认为不能手术者变为可手术，使手术难度大的变为较容易（图 8－11）。因此，近年来对颅内血供丰富的脑膜瘤，一般在手术前 3～7 天采用术前栓塞作为手术的一项重要辅助措施。

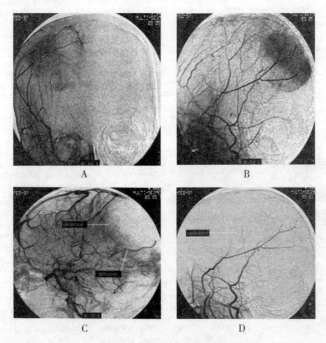

图 8－11　脑膜瘤术前栓塞

A、B. 右侧颈外动脉造影显示右侧顶部大脑镰旁肿瘤染色及肿瘤血管，脑膜中动脉和颞浅动脉参与供血；C. 右侧颈内动脉造影显示静脉期右侧顶叶肿块压迫移位，局部脑组织染色缺损；D. PVA 栓塞后右侧颈外动脉造影显示肿瘤染色消失

三、适应证

血供丰富的脑膜瘤，凡有颈外动脉参与供血者，均可实施颈外动脉供血支术前栓塞，作为手术的一项重要辅助措施。

四、禁忌证

以下两项为相对禁忌证。

1. 当脑膜瘤丰富的血供主要为颈内动脉供血，而非主要为颈外动脉供血者。

2. 脑膜瘤虽有丰富的颈外动脉供血，但由于供血的颈外动脉分支与颈内动脉或椎基底动脉间有危险吻合，且超选择插管导管无法避开危险吻合者。

五、操作技术要点

1. 颈外动脉受到机械性刺激易于发生血管痉挛，故在术前、术中使用尼莫地平微泵静脉推注防治脑血管的痉挛，必要时可通过微导管缓注罂粟碱。

2. 脑膜瘤栓塞治疗前应经股动脉行选择性颈内、外动脉与椎动脉造影，弄清脑膜瘤的供血来源，肿瘤染色情况，引流静脉、静脉窦受累情况，并通过选择性颈外动脉造影了解颈外动脉与颈内动脉及椎基底动脉间有无危险吻合存在，为选择栓塞途径并超选择插管避开危险吻合和防止并发症提供参考依据。

3. 脑膜瘤术前栓塞一般先对远端分支栓塞，以避免血管痉挛或近端阻塞而丧失这些分支的栓塞机会。

4. 微导管尽可能超选择插管至肿瘤供血动脉远端，栓塞前最好使用微导管超选择性插管造影明确直接供血动脉和危险吻合情况后，选择合适的栓塞剂逐一栓塞，应尽可能栓塞肿瘤血管床而非肿瘤供血动脉，栓塞过程中，应反复行血管造影，观察是否有新开放危险吻合，避免异位栓塞以及栓塞剂返流。

5. 栓塞材料一般选用明胶海绵，亦可选用 PVA 颗粒、栓塞微球。选用 PVA 颗粒时，一般选取直径 $300 \sim 500\mu m$ 颗粒。

6. 栓塞时机为术前 $1 \sim 3$ 天。

六、并发症及其处理

脑膜瘤术前栓塞的主要并发症为注射时微粒逆入或经危险吻合误入颈内动脉而造成的神经功能障碍。掌握好推注微粒压力和速度是防止逆流的关键，超选择插管避开危险吻合是预防颅内动脉误栓塞的关键。

此外，颈外动脉栓塞，可能引起头皮切口缘坏死或愈合困难。

七、围介入手术期中医药治疗和护理

（一）围介入手术期中医药治疗

脑膜瘤可归属为中医"脑瘤"范畴，脑瘤的病位在脑，但与心、肝、肾等脏腑有关，痰瘀毒虚为其主要的病理因素。感受毒邪、饮食失调是外源因素；精神失调，久病耗伤、气血虚弱，或先天不足、肾精亏虚，或后天不足、气血虚弱是脑瘤发病的内伤因素。

1. 痰湿内阻证

治法：软坚散结，涤痰利湿。

代表方：夏枯草膏合涤痰汤加减。

药用：夏枯草、海藻、昆布、胆南星、浙贝母软坚散结，陈皮、茯苓、制半夏、淡竹茹化痰，生熟薏苡仁、茯苓健脾利湿。

2. 血瘀气滞证

治法：活血消肿，祛瘀化积。

代表方：三棱煎丸加减。

药用：三棱、莪术、川芎、赤芍、水红花子活血祛瘀，白花蛇舌草、生熟薏苡仁、壁虎解毒散结，全蝎蜈蚣息风通络止痛，配六味地黄丸滋阴补肾。

3. 肝热风动证

治法：泻火解毒，清肝散结。

代表方：龙胆泻肝汤加减。

药用：龙胆草清肝泻火，黄芩、栀子、白花蛇舌草、半枝莲、莪术、壁虎泻火解毒，大黄泻下攻积，车前子、薏苡仁泻火利水，生地黄滋阴补肾，柴胡疏肝利胆。

4. 肝肾阴虚证

治法：滋补肝肾，祛风通窍。

代表方：杞菊地黄丸加减。

药用：熟地、龟板滋阴补肾，枸杞子、菊花、山茱萸补益肝肾，山药补益脾阴，泽泻利湿、丹皮清热、茯苓淡渗利湿，川芎活血化瘀，僵蚕祛风通络。

5. 气阴两虚证

治法：益气养阴，健脾和胃。

代表方：四君子汤和益胃汤加减。

药用：党参、黄芪、白术、甘草益气健脾，沙参、麦冬、生地、玉竹滋阴养胃，茯苓、扁豆健脾除湿，麦芽消导和胃。

在辨证论治的基础上，根据中药的抗肿瘤药理作用及临床辨证应用的效果，可加用的中药有蛇六谷、三棱、莪术、夏枯草、赤芍、川芎等。

（二）围介入手术期中医药护理

疼痛　护理上应密切观察疼痛部位、性质、程度和持续时间，必要时遵医嘱使用止痛剂。可适当活动、改变体位、催眠、按摩等方法缓解疼痛，转移患者的注意力，增强患者自我控制能力。使用针刺足三里、内关、合谷、天枢等穴位有较好的止痛效果。

八、临床疗效评价

脑膜瘤术前栓塞能大大减少肿瘤血液供应，减少术中出血，有利于手术时肿瘤完全切除。栓塞还可以使肿瘤体积减小，对于无手术指征的患者不失为一种较好的姑息性治疗方法。栓塞的并发症发生率较低，文献报道占 0.5%～2.7%。

第七节　鼻咽部血管纤维瘤的介入诊疗

一、临床要点

鼻咽部纤维血管瘤是青少年鼻咽部最常见的富血供肿瘤，该病组织学上虽属良性，但具有生物破坏性，常沿自然裂隙或孔向周围扩展并破坏周围组织，向前可侵及鼻腔、后组筛窦、蝶窦、眼眶，直至海绵窦及蝶鞍周围，向外可通过蝶腭孔侵入翼腭窝；又通过翼颌裂侵入颞下窝。肿瘤以蝶腭孔处为根形成向两端膨大的哑铃形，还可经眶下裂跨过眶尖进入眶上裂，侵蚀翼板基部及蝶骨大翼而抵达颅中凹处的硬脑膜。

早期临床症状表现为渐进性鼻塞以及不明原因鼻腔和口腔出血。肿瘤进展长大，可出现临近组织器官受压症状。侵入眼眶可导致眼球移位、运动功能障碍、视力下降、视神经萎缩；侵入翼腭窝和颞窝可引起面颊和颞部隆起；咽鼓管咽口受压；可引起听力障碍；三叉神经受压出现三叉神经痛和耳内放射性疼痛；侵入颅内常伴发剧烈头痛或其他颅神经受压症状。

二、介入方法简介

鼻咽部纤维血管瘤治疗方法主要是手术切除，但术中往往并发大出血，导致手术切除不彻底，肿瘤残留，术后复发。目前，不少方法被提出用于减少术中出血，如放射治疗、雌激素治疗、肿瘤内注射硬化剂栓塞治疗和颈外动脉结扎等，但这些方法均难以达到预期效果。术前血管内栓塞治疗能够减少高血运肿瘤术中出血和输血量，降低并发症，缩短手术时间，提高手术成功率，已经被广泛应用并被大多数学者认为是一种安全有效的手术辅助治疗方法。栓塞方法如同脑膜瘤术前栓塞，以栓塞肿瘤血管床为目的（图8-12）。

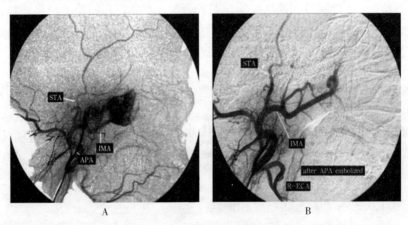

图8-12　鼻咽血管纤维瘤术前栓塞

A. 颈外动脉造影显示鼻咽部肿瘤血管及肿瘤染色，颌内动脉及咽升动脉参与肿瘤血供；B. PVA栓塞后，颈外动脉造影显示肿瘤染色基本消失

三、适应证

1. 鼻咽部纤维血管瘤拟行外科手术切除者。

2. 鼻咽部纤维血管瘤已侵入颅内不可能切除，需姑息性治疗减轻占位效应者。

3. 全身情况不能承受外科手术者切除者。

四、禁忌证

1. 不能耐受手术或者严重心、肝、肺、肾功能不全的患者。

2. 凝血功能严重异常伴有严重出血倾向或出血性疾病者。

3. 严重碘过敏者、严重甲状腺功能亢进患者。

五、操作技术要点

1. 颈外动脉受到机械性刺激易于发生血管痉挛，故在术前、术中使用尼莫地平微泵静脉推注防治脑血管的痉挛，必要时可通过微导管缓注罂粟碱。

2. 介入治疗前应先行双侧颈内、外动脉造影，必要时行超选择性面动脉、颌内动脉造影、咽升动脉造影明确肿瘤血供，然后根据肿瘤血供情况，分别对各支供血动脉进行栓塞，一般先对远端分支栓塞，以避免血管痉挛或近端阻塞而丧失这些分支的栓塞机会。

3. 微导管尽可能超选择插管至肿瘤供血动脉远端，栓塞前最好使用微导管超选择性插管造影明确直接供血动脉和危险吻合情况后，选择合适的栓塞剂逐一栓塞，应尽可能栓塞肿瘤血管床而非肿瘤供血动脉。

4. 栓塞过程中，应反复行血管造影，观察是否有新开放危险吻合，避免异位栓塞。

5. 栓塞材料一般选用明胶海绵，亦可选用 PVA 颗粒、栓塞微球。选用 PVA 颗粒时，一般选取直径 $300 \sim 500 \mu m$ 颗粒。

6. 栓塞时机为术前 $1 \sim 3$ 天。

六、并发症及其处理

1. 颈外动脉分支栓塞后局部缺血所引起的同侧或双侧面部胀痛、头疼、恶心、呕吐，以及个别出现张口困难等症状无须做特殊处理，常规消炎镇痛处理后均可消失。

2. 栓塞剂返流入颈内动脉或通过危险吻合进入颈内动脉分支而引起中风，这类并发症最严重。栓塞术中必须注意危险吻合的开放情况和避免栓塞剂返流，尽量保留供血动脉主干。一旦发生，应立即抗栓、神经保护、改善代谢、促进侧支循环、扩容祛聚治疗。

3. 颞浅动脉、枕动脉、颌内动脉和咽升动脉栓塞后可引起周围性面瘫、头皮坏死和舌咽神经麻痹。因此，必须合理选择栓塞剂及其大小，使用微导管超选择性插管至肿瘤直接供血动脉，避免栓塞剂返流栓塞正常组织供血动脉。一旦发生，可给予扩血管药物改善微循环增加灌注、给予激素和营养神经药物。

七、围介入手术期中医药治疗和护理

（一）围介入手术期中医药治疗

可参考本章"脑动脉瘤的介入治疗"小节。

（二）围介入手术期中医药护理

1. 疼痛　可参考本章"脑动脉瘤的介入治疗"小节。

2. 体温升高　可参考本章"脑动脉瘤的介入治疗"小节。

八、临床疗效评价

术前血管内栓塞治疗能够有效减少术中出血和输血量，降低并发症，缩短手术时间，提高手术成功率，并可有效降低手术死亡率和术后死亡率。

第八节　鼻衄的介入诊疗

一、临床要点

鼻衄是临床常见的症状之一，俗称鼻出血。该病可由鼻腔本身疾病引起，如鼻部各种原因所导致的损伤、鼻中隔偏曲、鼻部特异性和非特异性炎症、鼻腔和鼻窦以及鼻咽部肿瘤、鼻腔异物；亦可为全身疾病所致，如出血性疾病、血液病、急性传染性疾病、心血管系统疾病等。在个别情况下，鼻腔邻近器官病变，例如颅底骨折、颈内动脉海绵窦段、岩段外伤性或医源性假性动脉瘤破裂、鼻咽部或咽鼓管恶性肿瘤侵蚀颈内动脉，均可借鼻腔出血而被误认为鼻出血。

鼻出血多为单侧，少数情况下可出现双侧鼻出血；出血量多少不一，轻者仅为涕中带血，重者可引起失血性休克，反复鼻出血可导致贫血。鼻腔任何部位均可发生出血，但出血部位多数发生于鼻中隔前下部的易出血区，可见喷射性或搏动性小动脉出血，少年儿童、青年人鼻出血多发生于此区。中老年人的鼻出血，常常与高血压和动脉硬化有关，出血部位多见于鼻腔后部，位于下鼻甲后端附近的吴氏鼻－鼻咽静脉丛及鼻中隔后部的动脉。此部位出血一般较为凶猛，不易止血。局部疾患引起的鼻出血多发生于一侧鼻腔，而全身疾病引起者，可能两侧鼻腔交替或同时出血。

二、介入方法简介

鼻衄介入治疗如同其他出血性疾病栓塞治疗，先行颈内、外动脉造影，明确病变供血动脉，然后采用微导管超选择插管至病变供血动脉，使用栓塞剂，如明胶海绵或者 PVA 颗粒栓塞（图 8-13）。

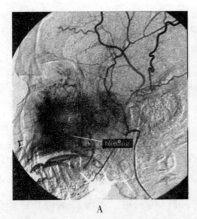
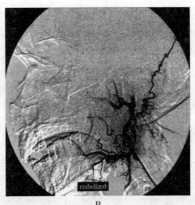

图 8-13　鼻咽癌并出血栓塞治疗

A. 颈外动脉造影显示鼻咽部肿瘤血管及肿瘤染色，颌内动脉参与肿瘤血供；B. PVA 栓塞后，颈外动脉造影显示肿瘤染色基本消失

三、适应证

1. 遗传性毛细血管扩张症：鼻衄是本病严重而常见的并发症，栓塞颌内动脉、蝶腭动脉以及面动脉远端小分支，可即刻止血。
2. 严重自发性或高血压性鼻衄。
3. 医源性或外伤性鼻衄鼻腔填塞无效者。
4. 累及鼻部的血管畸形。
5. 鼻部血管小动脉瘤。
6. 血液病，如先天性骨髓发育不全。

四、禁忌证

1. 不能耐受手术或者严重心、肝、肺、肾功能不全的患者。
2. 凝血功能严重异常伴有严重出血倾向或出血性疾病者。
3. 严重碘过敏者、严重甲状腺功能亢进患者。

五、操作技术要点

1. 颈外动脉受到机械性刺激易发生血管痉挛，故在术前、术中使用尼莫地平微泵静脉推注防治脑血管的痉挛，必要时可通过微导管缓注罂粟碱。
2. 鼻衄介入治疗前应先行双侧颈内、颈外动脉造影，必要时行超选择性面动脉、颌内动脉造影、咽升动脉造影明确病变血管。然后，采用微导管尽量超选择插管至病变血管远端，再次经微导管造影明确是否有危险吻合开放，若发现危险吻合开放，应先行危险侧支保护性栓塞，再栓塞病变靶血管。对于鼻腔邻近器官病变，例如颅底骨折、颈内动脉海绵窦段、岩段外伤性或医源性假性动脉瘤破裂、鼻咽部或咽鼓管恶性肿瘤侵蚀颈内动脉而导致鼻腔出血治疗的重心，应侧重于隔绝颈内动脉病变。
3. 鼻衄血管造影未发现异常病变时，可根据出血部位解剖学的供应血管进行栓塞，栓塞后仍复出血者，可再次造影并栓塞。
4. 栓塞过程中，应避免栓塞剂返流，应反复行血管造影，观察是否有危险吻合开放，避免异位栓塞。
5. 栓塞材料一般选用明胶海绵，亦可选用 PVA 颗粒、栓塞微球。选用 PVA 颗粒时，一般选取直径 $150 \sim 500 \mu m$ 颗粒。对于高流量的动静脉畸形可采用弹簧圈或胶栓塞。

六、并发症及其处理

1. 急性和术后缺血 多由双侧颈外动脉病变供血动脉颗粒栓塞剂栓塞所致，可在栓塞结束时通过微导管局部灌注硝酸甘油开放潜在的侧支循环增加灌注；术后局部热敷可有效缓解。

2. 栓塞后疼痛 一般发生在术后 1～3 天，可自行消退，严重疼痛可予以甾体和非甾体类药物镇痛对症治疗。

3. 颅神经损害 多为暂时性，为颅神经周围组织肿胀所致，可给予激素治疗减轻水肿。

4. 脑梗死 多由术中血栓形成或危险吻合开放所导致的异位栓塞所致。术中行肝素化。

七、围介入手术期中医药治疗和护理

（一）围介入手术期中医药治疗

鼻衄在中医理论体系中归于"血证"，是血证中最常见的一种。鼻衄多由火热迫血妄行所致，其中以肺热、胃热、肝火为常见。另有少数患者，可由正气亏虚，血失统摄引起。鼻衄介入后根据患者不同的证型采取相应的治法及方药可以取得较好的疗效。

1. 热邪犯肺

症状：鼻燥衄血，口干咽燥，或兼有身热，咳嗽痰少等症，舌质红、苔薄，脉数。

治法：清泻肺热，凉血止血。

方药：桑菊饮。

方中以桑叶、菊花、薄荷、连翘辛凉轻透，宣散风热；桔梗、杏仁、甘草宣降肺气，利咽止咳，芦根清热生津。可加牡丹皮、白茅根、旱莲草、侧柏叶凉血止血。肺热盛而无表证者，去薄荷、桔梗，加黄芩、栀子清泻肺热；阴伤较甚，口、鼻、咽部干燥显著者，加玄参、麦冬、生地养阴润肺。

2. 胃热炽盛

症状：鼻衄，或兼齿衄、血色鲜红，口渴欲饮，鼻干、口干臭秽，烦躁，便秘，舌红、苔黄，脉数。

治法：清胃泻火，凉血止血。

方药：玉女煎。

方中以石膏、知母清胃泻火，地黄、麦冬养阴清热，牛膝引血下行。共奏泻火养阴，凉血止血的功效。可加大蓟、小蓟、白茅根、藕节等凉血止血。热势甚者，加山栀、丹皮、黄芩清热泻火；大便秘结者，加生大黄通腑泄热；阴伤甚者，口渴、舌红苔少、脉细数者，加天花粉、石斛、玉竹养胃生津。

3. 肝火上炎

症状：鼻衄，头痛，目眩，耳鸣，烦躁易怒，两目红赤，口苦，舌红，脉弦数。

治法：清肝泻火，凉血止血。

方药：龙胆泻肝汤。

方中以龙胆草、柴胡、栀子、黄芩清肝泻火；木通、泽泻、车前子清利湿热；生地、当归、甘草滋阴养血，使泻中有补，清中有养。可酌情加白茅根、蒲黄、大蓟、小蓟、藕节等凉血止血。阴液亏耗、口鼻干燥、舌红少津、脉细数者，可去车前子、泽泻、当归，酌加玄参、麦冬、女贞子、旱莲草养阴清热。

4. 气血亏虚

症状：鼻衄，或兼齿衄、肌衄，神疲乏力，面色㿠白，头晕，耳鸣，心悸，夜寐不宁，舌质淡，脉细无力。

治法：补气摄血。

方药：归脾汤。

本方由四君子汤和当归补血汤加味而成。方中以四君子汤补气健脾；当归、黄芪益气生血；酸枣仁、远志、龙眼肉补心益脾，安神定志；木香理气醒脾，使之补而不滞。全方具有补养气血，健脾养心及益气摄血的作用。可加用仙鹤草、阿胶、茜草等加强其止血作用。

对于以上各种证候的鼻衄，除内服汤药治疗外，鼻衄时应结合局部用药治疗，以期及时止血。几种方法供选用：①局部用云南白药止血；②用棉花蘸青黛粉塞入鼻腔止血；③用湿棉条蘸鼻塞散（百草霜15g，龙骨15g，枯矾60g，共研极细末）塞鼻等。

（二）围介入手术期中医药护理

1. 疼痛 可参考本章"脑动脉瘤的介入治疗"小节。

2. 体温升高 可参考本章"脑动脉瘤的介入治疗"小节。

3. 张口困难、周围性面瘫 周围性面瘫可通过针灸配合电针缓解。有报道术前通过张口锻炼、穴位药物注射可以进行有效预防张口困难发生，注射药物为利多卡因、维生素、地塞米松，注射穴位为双侧颊车穴、下关穴、大迎穴三个穴位。

八、临床疗效评价

鼻衄经介入栓塞治疗成功率国外报道高达96%～100%。目前对于鼻腔填塞无效的鼻衄，血管内栓塞已经成为首先的治疗方法。

（方淳 谭华桥 李雁 朱伟康 王岩梅）

第九章 肺部疾病的介入诊疗

第一节 经皮肺穿刺活检术

一、临床要点

传统胸片、CT、MR 等非创伤性影像检查，都能对肺部病变清晰显影，是临床诊断和鉴别诊断的重要辅助手段。但对于疑难病例，尤其是需要获取病理学结果以确诊的，穿刺取得病变组织后行细胞学诊断具有重要意义。

二、介入方法简介

自 Leyden 1883 年首次进行经皮肺穿刺活检术后，随着穿刺材料的改进、影像设备的不断更新、导向技术的日趋完善和细胞学诊断水平的提高，这一技术已成为一项安全、准确率高的肺部疾病检查方法。在影像定位和透视下，避开心脏大血管和肺叶间裂，局部浸润麻醉下以活检穿刺针经皮直接穿刺肺内病灶，抽吸获取病灶中细胞或切割获取病灶中组织做细胞学或组织病理学检查。对肺内病灶，尤其对肿瘤患者的诊断、治疗和随访都具有重要意义（图 9-1）。

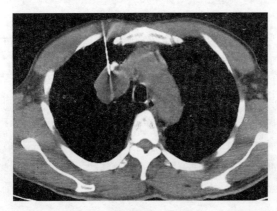

图 9-1 右肺肿块 CT 引导下穿刺活检（病理证实为肺癌）

三、适应证

1. 性质待定的肺内肿块、结节。
2. 支气管镜检查无法确诊的肺部疾病。
3. 久治不愈的肺部局限性或弥漫性疾病。

4. 无法或拒绝手术的肺部恶性肿瘤，需要明确病理类型，以便制定放疗或化疗方案者。

四、禁忌证

1. 有难以控制的出血倾向者。
2. 肺心病、呼吸循环功能衰竭、严重缺氧者。
3. 咳嗽无法控制、不能配合者。
4. 疑为肺包虫病者。
5. 疑为肺内血管性病变者。
6. 进行性肺气肿、肺大泡、肺纤维化、一侧全肺切除者。

五、操作技术要点

1. 穿刺材料与导向定位设备：吸引式或切割式活检穿刺针、穿刺包、载玻片、标本瓶、无菌试管等。定位设备常用 CT 机，C 臂 X 线电视透视定位精度较 CT 稍差，B 超和 MRI 因为肺部超声回声和 MR 信号不佳而定位效果差。

2. 术前准备：术前常规进行血常规、出凝血功能检查，口服镇静剂、镇咳药等，并嘱咐患者术中平静呼吸、放松肌肉，一般不要屏气。

3. 定位穿刺：患者平卧位，穿刺点和穿刺路径根据 CT 和透视选定，以最短径线为宜，注意避开心脏大血管和叶间裂。一般采用水平或垂直进针，进针点在肋骨上缘，以避开肋间血管及神经。

4. 穿刺点确定后，常规消毒、铺巾、局部浸润麻醉后，以粗针头或刀尖穿通皮肤后再穿入穿刺针。进针在 C 臂透视下进行，穿刺针长轴与床面平行，针尖对准病灶，透视下确定进针深度和角度，如不符则退出穿刺针至皮下调整后再穿入，切不可在肺内任意划动。

5. 透视下可见，当针尖进至病灶边缘，病灶会被穿刺针推动，穿入病灶时则会感受有轻微阻力感，针尖进入病灶后针尖和病灶随呼吸一起运动，轻轻回拉穿刺针，病灶随穿刺针一起移动，则可以确定穿刺针已穿入病灶。

6. 如果以 CT 定位，则在穿刺前扫描选择穿刺平面和穿刺点，测量穿刺点以病灶之间的最近距离和角度确定，然后穿刺。进针后要再次扫描，以确定穿刺针是否穿入病灶。如不符，则应调整穿刺深度和角度，重新穿刺后再度扫描。

7. 穿刺活检结束后拔针，应尽快将针芯内的组织轻轻推出至载玻片上，涂片后放入标本瓶内即刻送病理。如能吸出组织块，则用福尔马林液固定后做石蜡切片。

8. 如果标本不满意，或疑为肺癌者一次穿刺阴性，则应再次穿刺，一般认为连续三次活检阴性可排除诊断。

9. 穿刺术后，患者卧床休息 1 天，避免过多活动和剧烈咳嗽，注意呼吸和咯血，再经胸片证实无气胸后方可起床活动。

六、并发症及处理

1. 气胸 为最常见的并发症，发生率在 5%～6%，与穿刺部位、穿刺针选择、操作方法、病变情况有关。大部分气胸发生在术中或术后 1 小时内，故一般建议穿刺术后患者即刻摄胸片，1 小时后复查，绝大部分气胸都能被发现。少量气胸、肺压缩在 20% 以下、无明显症状者，无须特殊处理，卧床休息 2 ~ 3 天可自行吸收（图 9 - 2）；大量气胸、肺压缩超过 20%、有明显症状者，可即行穿刺抽吸，或行胸腔闭式引流。

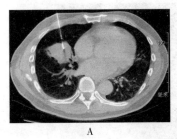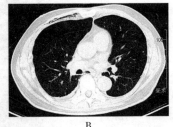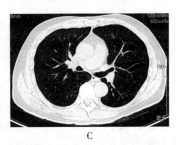

图 9 - 2　右肺肿块穿刺活检

病理证实为肺腺癌（A）。穿刺后 2 天复查 CT 发现少量气胸（B），未经特殊处理，术后 10 天复查 CT 气胸吸收（C）

2. 咯血　较为少见，一般为痰中带血或少量咯血，无须特殊处理。大量咯血，需卧床、镇静、止血，必要时行支气管动脉造影及栓塞术。

3. 种植转移　极为少见。

七、围介入手术期中医药治疗和护理

（一）围介入手术期中医药治疗

咯血是经皮肺穿刺活检术后并发症之一，可参考本章"咯血的介入诊疗"小节。

（二）围介入手术期中医药护理

1. 疼痛　可采用分散注意力、中药贴敷、穴位按摩、蜡疗、针灸等方法止痛，也可用音乐、松弛、暗示方法减轻疼痛。

2. 体温升高　要求术前、术中注意无菌操作，术后鼓励患者多饮水，及时更换衣服床单，避免受凉感冒。可饮茅根竹蔗汁或果汁以泻热，发热甚者可采用针刺穴位泻热。

3. 咳嗽　有穴位贴敷、拔罐疗法、耳穴埋籽、针灸等疗法，或予大椎、天突、定喘穴穴位贴敷能发挥补肺健脾益肾作用的中药。

八、临床疗效评价

经皮肺穿刺技术成熟可靠，操作安全可行，并发症少且基本可控，假阳性和假阴性率低，在肺部疾病的诊断、治疗上具有重要价值，在临床上得到了充分肯定和广泛应用。

第二节　肺部血管造影

肺部疾病，尤其是血管性病变，影像诊断上除了精确定位定性以外，还必须了解其与血管解剖及血流动力学相关的信息。在这方面，目前的胸片、CT、MRI 技术也有了很大进展，CTA、MRA 成像在很大程度上已具有明确诊断价值，但要精确了解病变的供血动脉、引流静脉、肿瘤血管、畸形血管团，仍需要进行血管造影以明确。由于属于有创检查，肺部血管造影主要在进行血管内介入治疗前进行，也是介入治疗前首先必须要进行的基本操作。

一、支气管动脉造影

（一）临床要点

胸部血管，如升主动脉、主动脉弓、降主动脉、无名动脉、锁骨下动脉、甲状颈干、胸廓内动脉、肋间动脉、支气管动脉、肺动静脉等，都可能与肺部病变相关，必要时都应造影检查，其中又以支气管动脉造影和肺动脉造影为常用。在肺部疾病的诊断和介入治疗中，尤其对肺癌的介入化疗栓塞、咯血的介入栓塞止血，支气管动脉造影具有重要价值。

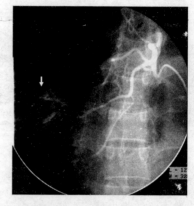

图9-3　支气管动脉造影

右侧肺癌动脉化疗灌注前造影，显示杂乱的肺癌血管（白箭），其上方显示共干的脊髓动脉（黑箭）

（二）介入方法简介

大多选择股动脉穿刺，腹股沟区消毒铺巾、局部浸润麻醉，以 Seldinger 法穿刺股动脉置入导管鞘。以 Cobra 导管在胸5~6椎体水平进行探查，如感觉导管头部勾住血管开口，即刻注入少量碘对比剂，一旦证实导管头部进入支气管动脉开口，固定导管，开始造影（图9-3）。

（三）适应证

1. 用于肺良恶性病变鉴别、了解肺内血管走行分布等。
2. 咯血患者，需栓塞治疗者。
3. 肺癌患者，需灌注化疗及栓塞者。
4. 疑为肺部血管性病变，如支气管动静脉畸形、动脉瘤等。
5. 疑为肺隔离症者。

（四）禁忌证

1. 严重的、难以控制的出、凝血功能障碍。
2. 碘对比剂过敏。
3. 心、肺、肝、肾功能差，以及全身衰竭者。

（五）操作技术要点

1. 术前必须了解患者病史及各项相关检查结果，如胸片、CT、支气管镜检查及心、肺、肝、肾功能，血常规、电解质及凝血功能等检查结果。

2. 支气管动脉大多数由胸主动脉前、侧壁发出，开口大致在胸5、胸6椎体平面、气管分叉水平，少数可发自主动脉弓、无名动脉、锁骨下动脉、甲状颈干、胸廓内动脉等，部分支气管动脉可与肋间动脉、脊髓动脉共干（图9-3）。

3. 如果在胸5~6椎体水平未找到支气管动开口，则应扩大在胸降主动脉寻找范围，必要时还要行主动脉弓、无名动脉、锁骨下动脉、甲状颈干、胸廓内动脉、肋间动脉造影。

4. 大多进行手推对比剂造影，对比剂的流速、流量根据透视下显影情况而定，一般流速为1~2ml/s，总量为3~5ml。造影需显示支气管动脉自起始端至末梢分支全程，通常取正位，必要时可加摄侧、斜位片。

5. 应特别注意与肋间动脉、脊髓动脉共干者，如果发现有脊髓动脉显示，应该显示其全程。

（六）并发症及其处理

支气管动脉造影技术成熟，安全可靠，极少出现严重并发症，除不慎引起穿刺部位血肿、感染和碘对比剂毒性外，要防止共干的肋间动脉发出的脊髓根动脉损伤，造影过程中注意观察患者两足的活动度，一旦出现下肢肌力下降，可静脉滴注低分子右旋糖酐、地塞米松，口服烟酰胺及给予神经营养药物。一般会逐渐恢复。

（七）临床效果评价

随着造影仪器、导管器材和对比剂的不断进步和 Seldinger 穿刺法的不断完善，胸部血管造影安全可靠，诊断准确率高，尤其在血管性病变的诊断和治疗中，仍具有不可替代的"金标准"的价值。

二、肺动脉造影

（一）临床要点

肺动脉，是涉及体循环、肺循环的重要静脉血管，肺动脉造影一直是心血管造影的一个重要组成部分。自 1964 年 Viamonte 成功施行选择性支气管动脉造影术后以来，该技术经过多年不断完善，不仅具有重要的临床诊断意义，同时被广泛应用于介入治疗，比如咯血、肺癌、肺动静脉畸形。

（二）介入方法简介

腹股沟区消毒铺巾、局部浸润麻醉，以 Seldinger 法股静脉穿刺，置入导管鞘。以"猪尾巴"导管经右心房、右心室进入肺动脉主干，行造影正、斜位摄片（图 9-4）。

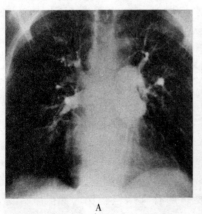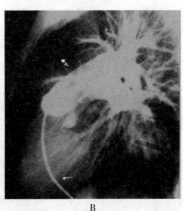

A　　　　　　　　　　B

图 9-4　肺动脉造影
A. 正位；B. 侧位

（三）适应证

1. 肺动静脉畸形。

2. 肺栓塞。

3. 部分肺动脉病变引起的大咯血。

4. 肺癌中了解有无肺动脉供血。

5. 肺动脉瘤。

（四）禁忌证

1. 碘对比剂过敏。

2. 严重脏器功能障碍。

3. 凝血功能严重障碍。

4. 急性感染性疾病或风湿病活动期。

5. 急性心脏疾病，如急性心肌梗死、心律失常等。

（五）操作技术要点

1. 保持心电监护。

2. 必要时肝素化。

3. 应在术前测定动脉血氧分压和氧饱和度。

4. 经导管鞘，以"猪尾巴"导管进行肺动脉主干造影，摄正、斜位，对比剂速率 10 ~ 15ml/s、每次总量 20 ~ 30ml，注射延迟 0.5 ~ 1 秒，15 ~ 50 帧/秒，包括动脉期、微血管期、静脉期。

（六）并发症及其处理

常见并发症及处理同"支气管动脉造影"。

（七）临床效果评价

临床效果评价同"支气管动脉造影"。

三、其他血管造影

升主动脉、主动脉弓、降主动脉、无名动脉、锁骨下动脉、甲状颈干、胸廓内动脉、肋间动脉等血管的造影，一般在支气管动脉及肺动脉造影未见阳性表现，但仍不能排除来自其他血管血供时出现，具体参见相关章节。

第三节　咯血的介入诊疗

一、临床要点

咯血（hemoptysis），是指喉以下的呼吸道出血，经口腔咳出。

肺部病变直接侵犯肺血管壁，或者肺血管本身病变导致破裂，都可能引起咯血。据统计，咯血的病因超过 100 种。比较常见的主要病变有肺结核、支气管扩张、支气管肺癌、慢性肺部炎症和肺脓肿，其他还有尘肺、肺囊性纤维化、肺栓塞、肺外伤、肺部血管畸形、凝血功能异常等。

除了各种原发病变的临床症状、体征外，主要临床表现为咳嗽、咯血，大多为间歇性大口咯血。通常认为，24 小时咯血量超过 300ml，为大咯血。急性大量咯血，可能会引起休克及气道阻塞，病情凶险。

胸片和 CT 作为无创检查，可明确病变部位和性质，对于大的支气管病变所致咯血，支气管镜则有助于确定出血部位，并进行止血治疗。

二、介入方法简介

咯血患者的出血大多数来源于支气管动脉，少数来源于肋间动脉和锁骨下动脉，极少数来源于肺循环，这也是支气管动脉栓塞用于治疗咯血的基础。通过支气管动脉造影，确定出血部位及供血动脉，经导管注入栓塞剂，栓塞造成咯血的靶血管（图9-5）。

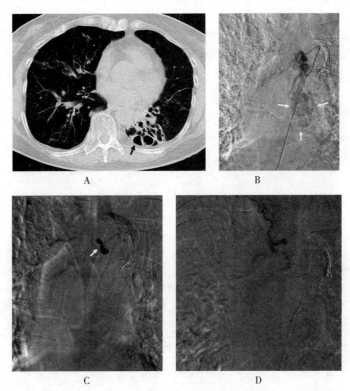

图9-5　支气管扩张咯血支气管动脉栓塞

A. CT示两侧支气管扩张，左肺下叶背段多发囊状扩张；B. 支气管动脉插管造影示左肺下叶背段供血动脉粗大、提早显影，且见对比剂斑片状溢出（多箭头围绕部位）；C. 钢圈栓塞后（白箭）；D. 栓塞后造影原供血支气管动脉及溢出对比剂不显示

（本图由上海中医药大学附属岳阳医院刘玉金教授提供）

三、适应证

1. 急性大咯血危及生命，经内科治疗无效，暂不具备手术条件者。
2. 反复大咯血，经内科治疗无效、不宜手术者。
3. 咯血经手术治疗复发者。
4. 拒绝手术者。
5. 不明原因，反复发作，经支气管动脉造影明确诊断后即行栓塞治疗。

四、禁忌证

咯血患者，尤其是危重大咯血者，介入治疗本身并无绝对禁忌证。至于血管造影的禁忌证，如严重出血倾向、严重感染、主要脏器功能衰竭等，作为相对禁忌证。

五、操作技术要点

1. 导管　通常选用 4～5F Cobra 2 导管，有时也可选用 RH 或 Simmon 2 导管。栓塞可能需要超选插管，应备用微导管。

2. 栓塞剂　各类文献报道，有多种栓塞剂可应用于支气管动脉栓塞。目前比较常用的、安全可靠的，有中、短效的明胶海绵颗粒、长效的 PVA 颗粒、不锈钢圈及微弹簧圈等。

3. 支气管动脉造影　这是整个诊断治疗的基础，具体造影技术见相关章节。

造影上所见出血最直接可靠的征象，是支气管动脉分支中有对比剂溢出、外渗，在肺内形成不消散的斑点、片状影（图 9－5B）。支气管动脉本身，包括血管性病变者，可见支气管动脉扩张、增粗、迂曲，以及畸形血管团、引流静脉早显、动脉瘤样扩张、支气管动脉－肺动脉瘘等表现。支气管扩张、结核患者，还可见支气管腔内和空洞内对比剂滞留、涂布；肿瘤患者，可见肿瘤血管、肿瘤染色。

支气管动脉造影如阴性，仍需进行肺动脉造影、锁骨下动脉、肋间动脉、胸廓内动脉等血管的造影，以仔细排查。

4. 血管内栓塞　造影确认出血的动脉分支后，应尽可能稳定导管，避免返流。必要时需借助导丝、微导丝及微导管做超选择深入插管，以避开正常血管，尤其要越过脊髓动脉分支。

注入栓塞剂，必须在透视观察下缓慢进行，其类型、大小选择应根据病变及相关血管形态而定，目前以选用明胶海绵颗粒、PVA 颗粒以及不锈钢圈为多（图 9－5C）。栓塞过程中，不仅要注意观察流速、流量、染色、对比剂滞留的变化，同时要感受推注的压力变化，并通过重复手推造影确认栓塞效果，并适时结束栓塞、防止栓塞剂返流入其他分支。原则上，应对所有出血的动脉分支都进行栓塞，但对于有脊髓动脉共干、导管不易超选择越过、或者脊髓动脉分支较细的，栓塞应特别慎重，在选用栓塞剂时，可考虑使用较大的明胶海绵颗粒或明胶海绵条。

另外，联合、全程栓塞，比如中短效栓塞剂明胶海绵颗粒和长效栓塞剂 PVA 颗粒的联合使用，远端小颗粒、近端较大颗粒、必要时大分支血管内加用不锈钢圈或弹簧圈，都可以起到增强疗效、减少复发的作用。

5. 栓塞后再造影复查　栓塞再造影复查了解栓塞效果，如完全栓塞则供血支气管动脉和溢出对比剂不再出现（图 9－5D）；如栓塞不完全，可考虑再行栓塞，直至完全栓塞。

六、并发症及其处理

发热、呕吐等予以对症处理。为防止共干的肋间动脉发出的脊髓根动脉损伤，可静脉滴注低分子右旋糖酐＋地塞米松＋烟酰胺。

双侧支气管动脉开口临近肋间动脉开口、部分可与肋间动脉共干，栓塞过程中，可能出现反流误栓，累及到肋间动脉和后纵隔与食管的供血动脉，引起胸背部不适、胸骨后疼痛、咽痛、吞咽困难，少数严重者出现局部皮肤发红疼痛，甚至坏死、食管－气管瘘。更为严重的并发症是脊髓动脉栓塞，可出现感觉与运动障碍、尿潴留、偏瘫或截瘫等症状。

上述并发症的预防，关键在于造影过程中的辨识、把握，即明确有无肋间动脉、脊髓前动脉与支气管动脉共干的现象，超选择插管以避开之。导管要稳固嵌入血管，必要时可使用微导管、越过共干的重要血管后再注入栓塞剂，透视下推注时均匀舒缓，观察并感受导管内阻力，适时停止注入，尽可能避免反流或外溢。

对于由于肋间动脉以及纵隔食管缺血而引起的并发症，大多无须特殊处理、对症治疗后，症状多可缓解消失。

少数严重并发症，处理参见肺癌介入治疗章节。

七、围介入手术期中医药治疗和护理

（一）围介入手术期中医药治疗

咯血属于中医"咳血"范畴，是指血由肺及气管外溢，经口而咳出，变现为痰中带血，或痰血相兼，或纯血鲜红，间夹泡沫，均称为咳血，亦称为嗽血或咯血。

咯血见于多种疾病，许多杂病及温热病都会引起咯血。如支气管扩张症、急性气管 - 支气管炎、慢性支气管炎、肺炎、肺结核、肺癌等。治疗咯血的原则是针对各种血证的病因病机，结合证候虚实及病情轻重而辨证论治，概而言之，对血证的治疗可归纳为治火、治气、治血三个原则。

1. 燥热伤肺

症状：咽痒咳嗽，痰中带血，口干鼻燥，或有身热，舌质红，少津，苔薄黄，脉数。

治法：清热润肺，宁络止血。

方药：桑杏汤。

2. 肝火犯肺

症状：咳嗽阵作，痰中带血或纯血鲜红，胸胁胀痛，烦躁易怒，口苦，舌质红、苔薄黄，脉弦数。

治法：清肝泻肺，凉血止血。

方药：泄白散合黛蛤散。

3. 阴虚肺热

症状：咳嗽痰少、痰中带血或反复咯血、血色鲜红，口干咽燥，颧红，潮热盗汗，舌质红，脉细数。

治法：滋阴润肺，宁络止血。

方药：百合固金汤。

（二）围介入手术期中医药护理

1. 疼痛　同本章"经皮肺穿刺术"小节。

2. 体温升高　同本章"经皮肺穿刺术"小节。

3. 尿潴留　可以通过刮痧、穴位按摩或艾条温灸、针刺来促进解除尿潴留。

八、临床疗效评价

在积极治疗原发疾病的基础上，支气管动脉栓塞针对咯血的治疗，应用于临床已近 40 年，技术成熟、疗效肯定。综合文献报道，支气管动脉栓塞的技术成功率为 91.4%，即时止血成功率 100%，术后 12 小时止血成功率 76.7% ~ 96%，近期（30 天）复发率 20%，6 个月累计咯血复发率 19.5%，12 个月累计咯血复发率 29.3%。

关于复发，可能与引起咯血的肺部原发病变的病理基础和临床进展、栓塞后侧支循环的建立、栓塞技术和栓塞剂种类有关。

多数复发出血来自支气管动脉以外的体循环分支，肋间动脉参与供血者复发率高。与支气管扩张咯血不同，肺结核咯血，不仅与支气管动脉相关，还与支气管动脉与肺动脉的侧支循环相关，而肺组织直接破坏、肺动脉分支破裂，也是咯血的另一原因，单纯栓塞支气管动脉难以达到有效和彻底的止血。

从栓塞技术和栓塞剂种类而言，完整、全面的支气管动脉、肋间动脉、锁骨下动脉、肺动脉造影，有利于明确多支病变血管和侧支循环，减少遗漏和栓塞不全。对出血动脉的近远端联合栓塞，永久和临时栓塞剂的联合使用（PVA＋明胶海绵），都可以有效地减少复发。

第四节　支气管肺癌的介入诊疗

支气管肺癌（bronchogenic carcinoma），简称肺癌。近几十年来、许多国家报道的发病率和死亡率逐年上升，其中男性肺癌患者的发病率和死亡率均占所有恶性肿瘤的第一位、女性均占第二位。

肺癌根据解剖部位分类，可分为中央型肺癌和周围型肺癌；按组织学分类，分为小细胞肺癌和非小细胞肺癌，后者包括鳞癌、腺癌、大细胞癌；按始发部位分类，可分为原发性肺癌和转移性肺癌。

肺癌的临床表现，与肿瘤的部位、大小、类型、发展阶段、有无并发症和转移有密切关系。周围型肺癌早期可能无症状，仅在体检胸片或 CT 检查时发现。肿瘤进一步生长，侵及支气管产生刺激性咳嗽；剧咳可能导致血管破裂出血，表现为痰中带血或咯血；肿瘤阻塞较大的支气管时，可导致阻塞远端发生阻塞性肺气肿、肺不张、肺炎，晚期纵隔淋巴结转移压迫气管支气管，都可出现胸闷、气急、发热、咳嗽咳痰加剧、呼吸困难；晚期，肿瘤生长巨大，中央坏死形成空洞，还可出现癌性发热和恶病质表现。

在肺癌的实验室及辅助检查方面，痰液细胞学检查、胸部 X 线、CT、MRI、纤维支气管镜检查＋活检、经皮肺穿刺活检、选择性支气管动脉造影等，也都可应用在介入治疗过程中。

支气管肺癌的介入治疗是在选择性支气管动脉造影和经皮肺穿刺的基础上发展起来的，20 世纪 80 年代后期至 90 年代初期，经支气管动脉灌注化疗和栓塞、与经皮穿刺瘤内注射无水乙醇及化疗药物、放射粒子已广泛开展，成为肺癌综合治疗中安全有效的方法之一。

肺癌的介入治疗方法，大体上可分为血管内和非血管介入两类。血管内介入，主要是指以 Seldinger 法经股动脉穿刺，超选择插管支气管动脉后，经导管灌注化疗药物，或注入栓塞剂栓塞肿瘤血管；非血管介入，主要是基于影像定位下经皮肺穿刺，在穿刺针到达病灶后，可采用无水乙醇注射、射频消融、放射性粒子置入的方法灭活杀死肿瘤细胞。以下将分别予以介绍。

一、经支气管动脉灌注化疗和栓塞

（一）介入方法简介

自 1964 年 Viamonte 成功施行选择性支气管动脉造影术后以来，该技术经过多年不断完善，不仅具有重要的临床诊断意义，同时也成为经血管内灌注化疗和栓塞的基础。

支气管动脉灌注化疗（bronchial artery infusion chemotherapy，BAI），是根据肺癌主要由支气管动脉供血而所采用的局部化疗。通过插管至支气管动脉、经导管注入化疗药，可提高肿瘤局部的药物浓度，延长肿瘤细胞与药物的接触时间，并减少化疗的全身毒副反应。

支气管动脉栓塞（bronchial artery embolization，BAE），是在动脉灌注的基础上，把载有化疗药物的栓塞剂，如碘化油、微颗粒等，经供血动脉注入，栓塞肿瘤微小动脉及毛细血管床，同时向肿瘤组织内部缓慢释放化疗药，具有化疗及栓塞的双重作用，延长化疗药物与肿瘤组织的作用时间，降低血药浓度，减轻全身毒副反应。

（二）适应证

1. 晚期肺癌已不能手术者。

2. 肺癌术前化疗。

3. 肺癌术后复发者。

4. 与放疗结合使用。

5. 肺癌合并大咯血、肺癌血供丰富，供血动脉确认能避开脊髓血管，可行支气管动脉栓塞治疗。

（三）禁忌证

1. 出凝血功能障碍。

2. 碘对比剂过敏。

3. 心、肺、肝、肾功能差，以及全身衰竭者。

4. 导管在靶血管中无法稳定，或者无法避开或越过与之共干的肋间动脉、脊髓动脉者，不能行血管内栓塞。

（四）操作技术要点

1. 化疗药物及化疗方案的选择 抗肿瘤药物，一般采取联合用药，以达到增强疗效、降低毒副反应、减少耐药性的作用，而从肿瘤的供血动脉内直接灌注给药，更可大大提高疗效。

研究认为，顺铂（CDDP）疗效最好，一般建议以铂类为主、联合其他药物，比如 5 - 氟尿嘧啶或氟尿脱氧核苷、甲氨蝶呤、阿霉素或表柔比星或吡柔比星、丝裂霉素等。根据病理细胞类型进行化疗药组合。

化疗间隔为 3 ~ 4 周，根据临床、化验及影像表现，一般可实行 3 ~ 5 次。

2. 栓塞剂 可选用明胶海绵颗粒、弹簧圈、超液态碘化油，需要时可将碘化油 5 ~ 10ml 与碘对比剂 3ml、抗癌药物（如顺铂 80mg 等）混合成乳化剂。

3. 支气管动脉造影表现 肺癌支气管动脉造影可见支气管动脉增粗、迂曲，分支增多，部分可见受肿瘤侵蚀。肿瘤周边和瘤体内可见粗细不均，走行不规则的新生血管、肿瘤染色，以及碘对比剂外漏所致的"血管湖"。支气管动脉向肺循环分流（B - P 分流），提示肺癌侵蚀肺循环血管，表现为支气管动脉与肺循环交通、放射状小动脉或粗大的肺静脉提早显影（图9-6）。除了支气管动脉造影外，必要时应加做其他相应动脉造影，了解有无其他供血动脉。另外，如果需超选择插管以避开脊髓供血分支，可使用微导管。

4. 支气管动脉灌注化疗　确认供血动脉后，将各种化疗药物分别用生理盐水稀释至50ml、加入适量对比剂，在透视下经导管缓慢推注3～5ml/min，灌注过程中注意观察导管有无移位、脱出，防止返流。

5. 支气管动脉栓塞治疗　通过造影确认肿瘤供血动脉及肿瘤染色，能进入供血动脉较深、稳定导管，以及通过微导管超选、明确能避开或越过共干的肋间动脉、脊髓动脉后，在透视下经导管缓慢注入碘化油乳化剂，栓塞肿瘤血管、阻断肿瘤供血，然后再将导管回到支气管动脉主干用明胶海绵或弹簧圈栓塞。如有多支动脉供血，则分别进行超选择插管栓塞。

（五）并发症及其处理

由于双侧支气管动脉开口临近肋间动脉开口、部分可与肋间动脉共干，因而灌注和栓塞过程中，可能出现化疗药反流、栓塞剂误栓，累及肋间动脉和后纵隔与食管的供血动脉，引起胸背部不适、胸骨后疼痛、咽痛、吞咽困难，少数严重者出现局部皮肤发红疼痛，甚至坏死、食管-气管瘘。更为严重的并发症是损伤、栓塞脊髓动脉，可出现感觉与运动障碍、尿潴留、偏瘫或截瘫等症状。

对于严重并发症，着重在于预防，造影过程中要明确有无肋间动脉、脊髓前动脉与支气管动脉的共干现象。除了导管要稳定，必要时应使用微导管、超选越过共干血管后注入化疗药和栓塞剂，透视下缓慢均匀推注，观察并感受导管内阻力，适时停止注入，尽可能避免返流或外溢。

对于由于肋间动脉以及纵隔食管缺血而引起的并发症，大多无须特殊处理或对症治疗后，症状多可缓解消失。

少数严重并发症，如皮肤坏死、食管-气管瘘、脊髓损伤等，如前所述，应着重预防。皮肤坏死，除常规对症处理和清洁护理外，可酌情予血管扩张剂，保护皮肤，避免破溃、以利于结痂脱落。食管炎，应予流质饮食，复B口服液加入庆大霉素、地塞米松、普鲁卡因混合口服。严重者应予胃管鼻饲。食管-气管瘘一旦发生，应及时施行食管带膜支架植入术。脊髓损伤，则尽早用药物扩张血管、改善微循环、减轻脊髓水肿、改善神经营养。

（六）围介入手术期中医药治疗和护理

1. 围介入手术期中医药治疗　支气管肺癌属于中医"肺积"范畴，是由于正气内虚、邪毒外侵、痰浊内聚、气滞血瘀、阻结于肺、肺失肃降所致，以咳嗽、咯血、胸痛、发热、气急为主要临床表现的恶性疾病。中医治疗原则：扶正祛邪，攻补兼施。

（1）肺脾气虚证

症状：咳嗽声低、气短而喘、吐痰清稀，食少，腹胀，便溏，舌质淡苔薄、边有齿痕，脉沉细。

治法：健脾补肺，益气化痰。

推荐方药：六君子汤加减。生黄芪、党参、白术、茯苓、清半夏、陈皮、桔梗、生苡仁、川贝、杏仁等。

（2）肺阴虚证

症状：干咳、咯血、痰少，咽干、口燥，手足心热，盗汗，便秘，苔少质红、少津、脉细数。

治法：滋阴润肺，止咳化痰。

推荐方药：麦味地黄汤加减。麦冬、生地黄、牡丹皮、山萸肉、五味子、盐知母、浙贝母、全瓜蒌、夏枯草等。

（3）气滞血瘀证

症状：咳嗽、痰血，气促，胸胁胀满或刺痛，大便干结，舌质有瘀斑或紫斑、苔薄黄，脉弦或涩。

治法：行气活血，化瘀解毒。

推荐方药：四物汤加减。当归尾、赤芍、仙鹤草、薏苡仁、夏枯草、元胡、贝母、莪术等。

（4）痰热阻肺证

症状：发热，咳嗽、痰鸣，胸胀满闷，咯黄稠痰或痰中带血，甚则呼吸迫促、胸胁作痛，舌红、苔黄腻，脉滑数。

治法：清热化痰，祛湿散结。

推荐方药：二陈汤加减。陈皮、半夏、茯苓、白术、党参、生苡仁、杏仁、瓜蒌、黄芩、苇茎、金荞麦、鱼腥草、半枝莲、白花蛇舌草等。

（5）气阴两虚证

症状：咳嗽、无痰或少痰或泡沫痰、或痰黄难咳、痰中带血，胸痛气短，心烦失眠，口干便秘，舌质红、苔薄或舌质胖有齿痕，脉细。

治法：益气养阴。

推荐方药：沙参麦门冬汤加减。生黄芪、沙参、麦门冬、百合、元参、浙贝、杏仁、半枝莲、白花蛇舌草等。

（6）对症加减

咳嗽：加杏仁、桔梗、贝母、紫菀、甘草等。

咯血：加仙鹤草、茜草、白茅根、大小蓟、藕节炭等。

胸痛：加元胡、威灵仙、白芍、白屈菜、白芷、徐长卿等。

胸水：加葶苈子、茯苓、猪苓、龙葵、车前草、椒目等。

发热：加银柴胡、丹皮、地骨皮、青蒿、知母等。

2. 围介入手术期中医药护理

（1）胃肠道症状　目前常用的中医止吐外治法包括针刺、穴位注射、耳穴贴压、穴位敷贴、艾灸等。其中神阙、内关、曲池、足三里及中脘穴比较常用。曹小丽报道痰饮内阻型肺癌患者在中脘穴和神阙穴（脐）进行艾灸，脾胃虚寒型对足三里和神阙穴（脐）进行艾灸，可有效针对胃肠道反应；另有研究报道用陈皮、半夏等制成贴剂敷贴穴位可起到健脾消食的作用，也可取足三里、内关穴实施按压。

（2）疼痛　可采用分散注意力、中药贴敷、穴位按摩、蜡疗、针灸等方法止痛。

（3）体温升高　同本章"经皮肺穿刺术"小节。

（4）尿潴留　同本章"咯血的介入治疗"小节。

（5）感觉与运动障碍　以选用在相应穴位进行针灸、电针治疗。也可以进行推拿、穴位按摩，以促进感觉和运动障碍的恢复。

（6）提高抵抗力　欧阳敏余报道可通过刮痧疏通经络、出痧排毒。主取膀胱经、肺经，配经取肝经、督脉，主穴取肺俞、膏肓、足三里、中府、孔最，配穴取大椎、少商、太冲。

（七）临床疗效评价

BAI 的效果与肺癌的细胞类型、肿瘤分期、肿瘤对药物的敏感性、药物用量、肿瘤血供、插管技术等都有关系。文献报道认为，病灶多血供的疗效优于少血供，联合用药优于单一用药，多次用药优于单次用药，中央型优于周围型。总体看，BAI 对肺癌的近期疗效较好，副反应轻于全身化疗，安全可靠，有较大的临床价值（图 9 - 6）。

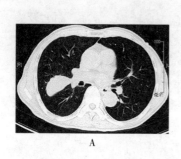
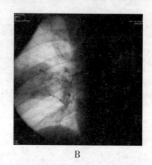
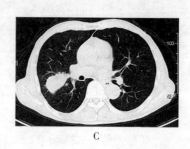

A　　　　　　　　　　B　　　　　　　　　　C

图 9 - 6　右肺癌支气管动脉化疗前后比较

CT 检查发现病理证实的右肺癌，大小约 54mm×32mm（A），经支气管动脉造影、化疗（B）后 1 个月复查 CT，病灶大小约 44mm×28mm，有所缩小（C）

栓塞的优点在于具有化疗和阻断肿瘤血供的双重作用，将载有化疗药物的碘化油栓塞肿瘤毛细血管床或微小动脉，并逐渐向周围缓慢释放药物，可延长化疗药与肿瘤组织的作用时间，实际降低血药浓度，减轻毒副反应。但是其仍有一定局限性，栓塞支气管动脉使以后再次行 BAI 变得困难，同时其局部反应也较重。该项技术最有价值的还是在于针对肺癌合并大咯血的患者。

二、经皮肺穿刺瘤内注射无水乙醇

（一）介入方法简介

经皮穿刺注射无水乙醇（percutaneous ethanol injection，PEI），目前已广泛应用于临床介入治疗。将无水乙醇与超液态碘化油按 9∶1 乳化配制。经皮经肺穿刺肺肿瘤，多点注射，使肿瘤细胞脱水而发生凝固性坏死，从而破坏组织细胞并起收敛作用，使组织硬化，对肿瘤起到化学消融作用。

（二）适应证

1. 直径 <3cm 的周围性肺癌，不能或不愿接受手术切除者。

2. 病灶数 <3~4 个的转移性肿瘤。

（三）禁忌证

1. 同经皮肺穿刺活检术。

2. 已行一侧全肺切除，对侧出现转移性病灶，为相对禁忌证。

（四）操作技术要点

1. 无水乙醇的作用机制和特点

（1）破坏恶性肿瘤细胞产生的大分子生物活性物质。

（2）破坏肿瘤血管和促使血管内血栓形成。

（3）可作用于任何与之接触的组织细胞，不受癌细胞增殖状态的影响，适用于任何类型的肿瘤。

（4）毒性低，少量进入体内无致畸、致癌和致突变作用。进入血液循环后很快被稀释，并被代谢排出，不会蓄积于体内，不会产生靶器官和病灶以外组织的明显损伤。

2. 操作方法

（1）一般取仰卧位，在透视下定位和穿刺，具体详见经皮肺穿刺活检术。

（2）透视下确定针尖进入病灶后，以 5ml 注射器吸取无水乙醇超液态碘化油乳剂，回抽无回血后，在透视下缓慢注射，1ml/min，根据病灶大小，可在中心注射或多点注射，使药液均匀弥散至整个病灶。

（3）如果患者出现剧烈咳嗽或胸痛，即应停止注射，待患者症状缓解后再次穿刺注射。

（4）无水乙醇用量，有人提出的计算公式为 $V = (r + 0.5)^3 / (3 \times 3.14)$，V 为总量（ml）、r 为肿瘤半径（cm）。但一般情况下，还是应根据患者耐受性，以及病灶部位、大小具体分析调整，如果能耐受，应在透视下注射至弥散整个病灶，并超出病灶边缘，包括部分正常肺组织。

（5）根据胸片及 CT，一般可一周重复治疗 1~2 次。如果病灶内弥散良好，病灶无扩大，可不再行 PEI，反之则需再次 PEI。

（五）并发症及其处理

1. 气胸和液气胸 为常见并发症，少量气胸或液气胸无须特殊处理，卧床休息可自行恢复。严重者需行胸腔闭式引流。

2. 剧烈咳嗽和胸痛 大多由药液渗透到支气管或反流至胸膜所致。透视下注射时应缓慢、注意观察，必要时可予以注射哌替啶 100mg。

3. 咯血 一般为少量，无须特殊处理。

4. 针道种植转移 罕见。

（六）围介入手术期中医药治疗和护理

1. 围介入手术期中医药治疗

可参照本章"咯血的介入诊疗"小节及"支气管肺癌的介入诊疗"小节。

2. 围介入手术期中医药护理

（1）发热 低热不必特殊处理，予温水擦浴即可；如体温超过 38.5℃，予酒精擦浴、冰袋降温。亦采用针刺穴位泄热，可选择大椎、曲池、合谷为主穴，热在气分者，配商阳、内庭、关冲，热入营血者，取曲泽、委中浮络刺血；或刺中冲、少冲出血。

（2）胃肠道反应 患者出现恶心、呕吐、纳差、胃肠道出血等症状，可应用耳穴埋豆、艾灸、穴位敷贴、穴位注射法等中医辨证疗法进行护理。

（3）咳嗽和胸痛 可采用分散注意力、中药贴敷、穴位按摩、蜡疗、针灸等方法缓解。

（七）临床疗效评价

PEI 技术安全可靠，术后病灶稳定或缩小，有效率高。如果病灶 >5cm，单独 PEI 疗效不佳，应结合支气管动脉灌注、化疗。

三、肺癌的射频消融术

（一）介入方法简介

射频消融术（radiofrequency ablation，RFA）是目前使用最广泛的肿瘤物理热消融技术。借助于影像定位技术，将射频电极针直接插入肿瘤内部，射频电流在患者体内形成回路，集中在电极周围组织内的极性分子高速震荡，分子摩擦产生热能，将肿瘤组织加热至 60～100℃，使癌细胞蛋白质变性、脂质层溶解、细胞膜破坏致组织细胞凝固性坏死。同时可损毁肿瘤周围的血管组织，阻断肿瘤血供。灭活后的肿瘤蛋白抗原还可以刺激机体产生特异性免疫反应，以发挥全身抗肿瘤效应，抑制肿瘤生长。

根据《热消融治疗原发性和转移性肺部肿瘤的专家共识》（2014 版）的意见，肺癌的消融治疗分为完全性和姑息性两类。完全性消融是指消融治疗使局部肿瘤病灶完全坏死，并有可能达到治愈的效果。姑息性消融治疗的目的，在于最大限度地减轻肿瘤负荷、缓解肿瘤引起的症状和改善患者的生活质量。

（二）适应证

1. 根治性消融

（1）原发性周围型肺癌，肿瘤最大直径≤3cm。

（2）肺转移性肿瘤单侧≤3 个，双侧总数≤5 个，肿瘤最大直径≤3cm。

2. 姑息性消融

（1）原发性肺癌，肿瘤最大直径≥3cm，可行多针、多点、多次治疗。

（2）原发性肺癌术后出现转移灶、肺转移性肿瘤。

（3）其他治疗后进展或复发者。

（4）中、晚期中央型肺癌。

（5）侵犯肋骨或胸椎引起的难治性疼痛。

（三）禁忌证

1. 肿瘤位于肺门部，侵犯肺叶以上支气管或浸润性生长。

2. 活动性感染者。

3. 严重出血倾向，凝血功能不全难以纠正者。

4. 广泛肺外转移者。

5. 带有心脏起搏器或其他金属植入物者。

6. 主要脏器功能严重衰竭者，预计生存期小于 3 个月。

（四）操作技术要点

1. 术前评估，制订完整诊疗计划 治疗前要根据影像资料，制订治疗计划，模拟穿刺途径、靶区布针、预测疗效和风险；治疗时由 CT 或 MRI 引导，经皮穿刺、校准、命中、布针；治疗中需监测生命体征、消融范围；治疗后评价、随访。达到完全消融，可以结束治疗；仍有残余，则追加消融治疗；无效或已有转移时，需联合其他综合治疗方法。

2. 穿刺

（1）在 CT 或 MRI 的导引下，体表进针位置放置金属栅格定位尺，以 10mm 断层扫描 9 层，找到肿瘤最大层面，明确肿瘤与周围血管、支气管、纵隔、神经的关系。

（2）以最大层面为中心，以 5mm 断层扫描 9 层，在病变最大断层选择穿刺点、穿刺通路、进针方向、深度和肿瘤靶点，测定进针点与靶点连线的角度。

（3）利用导向器将穿刺针放置在病变最大断层处的 CT 或 MRI 激光定位线上，校准进针方向。

（4）重复扫描，确定穿刺针的尾影（或延长线）通过靶点。

（5）穿刺到相应深度，即可命中肿瘤中心。

3. 射频消融

（1）对于规则的小于 3cm 的肿瘤采用单靶点射频消融，治疗时间 20 分钟；直径 3 ~ 5cm 的肿瘤采用 2 靶点，治疗时间 30 分钟；直径大于 5cm 的肿瘤采用 3 靶点，治疗时间 40 分钟。治疗过程中的处方量：以子电极完全覆盖靶区、治疗中心温度达到 95℃、边缘超过 60℃，维持时间 10 分钟以上。肿瘤较大或形状不规则的，应多靶点组合，均匀分布，优化治疗方案，处方量至少应覆盖靶区 95%，多靶点靶区要求同心圆布针，填充时避免靶区内出现冷点区域。尽量避免子电极及消融区域进入限制性器官区。

（2）通常先穿刺到肿瘤的前方，穿刺针在一定的能量（60℃）下开始穿刺到肿瘤内部，以防止出血和针道转移；治疗靶点的调整原则是先近后远，覆盖整个肿瘤靶区，电极打开后脉冲功率逐渐将治疗温度升高到 95℃。以电极测温点监控消融温度，以 CT 或 MRI 监控治疗过程，当周围正常肺组织发生毛玻璃样改变超过 10mm，可以杀死肿瘤生长最活跃的周边部分，并在正常肺组织和肿瘤之间形成凝固带，防止肿瘤复发，达到根治性效果。

（3）消融病灶呈现低密度改变，CT 值降低，可出现蜂窝状或空洞影，病灶周边被不同程度衰减的同心圆包围，称为"帽徽征"，病灶较消融前增大，周边反应带超出肿瘤边缘至少 5mm 可达到肿瘤完全消融。

（五）并发症及其处理

1. 气胸 是术中及术后发生率最高的并发症，多为穿刺引起。对于小的气胸，一般不需特殊处理。中等至大量气胸，可予胸穿抽气及胸腔闭式引流。

2. 咯血 多由穿刺损伤血管所致，多为少量、自限性，多可观察、无须特殊处理，必要时可予止血药。大量咯血的处理参见"咯血的介入治疗"小节。

3. 咳嗽 主要是由于局部温度增高刺激肺泡、支气管内膜及胸膜所致，也可由肿瘤坏死组织及周围肺组织的热损伤、引起局部炎性反应所致。可在术前或术后适当给予止咳化痰药。

4. 疼痛 多由肿瘤组织坏死及肺部炎症所致，可予止痛药对症处理。

5. 发热 多为热损伤引起的炎性反应，或由肿瘤坏死吸收热所致，一般为一周内自限性、不超过 39℃，可予物理降温或退热药对症处理。

6. 胸膜炎 主要源自胸膜刺激，一般表现为早期的胸膜渗出或后期的胸膜增厚，大多无须特殊处理。渗出量多时可使用糖皮质激素。

7. 肺部炎症 相对少见，发生后常规使用抗生素。

8. 皮肤灼伤 多由电极与皮肤接触不良，或通电时间过长所致，应注意与皮肤接触不要紧密，现已少见。

（六）围介入手术期中医药治疗和护理

1. 围介入手术期中医药治疗 可参照本章"咯血的介入诊疗"小节及"支气管肺癌的介入诊疗"小节。

2. 围介入手术期中医药护理

（1）咳嗽和胸痛 同本章"经皮肺穿刺瘤内注射无水乙醇"小节。

（2）体温升高 同本章"经皮肺穿刺术"小节。

（3）提高抵抗力 同本章"经支气管动脉灌注化疗和栓塞"小节。

（七）临床疗效评价

术后 1 个月，增强 CT 可见治疗区略增大但无强化，周边可有强化称"蛋壳征"。PET/CT 可显示代谢消失，穿刺活检可见组织坏死及炎性细胞浸润。

术后 6 ~ 12 月后，CT 可见肿瘤缩小直至消失，或形成瘢痕、结节、空洞等。早期肺癌经皮射频消融 1 年、3 年、5 年生存率分别可达到 97.7%、72.9%、55.7%，与肺叶切除术相比较，总体无显著性差异。

射频消融单次治疗局部复发率略高，多次追加治疗，复发率低，远期疗效更好。在灭活肿瘤及亚临床病灶的同时，还可破坏肿瘤细胞分泌的封闭因子、巨噬细胞移动抑制因子，使胞质及胞核内抗原充分暴露和释放，由此提高抗原性，激发特异性淋巴细胞免疫效应和 NK 细胞杀伤活性，激活患者免疫反应，发挥全身效应。

经皮射频消融，微创高效、简便安全、精确可控、可重复进行，美国 NCCN 及我国的肺癌诊疗指南都已明确规定，该项技术已成为不能手术治疗的早期周围型肺癌替代手术的可靠疗法。

四、肺癌的放射性粒子植入内照射术

（一）介入方法简介

放射性^{125}I 粒子植入，属于放射治疗范畴，能以 27 ~ 35keV 能量发射 γ 射线，半衰期为 59.6 天。能有效干扰辐射半径为 10 ~ 15mm 内肿瘤细胞的 DNA 合成，诱导肿瘤细胞凋亡，达到治疗目的。放射性^{125}I 粒子植入，主要是通过影像定位引导，将密封的放射源直接植入肺癌病灶内，通过放射性核素持续释放射线、杀伤肿瘤细胞。^{125}I 粒子的植入，可以通过手术或支气管镜，也可在影像定位引导下、经皮穿刺植入，定位技术包括 CT、MRI、超声等，其中 CT 是目前肺癌放射性粒子植入最常用的技术。

在明确诊断，准备行经皮穿刺放射性^{125}I 粒子植入术之前，须应用治疗计划系统（TPS）制订治疗计划。应经过临床和辅助检查综合评估，通过增强 CT 观察肿瘤位置、大小、与邻近脏器和血管的关系。勾画临床靶体积（CTV），通过 TPS 计算达到处方剂量，即肿瘤周边匹配剂量（MPD）条件下所需的粒子数和活度，计划靶体积（PTV）包括 CTV 外放 10mm。根据治疗计划订购^{125}I 粒子，一般建议，粒子活度选择 0.5 ~ 0.8mCi，处方剂量基本控制在 110 ~ 160 GY。如果患者有双侧病灶，应采用分侧、分次治疗。

放射性^{125}I粒子植入的准入和放射防护，可参照《放射性粒子植入治疗技术管理规范（试行）》卫办医政发187号及《临床核医学放射卫生防护标准》GBZ 120 - 2006。

（二）适应证

1. 心肺功能差或高龄不能耐受外科切除手术者。

2. 拒绝外科手术者。

3. 术后复发不能再次手术者。

4. 放化疗后肿瘤残留或进展者。

5. 其他抗肿瘤治疗后进展者。

6. 功能状态评分（PS）≤2分，预期生存期≥3个月。

（三）禁忌证

1. 严重出血倾向、凝血功能严重紊乱者。

2. 病灶周围感染及放射性炎症者。

3. 穿刺部位皮肤感染、破溃者。

4. 粒子植入同侧胸腔积液者。

5. 全身情况差，严重功能不全和代谢紊乱者。

6. PS评分 >3分者，预计生存期 <3个月。

（四）操作技术要点

1. 患者术前禁食，穿刺区备皮，建立静脉通道，服用镇咳药。

2. 根据患者的病灶位置及穿刺路径，选择适当体位并固定，穿刺区消毒、铺巾、局部浸润麻醉。也可视情况采用全身麻醉。

3. CT定位引导下穿刺。采用5mm层厚扫描，定位病灶后、在体表标记，确定进针位置、角度、深度，选择相应肋间隙穿刺，进针至病灶内，重复CT扫描确定穿刺针到位。

4. 根据TPS计划，通过粒子针植入粒子，一般间距为10mm，进针到病灶远端边缘，以等间距退针将粒子植入。

5. 植入过程中，应注意粒子于大血管和脊髓的间距大于10mm。及时进行CT扫描，确定植入的粒子是否符合TPS，必要时予以修正。同时密切观察患者生命体征和临床症状，了解有无气胸、出血等并发症，并及时处理。

6. 植入完成后，再行CT扫描，了解各层面的粒子分布及数量，必要时予以补充，以达到TPS要求。

7. 将术后CT图像输入TPS系统进行计量验证。

8. 术后患者送返病房，手术部位应遮盖铅衣。术后24小时复查胸片及CT。

（五）并发症及其处理

1. 气胸　少量气胸，无症状，可观察。超过30%以上的肺压缩、出现严重症状者，应予胸腔闭式引流。

2. 出血　少量出血，一般无须特殊处理。出血量大，甚至出现血胸者，可与止血药物、补充血容量、纠正休克，必要时行支气管动脉造影及栓塞。

3. 粒子移位 粒子在植入后，少数可能发生移位至远端细支气管，或脱落致胸膜腔，一般无须特别处理，应严密观察。

4. 感染 抗感染治疗。

5. 局部放射性炎症及放射性纤维化 对症处理。

6. 肺栓塞、空气栓塞、穿刺道种植、神经损伤等少见并发症，需个别特殊处理。

（六）围介入手术期中医药治疗和护理

1. 围介入手术期中医药治疗 可参照本章"咯血的介入诊疗"小节及"支气管肺癌的介入诊疗"小节。

2. 围介入手术期中医药护理

（1）发热 同本章"经皮肺穿刺瘤内注射无水乙醇"小节。

（2）胃肠道反应 同本章"经皮肺穿刺瘤内注射无水乙醇"小节。

（3）防辐射安全指导 ^{125}I粒子植入术后将患者安置于专用病房，嘱孕妇、儿童远离患者，减少探视，陪护家属与患者保持1m以上距离。医护人员查房、治疗、护理时应先穿好防护设备再集中进行检查和治疗，缩短与患者接触时间，可进食蓝莓和草莓以防辐射。2周内注意观察患者的大小便和呕吐物中有无粒子浮出，若发现粒子时，应及时做好防护，遵医嘱送放射科处理。

（4）感觉与运动障碍 可以选用在相应穴位进行针灸、电针治疗，也可以进行推拿、穴位按摩。

（七）临床疗效评价

可参考实体肿瘤的疗效评价标准1.1版，通过胸部增强CT定期随访（图9-7），观察病灶，按照完全缓解（CR）、部分缓解（PR）、疾病进展（PD）、疾病稳定（SD）来分别评估，必要时可考虑行PETCT检查。

定期随访患者生存状况，记录1、2、3、5年生存率。

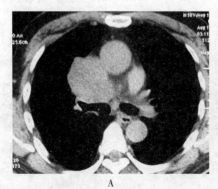 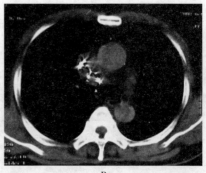

图9-7 肺癌^{125}I放射性粒子植入治疗

A. 病理证实右上肺癌CT图；B. 经^{125}I放射性粒子植入后半年CT复查，肿块明显缩小

第五节　气管支气管狭窄的球囊扩张及支架植入术

一、临床要点

良、恶性气管支气管疾病都可能引起管腔狭窄、阻塞气道，如果不能及时缓解，会导致通气功能障碍，临床症状有呼吸困难、喘鸣、阻塞性肺炎等，甚至导致窒息危及生命。

重塑气道是治疗气管支气管狭窄的关键。近年来，由于介入设备不断完善、技术日趋成熟，对于不适合或不愿意接受外科手术的患者，气管或支气管球囊扩张和支架植入疗效术受到了充分肯定。

二、介入方法简介

在良性气管支气管狭窄中，单纯球囊扩张，不需要全身麻醉，手术过程安全简便、可重复性好，患者较易耐受，疗效肯定、大多已不需要再进行其他介入治疗。而支架植入术，因其释放简便、能迅速缓解气道阻塞，并作为球囊扩张的补充，所以在良、恶性狭窄，尤其是恶性狭窄中得到了广泛应用。

目前常用的球囊多为用于血管成形术的球囊，成人气管和支气管，分别使用直径 14～20mm 和 10～12mm 球囊。支架一般为不带膜的金属自膨裸支架，稳定性和支撑力可靠，不易发生移位。带膜支架一般应用于合并食管 - 气管瘘，或者肿瘤向腔内生长明显的患者，但相对于裸支架，带膜支架较易发生移位，且更容易影响气管内纤毛运动及痰液排除。

三、适应证

（一）球囊扩张的适应证

1. 单纯球囊扩张，适合气管环形狭窄的良性病变。
2. 气管插管后引起的狭窄。
3. 手术后吻合口狭窄。
4. 结核、炎性病变引起的狭窄。
5. 放疗后气管狭窄。
6. 纵隔纤维化引起的气管狭窄。
7. 先天性气管狭窄。
8. 器官损伤或支气管动脉栓塞引起的气管狭窄。

（二）支架植入的适应证

支架植入是对球囊扩张的有效补充，适用于气管黏膜下病变、气管腔内病变、管腔外病变压迫气管，以及支气管软化症所致的气管狭窄者。其中，气管腔内外恶性肿瘤，如支气管肺癌、气管癌、食管癌、甲状腺癌等，都可能导致管腔内狭窄或管腔外压迫，引起气道阻塞，是支架植入的适应证。

四、禁忌证

球囊扩张和支架植入术并无绝对禁忌证，少数相对禁忌证有以下几种。

1. 严重出凝血功能障碍者，以及潜在的肿瘤出血者。

2. 气道严重感染者。

3. 预计生存期很短的危重患者。

4. 气管支气管软化症，不适合球囊扩张。

五、操作技术要点

1. 患者仰卧位、颈部伸直，会厌及喉部气雾剂麻醉。

2. 以交换导丝在支气管镜或 X 线透视导引下通过气管狭窄段，然后通过导丝置入标记导管进行支气管造影，测量狭窄段。

3. 采用实时路图定位，或用荧光笔将狭窄段在体表相应位置上标出。

4. 当支气管腔严重狭窄时，可使用球囊导管对狭窄段先行扩张。

5. 通过导丝将支架导管送至狭窄段远端开始释放，支架长度应保证覆盖狭窄两端各 10mm。

6. 对于气管隆嵴部的狭窄，可放置倒 "Y" 形支架（图 9 - 8）。

7. 支架植入后再行支气管镜检查或支气管造影，以评估支架位置和开放程度。为在手术过程中保证气道通畅，要求术者技术熟练、操作轻捷。

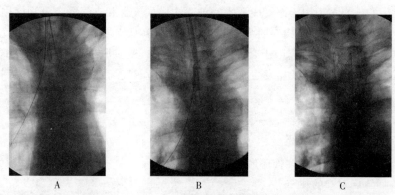

图 9 - 8　气管隆嵴部狭窄放置倒 Y 形支架

双导丝经口经气管插入两侧支气管（A），随导丝置入支架释放装置（B），释放支架（C）

六、并发症及其处理

支气管狭窄球囊扩张及支架成形术，技术成熟、安全可靠，并发症较少。

球囊扩张过程中，可能出现的胸痛、支气管痉挛、肺不张、气管黏膜撕裂、纵隔气肿和出血，都已见报道。选择合适的球囊（直径应小于狭窄两端正常管径），避免过度和重复扩张，是防止球扩并发症的关键。

目前采用的金属支架已少见移位，目前常用的金属自膨式支架也已有回收设置，利于将支架撤出体外。如果出现支架突出腔外、突入血管，是严重并发症，会引起气道间断及大出血，需外科手术处理。支架发生断裂罕见，如发生则需将其取出。支架植入后，气管黏膜层和肉芽组织会逐渐长入支架腔内，多数不造成气道梗阻，一般无须特殊处理。如果有炎性息肉形成、可在内镜下行激光切除。对于恶性肿瘤患者，尤其是有食管气管瘘的，可考虑使用带膜支架。如出现支架内再狭窄，可再行球囊扩张术。

七、围介入手术期中医药治疗和护理

（一）围介入手术期中医药治疗

支气管狭窄球囊扩张及支架成形术术后出现的出血，可参照中医"咯血"部分的治疗。

（二）围介入手术期中医药护理

1. 咳嗽和胸痛　可采用分散注意力、中药贴敷、穴位按摩、蜡疗、针灸等方法缓解。

2. 体温升高　同本章"经皮肺穿刺术"小节。

3. 病情观察　可根据患者术后情况给予抗炎、止痛、止血、祛痰镇咳及其他对症支持治疗，减少、减轻术后不适和并发症的发生；术后 24 小时监测二氧化碳饱和度，复查血气分析；复查胸片，观察支架位置和张开情况。

八、临床疗效评价

良、恶性气管支气管狭窄，应用球囊扩张及支架植入术，安全可靠、创伤小、疗效好，对于改善严重呼吸困难即刻明显见效。

良性气道狭窄，球囊扩张应作为首选，大多效果较好，少数扩张不满意的，可再置入支架。

晚期肿瘤患者，多已失去手术机会，而病灶压迫主支气管导致呼吸窘迫，如果合并食管–气管瘘还可能出现呛咳、误吸。气管内支架成形术是一种姑息性治疗，植入支架后，患者的缺氧等症状即刻缓解，通气和语言功能恢复，生存质量提高，并为进一步治疗打下良好基础。

第六节　急性肺动脉栓塞的介入诊疗

一、临床要点

肺栓塞（pulmonary embolism，PE），是由于各种栓子堵塞肺动脉系统，导致肺循环和呼吸功能障碍的病理生理及临床综合征，包括血栓栓塞症（pulmonary thromboembolism，PTE）、脂肪栓塞、空气栓塞、羊水栓塞等。据统计，临床上 80% 的肺栓塞属于血栓栓塞，来源于静脉系统及右心，主要诱因有骨折和外科手术后下肢深静脉血栓形成、长时间制动、盆腔深静脉血栓形成等，占 95% 以上，通常所称的 PE 即指 PTE。

根据近年来多中心研究的结果，肺动脉栓塞的发病率和病死率都相当高，尤其急性肺动脉栓塞，极其凶险，是直接威胁患者生命的重症之一。

肺栓塞缺乏特异性的临床表现，主要表现为呼吸困难、胸痛、咯血、发绀、哮喘、心动过速、低血压休克、晕厥、猝死等。深静脉血栓形成是急性肺动脉栓塞的重要原因，心电图、胸片、血气分析、D–二聚体检测、CT、MR 都是重要的检查手段，一般 CT、MRI 都能确诊肺动脉栓塞（图 9 – 9A），而肺动脉造影仍是目前诊断的"金标准"（图 9 – 9B）。

一旦确诊肺栓塞，即应开始抗凝，是肺栓塞的基本治疗方法。溶栓治疗，可以迅速

溶解血栓，恢复肺组织的再灌注，降低肺动脉压，改善右心功能，减少病死率和再发率，是急性肺栓塞的主要治疗方法。但仍有部分病例，存在溶栓、抗凝禁忌，是 PE 治疗的难题。

二、介入方法简介

1971 年 Greenfield 将导管真空抽吸肺动脉栓子技术成功应用于急性大面积肺栓塞病例，开创了介入治疗 PE 的临床应用研究。近年来，经导管真空抽吸、导管机械碎栓及溶栓药物联合应用，在临床上广泛开展，介入治疗因其创伤小、见效快、用药量少、出血发生率低等优点，已越来越受到重视。

三、适应证

2001 年，中华医学会呼吸分会发表了《肺血栓栓塞症的诊断与治疗指南》，提出了介入治疗适应证，即肺动脉主干或主要分支大面积栓塞并存在以下情况者。

1. 有静脉溶栓和抗凝治疗禁忌者。

2. 经溶栓或积极的内科治疗无效者。

3. 缺乏手术条件者。

4. 为防止下肢深静脉血栓再次脱落引起肺动脉阻塞，指南还提出了放置下腔静脉滤器的适应证。

（1）下肢近端静脉血栓抗凝禁忌或有出血并发症。

（2）经充分抗凝但仍反复发生肺栓塞。

（3）伴血流动力学改变的大面积肺动脉栓塞。

（4）近端大血栓溶栓治疗之前。

（5）伴有肺动脉高压的慢性肺栓塞。

（6）行肺动脉血栓切除术或肺动脉血栓内膜剥脱术的病例。

四、禁忌证

急性肺动脉栓塞介入治疗并无绝对禁忌证，需要注意的是有无全身溶栓的禁忌证，有学者提出过 PE 介入治疗的禁忌证，可供参考。

1. 严重凝血功能异常。

2. 活动性出血和近期发生过颅内出血。

3. 一周内有过大手术，尤其是神经外科和眼科手术史。

4. 血管造影本身禁忌证。

5. 慢性 PE 患者（肺动脉压高于 6.67kPa 提示为慢性 PE）由于血栓机化、粘连，一般不选择介入治疗。

五、操作技术要点

1. 术前准备

（1）患者准备：稳定生命体征，重症患者给予积极抗休克治疗——镇静、吸氧等。

（2）仪器设备：数字减影血管造影机，心电监护仪，麻醉机、除颤器、气管插管等急救设备。

（3）导管导丝：包括造影导管（猪尾巴导管），溶栓、碎栓和取栓导管，导引导管，普通导丝和加硬交换导丝。

（4）对比剂：非离子型碘对比剂，应注意成人用量控制在 1.5ml/kg，对危重的肺动脉高压患者，应考虑到对比剂高渗透压可能带来的不良反应，必要时可采用等渗对比剂。

2. 腔静脉滤器置入 采用 Seldinger 法穿刺，常用的入路有经股静脉、至下腔静脉或至上腔静脉；经颈内静脉、至上腔静脉或至下腔静脉，原则上应避开已有血栓的静脉入路。根据栓子部位，将腔静脉滤器置入下腔或上腔静脉内，起预防作用。

3. 肺动脉造影 在导丝导引下，将猪尾巴导管先送至右心室做造影，随后逐级进至肺动脉主干和左、右肺动脉，手推造影以确认栓子部位，任何一级造影都应注意导管置于栓子近端（图 9-9B）。

4. 肺动脉测压 使用心电监护机测压装置测量肺动脉压。

5. 溶栓 通过交换导丝将 8F 导引导管进至肺动脉，经导引导管通过导丝将多侧孔溶栓导管进至血栓内，将溶栓药直接注入。一般选用尿激酶（UK）或重组组织型纤溶酶原激活剂（rt-PA），UK 剂量建议用 50 万单位、rt-PA 建议用 10~30mg，也可参考中华医学会呼吸分会 2001 版《肺血栓栓塞症的诊断与治疗指南》，30 分钟内推注完，一般新鲜血栓在溶栓药物作用下大多可溶解（图 9-9C）。

6. 碎栓和取栓 溶栓效果不佳的，经导引导管，通过导丝将猪尾巴进至血栓内、旋转，将血栓绞碎后退出，再置入 6F 取栓导管，负压吸引、反复抽吸血栓。

7. 留置溶栓 抽吸血栓结束后，如果没有溶栓禁忌，可在肺动脉内留置溶栓导管，通过微量泵 24 小时持续给药溶栓。

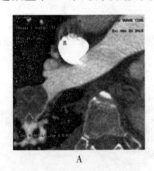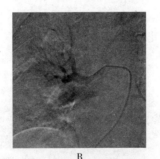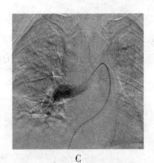

图 9-9 右下肺动脉栓塞溶栓治疗

增强 CT 示右下肺动脉充盈缺损、栓塞（A），肺动脉造影示右下肺动脉显影不良（B），经溶栓治疗后肺动脉造影显示再通（C）

六、并发症及其处理

肺动脉栓塞介入治疗最严重的并发症，是溶栓和碎栓取栓过程中的突然死亡，其他较严重的并发症有右室穿孔、肺动脉破裂、心律失常、低血压休克等。腔静脉滤器置入的并发症相对少见，可有滤器移位、倾斜、腔静脉穿孔、血栓形成、再发 PE 等。

减少 PE 介入治疗并发症，首先在于充分的人员和设备条件，慎重的术前评估，严格掌握手术适应证和禁忌证。

七、围介入手术期中医药治疗和护理

（一）围介入手术期中医药治疗

中医认为肺栓塞为瘀血阻滞胸中，导致气机不畅，痰瘀互结。李兰等学者从"二证二法"理论对急性肺栓塞进行研究，即化瘀解毒法治疗瘀毒互结证，扶正固本法治疗急性虚证，并取得了良好效果。李君玲等学者发现急性肺动脉栓塞患者在西医治疗的同时，配合血府逐瘀汤、丹参粉针治疗，安全有效。

1. 气滞血瘀

症状：胸闷喘促、胸痛，心悸，舌质紫暗，脉涩或结代。

治法：活血化瘀，开胸理气。

方药：桃仁 10g、红花 10g、当归 10g、赤白芍各 15g、生地 15g、柴胡 10g、枳壳 10g、生甘草 6g、广郁金 10g、桔梗 10g、牛膝 15g。

中成药：血府逐瘀口服液。

2. 痰瘀阻肺

症状：咳嗽、咯痰，胸闷、喘息、胸痛，舌淡苔白腻，脉弦。

治法：化痰活血，止咳定喘。

方药：陈皮、桔梗、郁金、柴胡、紫菀、款冬花、半夏、茯苓、炙苏子、白芥子各 10g，生甘草 6g，莱菔子、丹参各 30g。

中成药：活血通脉片，二母宁嗽丸。

3. 气阴两虚

症状：胸闷胸痛，咳嗽、痰少带血，心悸气短，自汗乏力，烦热口干，舌淡红少苔，脉细数。

治法：益气养阴，润肺止咳。

方药：百合、丹参各 30g，花粉、麦冬、生地、熟地、太子参、赤芍、白芍各 15g，桔梗、百部、紫菀、杏仁各 10g。

中成药：生脉饮口服液。

4. 阳气暴脱

症状：呼吸短促，面灰唇紫，汗多肢冷，心慌心烦，气短乏力，舌淡胖苔滑，脉微欲绝。

治法：回阳救逆。

方药：红参 10g、熟附子 10g、麦冬 30g、五味子 10g、生黄芪 60g。急煎服。

中成药：参麦注射液。

（二）围介入手术期中医药护理

1. 发热　同本章"经皮肺穿刺瘤内注射无水乙醇"小节。

2. 焦虑　可指导患者情绪不好时增加按揉双侧太冲穴。可通过经络刮痧、穴位按摩、放松训练来缓解焦虑情况。与患者多交谈，安慰患者。

3. 病情观察　可根据患者术后情况给予抗炎、止痛、止血、祛痰镇咳及其他对症支持治疗，减少、减轻术后不适和并发症的发生；术后 24 小时监测生命体征及神志、呼吸困难、胸痛情况。

八、临床疗效评价

患者出院前，应再行胸片、CT、超声等检查。出院后，继续口服抗凝药物的，应每周复查。目前，肺动脉造影仍是诊断急性肺动脉栓塞的"金标准"，抗凝是基本的治疗方法，植入腔静脉滤器、经导管抽吸血栓、机械碎栓结合溶栓，是目前主要采用的介入治疗手段。根据报道的经验，急性肺动脉栓塞施行介入治疗越早，效果越满意，生存率越高，预后越好。早期就采取抽吸和碎栓，能有效提高再通率，缓解症状，降低肺动脉收缩压，提高心搏量，对于改善患者状态和维持血流动力学的稳定具有重要意义。

第七节　肺动静脉畸形的介入诊疗

一、临床要点

肺动静脉畸形（pulmonary arteriovenous malformation，PAVM），是指病变区肺动脉的血流直接流入肺静脉造成动静脉短路。病因上，绝大多数为先天性，70%的患者合并有遗传性出血性毛细血管扩张症，多认为是染色体异常所致。也可由后天性疾病引起，如肝硬化、结核、二尖瓣狭窄、血吸虫病、肿瘤、外伤等。文献报道上也称之为"肺动静脉瘘"（pulmonaey arteriovenous fistula，PAVF）。

PAVM好发于两肺下叶，70%为单发，10%为双侧病变。病理上分为囊型和弥漫型。前者瘘管部分迂曲成畸形团（或称团状血管瘤囊），囊壁厚薄不均，其中1支肺动脉与1支引流静脉直接沟通的称为单纯型，有2支以上的供血肺动脉及引流静脉的称为复杂型。而弥漫型可局限于一个肺叶或遍及两肺，动静脉之间无畸形团形成，仅有多个细小瘘管相连。另外，少数病变的供血也可来自胸主动脉、胸廓内动脉、肋间动脉、冠状动脉等。

PAVM患者的部分肺动脉血未经过肺泡进行气体交换，直接进入肺静脉，回至左心进入体循环，形成病理性动静脉分流，血流动力学上属于心外右向左分流，体循环动脉血血氧分压和血氧饱和度下降，多数病例因低氧血症而出现红细胞增多症，肺-体循环直接沟通，也易导致感染、形成肺脓肿。

PAVM大多属于先天性疾病，但由于婴幼儿时病灶较小、不引起血流动力学的改变，故而很少在婴幼儿期发病，大多在成年后出现相关症状。临床症状主要与分流量有关。分流量小的，可无症状；分流量大的，可出现活动后气急。畸形血管破裂，还可出现咯血、血胸、胸痛。遗传性出血性毛细血管扩张症患者，可有其他出血，如鼻衄、皮下出血、血尿、消化道出血等。常见体征有发绀、杵状指，听诊区可闻及收缩期或双期连续性杂音。

PAVM也可引起其他严重并发症，最常见的是神经系统并发症，发生率约为30%，尤其多见于弥漫型患者，包括中风、TIA、偏头痛、癫痫、脑脓肿等。另外还可并发肺动脉高压、矛盾性栓塞（paradoxical embolism，PDE）、感染性心内膜炎、贫血、红细胞增多症、肺性骨关节病等。

胸部X线平片可见肺野边缘单个或多个高密度影，形态多不规则、边缘清楚、密度均匀，如发现有粗大引流静脉与肺门相连时基本可确诊，但相对少见。超声心动图和核素扫描敏感性高，但前者存在不能确定病变部位和范围、和分流量等要素的缺点，后者则不能区分心内和肺内的分流，无法观察具体的解剖细节。CT增强扫描可见病灶明显强化，并多能发现有引流静脉与肺门相连。MR 检查能更清晰地发现病灶与肺门之间相连的血管流空影。此病的确诊，需经肺动脉造影，能明确显示肺动静脉畸形的部位、大小、范围，以及明确的引流静脉。

二、介入方法简介

在介入放射学治疗出现之前，对局限的肺动静脉畸形一般行外科手术切除。1978 年，Taylor 报道了首例经导管使用钢圈加羊毛栓塞肺动静脉瘘成功的病例。1982 年，White 报道了应用可脱球囊及不锈钢圈栓塞成功的病例。此后，明胶海绵、颗粒、生物胶等栓塞剂都开始应用于栓塞治疗，介入栓塞成为肺动静脉畸形重要的，甚至是首选的治疗方法。

三、适应证

传统观点认为，病变进行性增大、发生了矛盾性栓塞、有症状的低氧血症患者，才有必要治疗。但近来的研究发现，很多无症状或病变较小的患者，仍有可能发生严重并发症。因此 White 等人主张供血动脉直径大于 3mm 的 PAVM 患者都有治疗指征，治疗目的是改善缺氧症状，预防中风、脑脓肿、咯血等并发症。在肺动脉造影的基础上，介入栓塞对单发、多发的病灶都可适用。

四、禁忌证

除血管造影的禁忌证之外，介入栓塞并无绝对禁忌证。如果合并有肺部感染，可以作为相对禁忌证。

五、操作技术要点

1. 术前准备与其他血管造影相同。另外要测量动脉血氧饱和度，以备术后对比。

2. Seldinger 穿刺法，行肺动脉造影，具体材料与方法见本章"肺部血管造影"相关内容。

3. 造影确定靶血管后，通过交换导引导管，将导管超选择插入靶血管，根据测定的靶血管直径，置入弹簧钢圈或可脱球囊。释放后随即经导引导管造影复查，必要时可重复栓塞。

4. 对于较小的病灶，还可选用明胶海绵、PVA 颗粒或 NBCA 胶进行栓塞。对于两肺多发的复杂型病灶，可采用分期逐次栓塞。

六、并发症及其处理

肺动静脉畸形的栓塞治疗导管需通过右心到达肺动脉，故而应在心电监护下进行。由于手术时间较长，尤其是复杂型病例，所用对比剂量大。术后应常规水化、利尿、抗炎 3 天。常见并发症有以下几种。

1. 胸痛、咯血 多由于栓塞后，栓子栓塞部分肺动脉分支引起的肺梗死和出血所致。一般并不严重，对症处理后可以缓解。

2. 误栓 栓子脱落或通过瘘口进入体循环，造成正常血管栓塞。对此，栓塞前选择适当大小的栓子（一般选用比靶血管直径大 1.2 ~ 1.5 倍的钢圈或可脱球囊）、导管准确超选、定位稳固，是预防误栓的关键。如果发现栓子进入肺静脉，应立即让患者坐起，用手压迫双侧颈动脉，以减少栓子进入脑血管的风险。

3. 静脉炎症　主要是由于肺部病变本身合并有炎症导致，需使用抗生素治疗。

七、围介入手术期中医药治疗和护理

（一）围介入手术期中医药治疗

由介入引起的咯血可归属为中医"血证"的范畴，因血液不循常道，由肺及气管溢出，经口咳出，表现为痰中带血。治疗上应遵从治火、治气、治血三个原则。

1. 阴虚火旺

症状：咯血鲜红、反复发作、咳嗽痰少，低热盗汗，五心烦热，颧红唇干，舌红，脉细而数。

治法：滋阴清火。

代表方：沙参麦冬汤合茜根散加减，或百合固金汤加减。

2. 肝火犯肺

症状：咯血鲜红、甚从口涌出、咳而气逆，胸肋引痛，或烦躁易怒，口苦目赤，舌红苔黄，脉弦数。

治法：清肝肺、凉血止血。

代表方：黛蛤散合泻白散加减。

3. 热毒壅盛

症状：身热头痛，咳嗽咯血、量多色红，面赤唇干，舌苔薄黄，脉浮数。

治法：清热润肺、凉血止血。

代表方：清心凉膈散加减。若热毒炽盛者，可选用犀角地黄汤合黄连解毒汤加减。

4. 气虚不摄

症状：痰中带血，色淡量少，迁延缠绵，气短难续，面色苍白，体倦乏力，头晕目眩，耳鸣心悸，脉虚乏力。

治法：益气摄血、健脾养血。

代表方：拯阳理劳汤加减。

5. 脉络瘀阻

症状：面色黧黑，肌肤甲错，毛发不荣，咯血紫暗，胸痛，舌暗红或紫有瘀斑，脉细涩或结代。

治法：先泻火止血。

代表方：泻心汤合十灰散，桃红四物汤加减，虚脱者用独参汤。

（二）围介入手术期中医药护理

1. 发热　同本章"经皮肺穿刺瘤内注射无水乙醇"小节。

2. 胸痛　可采用分散注意力、中药贴敷、穴位按摩、蜡疗、针灸等方法缓解。

3. 焦虑　同本章"急性肺动脉栓塞的介入诊疗"小节。

4. 静脉炎　可采用中药外敷、硫酸镁热敷、穴位按摩等方法预防及缓解。

5. 病情观察　同本章"急性肺动脉栓塞的介入诊疗"小节。

八、临床疗效评价

栓塞术后，应即刻抽取股动脉血测定血氧饱和度，与术前值进行对比。动脉血氧饱和度升高，气急等症状改善、消失，发绀减轻或消失，是评估栓塞是否有效的标志。

根据文献报道，栓塞术后的动脉血氧饱和度都从平均 70% 上升至 90% ~ 97%，气急、发绀明显缓解或消失。而且经导管栓塞 PAVM 避免了因开胸手术所致的创伤和并发症，可最大限度地保留正常肺组织，疗效确切、安全可靠，尤其是针对复杂型又不适宜手术切除的病例，可作为首选的治疗方案。

（王巍　姚晔　李雁　朱伟康　王岩梅）

第十章　冠状动脉粥样硬化性心脏病的介入诊疗

冠状动脉粥样硬化性心脏病（coronary atherosclerotic heart disease）简称冠心病（coronary heart disease），是指因冠状动脉粥样硬化使血管腔狭窄或阻塞，或（和）因冠状动脉功能性改变（痉挛）导致心肌缺血缺氧或坏死而引起的心脏病。

近年来，心血管介入治疗在冠状动脉粥样硬化领域迅猛发展。心血管介入治疗是指在某种医学影像设备的引导下，采用心导管技术将各种诊断或治疗用的器械送入心脏或者血管等部位来施行治疗的一种手段。目前介入治疗已成为与传统内科药物治疗、外科手术治疗相并列的心血管疾病现代医学治疗手段。

一、临床要点

心肌缺血在临床上可以有以下几种主要表现：①以胸痛为主要症状的心绞痛或心肌梗死；②因长期慢性心肌缺血导致心肌纤维化而产生的以心脏增大、心力衰竭、心律失常为主要症状的缺血性心肌病；③缺血心肌局部发生电生理紊乱引起的严重室性心律失常而致猝死。临床上亦有部分患者虽然有心肌缺血的客观依据但无相关症状，称为隐匿型冠心病。根据心肌缺血的发生机制、发展速度和预后的不同，将本病分为稳定性慢性冠状动脉疾病（stable chronic coronary artery disease，SCAD）和急性冠状动脉综合征（acute coronary syndrome，ACS）两大类。前者包括稳定型心绞痛、冠状动脉正常的心绞痛（如 X 综合征）、无症状性心肌缺血和缺血性心肌病。后者包括不稳定型心绞痛（unstable angina，UA）、非 ST 段抬高性心肌梗死（non – ST – segment elevation myocardial infarction，NSTEMI）和 ST 段抬高性心肌梗死（ST – segment elevation myocardial infarction，STEMI），也有学者将冠心病猝死归为此类。

经皮冠状动脉介入术（percutaneous coronary intervention，PCI）是一类用心导管技术疏通狭窄甚至闭塞的冠状动脉管腔，从而改善心肌血流灌注的治疗方法，属于创伤较小的心肌血流重建术（myocardial revascularization），可用于改善冠心病的症状与预后。其中，经皮冠状动脉腔内成形术（percutaneous transluminal coronary angioplasty，PTCA）是临床最早应用的冠心病的介入治疗术（1977 年），其后还发展了经冠状动脉内旋切术、旋磨术和激光成形术等。1987 年冠状动脉内支架置入术（intracoronary stenting）开始应用于临床。目前 PTCA 加上支架置入术已成为治疗冠心病的重要手段。

二、介入方法简介

1. 冠状动脉造影术　冠状动脉造影术被公认为诊断冠心病的"金标准"，是 PCI 的前提及必经步骤。行该术时利用血管造影机，将特制定型的心导管经股动脉或桡动脉穿刺插管，沿动脉逆行至升主动脉根部左或右冠状动脉口，注入碘对比剂，使左或右冠状动脉的主干及其分支的血管腔显影，以此了解血管有无狭窄病灶存在，可对病变部位、范围、严重程度、血管壁的情况等做出明确诊断，并决定进一步治疗方案（支架植入、手术或内科保守治疗）。

2. 经皮冠状动脉腔内成形术　经皮冠状动脉腔内成形术（PTCA）是经皮穿刺周围动脉将带球囊的导管送入冠状动脉，到达因动脉粥样硬化斑块所致狭窄的血管节段。扩张球囊将斑块压向管壁，使狭窄管腔扩大。球囊扩张时偏心性斑块处的无病变血管壁伸展，斑块局部表面破裂，内皮细胞被剥脱。术后 1 周左右，中膜平滑肌细胞增生并向内膜游移，撕裂的斑块表面内膜得到修复。

3. 冠状动脉内支架植入术　冠状动脉内支架植入术是将不锈钢或合金材料制成的管状支架置入冠状动脉已经或未经 PTCA 扩张的狭窄节段，使支架在管腔内均匀地扩张，支架的网状管壁完全紧贴血管壁。支架可支撑血管壁，维持血流畅通，以减少 PTCA 后的血管壁弹性回缩，使术后残余狭窄程度降低到 20% 以下，并可封闭 PTCA 时可能产生的夹层。术后，支架处的动脉内膜从支架的网状管壁中逐渐增生将支架包埋在其中，支架管壁下的中膜则逐渐变薄和纤维化。如植入的是金属裸支架，此过程约 1 ~ 8 周，但有时过度的内皮增生可造成支架内再狭窄；如植入的是药物涂层支架（药物洗脱支架），金属支架表面的药膜可抑制平滑肌细胞的增生，可使再狭窄率降低。但药物洗脱支架使血管内皮化过程延迟而造成支架内血栓发生率较裸支架为高。因此需要延长双联抗血小板的时间（图 10 - 1）。

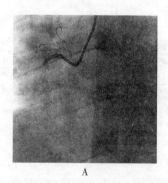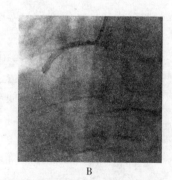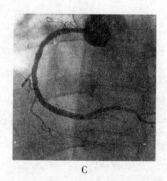

A B C

图 10 - 1　冠状动脉内支架植入术

A. 右冠状动脉造影，显示右冠状动脉近端完全闭塞；B. 置入导引钢丝通过阻塞部位至右冠远端，沿导丝送入支架在管腔闭塞处均匀扩张；C. 重复造影，右冠显影，远端血流通畅

三、适应证

1. 冠状动脉造影的适应证

（1）临床高度怀疑冠心病，但经过无创检查不能确诊的情况，包括不明原因的胸痛、心律失常（如顽固的室性心律失常或新发传导阻滞）、左心功能不全（如扩张型心肌病与缺血性心肌病的鉴别）。

（2）对于年龄 >50 岁、易合并有冠状动脉畸形或动脉粥样硬化的先天性心脏病或瓣膜病的患者，在行先天性心脏病修补或瓣膜置换术前进行冠状动脉造影，以期发现可以在手术的同时进行干预的冠状动脉病变。

2. 介入治疗的适应证

（1）稳定型冠心病。

（2）急性 ST 段抬高心肌梗死。

（3）非 ST 段抬高型急性冠状动脉综合征。

四、禁忌证

1. 冠状动脉造影的禁忌证

（1）不能解释的发热。

（2）未治疗的感染。

（3）血红蛋白 <80g/L 的严重贫血。

（4）严重的电解质紊乱。

（5）严重的活动性出血。

（6）尚未控制的严重高血压。

（7）洋地黄中毒。

（8）既往有碘对比剂过敏但事先未使用过糖皮质激素治疗的患者。

（9）活动性卒中患者等。

2. 经皮冠状动脉介入治疗的禁忌证

（1）左主干狭窄（侧支或桥血管保护的左主干病变、简单病变和不能手术的患者除外）。

（2）左主干等同病变（分次手术、简单病变、不能手术的患者除外）。

（3）仅存的最后一支血管（简单病变、不能手术的患者在左室辅助装置备用情况下除外）。

（4）三支血管病变（简单病变、二级血管、分次手术、不能手术的患者除外）。

（5）完全闭塞性病变且没有到远端血管的侧支，或闭塞时间很长的长病变，没有残端及广泛的桥侧支。

（6）血栓病变，无显著的固定狭窄。

（7）弥漫的小血管病变。

（8）弥漫或闭塞的大隐静脉桥血管。

五、操作技术要点

（一）投照体位与成像

冠状动脉造影时平板（影像增强器）的基本位置有：①正位（后前位）（posterior anterior，PA），平板（影像增强器）直接对着胸骨；②左、右侧位（Lateral），平板分别位于受检者左侧位或右侧且 X 线与正位垂直；③左、右前斜位（Left Anterior Oblique，LAO；Right Anterior Oblique，RAO），平板分别位于受检者左侧或右侧且斜向观测心脏；④头位（cranial），平板位于受检者的头侧；⑤足位（caudal），平板位于受检者足侧。

为了充分显示冠状动脉及其主要分支，充分暴露病变，减少辐射剂量，需要采用不同的投照体位（表 10-1）。投照以充分暴露为原则，即使冠状动脉造影正常的患者，也应该进行多角度投照。比如：检查左主干时，采用右前斜 5°～12°，可观察到左主干开口及体部；而左前斜 45°+ 头位 30°或蜘蛛位，则最易观察到左主干、左前降支与回旋支的开口；正位 + 头位 30°，适于观察左主干远段。检查前降支时，采用左、右肩位可充分暴露前降支的中段；右前斜 0°～10°+ 头位，可显示左前降支与对角支的分叉，而左前斜 45°+ 头位

25°，可见对角支的开口。观察回旋支开口及近端病变时，可根据回旋支与左前降支的夹角的大小调整投照体位，夹角较小时可采用右前斜，夹角较大时可采用左前斜＋头位。观察右侧冠状动脉时，如采用左前斜45°，右冠状动脉呈"C"形，适于观察 RCA 开口、起始部及后降支；当采用后前位＋头位 20°时，RCA 呈"L"形，适于观察 RCA 远段分支及其开口情况；右前斜时可有效地观察到 RCA 中段（图 10－2）。

表 10－1　冠脉造影投照体位

		投照体位	适宜观察的内容
左冠状动脉	左肩位（左前斜＋头位）	LAO 30°~45°+CRA 20°~30°	LM、LAD 中段/D、LCX 远段
	右肩位（右前斜＋头位）	RAO 25°~40°+CRA30°	LM、LAD 中段、LCX 远段
	正位＋头位	PA + CRA 30°	LM、LAD 中段/D、LCX 远段
	正位＋足位	PA + CAU 25°~40°	LM、LAD 近端、LCX
	肝位（右前斜＋足位）	RAO 5°~15°+CAU 25°~40°	LM、LAD 近端、LCX
	脾位 （蜘蛛位、左前斜＋足位）	LAO 30°~45°+CAU 25°~40°	LM、LAD 近段/D、LCX 近段/中段/OM
	侧位		LAD 远段、LIMA 吻合口
右冠状动脉	左前斜	LAO 40°~45°	RCA 全程
	左前斜＋头位	LAO 15°~30°+CRA 20°~30°	RCA 近段、远段分叉及分支
	正位＋头位	PA + CRA 30°	RCA 远段分叉及分支
	右前斜	RAO 25°~45°	RCA 中段、PDA

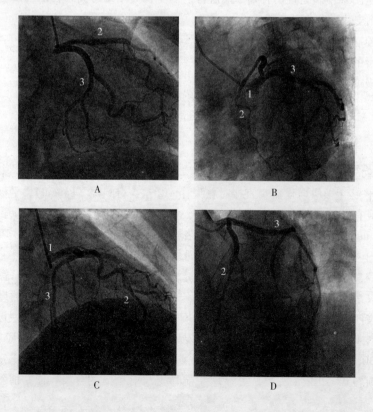

A

B

C

D

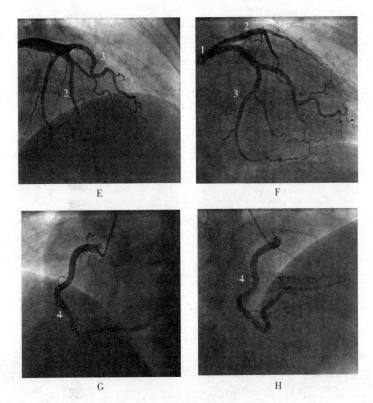

图 10 – 2 冠状动脉造影常用体位图

1. 左主干（LM）；2. 前降支（LAD）；3. 回旋支（LCX）；4. 右冠状动脉（RCA）

A. 肝位（RAO 30° + CAU 20°）；B. 脾位（左前斜 45° + 足位 20°）；C. 右肩位（右前斜 30° + 头位 20°）；

D. 左肩位（左前斜 45° + 头位 20°）；E. 正位 + 头位；F. 正位 AP + 足位 20°；G. 左前斜 30°；H. 右前斜 30°

（二）冠状动脉病变的判断与进一步治疗策略的选择

冠状动脉造影可发现的冠状动脉的病变类型有：冠状动脉狭窄、钙化、溃疡病变、瘤样病变、夹层病变、血栓病变、冠状动脉痉挛、壁冠状动脉、冠状动脉瘘、冠状动脉起源异常等。

1. 冠状动脉狭窄的判断 冠状动脉狭窄在影像学上可表现为血管直径及横截面积的减少。其狭窄程度可根据管腔横截面积减少的百分比分为四级。① I 级病变，管腔面积缩小 1% ~ 25%；② II 级病变，管腔面积缩小 26% ~ 50%；③ III 级病变，管腔面积缩小 51% ~ 75%；④ IV 级病变，管腔面积缩小 76% ~ 100%。肉眼初步评估时也可用血管直径减少的百分比表示：直径减少 50%，相当于面积缩小 75%。大于 50% 的直径狭窄和大于 75% 的面积狭窄，通常会在运动中诱发血流下降而出现相关的临床症状，而大于 85% 的直径狭窄可以引起静息时血流下降。如果一根血管有数个程度相同的狭窄，其对血流的影响呈累加效应。如在前降支只有一个 50% 的 II 级病变，可能没有很多临床症状；但如果有两个以上的 50% 的狭窄，则临床意义与 90% 的狭窄相当。另外，如果狭窄程度相同，长管状狭窄对血流的影响大于局限性病变。

2. 冠状动脉病变的分型 根据美国心脏协会（ACC）/美国心脏病学会基金会（AHA）的建议，冠状动脉病变分为 A、B、C 型三种，其中 B 型又分为 B₁、B₂ 型。仅符合一项 B

型病变的为 B_1 型，符合 2 项或以上的 B 型病变特征的为 B_2 型（表 10 - 2）。

表 10 - 2   ACC/AHA 冠状动脉病变分型建议

A 型	B 型	C 型
局限性病变（<10mm）	长管状病变（10~20mm）	弥漫性病变（>20mm）
向心型病变	离心型病变	近段血管过度扭曲的病变
非成角病变（<45°）	近段血管中度扭曲病变	严重成角病变（>90°）
较少或无钙化病变	中度成角病变（45°~90°）	大于 3 个月的闭塞病变和（或）出现桥侧支血管
非完全闭塞病变	中度至重度钙化病变	
非开口病变	小于 3 个月的闭塞病变	无法对主要分支血管进行保护的病变
主要分支血管未受累病变	开口病变	
非血栓病变	需要两根导丝的分叉病变	退行性静脉桥血管病变
	血栓性病变	

3. SYNTAX 积分系统与进一步治疗策略的选择　SYNTAX 研究（The Synergy between Percutaneous Coronary Intervention with TAXUS and Cardiac Surgery）是一项针对左主干病变和（或）3 支病变进行的随机、对照临床研究。该研究比较了冠状动脉旁路移植术（coronary artery bypass grafting，CABG）和使用药物洗脱支架（drug - eluting stent，DES）的 PCI 对于处理上述病变的疗效。SYNTAX 评分系统可量化冠状动脉病变的复杂程度，是 PCI 人群术后主要不良心血管事件（major adverse cardiovascular events，MACE）的独立预测因素。SYNTAX 积分系统可预示患者是否属于 PCI 术后高风险，从而有助于选择最佳血运重建策略（PCI 或者是 CABG）。SYNTAX 系统采用冠状动脉树 16 分段法，结合冠状动脉的优势分布、病变部位、狭窄程度与病变特征，对直径≥1.5 mm 的血管进行评分。该评分系统共包括 12 个问题：冠状动脉的优势类型、病变数、累及节段和病变特征（完全闭塞、三分叉、分叉、主动脉-开口病变、严重迂曲、病变长度>20mm、严重钙化、血栓、弥漫/小血管病变）。评分时采用电脑交互问卷依次回答上述问题，对每一病变进行评分后的总分值即为 SYNTAX 积分。在积分较低（0~22 分）的 3 支血管病变患者，倾向于 PCI 治疗；而积分中等（23~32 分）与较高（≥33 分）的患者，更倾向于外科手术 CABG 进行血运重建。

（三）PCI 术相关药物的使用

1. 阿司匹林　术前已接受长期阿司匹林治疗的患者应在 PCI 前服用阿司匹林 100~300mg。以往未服用阿司匹林的患者应在 PCI 术前至少 2 小时（最好 24 小时）前给予阿司匹林 300mg 嚼服。对于无阿司匹林过敏或高危出血风险患者，术后应长期口服阿司匹林。植入裸支架者术后 1 个月、植入西罗莫司洗脱支架者 3 个月、植入紫杉醇洗脱支架者 6 个月建议服用阿司匹林 100~300mg/d，之后改为 100mg/d 长期维持。如果患者对阿司匹林不能耐受（如严重的胃肠道反应或过敏），可单纯口服氯吡格雷，但建议最初 1 个月剂量应加倍，也可考虑联用氯吡格雷或西洛他唑。

2. 氯吡格雷、替格瑞洛或普拉格雷　PCI 术前应给予负荷剂量氯吡格雷，术前 6 小时或更早服用者，通常给予氯吡格雷 300mg 负荷剂量。如果术前 6 小时未服用氯吡格雷，可给予氯吡格雷 600mg 负荷剂量；或口服替格瑞洛负荷剂量 180mg，维持剂量为 90mg，每日 2 次；或口服普拉格雷负荷量 60mg，维持剂量 10mg/d。术后给予氯吡格雷 75mg/d 维持，如冠状动脉造影阴性或病变不需要进行介入治疗，则可停用氯吡格雷；替格瑞洛维持剂量 90mg 每日 2 次；普拉格雷维持剂量 10mg/d。接受裸支架的患者术后合用氯吡格雷的双联抗血小板药物治疗至少 1 个月，最好持续应用 12 个月。目前普遍认为置入药物洗脱支架的患者双联抗血小板治疗至少 12 个月。但对 ACS 患者，无论置入 BMS 或 DES，双联抗血小板药物治疗至少持续应用 12 个月。

3. 血小板表面糖蛋白（GP）Ⅱb/Ⅲa 受体拮抗剂　无论患者术前是否应用过氯吡格雷，术中均可应用 GPⅡb/Ⅲa 受体拮抗剂。该类药物中的常用药物替罗非班既可常规静脉内给药，也可以直接冠脉内给药。根据中国心血管医生临床应用的经验，对于富含血栓病变的患者行 PCI 时，可以考虑冠状动脉内推注替罗非班。

4. 抗凝药物　肝素是目前标准的术中抗凝药物。术前则根据患者的临床症状（心绞痛、血流动力学、心律失常）及心电图 ST 段动态变化、肌钙蛋白结果评价患者的缺血及出血风险决定围手术期抗凝药物（肝素、低分子肝素、磺达肝癸钠、比伐卢定等）的使用策略；术中则根据术前抗凝药物的使用情况决定是否追加肝素。除非存在发生血栓高危险因素等特殊情况，PCI 术后一般可停用抗凝药物。

（四）术前准备与术后监测

PCI 术前准备包括：①知情同意；②术前负荷抗血小板药物；③双侧腹股沟或双上肢备皮；④触诊动脉搏动、Allen 试验，必要时血管超声以评价手术入路动脉血管情况。特殊患者的准备有：①过敏体质，既往对碘对比剂过敏者，术前 1~2 天服用泼尼松，术前给予地塞米松静脉注射；②肾功能不全患者术前术后充分水化，选用等渗对比剂并减少对比剂用量，可分次进行 PCI，并建议使用对肾功能影响相对较小的对比剂；③糖尿病患者如正在服用二甲双胍，手术当日至术后 48 小时宜停用此药；④使用抗血小板和抗凝剂的患者若服用华法林，术前应停用 3 天，并使国际标准化比值（INR 值）小于 1.8。对于术前使用低分子肝素的患者，继续使用低分子肝素，如 PCI 术前 8~12 小时接受过标准剂量的依诺肝素，则术前静脉追加 0.3mg/kg 的依诺肝素；如 PCI 术前 8 小时内接受过标准剂量的低分子肝素，则无须追加依诺肝素，但为了预防接触性血栓，可考虑经鞘管内给予 1000~2000U 的普通肝素；对于术前已经使用 GPⅡb/Ⅲa 受体拮抗剂的患者，应当调整肝素用量至 70U/kg。

术后应当注意监测患者的情况有以下几种。①临床表现：术后需要特别注意监测患者有无心绞痛症状，警惕再梗死或者支架内血栓形成的可能性；应注意观察有无心悸、气短、胸闷等心包填塞症状；注意局部伤口情况，有无出血、血肿、压迫远端肢体的温度等；应特别注意的是，如 PCI 后短时间内发生低血压（伴或不伴腹痛、局部血肿形成），应怀疑腹膜后出血，这种情况在老年患者（尤其是女性）更应引起重视，应结合体征和血常规、腹部 B 超等迅速做出判断。②随访部分辅助检查项目，如心电图、心肌损伤标志物、血肌酐等。如血肌酐水平较使用对比剂前升高 25% 以上，或血肌酐绝对值增加 44.2μmol/L（0.5mg/dl）以上可作为对比剂肾病的诊断标准。

术后应加强对患者的长期随访。术后半年内尽可能每月 1 次，之后每 2~3 个月随访一次，1 年后应每半年到 1 年进行针对性评估。随访的主要目的在于确保冠心病患者二级预防措施的有效性；对再发心脏事件的风险进行评估；如有再发心脏事件，当即时发现和处理。

PTCA 治疗后半年内约 30% 患者发生再狭窄，其中裸支架植入术后半年内再狭窄率约 20%，而药物洗脱支架植入术后半年再狭窄率低于 10%。但置入药物洗脱支架的患者晚期（30 天到 1 年）和迟发晚期（超过 1 年）支架内血栓发生率高于置入裸支架的患者，故此类患者需要延长联合抗血小板治疗时间。

六、并发症及其处理

冠状动脉造影和 PCI 时，可因患者的临床情况、并发症存在、冠状动脉病变、插管操作等原因产生并发症，严重时可导致心肌梗死和死亡的严重后果。选择正确的心导管诊治策略、预先采取适当的预防措施、早期和及时的治疗，是减少并发症和提高疗效的关键。

1. 急性冠状动脉闭塞 急性冠状动脉闭塞指冠状动脉造影或 PCI 术中或术后靶血管血流 TIMI（thrombolysis in myocardial infarction）0～2 级，为心血管造影和 PCI 时最严重的并发症和死亡原因。常由冠状动脉夹层、血栓形成所致。为了防止急性冠状动脉闭塞的发生，术中应保持导管与冠状动脉同轴，同时操作器材时做到轻柔、顺畅。应该指出，对所有在 PCI 术中使用导管深插技术而植入支架的患者，在完成介入操作和拔除导引钢丝和导管前，必须重复行冠状动脉造影，以排除近端冠状动脉夹层撕裂的存在。高危患者 PCI 前和术中应用血小板 Ⅱb/Ⅲa 受体拮抗剂，有助于急性冠状动脉闭塞的预防。

2. 慢复流或无复流 冠状动脉慢复流（slow – reflow）或无复流（no reflow）是指 PCI 时近端冠状动脉血管口解除狭窄，但远端前向血流明显减慢（TIMI 2 级，慢复流）或丧失（TIMI 0～1 级，无复流），心肌细胞灌注不能维持的一种现象。PCI 时无复流现象是一个复杂和多因素的病理生理过程，其确切机制尚未清楚，大致与患者并存的临床情况、冠状动脉病变和介入操作有关。冠状动脉无复流通常会产生即刻不良心脏事件（包括心肌梗死或死亡）。

介入治疗前及术中使用辅助药物（阿司匹林、氯吡格雷、肝素、血小板糖蛋白 Ⅱb/Ⅲa 受体拮抗剂等），应用血栓抽吸导管，伴心源性休克时应用必要的循环支持（包括多巴胺和主动脉内气囊泵反搏），应用远端保护装置等措施均可降低无复流的发生率。

许多药物已被用于无复流的治疗，包括冠状动脉内注射硝酸甘油、维拉帕米、地尔硫䓬、腺苷、罂粟碱和血小板糖蛋白 Ⅱb/Ⅲa 受体拮抗剂等。冠状动脉内注射肾上腺素能使血压升高，改善冠状动脉血流。若无复流为气栓所致，则可自导引导管内注入动脉血，以增快微气栓的清除。对慢血流或无复流的处理原则应是预防重于治疗。

3. 冠状动脉穿孔 是指对比剂或血液经冠状动脉撕裂口流出至血管外，严重时产生心包积血、心包填塞，是 PCI 时一个少见但严重的并发症。为了预防冠状动脉穿孔的发生，术前需对患者的临床总体情况做适当的评估，PCI 时谨慎操作。一旦发生冠状动脉穿孔，先用与血管内径相似的球囊长时间扩张以封堵破口，必要时应用适量鱼精蛋白中和肝素，这些对堵闭小穿孔常有效。对破口大、出血快、心包填塞者，应立即行心包穿刺引流，植入冠状动脉带膜支架（大血管）或栓塞剂（小血管或血管末梢）。内科治疗困难时，可行紧急外科手术。

4. 支架内血栓形成 支架内血栓形成一种少见（发生率低于 1%）但严重的并发症，常伴心肌梗死或死亡。一旦发生支架血栓形成，应立即行冠状动脉造影和血运重建术。大部分血栓可以通过球囊扩张处理成功，必要时可再次植入支架，通常在 PCI 同时静脉应用 GP Ⅱ b/ Ⅲ a 受体拮抗剂。对血栓负荷大者，可用血栓抽吸导管做负压抽吸。顽固性血栓形成可行 CABG。

支架血栓形成的预防包括控制临床情况（例如控制血糖、纠正肾功能和心功能不全），对高危患者、复杂病变（尤其是左主干病变）者在术前、术中或术后进行充分抗血小板和抗凝治疗。某些血栓负荷增高病变 PCI 后可皮下注射低分子肝素治疗。PCI 时选择合适的支架，覆盖全部病变节段，避免和处理好夹层撕裂。同时，应用支架充分扩张、贴壁良好；在避免夹层撕裂的情况下，减低残余狭窄。必要时在血管内超声显像（IVUS）指导下行冠状动脉内药物洗脱支架植入术。术后长期、有效的双联抗血小板治疗对预防药物洗脱支架术后晚期和极晚期支架血栓形成十分重要。

5. 支架脱落 较少发生，多见于病变未经充分预扩张（或直接支架术）；近端血管扭曲（或已置入支架）；支架跨越狭窄或钙化病变阻力过大且推送支架过于强力时；支架置入失败，回撤支架至导引导管时，因管腔内径小、支架与导引导管同轴性不佳、支架与球囊装载不牢，导致支架脱落。仔细选择器械和严格操作规范，可预防支架脱落。一旦发生支架脱落，可操作取出，但需防止原位冠状动脉撕裂。也可用小直径球囊将脱落支架原位扩张或用另一支架将其在原位贴壁。

6. 周围血管并发症 主要包括冠状动脉插管径路上的血管损伤所致相关并发症：①血栓形成或栓塞；②出血和血肿形成；③假性动脉瘤；④动静脉瘘；⑤桡动脉痉挛或闭塞；⑥前臂血肿与骨筋膜室综合征，以及碘对比剂相关并发症。术前做好充分的准备、术中动作轻柔，以及术后规范的处理可以避免和减轻上述并发症的发生。

七、围介入手术期中医药治疗和护理

（一）围介入手术期中医药治疗

PCI 术后仍有不少患者发生胸痛，其发生率可高达 50%。术后胸痛常见的原因包括 2 种。①缺血性原因：PCI 术后边支血管闭塞、慢血流或无复流、支架血栓形成等。支架血栓形成是 PCI 最严重并发症之一，应详细询问病史，结合心肌酶学和冠状动脉造影等手段，及早诊断和治疗。②非缺血性原因：心理因素、支架牵张、胸部疾病和消化道疾病，极罕见原因是对药物支架过敏等。

PCI 术后胸痛属于中医"胸痹心痛"范畴。为了提高中医临床诊疗 PCI 术后胸痛的水平，中华中医药学会介入心脏病学专家委员会组织相关专家，以传统中医学基本证候和相应方药为基本点，结合现代临床研究进展和专家临床经验，制订 PCI 术后胸痛中医诊疗专家共识，经中华中医药学会介入心脏病学专家委员会讨论通过。

PCI 术后胸痛的病机总以本虚、标实或以其复合证型出现。本虚以脏腑气、血、阴、阳亏虚为主；标实以血瘀、痰阻、气滞、寒凝多见；复合证型以气虚血瘀、气滞血瘀、痰阻血瘀、寒凝心脉、气阴两虚、阳虚水泛、心阳欲脱等证型多见。虽然 PCI 可有效解除血管阻塞，显著改善心肌缺血，但对中医本虚证和标实证的改善有限，提示 PCI 术后仍需要加强扶正固本、祛邪治标之法。在上述证候特点基础上，近年来研究发现部分患者可出现热毒证候以及络风内动证候。其虚实病机的常用方药见表 10 - 3，复合证型者可用相关方药组合加减进行治疗。

表 10 - 3　PCI 术后胸痛虚实病机及常用方药

证型	治法		方药
心气虚	补益心气		养心汤加减
脾气虚	补中益气		补中益气汤加减
肾气虚	补肾		金匮肾气丸加减
心阳虚	补益心阳		保元汤加减
肾阳虚	补肾温阳		右归丸加减
心阴虚	滋养心阴		天王补心丹加减
肝肾阴虚	滋肝益肾		六味地黄丸加减
阳脱	回阳固脱		参附汤加减
心血虚	养心补血		归脾汤加减
肝血虚	养肝补血		四物汤加减
血瘀	活血化瘀		血府逐瘀汤加减
痰浊	宣痹化痰	偏寒：温化痰浊	瓜蒌薤白半夏汤加减
		偏热：清热化痰	温胆汤加减
气滞	行气止痛		柴胡疏肝散加减
寒凝	温阳散寒		当归四逆汤加减

　　近年来，众多文献报道提出，中医药辅助治疗 PCI 患者不仅可明显改善患者临床症状，减少心绞痛复发，还可以预防再狭窄、心肌损伤等并发症，降低不良心血管事件发生率，从而提高 PCI 的疗效。如有学者曾观察速效救心丸对 60 例急性冠状动脉综合征患者早期 PCI 效果的影响，发现速效救心丸有改善 ACS 患者支架植入前后的冠状动脉血流、增加侧支开放及减少围手术期心肌梗死的发生率的作用。另有研究者观察速效救心丸对稳定型心绞痛患者 PCI 围术期的心肌保护作用。发现与单纯西药治疗相比，速效救心丸治疗可改善稳定型心绞痛患者支架植入后的冠状动脉血流灌注的趋势，且可降低稳定型心绞痛患者 PCI 围术期血心肌酶水平，减少围术期心肌梗死的发生率。

（二）围介入手术期中医药护理

　　1. 腹胀、尿潴留　培元刮痧调护，即补法刮拭，以小力度、慢速度刮拭。刮拭路径：前发际→后发际→大椎→至阳→命门→腰阳关；再刮拭两侧膀胱经，肺俞→厥阴俞→心俞→督俞→膈俞→肝俞→胆俞→脾俞→胃俞→三焦俞→肾俞→气海俞→大肠俞→关元俞，以刮拭部位微微发红为度，不宜出痧，每日上午 1 次，30 刮/次。经桡动脉穿刺者以掌心劳宫穴顺时针按摩术侧劳宫穴 60 旋回，同时循经按摩术侧手指。经股动脉穿刺者循经按摩术侧下肢至足趾，2 次/天；动脉鞘管拔除 2 小时后艾灸中脘、神阙、气海、关元穴，每天下午 1 次，20 分钟/次；也有研究者主张动脉鞘管拔除 2 小时后艾条温灸中脘、神阙、气海穴，2 次/天，20 分钟/次，直至下床，可以促进肠功能恢复。刘灵芝主张按摩手法：用手掌根部轻柔按摩关元、气海等处，向下轻推，并以手指刺激中极等穴位，手法由轻渐重，使小腹产生温热感。不宜按摩者，可针刺三阴交、阴陵泉等穴；也可用中药外敷，将食盐、葱白铁锅炒热，分装于 2 个布袋中，交替热敷关元、气海等，以解除尿潴留。

2. 睡眠　可用经络刮痧、穴位按摩来改善睡眠情况。21：00 左右以左掌心劳宫穴顺时针按摩右脚心的涌泉穴，再以右掌心劳宫穴按摩左脚心的涌泉穴各 60 旋回，完成后即上床休息并进行放松训练。具体如下：①舒适、自然、放松、安静仰卧，两臂放于体侧，两腿稍分开，双目轻闭；②默念"放松"，从头部开始，逐步向下至足部，使肌肉完全放松；③深而慢地吸气→自然舒适屏气（约 1 分钟）→舒畅自然地深呼气，从而使肌肉得到放松，心理紧张得到缓解，使情绪进入安静状态，同时配合自我暗示自己进入睡眠状态。也可以通过放松训练缓解患者紧张的情绪，并以心劳宫穴按摩涌泉穴，使心火下降、肾水上升，从而达到心肾相交、水火相济的目的。

3. 腰背酸痛　病情许可时指导患者甩手、慢步走，或打太极拳，做八段锦、五禽戏、保健操等，运动强度以身体微微发热即可。

4. 焦虑　与患者多交谈，分散患者的注意力。术后第 3 天开始指导患者每天 6：00 左右（卯时）练五心养神功，即十指敲打头心（百会穴）、眉心（印堂穴）、胸心（膻中穴）、腹心（关元穴）、足心（涌泉穴）；情绪不好时增加按揉双侧太冲穴 2 分钟。

八、临床疗效评价

TIMI 血流分级是用冠状动脉造影的方法评价冠状动脉再灌注的标准，分为 0 ~ 3 级。①0 级：无血流灌注。闭塞血管远端无血流。②1 级：渗透而无灌注。部分对比剂通过，冠状动脉狭窄的远端不能完全充盈。③2 级：部分灌注。冠状动脉狭窄的远端可以完全充盈，但显影慢，对比剂消除慢。④3 级：完全灌注。冠状动脉远端完全而且迅速充盈与消除，与正常冠状动脉相同。TIMI 0 级和 1 级表明冠状动脉未再通，TIMI 2 级和 3 级表明冠状动脉再通（再灌注）。由于急性心肌梗死时再灌注的程度与速度与病死率显著相关，因而 TIMI 血流分级对预后有重要的临床意义。TIMI 分级是评价病变远端血流的标准，虽然其与冠状动脉狭窄程度有一定联系，但一般仅用于冠状动脉急性闭塞和（或）再灌注时评价血流。

有经验的术者，PCI 相关死亡率在 0.3% ~ 1.0%，患者具有创伤小、恢复快、迅速缓解症状等优点。成功的 PCI 使狭窄的管腔减少至 20% 以下，血流达到 TIMI 3 级，心绞痛消除或显著减轻，心电图变化改善，此为达到"近期临床成功"的标准。术后患者心肌缺血症状和体征缓解持续 6 个月以上可称为"远期临床成功"，是近期成功的延续。

（王肖龙　金涛）

第十一章 消化道疾病的介入诊疗

第一节 消化道狭窄的介入诊疗

一、临床要点

引起消化道狭窄的原因有很多种，如炎性狭窄、术后吻合口狭窄、肿瘤性狭窄、发育异常、动力性障碍（贲门失迟缓症）及酸碱烧伤等。严重者不能进食，静脉途径补充营养不足以支持人体活动的需要，长期不能进食，导致水电解质失衡、营养不良，甚至危及生命。消化道梗阻除食管癌外，以恶性肠梗阻多见，恶性肠梗阻是指原发或转移性恶性肿瘤造成的肠道梗阻，是晚期癌症患者的常见并发症，最常见于胃肠道恶性肿瘤，如胃癌（30%～40%）和结直肠癌（10%～28%），其次为卵巢癌（5.5%～51%），小肠梗阻较大肠梗阻更为常见（61%和33%），大于20%的患者大肠和小肠同时受累。

治疗的目标就是改善患者的生活质量，对于恶性肿瘤应根据疾病的发展阶段、患者全身状况及其意愿、进一步接受抗肿瘤治疗的可能性，选择个体化姑息治疗方案。通过球囊扩张、放置金属支架治疗或肠梗阻导管，可使狭窄解除，缓解进食困难。

二、介入方法简介

1. 球囊扩张术 是利用球囊的横向扩张力，撕裂狭窄段管腔壁的纤维结缔组织，扩张狭窄管腔，一般应用于消化道的良性狭窄及极度狭窄的恶性狭窄支架置入前的预扩张。

操作方法：术前详细了解梗阻原因，观察病变部位、范围、程度。患者平卧于诊断床上，头偏向一侧，口咽部用1%丁卡因做黏膜喷雾麻醉，口部置开口器；经口插入导管、导丝，透视下观察导管、导丝至梗阻部位，退出导丝，经导管注入碘对比剂，观察梗阻长度、程度及对比剂流向并在体表做标记；重新插入导丝，透视下调整导管导丝方向，通过梗阻段，导丝通过梗阻段后使导丝尽量插入胃远端，并跟入导管；退出导丝，注入碘对比剂，证实导管位于消化道内；置换超硬导丝，并使导丝在胃内盘曲，退出导管；沿超硬导丝插入球囊导管，确认球囊导管位于狭窄、梗阻段，用稀释对比剂充盈球囊；扩张过程中狭窄、梗阻段可见到球囊的葫芦状凹陷，继续加大球囊压力，至球囊凹陷消失；保留导丝，吸瘪并退出球囊，口服碘对比剂观察梗阻段扩张情况，如梗阻段消失、无穿孔，退出导丝。

2. 支架置入术 是利用金属支架的膨胀和支撑力，扩张狭窄的消化道，是目前治疗不能或不愿外科手术的消化道狭窄最常见的方法。带膜金属支架大多应用于食道，金属裸支架常应用于幽门及肠道（图11-1）。近年来放射性粒子支架置入治疗晚期食道癌已得到越来越多地被应用，不仅可以解除食道狭窄、梗阻症状，也可对肿瘤进行内放射治疗，取得明显的疗效（图11-2）。

操作方法：上消化道支架置入前进行局部黏膜麻醉，置入结肠支架不需麻醉；术前给阿托品及适当的镇静剂和止痛剂。患者仰卧于诊断床上，置入上消化道支架者头偏向右侧，置入结肠支架患者侧卧。导管、导丝或胃镜配合经口腔或肛门进入狭窄段上方，经导管注入碘对比剂，证实狭窄的位置、程度和长度。经导丝或胃镜配合，导管越过狭窄段，交换超硬导丝，将合适的支架送至狭窄段，透视下缓慢释放食管支架或肠道支架，回撤支架释放器、导丝，复查造影观察支架膨胀及通畅情况，有否对比剂外溢征象，如支架膨胀不佳，可引入球囊导管扩张。

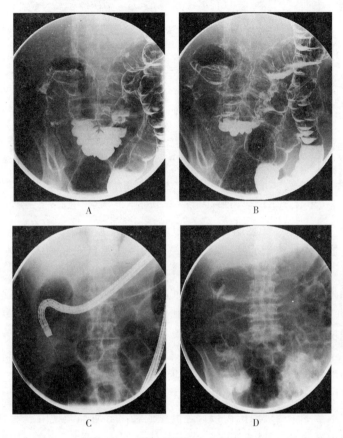

图 11-1 结肠癌梗阻内支架置入术

患者男性，60 岁，确诊升结肠癌不能手术，肠梗阻内科保守处理，放置升结肠支架。A、B. 结肠造影见升结肠明显狭窄；C. 结肠镜辅助下送入导丝，置入结肠支架；D. 支架置入后部分膨胀

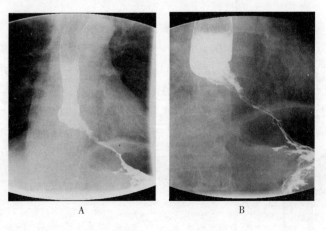

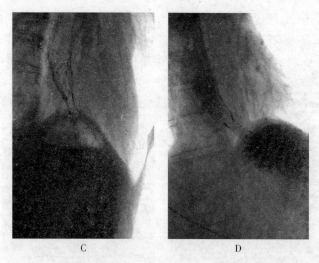

C   D

图 11 - 2   食道癌放射性粒子支架置入术

患者男性，58 岁，确诊喉癌 4 年，食道癌放疗后 1 年复发，放置放射性粒子支架。A. 食道下段癌放疗后 1 年复发，造影食道下段狭窄，累及贲门；B. 狭窄段以上食道扩张；C、D. 置入^{125}I 放射性粒子支架，狭窄段消失，支架通畅

3. 肠梗阻导管置入术   肠梗阻的主要病理生理改变为肠内液体滞留、电解质的丢失，以及感染和毒血症，一旦确诊为肠梗阻，实施胃肠减压是针对肠梗阻所必需的急救措施。普通的减压胃管由于长度较短，不能有效减除小肠内滞留的液体、气体，尤其是低位小肠内的滞留物，经鼻插入肠梗阻导管可以解决此问题。透视下经鼻或经肛插入肠梗阻导管至梗阻端上方，持续负压引流，以减轻梗阻症状，通过充盈球囊自行运动，扩张单纯肠粘连部位，达到解除梗阻目的。

操作方法：①患者侧卧于诊断床上，经鼻插入需口咽部黏膜麻醉，抽出胃内容物；②冲洗导管并涂抹润滑剂；③透视状态下，以半卧位、侧卧位插入导管，如无法通过幽门及结肠狭窄段，可借助内镜，用钳子等将导丝导入幽门或结肠狭窄段；④经鼻插入型肠梗阻导管尽可能插入，但至少应通过屈氏韧带，经肛型肠梗阻导管插至梗阻端上方即可；⑤决定留置位置后，向前球囊注入 15～20ml 灭菌蒸馏水；⑥固定导管，尾端引流口外接负压引流球。

三、适应证

1. 食管炎性狭窄，食管、胃术后吻合口狭窄，先天性食管狭窄，贲门失弛缓症，疤痕性食管狭窄，幽门及十二指肠狭窄等。

2. 食管、贲门部、胃、十二指肠恶性肿瘤所致狭窄或癌肿复发所致狭窄，食管气管瘘（癌性、放疗后、自发性），食管纵隔瘘（癌性、放疗后、自发性），结肠癌性狭窄等。

3. 单纯性粘连性肠梗阻，可以行经鼻肠梗阻导管直接减压诊断、治疗；需手术治疗的粘连严重的肠梗阻；功能性肠梗阻。

四、禁忌证

1. 食道损伤急性期。

2. 活动性出血。

3. 3 周内手术后疤痕。

4. 有严重出血倾向。

5. 严重的心、肺功能障碍。

6. 广泛的肠粘连并发多处小肠梗阻。

五、操作技术要点

1. 术前应详细了解患者病史，初步判断狭窄部位。

2. 术前尽量完善全腹部检查，最后给予肠道对比剂，了解消化道肠管的走行以及狭窄原因、位置，单发或者多发狭窄，为制订介入治疗方案做充分的准备。

3. 部分位置较深的患者需要胃镜、肠镜配合，才容易顺利完成支架植入。

4. 球囊扩张时注意压力，避免压力过高导致狭窄部位破裂、穿孔。

5. 放置支架过程中导丝要足够远才有支撑力，方便支架通过。

6. 梗阻近侧管腔扩张严重时，导丝、导管操作需轻柔，避免造成穿孔。

六、并发症及其处理

1. 疼痛　一般不需特别处理，1~5 天后会自行缓解，如症状明显可对症处理。

2. 消化道出血　少量出血无须处理，如出血量大，需查明原因，必要时行介入栓塞。

3. 肠穿孔　仅少量患者无症状可随访，一般有明显腹膜刺激症状需外科修补。

4. 支架堵塞　支架释放后少数因食物或肿瘤继续生长堵塞，如因食物或肠内容物堵塞可借助内镜处理，如因肿瘤继续生长堵塞可再用支架开通。

5. 支架移位　支架可向下或向上移位，多数能自行排出，对移入胃内的支架无症状可观察，对部分移位支架可再放一支架重叠，使之稳定。

6. 导管堵塞　肠梗阻导管放置后可出现导管打折、肠内容物堵塞，导管打折应在透视下插入导丝，缓慢调整导管位置，肠内容物堵塞，用注射器抽取生理盐水反复冲洗，必要时更换导管。

七、围介入手术期中医药治疗和护理

（一）围介入手术期中医药治疗

消化道狭窄属于中医"噎膈"范畴，是由于食道狭窄、食道干涩而造成的以吞咽食物哽咽不顺，甚则食物不能下咽到胃，食入即吐为主要表现的一类病症。噎膈的成因为痰、气、血瘀结于食管，渐致食道狭窄不通所致。本病的治疗应权衡标本虚实，辨证论治，初起以标实为主，重在治标，理气、化痰、消瘀为主要方法，并可少佐滋阴养血润燥之品。后期以正虚为主，主要以扶正，滋阴养血，益气温阳为主要方法，也可少佐用甘酸滋腻之品。

1. 痰气交阻　治法：开郁化痰，润燥降气。方药：启膈散。

2. 津亏热结　治法：滋养津液，泄热散结。方药：沙参麦冬汤。

3. 瘀血内结　治法：破结行瘀，滋阴养血。方药：通幽汤。

4. 气虚阳微　治法：温补脾肾，益气回阳。方药：补气运脾汤、右归丸。

消化道肿瘤介入治法是肿瘤较新的方法，但在治疗过程中，不可避免地会出现不同程度的不良反应，如白细胞下降，消化道反应，免疫功能受抑制等。以上各种症状在中医辨证范畴中以正虚为主。化疗药物使人体呈现脏腑亏损、气血阴阳不足等衰弱症状，因此需要给予中医调理，如中药补益剂，健脾理气药物等。

中医学治疗肿瘤有数千年的历史，积累了丰富的经验。中医学具有辨证施治的鲜明特点，强调天人合一的自然和整体观，强调内环境的平衡，因而在宏观治疗疾病上有独到之处。中医药与西医的手术、放疗、化疗有效地结合可起到减毒增效的作用，中医药在改善肿瘤患者的症状、治疗肿瘤并发症、预防肿瘤转移复发等方面也有一定的疗效，能够有效地提高肿瘤患者的生存质量。在肿瘤康复过程中，有专家将中医辨证与辨体质相结合，为肿瘤术后患者的康复制订具体的综合调养方案，从而提高患者生活质量。临床观察结果表明，经过 6 个月的治疗后患者中医证候疗效较好，胃纳差、腹胀、疲劳乏力等症状有明显改善（总改善率80%）。

（二）围介入手术期中医药护理

1. 疼痛 轻微的疼痛一般可不予治疗，重者可采用分散注意力、中药贴敷、穴位按摩、蜡疗、针灸等方法止痛。

2. 焦虑 消化道狭窄患者由于不能进食，人逐渐消瘦，心理负担较重，已确诊恶性肿瘤患者有悲观绝望的情绪，或对检查抱有不切实际的幻想，术前应主动和患者谈心，减少患者的陌生感，缓解紧张情绪，了解患者的病情，将先前同类手术的成功病例介绍给患者，增强其信心，指导患者进行术前准备，告知手术操作主要步骤，使其了解操作程序，便于配合。与患者多交谈，分散患者的注意力。可指导患者每天练五心养神功，情绪不好时增加按揉双侧太冲穴。可用经络刮痧、穴位按摩、放松训练来缓解焦虑、改善睡眠情况。

3. 体温升高 注意无菌操作，鼓励患者多饮水，及时更换衣服床单，避免受凉感冒。可饮茅根竹蔗汁或果汁以泻热，发热甚者可采用针刺穴位泻热。

4. 刺激性咳嗽、顽固性呃逆 可通过针灸缓解。攒竹穴穴位按压；耳郭的脾胃、神门、皮质下穴行耳穴疗法；用甲氧氯普胺行双侧足三里穴穴位注射；神阙穴行气消胀药中药热敷并采用艾条温灸等方法来缓解。

5. 饮食护理 消化道狭窄介入手术后营养支持及促进胃肠功能早日恢复是围手术期护理的重要环节，使患者尽早达到正氮平衡代谢，从而提高手术疗效，改善预后。中医认为，消化道梗阻乃气机堵塞，肠腑功能失调，全身机能障碍，致使升调失去平衡，脏腑通行不畅，导致胃肠功能障碍。复方大承气汤具有通里攻下，理气止痛，活血化瘀功效。梗阻解除恢复饮食之后，应先从流质开始，逐步根据胃肠功能恢复情况过渡到普食。支架植入后先给予流质饮食，第 2 天改为半流质饮食，逐渐过渡到软食等固体食物，避免冷、硬、多渣食物，观察进食后有无腹痛、腹胀等不适。饮食宜高热量、高维生素、清淡、易于消化，避免生、冷、硬、多渣、黏性大的食物，以利于扶正理气、调其根本，达到治愈的目的。

6. 病情观察 对于肠梗阻患者给予导管置入后，要多次观察引流管的位置，保持一定余量；引流口持续负压引流。间断予以中药复方大承气汤，间断灌注 50 毫升/次、4～6次/天。观察记录减压导管的液体出入量及判断导管有无堵塞。术后观察 2～48 小时，注意观察有无穿孔、出血等并发症，并给予对症处理。

八、临床疗效评价

球囊扩张治疗消化道狭窄因其简单、方便，近期疗效明显而得到广泛应用，特别是良性消化道狭窄，但是，长期效果不佳，往往与金属支架配合使用效果更佳。

消化道支架的临床应用是近年来消化道介入治疗发展史上的重要标志。临床实践中，依据不同病变部位置入相应的消化道支架，可有效重建消化管道的通畅性，为传统手术不治或难治的疾病开拓了新的治疗途径。但并发症难以避免，并发症的多寡与患者生存期成正相关。随着消化道支架的完善和支架技术的日益成熟，其应用必将更为广泛、便捷、安全、有效，其在消化道疾病治疗中将会有更加广阔的前景。

肠梗阻导管容易到达梗阻的部位，对梗阻的近端肠管直接实施减压。在常规治疗的基础上应用肠梗阻导管，腹痛、腹胀症状明显缓解，有利于提高患者的生活质量。

第二节　消化道出血的介入诊疗

一、临床要点

消化道出血分为动脉性出血和静脉性出血。消化道动脉性出血主要病因由消化道溃疡、肿瘤、血管畸形、医源性损伤、血液性疾病等所致。主要临床表现为呕血、便血、休克等症状。主要治疗方法有介入治疗、内镜下治疗及外科手术治疗。消化道出血是临床常见的急症，由于部分消化道出血患者难以确定出血部位，造成外科手术困难；还有部分患者由于出血凶险，休克难以纠正，所以进行急诊手术及内镜治疗风险极高。介入作为微创并且高效的诊断兼治疗消化道出血手段，目前得到了广大临床医师认可。静脉性出血主要见于门静脉高压所致胃底、食道静脉破裂出血，主要治疗方法见相关章节。

二、介入方法简介

通常经股动脉插管，行全消化道动脉血管（腹腔动脉、肠系膜上、下动脉）造影，主要根据血管造影表现判断出血部位，动脉造影的直接表现为对比剂外溢于肠腔内，实验表明出血速度达 $0.5\sim1ml/min$ 时即可显示对比剂外溢征象；间接征象主要为局部血管痉挛、粗细不均、毛细血管迂曲扩张、肿瘤血管染色、畸形血管团（图 11-3A）等。对于胃、十二指肠等侧支丰富的出血部位主干栓塞是相对安全的（图 11-3B），可用弹簧圈、明胶海绵等；对于空、回肠、结肠等缺乏侧支代偿的出血部位，微导管可超选至责任动脉，栓塞范围应控制在 $4\sim5$ 支直动脉范围内，栓塞材料以明胶海绵为宜；对于弥漫性胃肠道出血，可选择性插管灌注血管加压素。栓塞成功后应行相关供血动脉造影，了解是否还存在出血，必要时可再次行栓塞治疗。

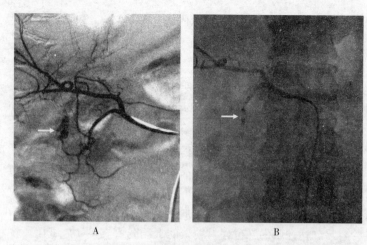

图 11 - 3　十二指肠溃疡出血弹簧圈栓塞胃十二指肠动脉止血

患者男性，49 岁，突发大量呕血，既往有十二指肠溃疡史，经腹腔干肝总动脉造影见胃十二指肠分支动脉局部扭曲扩张，并见对比剂外溢入十二指肠内（A，白箭），微导管超选注入明胶海绵颗粒，并在胃十二指肠动脉主干栓塞微弹簧圈，再次造影出血动脉未显示（B，白箭）

三、适应证

各种原因所致的活动性消化道动脉或毛细血管出血。

四、禁忌证

1. 重要脏器（心、肝、肾）严重功能不全的患者。
2. 出凝血功能障碍患者、严重感染者等应为相对禁忌证，介入治疗应慎重。
3. 近期心肌梗死、严重冠心病、心肌储备力差等应视为血管加压素禁忌证。

五、操作技术要点

1. 术前应详细了解患者病史，初步判断消化道出血部位。
2. 术前尽量完善全腹部 CTA 检查，了解消化道血管分布及走行，查找病因，为制订介入治疗方案做充分的准备。
3. 对于造影未发现出血灶、肠道蠕动又较快的患者，可经导管肠系膜上动脉灌注东莨菪碱，10 ~ 20 分钟后再重新做造影。
4. 对出血动脉应尽可能超选至末端分支栓塞，以降低肠道缺血坏死的风险。
5. 栓塞后应再次进行造影确认，并排除栓塞后的责任动脉的新侧支动脉开通。

六、并发症及其处理

1. 主要并发症为栓塞导致的肠道坏死、穿孔，应及时行外科切除修补治疗。
2. 局部动脉灌注血管加压素可引起全身副作用，常见有抗利尿激素反应和心脏反应，表现为水潴留、电解质紊乱、血压升高、心律失常、心绞痛、心肌梗死等，应立即调整灌注剂量或停止灌注，并对症处理。

七、围介入手术期中医药治疗和护理

（一）围介入手术期中医药治疗

消化道出血原则上待出血控制后再依据患者体质辨证施治，在出血期间不能口服汤药。

（二）围介入手术期中医药护理

1. 疼痛 同本章"消化道狭窄的介入治疗"小节。

2. 焦虑 与患者多交谈，分散患者的注意力。可指导患者每天练五心养神功，情绪不好时增加按揉双侧太冲穴。可用经络刮痧、穴位按摩、放松训练来缓解焦虑，改善睡眠情况。

3. 体温升高 同本章"消化道狭窄的介入治疗"小节。

八、临床疗效评价

介入血管造影和栓塞对不明原因和部位的消化道出血的诊断率为 77% ~ 95%、止血有效率可达 82.7%。动脉造影结合栓塞治疗可以作为消化道出血的一项重要辅助诊断及治疗措施，不仅对于不适于手术或难以耐受手术的患者可以作为重要的抢救生命的治疗措施，还可在手术前定位诊断，提高手术安全性方面起到重要作用。

第三节 消化道恶性肿瘤的介入化疗和栓塞诊疗

一、临床要点

当前全国肿瘤登记地区恶性肿瘤发病第 1 位的是肺癌，其次为胃癌、结直肠癌、肝癌和食管癌，前 10 位肿瘤占全部发病的 76.39%。同时恶性肿瘤死亡第 1 位的是肺癌，其次为肝癌、胃癌、食管癌和结直肠癌，前 10 位恶性肿瘤占全部死亡的 84.27%。而农村地区由于医疗资源缺乏，诊治水平偏低，居民健康意识不足，导致病期偏晚，预后更差。上消化系统肿瘤已成为我国居民主要的恶性肿瘤死亡原因。

因此对于消化道肿瘤的防治工作至关重要。近年来随着介入放射学技术的迅猛发展，为消化道恶性肿瘤提供了新的治疗途径。目前适合介入治疗的主要包括食管癌、胃癌、小肠癌及大肠癌。本章节主要介绍胃癌、大肠癌。

胃癌源自胃黏膜上皮细胞，占胃恶性肿瘤的 95%，占人体肿瘤死亡人数的 23.03%。其自然生存期为 3.0 ~ 7.4 个月，我国胃癌发病率占全球胃癌发病率的 46.8%；病死率占 47.8%。胃癌发病率位居第 2，死亡占恶性肿瘤总死亡的 14.33%。外科扩大根治术仍是胃癌的主要治疗方法，5 年生存率近几十年来一直在 20% ~ 40% 之间，其原因有：一方面胃癌诊断时，有近 1/3 的患者已不能切除；另一方面对于胃癌根治术后的复发和转移，尚无十分有效的治疗方法和手段。用介入放射学方法治疗胃癌，近年来应用逐渐增多，为中、晚期胃癌患者治疗提供了一个新的方法。

大肠癌包括盲肠、结肠和直肠癌。2009 年全国肿瘤登记资料显示，我国结直肠癌发病例数占恶性肿瘤发病的 10.3%，发病率位居第 3；死亡例数占恶性肿瘤死亡的 7.88%，病死率位居第 5。男性结直肠癌发病率和病死率均高于女性。目前的治疗方法主要是外科手术，70% ~ 80% 的患者在诊断时可以局部切除，但术后 40% ~ 70% 有复发转移。因此，大

肠癌根治术后总的 5 年生存率仍较低，仅为 50.21%。近年来，采用经动脉灌注化疗和栓塞术在大肠癌术前、术后治疗中的应用，明显延长了生存期。

二、介入方法简介

（一）血管内介入治疗

血管内介入治疗主要是肿瘤供血动脉灌注化疗术，部分患者可联合栓塞术。可用于肿瘤术前辅助动脉化疗栓塞，其目的是阻断肿瘤供血动脉，使肿瘤组织坏死；并可使肿瘤缩小，提高切除的可能性以及彻底性，减少术中出血。中、晚期肿瘤的灌注化疗栓塞，以灌注化疗为主，提高肿瘤区域的药物浓度；栓塞可以阻断肿瘤血供，含有化疗药物的栓塞物还可以起到双重作用；也可用于肿瘤出血的栓塞治疗。

对于消化道肿瘤，大部分以灌注化疗为主，近来也有使用锁骨下动脉或股动脉导管药盒系统行连续灌注化疗。一般而言，单纯灌注化疗疗效逊于化疗栓塞疗法。

操作过程：局部浸润麻醉下用改良 Seldinger 法经右股动脉穿刺，引入动脉导管鞘，经动脉导管鞘引入导丝、导管。随后将导管插入肿瘤供血动脉，具体插管动脉根据肿瘤位置而定，我们在下文略有叙述。原发灶未切除者，采用微导管超选择插管，到达肿瘤血管后经动脉缓慢灌注化疗药物。化疗药物参考全身静脉化疗药物，总量为全身静脉化疗药物总量的 1/3 ~ 1/2，对于食管癌、胃底贲门癌、直肠癌等可在灌注化疗完成后给予肿瘤供血动脉栓塞治疗。最后拔除导管、导丝、动脉鞘，穿刺处加压 5 ~ 10 分钟后，局部绷带加压，嘱患者右下肢制动 8 小时。

（二）非血管介入治疗

1. 消化道恶性肿瘤较少应用放射性粒子植入治疗，有用于大肠癌治疗的。
2. 对于消化道肿瘤引起的梗阻，可以选择食管或肠道支架植入术。对于多发梗阻也可给予肠梗阻导管置入术。

三、适应证

1. 不能外科手术切除的消化道恶性肿瘤者。
2. 高龄或拒绝外科手术者。
3. 消化道恶性肿瘤伴远处转移者。
4. 消化道恶性肿瘤术后复发不能再次手术切除者。
5. 术前辅助化疗栓塞。
6. 消化道恶性肿瘤根治术后预防性动脉灌注化疗。

四、禁忌证

1. 严重感染，不能耐受化疗者。
2. 心、肝和肾脏等重要器官功能严重障碍者。
3. 白细胞、血小板降低、凝血功能障碍等不适于化疗者。
4. 全身广泛转移、恶病质者。

五、操作技术要点

根据肿瘤的部位选择不同的血管。如食管癌，可选择食管固有动脉、支气管动脉等。胃癌根据肿瘤部位可选择胃左动脉、胃右动脉、胃十二指肠动脉等。大肠癌血供复杂，选择性插管部位也不同，如回盲部癌应选择肠系膜上动脉的回肠结肠支，升结肠癌选择肠系膜上动脉结肠右动脉支，横结肠癌选择肠系膜上动脉的结肠中动脉支。降结肠、乙状结肠及直肠上段癌选择肠系膜下动脉所属分支（图 11-4）；对于乙状结肠癌及直肠上段癌、可将导管选择性插入结肠左动脉；直肠中、下段及肛门恶性肿瘤则应进行双侧髂内动脉插管。

因此，熟悉肿瘤供血动脉的解剖及变异和熟练的插管技术是实施选择性动脉灌注化疗的基础和提高疗效的保证。所以尽量在术前给予 CTA 检查，了解肿瘤的血供情况。此外介入术中应避免在肠系膜上动脉开口灌注化疗药物，因其可对正常的小肠造成严重损害。对于需栓塞患者，需采用微导管超选择性插管，栓塞剂一般使用明胶海绵颗粒或者栓塞微球，应尽量避开正常血管支。对于胃癌，有报道采用碘化油、明胶海绵栓塞，可直接阻断胃癌的周围血供和主要供血动脉，使其缺血坏死。

化疗药物根据肿瘤类型确定。常用药物有 5-氟尿嘧啶、阿霉素、奥沙利铂、顺铂、吉西他滨等。

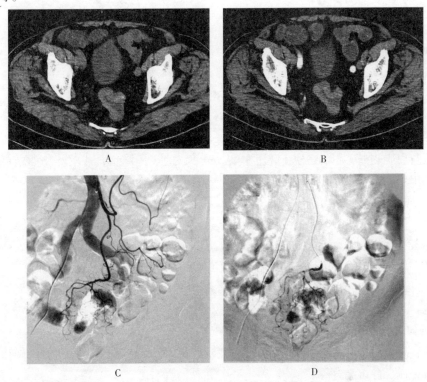

图 11-4　直肠癌介入化疗栓塞
A、B. CT 示直肠肿块；C、D. DSA 肠系膜下动脉造影示肿瘤染色

六、并发症及其处理

1. 对于给予栓塞患者，可能出现栓塞后综合征，如疼痛，发热等，给予对症支持处理。

2. 在实际工作中，化学性胃炎、肠炎是难以避免的，只是程度上的差异，严重者可影响疗效。治疗上首先导管应尽可能进行超选择插管，其次灌注药物应减慢速度，避免药物返流，然后注意灌注药物的浓度，减轻化学性胃肠炎发生的程度。治疗措施主要是保护肠道黏膜，让患者禁食或流质，加用制酸剂和胃黏膜保护剂，必要时加用促进胃或者小肠蠕动的动力性药物。

七、围介入手术期中医药治疗和护理

（一）围介入手术期中医药治疗

根据临床表现和古代医籍的描述，胃癌归属于"噎膈""反胃""积聚"的范畴。介入前后可以辨证施治。

中医治疗胃癌的原则：早期以攻为主，中期攻补兼施，晚期以补为主。

1. 肝气犯胃证

症状：胃脘胀满、时时隐痛、窜及两肋、呃逆嗳气、吞酸嘈杂，舌淡红或暗红、苔薄白或薄黄，脉沉或弦。

治法：疏肝理气，和胃降逆。

主方：柴胡疏肝散加减。

2. 胃热伤阴证

症状：胃内灼热，口干欲饮，胃脘嘈杂、食后脘痛，五心烦热，大便干燥，食欲不振，舌红少苔或苔黄少津，脉弦细数。

治法：清热养阴，润燥和胃。

主方：玉女煎加减。

3. 气滞血瘀证

症状：胃脘刺痛，心下痞硬，脘腹胀满，饥不欲食，呕吐宿食或呕吐物如赤豆汁，便血，肌肤甲错，舌紫暗，脉沉细涩。

治法：理气活血，祛瘀止痛。

主方：失笑散或膈下逐瘀汤加减。

4. 痰湿凝结证

症状：胸膈满闷，面黄虚胖，腹胀便溏，痰核瘰疬，舌淡红、苔滑腻，脉滑。

治法：健脾燥湿，化痰散结。

主方：二陈汤加减。

5. 脾胃虚寒证

症状：胃脘冷痛、喜温喜按，宿谷不化或泛吐清水，面色㿠白，肢冷神疲，便溏浮肿，苔白滑或白腐，脉沉无力。

治法：温中散寒，健脾和胃。

主方：附子理中汤加减。

6. 气血亏虚证

症状：全身乏力，心悸气短，头晕目眩，面色无华，脘腹肿块或硬结，形体消瘦，虚烦不寐，自汗盗汗，舌淡苔白，脉细弱或虚大无力。

治法：补气养血，化瘀散结。

主方：十全大补汤加减。

（二）围介入手术期中医药护理

1. 胃肠道症状 目前常用的止吐外治法包括针刺、穴位注射、耳穴贴压、穴位敷贴、艾灸等，其中神阙、内关、曲池、足三里及中脘穴比较常用。张曈研究发现化疗前1天即开始艾灸神阙、足三里，每天1次，每次10~15分钟，连用至此次化疗结束能有效预防化疗后出现的胃肠道症状。

2. 骨髓抑制 有研究报道针刺足三里、血海、三阴交等穴对化疗后白细胞减少症有一定的疗效，针灸可通过调整机体阴阳气血，使之趋于平衡状态，在骨髓抑制的治疗中起到减毒增效、提高免疫力的作用；温和灸足三里、血海、合谷、脾俞、肾俞等穴治疗化疗所致白细胞减少症疗效可靠，且具有较好的可重复性；程俊报道足三里、三阴交穴位注射参附注射液治疗化疗后骨髓抑制，参附注射液穴位注射能有效减轻化疗药物对骨髓的抑制。窦健卿等予化疗患者足三里、三阴交、血海、关元、气海穴位注射地塞米松，结果发现穴位注射可有效地缩短骨髓抑制治疗时间及外周血的低血象期。

3. 疼痛 同本章"消化道狭窄的介入治疗"小节。

4. 体温升高 同本章"消化道狭窄的介入治疗"小节。

八、临床疗效评价

对于食管癌，目前以放化疗综合治疗为主，单纯介入治疗应用较少。在我国河南、广东等地取得了良好的效果，食管癌仍以动脉灌注为主，尚未有栓塞治疗的文献报道。考虑因食管癌血供极为复杂，给栓塞的超选血管带来难度。文献资料报道，食管癌灌注总有效率达85%以上。

胃癌介入治疗研究较多，最新研究表明胃癌动脉栓塞是安全可行的，单纯灌注1年生存率为25%，而栓塞疗法可达60.7%（图11-5）。中位生存期较静脉化疗延长。

结肠、直肠癌不能手术切除未治疗者平均生存期为6个月，而动脉化疗平均生存期为11.6个月，动脉化疗有效率为33%~76%。对组织学证实为高度恶性的黏液腺癌、低分化腺癌等，因其化疗效果差，可适当加大药物剂量。此外结直肠癌术前动脉内灌注化疗，可缩小病灶，提高手术切除率，防止医源扩散及预防转移。

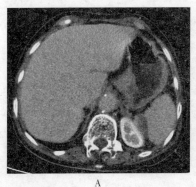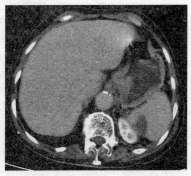

A   B

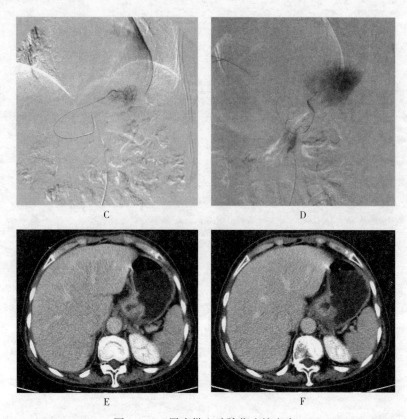

图 11 - 5 胃癌供血动脉化疗栓塞术

A、B. CT 示胃癌伴胃周淋巴结转移；C、D. DSA 造影示胃底贲门处肿瘤血管及染色；E、F. 介入化疗术后 1 个月
CT 示胃癌病灶有所缩小

（纪建松 李雁 朱伟康 王岩梅）

第十二章　门静脉高压的介入诊疗

肝硬化所致的门静脉高压是临床上一种常见病，门静脉血液回流受阻和血流量增加促使门静脉及其属支压力升高。门静脉压力增高导致门-体侧支循环开放，引发食管胃底静脉曲张，曲张的食管胃底静脉常自发或受外界刺激引发上消化道大出血，常常危及患者生命，致死率较高。此外门静脉高压还可导致难治性腹水、肝性脑病、脾功能亢进和肝肾综合征等多种并发症。因此针对门静脉高压的治疗至关重要。目前治疗手段有内科治疗、介入治疗和外科治疗，其中介入治疗作为一项较新的技术，以创伤小、疗效明确、并发症发生率低等特点成为不可或缺的治疗方法。

介入治疗门静脉高压及其并发症的方法有经颈静脉肝内门-体静脉支架分流术（transjugular intrahepatic portosystemic stent shunt，TIPSS）、经皮经肝门静脉穿刺曲张静脉栓塞术（percutaneous transhepatic variceal embolization，PTVE）、部分性脾动脉栓塞术等。本章节介绍几种常用的介入技术。

第一节　经颈静脉肝内门-体静脉支架分流术

一、临床要点

TIPSS 是通过介入手段，通过门静脉穿刺、球囊扩张、支架置入等步骤在肝静脉和门静脉之间建立有效分流道，有效降低门静脉压力，是一项治疗门静脉高压导致的上消化道出血和顽固性腹水的新技术。TIPSS 风靡于 20 世纪 80 年代末，经过 20 余年的相关基础研究、技术改良和临床应用，该技术的安全性和有效性日趋成熟，同时人们对 TIPSS 的技术原理、缺陷和价值已有了比较一致的认识。与外科门-体分流相比，TIPSS 的具有创伤小、成功率高、降低门静脉压力可靠、可控制分流道的直径、能同时做断流术（栓塞曲张静脉）、并发症发生率低等优点，得到了国内外同行的广泛认可。

二、介入方法简介

采用特殊的介入治疗器械（穿刺针、球囊导管、血管支架），在 X 线透视导引下，经颈内静脉入路，至肝静脉穿刺门静脉，穿刺成功后应用球囊导管扩张穿刺道并在肝静脉-门静脉之间放置血管支架建立人工分流通道，支架置入后酌情行胃冠状静脉和胃短静脉栓塞术。

三、适应证

1. 食管、胃底静脉曲张破裂大出血，经保守治疗（药物、内镜下治疗等）效果不佳者。

2. 外科行门体分流术风险极大者。

3. 外科手术后再发静脉曲张破裂出血者。

4. 终末期肝病，在等待肝移植期间需要处理静脉曲张破裂出血者。

5. 顽固性肝硬化性腹水者。

总的来说，为了增加患者术后长期生存率，降低肝性脑病发生率，肝功能 Child 分级应达到 B 级或 A 级，急诊情况下肝功能 Child C 级患者也可考虑使用 TIPPS 技术进行治疗。

四、禁忌证

1. 绝对禁忌证

（1）心、肺、肝、肾等重要脏器功能严重障碍者，特别是右心衰竭，中心静脉压明显升高者。

（2）难以纠正的凝血功能异常者。

（3）有尚未控制的感染性疾病，尤其是有胆系感染、不能排除肝脏寄生虫囊肿者。

（4）顽固性肝性脑病者。

（5）合并弥漫性、疗效不佳的肝癌患者。

（6）对于门静脉海绵样变性（手术难度较高）、多囊肝或多发性肝囊肿（容易造成囊肿腔内出血）者，在选择 TIPSS 时应慎重。

2. 相对禁忌证

（1）门静脉有癌栓、血栓者。

（2）肿瘤压迫引起的下腔静脉狭窄、闭塞者。

针对门静脉癌栓、血栓的患者，利用射频、溶栓治疗使门静脉基本通畅后仍可进行 TIPSS 治疗，而对于肿瘤压迫导致的下腔静脉狭窄、闭塞，也可以先行介入治疗控制肿瘤后再行 TIPSS 治疗。

五、操作技术要点

1. 血管定位 术前通过各种影像学检查（CT、MRI、B 超）观察、研究肝静脉和门静脉之间的解剖结构和空间关系，评估肝静脉和门静脉的血流状态及分支情况，并结合患者的病情来确定术中穿刺的角度和方向。

2. 血管入路 TIPSS 操作入路一般选择右侧颈内静脉，可以提供较顺直的路径，有利于操作。右侧颈内静脉闭塞或穿刺不顺利时也可选择左侧颈内静脉、右侧颈外静脉或锁骨下静脉入路。

3. 常规手术方法 首先以 Seldinger 法穿刺右侧颈内静脉，在导丝引导下，将 Rups - 100（或 TIPSS - 1000、Angiomed）依次通过右侧颈内静脉、上下腔静脉送入肝静脉（术前确定穿刺位置），以肝静脉右支较常使用。首先行肝静脉造影，根据肝静脉和门静脉间解剖关系，选择穿刺门静脉左支或右支，并且分流通道与肝静脉不宜成角。确认穿刺门静脉成功后，用 5F 直侧孔导管行直接门静脉造影并测压，后送入 8～12mm 球囊导管扩张穿刺通道。分流道形成后再行造影检查分流道有无对比剂外溢或与胆道交通，后置入适当直径的覆膜支架，为避免支架门静脉端长度不足而被门静脉壁覆盖，于分流道门静脉端置入相同直径裸支架起支撑作用。确认支架能够完全覆盖肝实质后，再次行门静脉造影及测压，与术前相比较，以门静脉压力降低 10～20cm H₂O 为宜，同时术中造影若发现胃冠状静脉及胃短静脉明显扩张，可使用弹簧圈或颗粒性栓塞剂行栓塞治疗。对于无明显凝血功能障碍的患者，术后应用抗凝治疗及预防性抗感染治疗（图 12－1）。

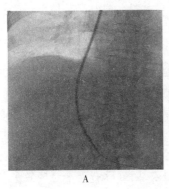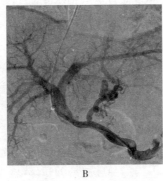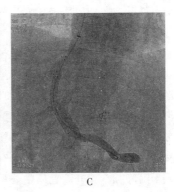

图 12－1 TIPPS 手术过程

A. 显示为经颈静脉穿刺门静脉成功；B. 门静脉造影，显示胃冠状静脉曲张；C. 肝静脉与门静脉之间置入支架术后造影，显示门静脉通过支架进入肝静脉，支架内血流通畅

4. 改良 TIPSS 技术 针对肝静脉萎缩、闭塞或寻找困难的门静脉高压患者，常规 TIPSS 方法常常难以顺利完成。TIPSS 技术的改良应运而生，主要有经颈静脉－下腔静脉直接门静脉分流术和经皮经肝－门静脉逆行穿刺术。前者从肝段下腔静脉直接穿刺门静脉，将支架置放在尾状叶实质内建立贯通尾状叶的侧－侧门腔分流道，后者经皮经肝穿刺门静脉后，再逆行穿刺肝静脉或肝段下腔静脉从而行门体静脉支架植入术。通过经皮经肝穿刺门静脉的改良，TIPSS 操作可以提高患者对手术的耐受性，原因在于门静脉穿刺成功的第一时间可以对胃冠状静脉进行栓塞封堵，迅速达到止血目的，对于手术中维持患者生命体征平稳至关重要。

5. 术后随访 患者术后一周可以通过门静脉压力的测定来评估降压效果，通过彩超检查观察分流道的血流速度从而评价分流道的通畅情况。超声评价分流道通畅标准为其内可见 80～200cm/s 的彩超血流，若流速大于 200cm/s 或低于 50cm/s 应怀疑通道开放不全，可进一步行门静脉造影检查。术后应持续监测消化道出血复发情况。

六、并发症及其处理

TIPSS 术后腹腔内出血、分流道的再狭窄、闭塞及肝性脑病是手术最主要并发症。腹腔内出血是 TIPSS 术后最危险的并发症，最常见的因素在于穿刺门静脉的深度过大，超出肝实质的范围，周边无致密组织包裹，若盲目地推进鞘管或者行球囊扩张，极易引发严重的腹腔大出血甚至死亡。因此穿刺门静脉成功后，需通过反复造影证实门静脉穿刺点的位置。若术中发生破口出血应紧急采用覆膜支架封堵。

术后早期分流道再狭窄常发生于术后 3 月内，其原因主要与支架内血栓形成，术后抗凝不规范，患者高凝状态，支架位置、角度、长度不合理有关。术后 24 小时和一周进行血管彩超监测和必要的胃镜观察非常重要。当然血管彩超判断支架全段血流存在假阳性的可能，若血管彩超提示支架血流通畅，而胃镜检查发现食道静脉曲张未得到改善或加重，可进一步行血管造影检查明确支架血流情况。

据统计，TIPSS 术后半年分流道狭窄率达到 17% ~ 46%，一年后分流道狭窄或闭塞率甚至达到 70%。规范化的术后抗凝和适当的支架选择可以降低术后分流道狭窄的发生率，同时术后对分流道通畅的监测至关重要，当怀疑分流道狭窄或闭塞时，可行血管彩超或直接门静脉造影加以明确，发现问题早期可通过球囊扩张、支架再置入或改行其他分流术达到二次再通，预防再次出血。

肝性脑病的发生与血液分流量直接相关，特别是针对肝脏储备功能较差的患者。一方面，分流道较小导致门静脉降压效果不显；另一方面，分流道过大会使大量未经过肝脏解毒的门静脉血液直接进入体循环系统引发肝性脑病，并且过度降低了肝脏血液灌注从而引起肝损伤。因此选择合适直径的支架、手术前后的对症处理及预防措施至关重要。术后通常应用降氨药物治疗及限制高蛋白饮食、保护肝功能。大部分肝性脑病患者给予饮食控制和对症处理后可以得到缓解。有学者研究发现门静脉左支分流术术后的肝性脑病发生率远低于门静脉右支分流者，主要是因为门静脉解剖的特殊性。其中门静脉右支主要接受来自肠系膜上静脉的血，左支主要接受来自脾静脉的血。家兔的门静脉左、右支血液物质含量的检测显示：血氨浓度肠系膜上静脉 > 门静脉 > 脾静脉 > 外周静脉，差异有统计学意义。选择门静脉左支分流，被分流的血液中营养因子和毒素含量极低，大大减少了外源性氨进入体循环的机会，从而明显降低了肝性脑病发生率。

七、围介入手术期中医药治疗和护理

（一）围介入手术期中医药治疗

肝硬化门静脉高压是肝硬化发展到一定阶段的常见并发症，以脾大、侧支循环建立和腹水为主要症状，易发生上消化道出血、肝性脑病等严重并发症。根据中医学的特点，本病可归属为"积聚""鼓胀""血证"的范畴，中医认为本病的病机与肝、脾、肾三脏功能失调有关，最终导致气滞、血瘀、水湿内停，治疗上应标本兼顾、辨证施治。也有部分学者提出，脏腑虚损是本病的根源，导致一系列病理变化的发生；血瘀既是病理产物也是一种致病因素，是一个重要环节；虚瘀夹杂，是发生其他并发症的基本特征。

1. 气滞湿阻证

治法：疏肝理气，健脾利湿。

代表方：柴胡疏肝散合胃苓汤加减。

药用：柴胡、香附、郁金、青皮疏肝理气；川芎、白芍养血和血；苍术、厚朴、陈皮健脾化湿，消胀；茯苓、猪苓利水渗湿。

2. 水热蕴结证

治法：清热利湿，攻下逐水。

代表方：中满分消丸合茵陈蒿汤加减。

药用：茵陈、金钱草、山栀、黄柏清热化湿；苍术、厚朴、砂仁行气健脾化湿，大黄、猪苓、泽泻、车前子、滑石分利二便。

3. 水湿困脾证

治法：温中健脾，行气利水。

代表方：实脾饮。

药用：白术、苍术、附子、干姜振奋脾阳，温化水湿；厚朴、木香、草果、陈皮行气健脾除湿；茯苓、泽泻利水渗湿。

4. 瘀结水留证

治法：活血化瘀，行气利水。

代表方：调营饮加减。

药用：当归、赤芍、桃仁、三棱、莪术、鳖甲化瘀散结；大腹皮行气消胀；马鞭草、益母草、泽兰、泽泻、赤茯苓化瘀利水。

5. 阳虚水盛证

治法：温补脾肾，化气利水。

代表方：附子理苓汤或济生肾气丸。

药用：附子、干姜、人参、白术、鹿角片、葫芦巴温补脾肾；茯苓、泽泻、陈葫芦、车前子、利水消肿。

6. 阴虚水停证

治法：滋肾柔肝，养阴利水。

代表方：六味地黄丸合一贯煎加减。

药用：沙参、麦冬、生地、山萸肉、枸杞子滋养肾阴，猪苓、茯苓、泽泻、玉米须淡渗利水。

7. 大出血：瘀热互结

治法：清热凉血，活血止血。

方药：犀角地黄汤加三七、仙鹤草、地榆炭、血余炭、大黄炭等。若气随血脱，治以扶正固脱、益气摄血。

方用大独参汤加山萸肉。

8. 昏迷：痰热内扰

治法：清热豁痰，开窍息风。

方药：安宫牛黄合龙胆泻肝汤加减。若痰浊壅盛，蒙蔽心窍。

方用苏合香丸合菖蒲郁金汤。

部分学者运用"益气解毒通络方"，临床治疗肝硬化门静脉高压也取得了良好效果。除此之外，中医外治法对本病并发症的治疗，亦有良好效果。常用方法有穴位敷贴、中药灌肠、穴位注射、肝病治疗仪照射肝区。

（二）围介入手术期中医药护理

1. 体温升高　术前术中严格执行无菌操作，术后指导患者饮茅根竹蔗汁或果汁以泻热；发热甚者可采用针刺穴位泻热。

2. 情志护理　肝主疏泄，性喜条达。应鼓励患者树立战胜疾病的信心，安慰劝导患者，讲明情绪开朗达观对疾病痊愈所起的重要作用。

八、临床疗效评价

TIPSS 技术成功率可达 95%～100%。技术成功的标准是：成功建立分流道，支架释放准确，膨胀良好，分流道通畅。理想的效果是临床稳定的症状缓解。随着 TIPSS 支架的不断改进创新以及术后规范化抗凝的应用，分流道通畅时间已明显提高，但 TIPSS 的中、远期疗效仍不尽如人意，如何解决术后远期分流道再狭窄的问题迫切存在。分流道远期狭窄可能与分流道内膜高度增生有关，尚没有特效的方法预防。目前国内 TIPSS 手术通常选用覆膜支架＋裸支架的双支架组合来替代未在国内上市的 TIPSS 专用支架，于覆膜支架门静脉端再植入一枚直径相同的裸支架，并使其伸出覆膜支架门静脉端约 2cm。覆膜区域可以隔绝肝实质，防止胆汁内溢导致的假性内膜增生，双支架处理可以有效避免"盖帽"发生，防止发生分流不足、支架门静脉端血流动力学紊乱而形成血栓，甚至分流道门静脉端阻塞的情况。未来随着穿刺技术的改进、穿刺路径的优化选择以及新型支架的出现，TIPSS 技术在门脉高压治疗中的应用必将更加广泛，并发症的发生率也将逐步减少，能更成熟地应用于临床。

第二节　经皮经肝门静脉穿刺曲张静脉栓塞术

一、临床要点

经皮经肝门静脉穿刺曲张静脉栓塞术（percutaneous transhepatic variceal embolization，PTVE）是指经皮肤、肝脏穿刺至肝内门静脉，栓塞胃食管曲张静脉来治疗门静脉高压导致的曲张静脉破裂出血。Lunderquist 1974 年首次报道将该项技术应用于胃食管曲张静脉破裂出血的治疗。胃食管静脉包括胃冠状静脉、胃短静脉、胃后静脉、食管下段静脉和左膈下静脉等。长期的门静脉高压使迂曲扩张的胃食管静脉壁变薄，易在食物和胃酸作用下破裂出血，发病急、出血量大、致死率高。引起上消化道出血的主要侧支是胃冠状静脉和胃短静脉。经皮经肝门静脉穿刺曲张静脉栓塞术可以消除门静脉高压对胃食管静脉的影响，达到断流的目的，可以有效控制胃食管静脉曲张大出血。但其术后出血复发率较高，且有异位栓塞、腹腔出血的缺点，已较少在临床单独应用。目前常常作为和 TIPSS 联合应用的介入手段来治疗门静脉高压。

二、介入方法简介

在 X 线透视或超声导引下，直接行经皮经肝门静脉穿刺，穿刺成功后行门静脉造影显示曲张静脉（胃冠状静脉或胃短静脉），再超选择插管至曲张静脉进行栓塞治疗（图 12 - 2）。

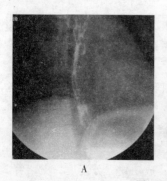 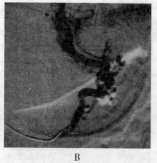 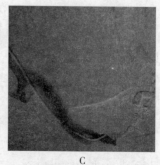

A　　　　　　　　　　B　　　　　　　　　　C

图 12 - 2　经皮经肝门静脉穿刺曲张静脉栓塞术

A. 食管造影显示食管下端及胃底重度静脉曲张；B. 经皮穿刺进入门静脉造影，显示胃冠状静脉曲张；C. 导管进入曲张静脉，利用弹簧圈、颗粒栓塞剂等材料成功栓塞曲张静脉

三、适应证

1. 食管、胃底静脉曲张破裂大出血，经保守治疗（药物、内镜下治疗等）效果不佳者。
2. 外科行门体分流术风险极大者。
3. 外科手术后再发静脉曲张破裂出血者。
4. TIPSS 术中联合应用。

四、禁忌证

1. 严重肝肾功能不全。
2. 难以纠正的凝血功能异常。
3. 严重门静脉狭窄或阻塞。

五、操作技术要点

1. 术前评估　术前通过门静脉 CTA 或 MRA 观察、研究门静脉及其分支状况，主要了解门静脉有无狭窄、变异等情况，并评估患者肝肾功能及凝血功能，若有异常，积极纠正。

2. 手术方法　首先穿刺门静脉大分支，通常于右腋中线 7～9 肋间选择穿刺点，穿刺针朝向第 11～12 胸椎水平穿刺，进针至椎旁约 3cm，边退针边注射碘对比剂，证实穿刺成功后，经穿刺针插入导丝并跟进导管鞘从而建立体表到门静脉系统的通道。分别置管于脾静脉和肠系膜上静脉主干，分别造影观察门静脉主干及分支、食管胃底静脉丛、胃冠状静脉、胃短静脉、脾静脉及其他侧支循环情况。在导丝引导下，导管进入曲张静脉利用弹簧圈、颗粒栓塞剂等材料行栓塞治疗。栓塞后即刻行门静脉造影，确定有无遗漏交通支。结束栓塞退针时予以栓塞穿刺通道，防止腹腔内出血。

六、并发症及其处理

PTVE 术后并发症主要有腹腔内出血、门静脉血栓形成及异位栓塞。腹腔内出血可能与患者凝血功能差及手术损伤有关，一般情况下予以止血、补液等对症处理后可缓解，出血量大则需急诊外科手术治疗。门静脉血栓形成多由栓塞剂反流或插管损伤所致，术中应缓慢推注栓塞剂，因为迂曲血管团的栓塞需要一定时间，要限制栓塞剂的用量，防止栓塞剂分流，同时应轻柔操作，避免导管对门静脉血管壁的损伤，预防门静脉血栓形成。

七、围介入手术期中医药治疗和护理

（一）围介入手术期中医药治疗

由经皮经肝门静脉穿刺曲张静脉栓塞术术后引起的出血可归属为中医"血证"的范畴，胃食管静脉曲张引起的出血，可向上行走引起吐血，也可向下行走引起便血。中医治疗"血证"理论独特，明代缪希雍的"治吐血三要法"和清代唐容川的"治血四法"在临床上都有重要价值。

1. 吐血

（1）胃热壅盛证

治法：清胃泻火，化瘀止血。

代表方：泻心汤合十灰散加减。

药用：黄芩、黄连、大黄苦寒泻火；丹皮、栀子清热凉血；大蓟、小蓟、侧柏叶、茜根草、白茅根清热凉血止血；棕榈皮收敛止血。

（2）肝火犯胃证

治法：泻肝清胃，凉血止血。

代表方：龙胆泻肝汤加减。

药用：龙胆草、柴胡、黄芩、栀子清肝泻火；泽泻、车前子、木通清热利湿；当归、生地滋阴养血；白茅根、藕节、旱莲草、茜草凉血止血。

（3）气虚血溢证

治法：健脾益气摄血。

代表方：归脾汤加减。

药用：党参、茯苓、白术、甘草补气健脾；黄芪、当归益气生血；木香理气醒脾；阿胶养血止血；炮姜炭、乌贼骨、白芨温经固涩止血。

2. 便血

（1）肠道湿热证

治法：清热化湿，凉血止血。

代表方：地榆散合槐角丸加减。

药用：地榆、槐角、茜草凉血止血；栀子、黄芩、黄连清热燥湿，泻火解毒；茯苓淡渗利湿；防风、枳壳、当归疏风理气，养血活血。

（2）脾胃虚寒证

治法：温中健脾，养血止血。

代表方：黄土汤加减。

药用：灶心土、炮姜温中止血；白术、附子、甘草温中健脾；阿胶、地黄养血止血；黄芩苦寒泻火；白芨、乌贼骨收涩止血；三七、花蕊石活血止血。

（3）气不摄血证

治法：益气摄血。

代表方：归脾汤加减。

药用：黄芪、当归补气生血；党参、白术、茯苓、甘草、茯苓健脾益气；酸枣仁、远志、龙眼肉养心安神；木香理气健脾；阿胶、槐角、地榆、仙鹤草养血止血。

（二）围介入手术期中医药护理

1. 疼痛 减轻肝区疼痛，嘱咐多卧床休息，保持足够的睡眠，避免肝区受压，减轻腹胀，保持大便通畅。多与朋友和亲属交谈一些愉快的经历和往事，分散患者的注意力。临床上用玄七止痛散（玄胡100g、三七30g、白芍30g、龟板30g）每次12g，1日3次，有较好的止痛效果；或用针刺期门、章门、行间、阴陵泉、阳陵泉、太冲等穴，亦有明显的止痛作用；或用推拿按摩帮助止痛，疼痛剧烈者可考虑用麻醉止痛的药物。

2. 饮食护理 少吃过热或过冷、过于辛辣和刺激的食物，以免刺激胃黏膜。可以适度进食冬瓜、薏苡仁、绿豆等食物以利于腹水消退。

八、临床疗效评价

PTVE 针对胃食管静脉曲张，近期疗效可靠，止血迅速，特别是在无法行内镜硬化治疗或失败时优势显著。虽然由于侧支血流的阻断，术后门静脉压力会增高，远期可能导致新的静脉曲张，但也改善了肝内门静脉分支的灌注，能够改善肝功能从而减少肝性脑病的发生。但 PTVE 并不能改变门静脉高压，因此远期出血复发率高，目前常与 TIPSS 联合应用，可降低再出血发生率。

第三节　部分脾动脉栓塞术

一、临床要点

部分脾动脉栓塞术（partial splenic embolization，PSE）是在 X 线导引下超选择插管至脾动脉分支，用栓塞剂栓塞部分脾动脉分支，使相应的脾组织缺血、梗死、固缩，常用来治疗各种原因导致的脾功能亢进。脾功能亢进多由肝硬化、门静脉高压导致，以外周血细胞减少为主要临床表现。脾功能亢进是门静脉高压消化道出血与感染的独立危险因素。脾功能亢进的传统治疗方法是外科脾切除术，但风险较大、并发症较多。Maddison 1973 年首次应用 PSE 替代外科脾切除治疗门静脉高压所致的食管胃底静脉破裂出血。脾动脉呈节段性分布，血管吻合较少，是脾动脉栓塞得以应用的解剖学基础。脾脏是机体重要的免疫器官，能够产生抗体和非特异性免疫球蛋白，PSE 能够保存部分脾脏组织，保护患者的免疫功能，降低脾切除术后因免疫功能削弱导致凶险性感染的可能，且具备耐受性好、副反应轻等特点，被认为是外科脾切除首选替代疗法。

二、介入方法简介

在 X 线透视下，超选择插管至脾动脉，于脾门处行脾动脉造影显示脾动脉的走行和分布，观察脾实质染色范围，排除异常供血动脉后，通过导管超选择插管，将栓塞剂送至需栓塞的脾动脉分支进行栓塞治疗。栓塞剂的选择以颗粒性栓塞剂为主，包括明胶海绵、PVA 颗粒等，栓塞效果以永久性 PVA 颗粒为佳，规格通常选用 $560 \sim 710 \mu m$。

三、适应证

1. 各种原因所致的脾脏肿大合并脾功能亢进。
2. 外科脾切除不能耐受者。
3. 门静脉高压不能耐受外科分流及 TIPSS 治疗者。
4. 外伤性脾破裂。

四、禁忌证

1. 严重肝肾功能不全。
2. 凝血功能严重异常。
3. 全身感染。

4. 重度黄疸。

五、操作技术要点

1. 术前评估 术前通过腹部彩超和 CT 观察脾脏的大小和范围，还可以通过体格检查将脾肿大分为轻、中、重三度。脾脏触诊不超过肋下 2cm 为轻度肿大，触诊脾缘介于肋下 2cm 和脐水平线之间者为中度肿大，越过脐水平线或前正中线则为重度肿大。通过血液学检查评估患者肝肾功能及凝血功能，若有异常，积极纠正。

2. 手术方法 首先采用 Seldinger 法行股动脉穿刺，穿刺成功后将 5F Cobra 或 RH 导管超选择插入脾门处，动脉造影显示脾动脉的走行和分布，观察脾实质染色大小和有无异常供血动脉。根据脾脏面积大小，将栓塞剂缓慢送至所需的脾动脉分支，推注栓塞剂时需在透视下进行，仔细观察脾动脉血流速度及返流情况，间断行血管造影评估栓塞面积、控制栓塞程度，尤其对于巨脾患者，栓塞面积的控制尤为重要（图 12 - 3）。术后予以广谱抗生素预防感染，并酌情给予镇痛治疗。

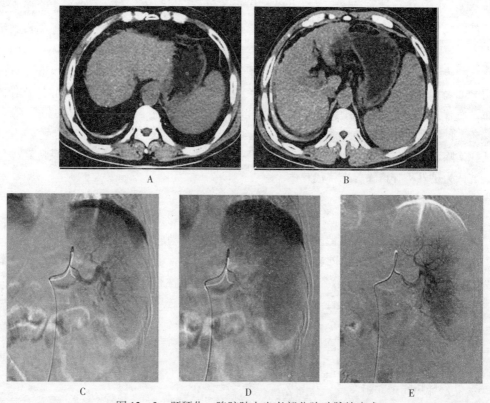

图 12 - 3 肝硬化、脾脏肿大患者部分脾动脉栓塞术

A、B. 腹部 CT 平扫，显示肝硬化、脾脏肿大；C、D. 术前脾动脉造影示脾动脉增粗、分支明显增多，实质期脾脏明显增大；E. 栓塞术后脾动脉造影示实质期脾脏周缘明显缺损，栓塞面积约 60%

六、并发症及其处理

PSE 术后常见并发症主要有脾脓肿、胸腔积液、左下肺不张、肺炎、急性胰腺炎和胰腺坏死、脾 - 门静脉血栓形成等。脾脏栓塞面积过大、患者体质差和肠道细菌逆流是导致

脾脓肿的主要原因。常规脾脏栓塞面积一般为40%～70%。栓塞面积和程度越大，术后出现严重不良反应和并发症的机会也越大。值得注意的是，脾脏栓塞面积不宜拘泥于常规，应根据患者全身状况和脾脏大小酌情调整，针对巨脾、全身状况不佳、免疫力低下者可少量分次栓塞，不宜一次过度栓塞，可以降低术后不良反应和并发症的发生率。出现脾脓肿后应及时穿刺置管引流联合抗感染治疗，大部分患者可以治愈。

PSE术后的脾梗死和包膜紧张对腹膜的刺激引起胸膜反应和左上腹痛，会限制左侧呼吸运动、支气管回流不畅，从而导致左下肺不张、肺炎、胸腔积液的发生。脾脏栓塞方法主要有全脾周围性栓塞和脾下极动脉栓塞。有学者认为采用脾下极动脉栓塞能够减少左上腹疼痛，从而降低了左下肺不张、肺炎、胸腔积液发生的可能。但全脾周围性栓塞使大量小梁动脉闭塞，较脾下极动脉栓塞而言，脾脏坏死更为彻底，能够降低脾功能亢进的复发率。

急性胰腺炎和胰腺坏死主要源于胰腺动脉的误栓。脾功能亢进时，脾动脉粗大，脾动脉血流速度快，误栓胰腺动脉时有发生。根据患者临床表现、实验室检查及影像学检查，一旦确诊，严密观察病情，予以禁食、胃肠减压、改善循环、生长抑素注射等处理，一般可治愈。

PSE术后血小板升高，入脾血流减少，脾静脉血流缓慢，可导致门静脉血栓形成，继而引起门静脉压力增高等一系列并发症。术后彩超的监测很有必要，一旦确诊门静脉系统血栓形成，立即予以抗凝和溶栓治疗，防止血栓进一步增大，蔓延至肠系膜上静脉，引起更严重的后果。

七、围介入手术期中医药治疗和护理

（一）围介入手术期中医药治疗

中医认为脾功能亢进表现为脾脏充血肿大，结缔组织增生的病理符合中医血瘀证的特点。因此中医治疗原则为清热解毒、活血散结，通过采用中药汤剂口服、中药外敷及针灸治疗能有效地改善脾动脉栓塞术后的副反应、减少并发症的发生率。中医药配合部分脾动脉栓塞术在临床上取得了不错的疗效，有报道称部分脾动脉栓塞术后配合中药复元活血汤合五味消毒饮可以显著地提高术后疗效，减轻毒副作用。具体用药为：柴胡12g，当归10g，大黄9g，桃仁10g，白芍30g，丹参15g，甘草6g，金银花30g，蒲公英15g，紫花地丁15g，野菊花15g，佛手15g，枳实10g。煎服。高热可加用石膏、知母、黄芩等；腹胀、纳呆可加用香附、木香、青皮、厚朴、枳壳之类以行气；疼痛明显可用川楝子、延胡索、乳香、没药等行气活血止痛；腹水甚者可用赤小豆、泽泻、茯苓、猪苓等利水消肿之品。左季肋部外敷双柏散，电针双侧足三里，能有效地减轻脾动脉栓塞术后的并发症。

（二）围介入手术期中医药护理

1. 疼痛　发生疼痛主要是由于脾栓塞后缺血坏死所致，表现为左上腹轻中度钝痛，可放射至左肩部及左侧腹股沟部。疼痛可持续3天～3周。护理上应密切观察疼痛部位、性质、程度和持续时间，必要时遵医嘱使用止痛剂。可通过适当活动、改变体位、催眠等方法缓解疼痛，转移患者的注意力，增强患者自我控制能力。疼痛的患者，可以用适量的双柏散、醋和开水调成糊状，制成2mm厚的双柏散膏，外敷于疼痛区域，可以有效地抗炎消肿、促进瘀斑消退；可以遵医嘱电针肝俞、阳陵泉、太冲穴，每天2次，每次30分钟，能疏通经络，消肿止痛；也可以采用太冲、丘墟穴等穴位行穴位按摩，以神门为主穴，行耳穴埋豆等缓解疼痛。

2. 胃肠道症状　表现为腹胀、食欲不振、恶心、呕吐等。应鼓励患者进易消化的流质饮食，少量多餐，必要时使用止吐药、静脉补液等。发生恶心呕吐，可遵医嘱电针双侧中脘、内关以及足三里，每天 2 次，每次 30 分钟；可同时配合耳穴疗法，将王不留行籽贴于耳穴肾上腺、膈、口、食道穴、胃穴、贲门穴、小肠穴、交感穴等穴位；也可以采用止呕散、姜砂半夏散等中药外敷神阙穴达到止吐目的；穴位按摩内关、足三里、中脘、天枢穴等；也可以艾灸足三里及中脘、神阙等穴位以达到止吐的目的。

3. 高热　若体温达 38℃ 以上，指导其饮茅根竹蔗汁或果汁以泻热，200 毫升/次，3 次/天，以达到退热目的；发热甚者可采用针刺穴位泻热，可选择大椎、曲池、合谷为主穴；热在气分者，配商阳、内庭、关冲；热入营血者，取曲泽、委中浮络刺血，或刺中冲、少冲出血。

4. 腹水　可用中药甘遂、砂仁、牵牛子、汉防己、草荡子、肉桂、木香、大黄、枳实、泽泻、冰片等调成糊状，外敷神阙穴以利腹水消退。

八、临床疗效评价

脾脏是人体最大的周围淋巴样器官，主要参与人体免疫反应和吞噬血细胞的调节。脾功能亢进时，大量血细胞被吞噬，导致外周血细胞减少。PSE 作为外科脾切除首选替代方法，可以在保留部分脾脏功能的基础上治疗脾功能亢进，可以有效降低门静脉压力，改善外周血象。正常人门静脉血流 27% 来源于脾静脉，门静脉高压时，门静脉血流有 60% ~ 70% 来自脾静脉，减少脾脏血流对降低门静脉压力有重要作用。PSE 可使脾脏血流减少，间接降低门静脉压力。国外研究还表明，PSE 能够使肝功能得到改善。脾功能亢进时，脾血管增大、增粗，从腹腔动脉分流大量的血液进入脾循环，存在脾动脉盗血的情况，此时入肝血流变少，肝实质缺血缺氧，导致组织损伤，加重肝硬化。PSE 可以纠正脾动脉盗血，增加入肝血流量，使得肝实质供血、供氧增加，从而改善肝功能。

总之，PSE 能够有效缓解肝硬化患者的门静脉高压、治疗脾功能亢进、改善肝功能，且具备耐受性好、副反应轻等特点，在临床得到广泛的应用。

（张万高　李雁　朱伟康　王岩梅）

第十三章　肝胆胰脾疾病的介入诊疗

第一节　肝胰脾疾病的经皮穿刺活检术

一、临床要点

经皮穿刺活检术是指在影像设备引导下，经皮穿刺体内器官组织，通过抽吸或切取等方式取得标本，得出病理诊断的介入技术。经皮穿刺活检术临床应用广泛，对于明确病变组织类型，特别是实质性、占位性病变的组织学类型意义重大。

二、介入方法简介

主要方法是在超声引导、CT 引导、MRI 引导及透视引导下穿刺活检，其中最常应用为超声引导、CT 引导下穿刺活检。

1. CT 引导下穿刺活检

（1）患者取仰卧位、俯卧位或侧卧位，在患者体表相应位置上贴"定位栅"。针对病变部位行 CT 薄层扫描，根据扫描图像确定穿刺点、进针角度及深度。

（2）常规消毒、铺巾，2% 利多卡因 5ml 局部浸润麻醉，然后将 18G 活检穿刺针从体表穿刺点按预定进针角度和深度穿刺至病变边缘部。CT 扫描确认针尖在病变内，然后活检取材，从不同方向取材 2 ~ 3 次。术毕撤出活检针，局部压迫止血，无菌敷贴粘贴穿刺点（图 13 - 1）。

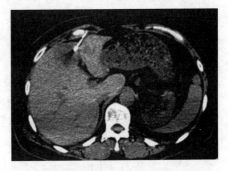

图 13 - 1　CT 导引下肝脏占位经皮穿刺活检
活检穿刺针位于病灶内进行取材

（3）CT 扫描复查，了解有无穿刺活检术导致的相关并发症。

（4）活检组织行病理检查。

2. 超声引导下穿刺活检

（1）主要适用于实质性脏器，根据病变部位，选择最佳体位，超声对病变进行探测，确定穿刺点、进针角度及深度。

（2）常规消毒、铺巾，2% 利多卡因 5ml 局部浸润麻醉，然后将 18G 活检穿刺针在超声实时引导下缓慢穿刺至病变边缘部。然后活检取材，以不同方向取材 2 ~ 5 次。然后撤出活检针，局部压迫止血，无菌敷贴粘贴穿刺点。

（3）活检组织行病理检查。

三、适应证

1. 影像检查未能确诊的肿瘤，难以排除是否恶变者。
2. 临床与影像检查结果，诊断意见不一致，影响下一步治疗方案。
3. 活检证实肿瘤的组织细胞类型、分化程度等。
4. 恶性肿瘤手术或者放射治疗、化学治疗前，需要病理检查报告作为依据。

四、禁忌证

1. 有出血倾向的患者。
2. 多器官功能衰竭的患者。
3. 严重恶病质、不能合作者。

五、操作技术要点

1. 穿刺路径应尽量避开重要脏器、血管及神经，并以最短的路径到达病灶，最大程度减少损伤。
2. 引导设备的选择，肝、胰、脾等实质脏器选择超声、CT、MR 引导。
3. 穿刺过程应在影像设备引导和监视下进行，以保证穿刺针到达所设定的目标位置，避免不必要的损伤。
4. 多点取材，提高病变活检的准确率。

六、并发症及其处理

1. **出血** 大多为少量出血，并能自行止住，严重者予内科止血处理。
2. **胰腺炎、胰腺脓肿** 予禁食、抗感染、抑制胰酶分泌等对症处理。
3. **气胸** 少量气胸应心电监护、卧床休息、吸氧并密切观察，出现严重呼吸困难的临床表现应及时穿刺排气。如出现张力性气胸应行胸腔闭式引流。
4. **腹膜炎** 予抗感染等对症处理。
5. **其他** 针道转移等。

七、围介入手术期中医药治疗和护理

（一）围介入手术期中医药治疗

中医学对肝胰脾疾病的认识丰富而深刻，论述较广泛。大致与中医"伏梁""积气""积聚""胁痛"等相同。如《难经·五十六难》："心之积名曰伏梁，起脐上，大如臂，上至心下……"，即心下有肿物，犹梁之横架于胸膈，甚则可以呕血；又如唐代王焘《外台秘要》："心腹积聚，日久癥癖，块大如杯碗，黄疸，宿食朝起呕变，支满上气，时时腹胀，心下坚结，上来抢心，旁攻两胁，彻背连胸""腹中疰气癖硬，两胁脐下硬如石，按之痛，腹满不下食。"中医认为肿块与脾脏、胰腺、肝脏在生理及病机上相关联。正气亏虚、痰湿瘀毒内阻为主要病机，而"湿""毒""瘀"邪则是发病的关键。

"扶正祛邪"为本病的主要治疗原则，应根据疾病的不同阶段和邪正盛衰情况灵活运用

健脾理气、化痰祛湿、祛痰散结等治法。

1. 脾虚痰湿

治法：健脾理气，化痰祛湿。

主方：香砂六君子汤加减。

常用药：木香、砂仁、陈皮、茯苓、党参、白术、半夏、炙甘草、延胡索、胆南星、车前草、木瓜、黄芪、山楂等。

2. 湿热蕴结

治法：清热化石。

主方：茵陈蒿汤加减。

常用药：茵陈、栀子、大黄、八月札、半枝莲、木香、肿节风、蛇莓，柴胡、香附等。

3. 肝郁血瘀

治法：活血消癥，行气止痛。

主方：膈下逐瘀汤加减。

常用药：丹参、牡丹皮、桃仁、红花、莪术、三棱、八月札、黄柏、木香、穿山甲、白花蛇舌草等。

4. 阴虚内热

治法：养阴清热。

主方：益胃汤合一贯煎加减。

常用药：生地黄、麦冬、北沙参、玉竹、冰糖、薏苡仁、川楝子、半边枝、石见穿、八月札等。

5. 气血两亏

治法：补气养血，化瘀散结。

主方：八珍汤加减。

常用药：党参、熟地黄、当归、白术、白芍、川芎、茯苓、炙甘草等。

（二）围介入手术期中医药护理

1. 疼痛　有研究者研究发现术前 15 分钟播放轻松音乐节目，或手捏小球可转移患者焦虑不安的情绪，分散注意力，减少疼痛。

2. 体温升高　术前、术中严格执行无菌操作，术后指导患者饮茅根竹蔗汁或果汁以泻热；发热甚者可采用针刺穴位泻热。

八、临床结果评价

周亮等报道在超声或 CT 引导下行经皮穿刺活检胰腺占位 124 例，平均每例穿刺 2.3 次，病理诊断与临床符合率 95.2%。张晖等报道在超声引导下对肝内占位病灶穿刺活检的 112 例患者，获确切病理诊断者 85.3%（87/102），可疑诊断或不能帮助诊断者 10.8%（11/102）。有 2 例穿刺后出血，并发症发生率 1.8%（2/112），严重并发症发生率 0.9%。

第二节　原发性肝癌介入诊疗

肝癌是最常见的恶性肿瘤之一，起病隐匿，早期常无临床症状，患者出现较为明显的临床症状则往往提示病情已经进展至中、晚期，失去了手术切除的机会。随着医学的发展，一些介入治疗方法在临床上广泛推广应用，包括经导管动脉化疗栓塞术（transcatheter arterial chemoembolization，TACE）、RFA、微波消融术、经皮无水乙醇注射术及组织间放射性^{125}I粒子植入术等，在无法行手术切除的肝癌治疗中发挥了重要作用，取得了较好的临床效果。

一、经血管介入治疗

（一）介入方法简介

正常肝组织血供有70%～75%来自门静脉，仅有25%～30%来自肝动脉，而肝癌的血供约90%～95%来自肝动脉。TACE将化疗药物直接注入肿瘤的供养血管，可提高局部药物浓度，杀伤肿瘤细胞，抑制肿瘤的发展，并可降低全身药物毒副反应。同时，将栓塞剂注入肿瘤供血动脉内，一方面可以直接阻断肿瘤的血液供应；另一方面可以使化疗药物缓慢释放，持久作用于肿瘤细胞，促使其缺血、坏死（图13-2）。

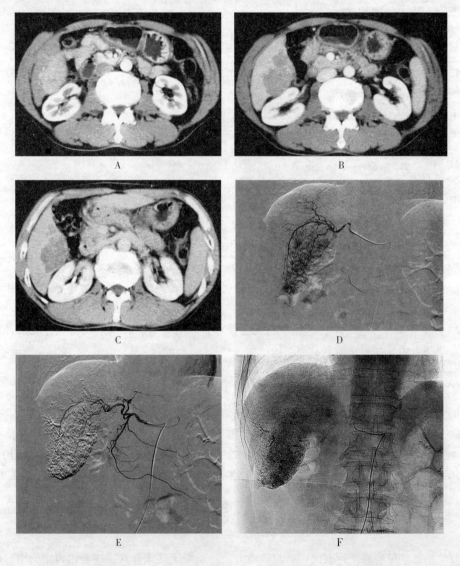

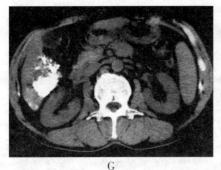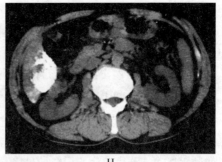

图 13 - 2　肝癌经皮肝动脉化疗栓塞

腹部 CT 增强动脉期（A）显示肝脏右后叶下段团块状异常强化影，呈相对高密度影；静脉期（B）、延迟期（C）肝脏病灶显示为相对低密度影，为典型的原发性肝癌 CT 征象。肝动脉造影（D）显示肝右动脉分支增多、紊乱远端可见大量杂乱血管，实质期肝脏右叶可见团块状肿瘤染色；肝动脉化疗栓塞后造影（E）显示肝肿瘤血管减少，肿瘤染色消失；肝右叶下方可见团块状及小结节状碘化油沉积高密度影（F）。肝动脉化疗栓塞术后 1 个月上腹部 CT 平扫复查（G、H）显示肝右后叶下段病灶明显缩小，病灶内大部为碘化油沉积

（二）适应证

1. 无手术切除指征的中、晚期肝癌，无肝肾功能严重障碍。

2. 肝癌切除术前应用 TACE，可使肿瘤缩小，利于二期切除，并明确病灶数目。

3. 控制肿瘤出血以及封堵"动静脉瘘"。

4. 肝癌切除术后，预防复发。

（三）禁忌证

1. 肝功能 Child - Pugh C 级。

2. 凝血功能严重障碍，且无法纠正。

3. 门静脉主干完全被癌栓栓塞，且侧支血管形成少。

4. 合并活动性感染。

5. 远处广泛转移，估计生存期 <3 个月者。

6. 恶病质或多器官功能衰竭者。

（四）技术要点

1. 超选择插管至肿瘤供血动脉，尽可能避开正常肝脏组织血管。

2. 尽量要求致密栓塞，对于富血供及肿瘤较大的患者，可先注入少量碘化油及化疗药混悬剂，然后注入适量明胶海绵颗粒或 PVA 颗粒，接着再次注入碘化油混悬剂，使肿瘤供血动脉尽可能达到致密栓塞。

3. 对于肝脏"动 - 门静脉瘘"患者，首先要使瘘口闭塞，可选择注入无水乙醇破坏瘘口，或使用 PVA 颗粒栓塞瘘口等，然后再注入碘化油及化疗药混悬剂，使其沉积在肿瘤内。

（五）并发症及其处理

1. 栓塞后综合征　是 TACE 的常见并发症，指肿瘤和器官动脉栓塞后，因组织缺血坏死引起的恶心、呕吐、疼痛及发热等症状的综合征。术后予保肝、抑酸、止吐、补液等内科对症处理。

2. 胆囊炎　误栓胆囊动脉会造成胆囊缺血损伤而诱发胆囊炎。予解痉、利胆、抗感染

及补液等内科对症处理。

3. 食管、胃出血坏死　由误栓正常的胃动脉所致。予禁食、抑酸、补液及抗感染等对症处理，如合并穿孔，需外科手术。

4. 术后出现肝癌破裂出血　急诊行肝动脉栓塞术。

（六）围介入手术期中医药治疗和护理

1. 围介入手术期中医药治疗　肝癌及胆道梗阻属于中医"黄疸"的范畴。中医认为黄疸是感受湿热疫毒，肝胆气机受阻，疏泄失常，胆汁外溢所致，以目黄、身黄、尿黄为主要表现的肝胆病症。黄疸病症的记载最早出现在《素问·平人气象论》及《灵枢·论疾诊尺》中，均具体描述了本病的临床表现。黄疸包括阳黄、阴黄与急黄，并且常伴有其他病证，如胁痛、胆胀、鼓胀、肝癌等。

中医治疗原则：祛湿利小便是治疗黄疸的主要方法。黄疸主要是湿热、疫毒、寒湿为患，古当祛邪以消除病源，通过清热、解毒、利湿、温化，给邪以出路。久病宜注意扶正，即滋补肝肾、健运脾胃。

（1）阳黄

1）湿热兼表

治法：清热化湿，佐以解表。

主方：麻黄连翘赤小豆汤合甘露消毒丹。

常用药：麻黄、连翘、杏仁、赤小豆、大枣、桑白皮、生姜、甘草、飞滑石、淡黄芩、绵茵陈、石菖蒲、川贝母、木通、藿香、连翘、白蔻仁、薄荷、射干。

2）热重于湿

治法法：清热利湿，佐以通腑。

主方：茵陈蒿汤。

常用药：茵陈、栀子、大黄等。

3）湿重于热

治法：除湿化浊，泻热除黄。

主方：茵陈四苓汤加味或甘露消毒丹。

常用药：茵陈、泽泻、白术、枳实、猪苓、山栀仁等。

4）胆腑郁热

治法：泄热化湿，利胆退黄。

主方：大柴胡汤。

常用药：柴胡、黄芩、大黄、枳实、半夏、白芍、大枣、生姜。

5）疫毒发黄

治法：清热解毒，凉血开窍。

主方：千金犀角散。

常用药：犀角屑、麻黄、羌活、附子、杏仁、防风、桂心、白术、人参、川芎、白茯苓、细辛、当归、石膏、甘草等。

（2）阴黄

1）寒湿证

治法：温中化湿，健脾和胃。

主方：茵陈术附汤。

常用药：茵陈、白术、附子、干姜、甘草、肉桂等。

2）脾虚证

治法：补养气血，健脾退黄。

主方：小建中汤。

常用药：饴糖、桂枝、芍药、炙甘草、大枣、生姜。

2. 围介入手术期中医药护理

（1）疼痛　环境、心理、精神上的因素均可影响患者的愈后情况。适宜的湿度、相对安静的环境、良好的治疗心态、积极配合治疗的决心均是好的愈后的外源性因素。中药贴敷章门、期门、肝区等，活血化瘀止痛。红外线照射章门、期门穴，温经通络，消瘀散积止痛。

（2）胃肠道反应　艾灸神阙、气海、关元等穴位，扶正祛邪，增强机体免疫力。在止痛的治疗上中医运用甲氧氯普胺在足底穴位注射治疗，或在对应的穴位上取贴剂按压，结合止吐中药联合治疗。饮食有节，避免过量，宜食营养丰富、易于消化吸收的食物，以补养气血，促进健康。忌食生冷油腻，防止感寒受冷，以免寒湿积滞，损伤脾胃，凝滞气血。如见有湿热、郁热、阴伤、出血者，要忌食辛辣。

（3）体温升高　可用白茅根煎水代茶饮，忌生冷的水果及饮料，以驱热邪，达到退热的目的。患者出汗多时，及时用干毛巾擦拭全身，更换干净的衣服、床单，保持床单清洁、干燥，保持病室安静，加强病室通风，避免对流，防止复感外邪。

（七）临床疗效评价

TACE 治疗能够显著延长患者生存期，已成为目前公认的标准姑息性治疗方法。一项大样本前瞻性研究表明，不能手术切除的肝癌患者 TACE 后中位生存时间为 34 个月，1、3、5 和 7 年总生存率分别为 82%，47%，26% 及 16%。梁茂全等报道 127 例原发性肝细胞癌患者，所有病例均接受规律的 TACE 治疗，结果全部病例总缓解率 19.7%；无进展率为 71.7%；中位生存时间为 18 个月，3 个月、6 个月、1 年、2 年、3 年生存率分别为 92.9%、84.3%、63.0%、22.8% 和 7.1%；常中飞等探讨 TACE 治疗血清甲胎蛋白（AFP）阴性原发性肝癌的疗效及影响预后的因素，67 例 AFP 阴性和 67 例 AFP 阳性肝癌患者均行 TACE，结果 134 例肝癌患者平均随访 24 个月，AFP 阴性组 1、2、3 年生存率分别为 86.6%、58.2%、31.3%，中位生存时间为 34 个月；AFP 阳性组 1、2、3 年生存率分别为 81.6%、37.8%、13.4%，中位生存时间为 19 个月。

二、非血管介入治疗

（一）介入方法简介

1. 射频消融术　射频消融术治疗肝癌原理是利用高频电流，电极与负极板在人体之间形成回路，由于电流方向的快速变化，使电极周围组织的离子与自由电子高速振动，其与分子相互碰撞摩擦产生热能，使病变的局部组织温度升高，从而使病变组织蛋白质变性，发生不可逆的凝固性坏死，进而杀死肿瘤细胞。

2. ^{125}I 粒子植入术　^{125}I 粒子是一种人工合成的放射性同位素，是由 ^{124}Xe 吸收 1 个中子并以俘获电子方式衰变而成。^{125}I 粒子是钛合金包装成的小柱状颗粒。^{125}I 有效辐射直径仅为 1.7cm，因辐射剂量与半径平方成反比，故放射剂量随距离的增加迅速衰减，因此正常组织器官接受的辐射剂量很少，约为肿瘤受量的 25% 以下，这就达到了治疗肿瘤、同时保护正常组织的目的，可用于对肿瘤持续的内放射治疗。

（二）适应证

1. 射频消融术的适应证

（1）单发肿瘤，最大直径≤5cm，或者肿瘤数目≤3 个，最大直径≤3cm。

（2）无血管癌栓及邻近器官侵犯。

（3）肝功能分级 Child – Pugh A 或 B 级，或经内科治疗后达到该标准。

（4）不能手术切除的直径 >5cm 的单发肿瘤或最大直径 >3cm 的多发肿瘤，射频消融术可作为姑息性治疗或联合治疗的一部分。

2. ^{125}I 粒子植入术的适应证

（1）未经治疗的原发肿瘤或转移瘤。

（2）患者拒绝进行根治手术。

（3）外照射治疗剂量不足，作为局部剂量的补充。

（4）中、晚期肿瘤的姑息治疗。

（三）禁忌证

射频消融术和^{125}I粒子植入术禁忌证类似，一并叙述如下。

1. 巨块型和弥漫性肝癌。

2. 肝功能 Child – Pugh C 级。

3. 有出血倾向患者。

4. 活动性感染。

5. 多器官功能衰竭，估计生存期小于 3 个月。

（四）操作技术要点

1. 射频消融术　对于肿瘤直径 < 2cm 采用单极射频电极消融，对于直径 >2cm 采用多极射频电极消融，4～5cm 肿瘤采用多点消融法，使消融范围覆盖肿瘤组织。在局部浸润麻醉下，切开穿刺点皮肤约 2 mm，在 CT 或超声定位引导下将电极针经皮穿刺进入肿瘤内，根据肿瘤位置及大小进行合理调整，消融范围尽可能覆盖整个癌灶及周围 5～10mm 的正常肝组织。消融仪设置输出功率150 W，开始消融后针尖逐渐升温，达到靶温度100℃后维持 3～6 分钟。消融结束后将消融仪设定为针道模式，逐步退针。无菌敷贴粘贴穿刺点（图 13 –3）。

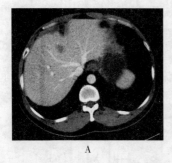 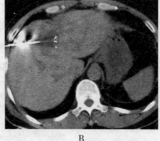 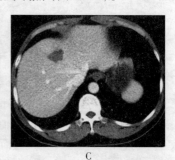

A B C

图 13 – 3　肝癌射频消融术

A. CT 增强静脉期显示肝内占位灶，增强后轻度强化；B. CT 引导下射频针位于病灶中央，进行射频消融；C. 射频消融术后 3 个月 CT 增强复查，显示为肝脏状病灶明显坏死，无强化

2. ^{125}I 粒子　在影像设备引导下尽可能避开重要血管、神经、胆管及肠管，术中进行计算机立体治疗计划系统（TPS）验证，方便术中粒子植入的调整。术中注意：①粒子植入时应按顺序依次植入，两次穿刺的距离保持在 10 ~ 15mm 之间，粒子在病灶区的分布尽可能均匀；②严格按照术前制定的 TPS 系统做指导，粒子间的距离可根据所植入病变的血供情况、病变内的组织类型等情况进行调整；③严禁将粒子植入到血管内；④粒子的活度选择可根据肿瘤的组织类型及对治疗的反应采取不同活度的粒子植入，对于肿瘤中心区可选用高活度的粒子植入，对于邻近周围敏感结构或重要结构可选用低活度的粒子植入；⑤术后行 TPS 验证。

（五）并发症及其处理

射频消融术和 ^{125}I 粒子植入术并发症及其处理类似，一并叙述如下。

1. 迷走神经反射　射频消融术释放的热量可以刺激肝脏包膜或者肝脏内部的迷走神经，诱发迷走神经亢进，出现心率减缓、血压下降、心律不齐、心慌、胸闷等，严重时可导致患者死亡。予阿托品 1mg 静脉推注处理。

2. 腹腔出血　为防止出血的发生，射频针或粒子植入针应从正常组织的途径刺入肿瘤组织。少量出血时，多能自止。予内科止血处理。

3. 感染　可给予广谱抗生素预防感染，对于患有糖尿病等容易感染者尤其注意。如发生肝脓肿，按常规肝脓肿治疗，必要时可行穿刺置管引流术，并根据脓液的细菌培养与药敏试验选择敏感的抗生素进行治疗。

4. 气胸　少量气胸应心电监护、卧床休息、吸氧并密切观察，出现严重呼吸困难的临床表现应及时穿刺排气。如出现张力性气胸应行胸腔闭式引流。

5. 周围组织或器官的损伤　重在预防，避免射频针超出腹腔脏器表面，造成对周围组织或器官的损伤。

6. 疼痛不适　严重者给予止痛处理。

（六）围介入手术期中医药治疗和护理

1. 围介入手术期中医药治疗　可参照本章"原发性肝癌介入诊疗·经血管介入治疗"小节。

2. 围介入手术期中医药护理

（1）疼痛　环境、心理、精神上的因素均可影响患者的愈后情况。适宜的湿度、相对安静的环境、良好的治疗心态、积极配合治疗的决心均是好的愈后的外源性因素。中药贴敷章门、期门、肝区等，活血化瘀止痛。红外线照射章门、期门穴，温经通络，消瘀散积止痛。重者可用侧柏叶 2 份、大黄 2 份、泽兰 1 份、三七 1 份、红花 1 份配药后共研细末，制成敷剂外敷肝区。

（2）胃肠道反应　咀嚼姜片或姜汁滴舌，少量频繁给药；手掌在胃脘部自上而下按摩，使气下行；或指掐内关穴；也可采用耳穴压籽，即用王不留行籽经常规皮肤消毒后贴于耳穴：胃、交感、肾上腺、神门等穴位，每天按压 4 ~ 5 次，每次 2 ~ 3 分钟，按压力度以感到酸、麻、胀、痛为宜，以达到和胃止呕的作用。

（3）体温升高　同本章"原发性肝癌·经血管介入治疗"小节。

（七）临床疗效评价

1. 射频消融术的临床疗效评价　唐喆等报道对 956 例肝癌患者共计 1873 个肿块进行射频消融治疗，1、2、3 年的生存率分别为 81.14%、52.65%、39.12%。朱晓峰等研究了广州市 3 所医院近 5 年采用 RFA、肝切除及原位肝移植治疗的 1198 例原发性肝癌患者，分别比较 3 组间 1、2、3 年存活率及 3 年肿瘤复发率，结果显示符合米兰标准的小肝癌患者行肝移植较肝切除 3 年存活率高，3 年复发率低；射频消融治疗的患者 3 年存活率及复发率均优于肝切除。

2.^{125}I 粒子植入术的临床疗效评价　郑家平等报道 40 例经临床或病理确诊局部未控难治性肝癌患者行^{125}I 粒子植入，手术操作成功率 100%，近期有效率 37.5%，疾病控制率 75%。中位肿瘤进展时间 7 个月，中位总生存时间 10 个月。张冰等报道肝癌病例 63 例，接受研究病灶 75 个（其中 16 个病灶长径 <5cm，其余病灶长径 >5cm），均行 CT 引导下放射性粒子^{125}I 植入治疗，术后 2 个月分别行 CT 检查总有效率为 18.7%，然而对于长径 <5cm 的 16 个病灶，治疗总有效率为 75%。

第三节　肝脓肿的介入诊疗

一、临床要点

肝脓肿主要由胃肠道感染经门静脉途径所致。胆道疾病也是导致细菌性肝脓肿的诱发因素，另外，不明原因的肝脓肿临床上越来越多。肝脓肿主要分为 3 种类型，其中细菌性肝脓肿常为多种细菌所致的混合感染，约占肝脓肿的 80%，阿米巴性肝脓肿约占 10%，真菌性肝脓肿低于 10%。若不积极治疗，容易引起脓毒血症、感染性休克，甚至死亡。肝脓肿死亡率较高。

二、介入方法简介

介入治疗主要有穿刺抽吸及穿刺后置管引流。穿刺抽吸可用于完全液化的脓肿，但如果脓腔范围大，置管引流较单纯穿刺引流有明显优势。对于液化不良或分隔较多，单次抽吸往往无法获得彻底治愈，置管引流可以持续引流脓液及坏死组织。因此，目前经皮穿刺引流术治疗肝脓肿已经成为临床首选。

三、适应证

直径 >3cm 的肝脓肿中，感染症状较重、内科保守治疗无效、年老体弱、合并严重、内科疾病不能耐受手术者为首选。

四、禁忌证

严重出血性疾病，肝包虫病，脓肿破溃导致腹膜炎或脓肿合并胆道梗阻、胆道感染等。

五、操作技术要点

1. 在 CT 或超声探查下选择穿刺点，消毒、铺巾、局部浸润麻醉后，在 CT 或超声实时引导下穿刺肝脓肿，成功后退出针芯，回抽出脓汁后行细菌培养及药敏试验。

2. 在 DSA 透视下注入非离子型碘对比剂，造影证实为脓腔后，沿穿刺针外套置入导丝，退出穿刺针，置入扩张管扩张，通过导丝，置入引流管并固定，外接引流袋（图 13-4）。

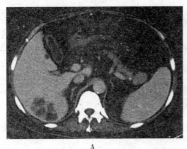 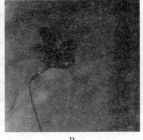 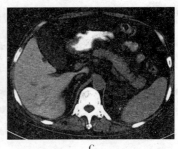

A   B   C

图 13 – 4　肝脓肿介入引流术

A. 增强 CT 延迟期显示肝右叶病灶边缘呈轻度环形强化，中央呈轻度"分房状"；B. 介入置管造影显示脓腔形态不规则，肝脓肿部位放置引流管；C. 引流管拔出术后 3 个月 CT 复查，显示复原肝脓肿部位脓肿完全吸收

六、并发症及其处理

1. 脓肿破裂　局部脓肿外渗形成局限性腹膜炎。

2. 寒战高热　考虑为脓液进入血液引起。予加强抗感染、补液、营养支持等对症处理。

3. 出血　通常为少量，多能自止。予内科止血处理。

4. 气胸　少量气胸应心电监护、卧床休息、吸氧并密切观察，出现严重呼吸困难的临床表现应及时穿刺排气。如出现张力性气胸应行胸腔闭式引流。

七、围介入手术期中医药治疗和护理

（一）围介入手术期中医药治疗

肝脓肿属于中医学"肝痈"的范畴。中医认为肝痈是因邪热虫毒等淤积于肝，致气血腐败，酿成痈脓。以急起发热，右胁痛，右胁下肿块等为主要表现的内脏痈病类疾病。《素问·大奇论》曰："肝痈，两胠满，卧则惊，不得小便。"

中医治疗当以祛邪为原则，采用清肝宣肺，解毒涤痰的治法，脓未成应着重清肝消痈，脓已成需排脓解毒。脓溃之后宜清肺清肠，补益脾肾。愈后宜用四物汤等调理。具体措施可根据病程，分阶段施治。

1. 肝胆湿热证

治法：清肝利胆，理气解郁。

主方：柴胡清肝汤合金铃子散加减。

常用药：柴胡、黄芩、牛蒡子、当归、栀子、白芍、川芎、生地、连翘、金银花、生甘草、天花粉、延胡索、川楝子等。

2. 火毒蕴盛证

治法：泻火解毒，佐以透脓。

主方：黄连解毒汤合大柴胡汤加减。

常用药：柴胡、栀子、生大黄、枳实、黄芩、赤芍、黄连、黄柏、金银花、紫花地丁、半边莲、连翘、皂角刺、薏苡仁、败酱草。

3. 正虚毒恋证

气血两虚者，用加味四妙汤补气血而化毒；肝肾不足者，用六味地黄汤补肝肾而解毒；脾胃虚弱者，用香砂六君子汤加减，调理脾胃。三者之中均可用鱼腥草、败酱草、黄柏等解毒之品；内膜穿透者，又当配以琥珀蜡矾丸解毒护膜。

（二）围介入手术期中医药护理

体温升高　注意无菌操作，鼓励患者多饮水，及时更换衣服床单，避免受凉感冒。若体温达38℃以上，指导其饮茅根竹蔗汁或果汁以泻热，200毫升/次，3次/天，达到退热目的；发热甚者可采用针刺穴位泻热，可选择大椎、曲池、合谷为主穴，热在气分者，配商阳、内庭、关冲，热入营血者，取曲泽、委中浮络刺血；或刺中冲、少冲出血。

八、临床疗效评价

廖伟等报道578例肝脓肿患者行经皮穿刺引流术治疗，技术成功率99.7%，临床成功率97.4%，病死率0.9%，并发症5例（0.9%）。杨晓伟等报道超声引导下经皮穿刺置管引流治疗肝脓肿患者110例（156个病灶），置管成功率100%，痊愈率达到78.2%（86/110），并发症发生率为4.55%（5/110）。

第四节　Budd‒Chiari综合征的介入诊疗

一、临床要点

布‒加综合征（Budd‒Chiari syndrome，BCS）是各种原因引起的肝静脉或肝段下腔静脉部分或完全梗阻、血液回流障碍，导致淤血性门脉高压或（和）下腔静脉高压症候群。徐克等根据患者的影像学资料和介入治疗结果，将BCS分为4大型8亚型，具体分型如下。Ⅰ型：单纯肝静脉狭窄或闭塞，下腔静脉通畅（Ⅰa肝静脉局限性病变、Ⅰb肝静脉弥漫性病变）；Ⅱ型：肝后下腔静脉膜性狭窄或闭塞，病变范围小于1cm（Ⅱa伴有开放的肝静脉、Ⅱb伴有肝静脉闭塞）；Ⅲ型：肝后下腔静脉膜性狭窄或闭塞，伴腔内血栓形成（Ⅲa伴有开放的肝静脉、Ⅲb伴有肝静脉闭塞）；Ⅳ型：肝后下腔静脉节段性狭窄或闭塞，病变范围大于1cm（Ⅳa伴有开放的肝静脉、Ⅳb伴有肝静脉闭塞）。

二、介入方法简介

介入治疗手段主要包括：①经股静脉途径开通下腔静脉闭塞段，然后行球囊扩张术，或下腔静脉支架置入术，开通下腔静脉闭塞段是手术成功的关键。②经皮穿刺肝静脉再通术或经颈静脉、经下腔静脉途径肝静脉再通术，该法适用于肝静脉开口部闭塞而肝静脉主干还存在的病例。因此，开通肝静脉闭塞段是手术成功的关键。③TIPSS，适用于肝静脉广泛闭塞，以缓解门静脉高压，减少肝脏淤血症状。④经股静脉行下腔静脉置管溶栓术。对于下腔静脉血栓形成的患者，如开通闭塞段，有血栓脱落导致肺栓塞风险，严重时患者猝死。因此，在行下腔静脉开通前先行溶栓治疗，待血栓溶解后，再行开通术。

三、适应证

1. 有症状和体征的各种类型的布‒加综合征。
2. 内科保守治疗效果不明显。

四、禁忌证

1. 凝血功能明显异常，经过内科治疗无法纠正。

2. 多器官功能衰竭。

五、操作技术要点

（一）单纯肝静脉病变 BCS（Ⅰ型）的介入治疗

1. 穿刺途径的选择

（1）经颈静脉途径　首先经颈静脉将房间隔穿刺针或 Rups 100 肝穿装置送至肝静脉口水平，用导丝探寻狭窄或闭塞的肝静脉口，成功后将穿刺系统直接沿导丝送入肝静脉内。

（2）经皮肝穿肝静脉途径　直接进行肝静脉穿刺成功后，引入导丝，通过肝静脉狭窄及闭塞段。

（3）直接自下腔静脉肝后段向肝内穿刺，探寻到肝静脉分支后，行肝静脉造影，确认无误后，再行闭塞穿通术。

2. 行血管腔内球囊扩张成形术（PTA），扩张狭窄及闭塞段。对于 PTA 疗效不佳，行血管内支架置入术。

3. 对于肝静脉弥漫性病变（Ib 型），无法通过上述途径解决肝静脉淤血肿大症状。经颈静脉肝内门腔静脉分流术（TIPSS）是唯一可行的治疗方法。

（二）单纯下腔静脉病变 BCS 的介入治疗

1. 肝后下腔静脉膜性狭窄或闭塞（Ⅱa、Ⅳa 型）

（1）选择导丝硬头或穿刺针开通下腔静脉闭塞段。

（2）引入超硬导丝，并通过病变血管至远端，行 PTA，扩张狭窄及闭塞段。若 PTA 疗效不佳，行血管内支架置入术。

2. 肝后下腔静脉膜性狭窄或闭塞，伴腔内血栓形成（Ⅲa 型）：先行经导管局部溶栓术，待血栓溶解后，再行 PTA 和（或）支架治疗（图 13 - 5）。

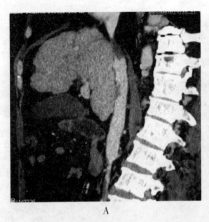
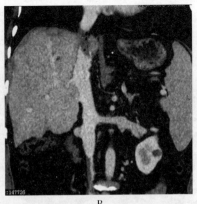

A　　　　　　　　　　　　　　　　B

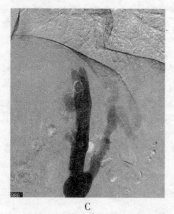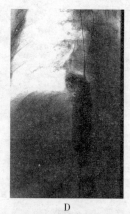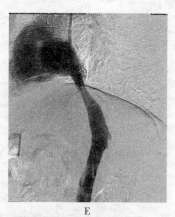

图 13 – 5 单纯下腔静脉病变 BCS 的介入治疗

A、B. 增强 CT 多平面重建显示下腔静脉局限性闭塞；C. 下腔静脉造影显示下腔静脉近心段闭塞，周围可见粗大侧支血管形成；D. 导丝通过闭塞段，予以球囊扩张狭窄闭塞段；E. 球囊扩张术后造影，显示下腔静脉闭塞段消失，血流通常，周围侧支血管消失

（三）混合型 BCS 的介入治疗

对于混合型 BCS 的患者的介入治疗，一方面，解除下腔静脉梗阻；另一方面，至少开通一支肝静脉，使其与下腔静脉通畅。

六、并发症及其处理

1. 心包填塞 主要发生在破膜穿刺时，穿刺针误入心包腔或右心房内而导致心包腔出血。应立即心包穿刺引流或开胸引流。

2. 肺动脉栓塞 主要由下腔静脉血栓脱落所致。应做肺动脉留置导管溶栓处理。

3. 腹腔出血 当破膜穿刺通道进入细小的交通支后或下腔静脉，使用球囊进行扩张时，发生交通支的破裂或下腔静脉破口而出现腹腔大出血。应予覆膜支架置入。

七、围介入手术期中医药治疗和护理

（一）围介入手术期中医药治疗

本病属于气滞、血瘀、水停而成的"积聚""鼓胀"，或久病入络，血脉瘀阻，血不循经而导致的"吐血""便血"。中医认为该病为多因素引起的肝、脾、肾三脏受损，病机涉及全身而非独肝之疾。病之早期多属肝脾气滞、血瘀，实证为主当属肝积；至中、后期腹水已成，多属脾虚肝弱，气血凝滞，阻于肝脾脉络，水湿停聚不化，为正虚邪实之证；及至晚期，多属累肾，或脾肾阳虚，或脾肾阴虚，或阴阳俱虚，病邪多已深结而积重难返。

中医治疗原则：标实为主者，当根据气、血、水的偏盛，分别采用行气、活血、祛湿利水或暂用攻逐之法，同时配以疏肝健脾；本虚为主者，当根据阴阳的不同，分别采取温补脾肾或滋养肝肾法，同时配合行气活血利水。

1. 气滞血阻

治法：理气活血，消积散瘀。

主方：柴胡疏肝散合失笑散加减。

常用药：柴胡、陈皮、川芎、香附、丹参、延胡索、蒲黄、五灵脂等。

2. 寒水困脾

治法：温中健脾，行气利水。

主方：实脾饮加减。

常用药：白术、苍术、附子、干姜、厚朴、木香、香果、陈皮、茯苓、泽泻等。

3. 阳虚水盛

治法：温补脾肾，化气利水。

主方：附子理苓汤或济生肾气丸加减。

常用药：附子、干姜、人参、白术、鹿角片、葫芦巴、茯苓、泽泻、陈葫芦、车前子。

4. 阴虚水停

治法：滋肾柔肝，养阴利水。

主方：六味地黄丸合一贯煎加减。

常用药：沙参、麦冬、生地、山萸肉、枸杞子、猪苓、茯苓、泽泻、玉米须等。

（二）围介入手术期中医药护理

1. 体温升高　同本章"肝胰脾疾病的经皮穿刺活检术"小节。

2. 尿潴留　可采用耳穴贴压，将王不留行籽贴于耳穴的肾、膀胱、尿道外生殖器点，并进行按摩、指导，使其出现酸胀痛热等感觉，每 15 分钟按摩一次，每次按摩 3~4 分钟。

八、临床疗效评价

祖茂衡报道了 1859 例介入治疗 Budd-Chiari 综合征，其中 1219 例下腔静脉阻塞型患者中，经介入治疗开通下腔静脉 1213 例，成功率为 99.51%；421 例肝静脉阻塞型患者中，经介入治疗开通肝静脉 395 例，成功率为 93.82%；219 例混合型患者中，经介入治疗开通肝静脉和（或）下腔静脉 208 例，成功率为 94.98%。术后获访 1553 例，随访时间 10~284 个月，平均 100.9 个月，再狭窄发生率为 13.46%。

第五节　胆道梗阻的介入诊疗

一、临床要点

胆道恶性梗阻是临床常见且难治性疾病，主要因胆管癌、胆囊癌、胰腺癌、壶腹癌、肝癌及肝门部转移癌等压迫或侵犯胆道，引起胆总管、肝总管及左右肝管主干狭窄或闭塞，进而导致胆汁淤积、梗阻性黄疸。此类患者常同时合并胆道感染，并造成肝、肾、循环、神经及凝血等系统的损害，甚至恶病质、病情凶险，对机体损害极大。同时因该病发病初期症状隐匿，一旦发现时绝大多数患者已经错过最佳手术机会，约 80% 的患者只能进行姑息性治疗。经皮肝穿刺胆道引流术（percutaneous transhepatic cholangial drainage，PTCD）和胆道内支架植入术是目前姑息性治疗的首选方法，因其可恢复胆道引流，减轻梗阻症状，且手术创伤小，操作简单，已成为一线治疗方案。但由于肿瘤生长、组织增生、胆泥形成等因素，常导致胆道支架阻塞，为保证支架通畅性，胆道内射频消融、放射性粒子植入等控制原发肿瘤的治疗也日益广泛应用于临床。本节主要介绍 PTCD 和胆道内支架植入术。

二、介入方法简介

PTCD 是在影像设备的引导下（通常为 DSA 或超声，部分选择 CT），经皮穿刺梗阻胆管近端，植入相应的内外引流管，目的使胆汁引流到体外或十二指肠；缓解胆汁淤积症状。在 PTCD 基础上，行胆道造影，了解胆道梗阻部位情况，植入金属内支架，使胆汁流入肠道，可恢复患者消化功能，缓解脂肪便、腹痛等症状。术后确定支架通畅，可拔除胆道引流管，最大程度改善患者生存质量，延长生存时间。

三、适应证

1. 主要适应证：由多种恶性肿瘤压迫或侵犯胆管导致胆管梗阻引起的胆管扩张、梗阻性黄疸。

2. 急性梗阻性化脓性胆管炎。

3. 由胆管结石、炎症或胆管手术引起的肝管狭窄，胆汁引流不畅所致的阻塞性黄疸，不能耐受外科手术、外科手术后复发或拒绝外科手术者。

四、禁忌证

1. 弥漫性胆管狭窄。

2. 合并大量腹水。

3. 有明显出血倾向。

4. 主要脏器功能不全，呼吸困难，不能配合治疗。

五、操作技术要点（图 13-6）

1. 术前判断及穿刺定位　术前确定肝内胆管扩张达 4mm 以上，以提高穿刺成功率。根据影像学检查确定穿刺点及穿刺方向。

2. 穿刺入路

（1）腋中线入路　适用于多数患者。在透视下选择右肋膈角下 2 个肋间，大多选 7~9 肋间为穿刺点，进针方向大多水平向内，进针深度约 8~12cm。

（2）剑突下入路　适用于肝左管或胆总管阻塞患者，或经腋中线入路不能完成操作者。选择剑突下 2~3cm，偏右侧约 2cm 为穿刺点，透视下避开心脏及胃和横结肠，进针深度约 8~10cm。

3. 胆道穿刺　腋中线入路进针时，水平指向 T11 或 T12 右缘约 2cm 处，剑突下入路进针时，向右侧指向肝门区穿刺。注射器抽稀释的对比剂，边注入边后撤穿刺针，直至胆管显影。

4. 留置引流管　根据导丝能否越过狭窄段，选择放置外引流管或内外引流管。

5. 胆道内支架植入　一般在 PTCD 术后 7~14 天植入金属内支架，选择多侧孔导管骑跨狭窄梗阻段行胆道造影，了解狭窄梗阻段全貌，并准确测量狭窄段长度，选用合适支架，支架不宜过长，避免较长进入肝实质，导致肝内持续出血。当左、右肝管都有梗阻时，需从左、右肝管同时向肝总管植入对吻支架。

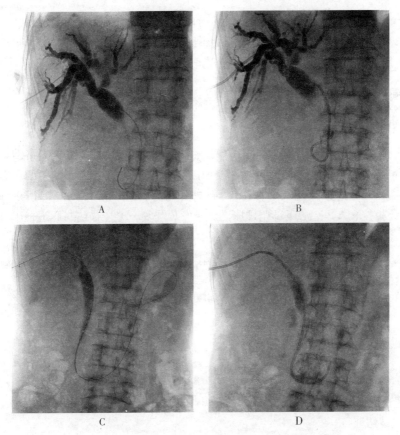

图 13 - 6　经皮胆道穿刺造影、引流、内支架植入

A. 经皮穿刺肝内胆管造影显示肝内胆管、肝总管上段明显扩张，胆总管下段闭塞，导丝穿过闭塞段，经十二指肠乳头进入十二指肠；B. 置入 PTCD 内外引流管，引流胆汁；C. 胆汁引流一周后，造影见胆总管中下段显影，沿引流管再次引入导丝，撤出引流管；D. 显示于狭窄段植入胆道支架，并再次放置内外引流管，观察支架通畅情况

六、并发症及处理

1. 胆道感染　是胆道引流术后最常见并发症。主要临床表现为术后反复出现寒战、高热，血白细胞和粒细胞比率明显升高。术中注射对比剂，避免压力过大，对于一般情况差者，穿刺成功后尽量抽尽感染胆汁。在术前、术后常规应用抗生素；加强术后引流管护理，保持内外引流通常。并及时送检细菌培养，选择敏感抗生素治疗。

2. 肝动脉出血　术后少量血性胆汁较常见，多自行停止。如术后血压下降伴有不同程度的消化道和（或）腹腔内出血，考虑肝动脉损伤出血，常规药物止血治疗疗效欠佳时需行肝动脉栓塞治疗。

3. 胆汁漏　胆汁可漏入腹腔内或腹壁外，可引起胆汁性腹膜炎等症状。选用半卧位、更换合适引流管、保持引流通畅并加强抗感染治疗，多可消除。

4. 十二指肠穿孔　一般发生在支架植入后期，多由胆总管支架突入十二指肠过多所致。应准确定位，反复确认支架位置及长度后释放支架。主要治疗措施包括禁食、胃肠减压并抗感染支持治疗。必要时外科手术处理。

5. 支架移位和再狭窄　胆道支架植入术后移位，多考虑支架植入位置不良或支架选择不合适引起。支架释放时应准确定位。短期内出现再狭窄，多由支架伸展不良、血块、异物堵塞引起。远期狭窄考虑与原发肿瘤相关，因此行经皮肝穿刺胆道引流、胆道内支架植入术，联合胆道内射频消融术或^{125}I粒子植入是更好的选择。

七、围介入手术期中医药治疗和护理

（一）围介入手术期中医药治疗

在历代中医典籍中没有胆道梗阻的病名，但类似本病的症状却有着丰富的记载，散见于"黄疸""胁痛""腹痛""结胸"等论述中。如《灵枢·胀论》说："胆胀者，胁下胀痛，口中苦，喜太息。"又如《伤寒论·辨太阳病脉证并治下》描述"结胸"证时指出："膈内疼痛、拒按、气短、心下部坚硬胀满、身发黄"等，上述描述与胆道梗阻临床表现颇为相似。

中医认为本病主要是肝胆气滞、湿热雍阻，日久肝火与湿邪蕴积于内，血瘀气雍、痹阻不通，终致胆道梗阻。其主要临床表现为黄疸、腹痛及腹部肿块。

中医治疗原则：疏利肝胆，清热通腑，并根据瘀滞、湿或热的偏重及火毒等不同情况，随症加减。

1. 肝胆瘀滞证

治法：疏肝利胆，理气导滞。

主方：大柴胡汤加减。

常用药：黄芩、柴胡、大黄、白芍、枳实、半夏、大枣、生姜。

2. 湿热郁结证

治法：清热利湿，利胆退黄。

主方：大柴胡汤合茵陈蒿汤。

常用药：柴胡、白芍、大黄、枳实、黄连、车前子、牡丹皮、赤芍、黄芩、茵陈、龙胆草、生石膏、生地黄、栀子、白花蛇舌草、甘草。

3. 肝胆实火证

治法：疏肝泻火，凉血解毒。

主方：大柴胡汤合黄连解毒汤。

常用药：柴胡、白芍、大黄、枳实、黄连、车前子、牡丹皮、赤芍、黄芩、茵陈、龙胆草、生石膏、生地黄、栀子、白花蛇舌草、甘草。

4. 瘀热互结证

治法：清热涤痰，健脾化湿。

主方：涤痰汤加减。

常用药：半夏、陈皮、郁金、川芎、茯苓、白术、竹茹、柴胡、白花蛇舌草、甘草。

5. 脾虚湿阻证

治法：健脾和胃，利湿退黄。

主方：参苓白术散。

常用药：党参、茯苓、白术、扁豆、陈皮、山药、砂仁、桂枝、泽泻、薏苡仁、茵陈、甘草。

6. 气滞血瘀证

治法：疏肝利胆，活血消癥。

主方：复方大柴胡汤加减。

常用药：柴胡、延胡索、川楝子、山楂、金钱草、枳实、郁金、赤芍、牡丹皮、大黄、白芍、黄芩、甘草。

（二）围介入手术期中医药护理

1. 高热　若患者体温达 38℃ 以上，指导其饮茅根竹蔗汁或果汁以泻热，200 毫升/次，3 次/天，以达到退热目的；发热甚者可采用针刺穴位泻热，可选择针刺曲池、合谷等穴位。患者出汗时及时用毛巾擦干，必要时更换衣服和被褥，避免受凉。

2. 疼痛　护理上应密切观察疼痛部位、性质、程度和持续时间，必要时遵医嘱使用止痛剂。可通过适当活动、改变体位、催眠等方法缓解疼痛，转移患者的注意力，增强患者自我控制能力。使用针刺足三里、内关、合谷、天枢等穴位有较好的止痛效果。针刺手法：得针感后强刺激，留针 30~60 分钟，每隔 15 分钟捻转 1 次，每隔 4~6 小时针刺 1 次。

3. 胃肠道症状　表现为腹胀、食欲不振、恶心、呕吐等。可以予通腑脐贴膏巴布剂（生大黄、芒硝、厚朴、枳壳、木香、党参、白术、桃仁、冰片等）敷于神阙穴，每 24 小时更换 1 次，1 天 1 次，连用 3 天。通腑脐贴膏可有效促进胆道手术后肠功能的恢复，有利于患者早日进食及快速康复。针刺上脘、公孙等穴位有良好的止吐效果。

4. 防辐射安全指导　[125]I 粒子植入术后将患者安置于专用病房，嘱孕妇、儿童远离患者，减少探视，医护人员查房、治疗、护理时和患者保持距离，并做好防护，缩短与患者接触时间。

八、临床疗效评价

1974 年，Molnar 和 Stocknm 创立了 PTCD，该术可解除黄疸、降低胆管压力，恢复肝细胞功能。联合胆道内金属支架植入术是一种改善患者生活质量、延长生存期的理想的有效手段，同时技术成功率高、手术并发症少，已成为恶性胆道梗阻姑息性治疗首选治疗方法。但此方法存在明显缺点，其对原发性疾病无治疗作用。积极针对原发病抗肿瘤治疗，对保持支架的长期通畅性，提高患者生活质量及延长患者生存期起到决定性作用。

第六节　胰腺癌的介入诊疗

胰腺癌是消化系统常见恶性肿瘤之一，其病程短、进展快、恶性度高、易转移，是目前预后最差的肿瘤之一。近年来，胰腺癌的发病逐年上升，发病率占实体肿瘤的 8%，胰腺癌的治疗多采用以手术为主的综合治疗，但因其症状隐匿，缺乏特异性，早期诊断困难，临床发现时多属肿瘤晚期，手术切除率仅达 10%~25%，而因手术切除残余、肿瘤局部复发及肝转移等原因，术后 5 年生存率 <10%，总体 5 年生存率 <5%，在恶性肿瘤死亡原因中列第 4 位。介入治疗操作简便、适应证广、耐受性高、不良反应小、可重复性好，对于不能手术切除的胰腺癌患者，介入治疗已成为提高患者生存质量、延长生存期的主要治疗手段。目前胰腺癌临床常用介入方法包括动脉灌注化疗术（transcatheter arterial infusion，TAI）、射频消融术、[125]I 粒子植入术、经皮肝穿刺胆道引流胆道内支架植入术及腹腔神经丛

阻滞术等。

一、经血管介入治疗

（一）介入方法简介

因胰腺癌为乏血供肿瘤，其周围常由致密纤维组织包绕，经周围静脉化疗，化疗药物难以达到肿瘤组织内，并且胰腺癌常表达一种170kD的浆膜糖蛋白类的中到高水平的多耐药基因产物，可将化疗药物快速从肿瘤组织细胞清除，影响周围静脉化疗效果。经导管动脉灌注化疗术是通过导管技术，于胰腺肿瘤供血动脉内大剂量注入化疗药物进行冲击化疗，提高靶器官内化疗药物浓度，可达周围静脉全身化疗时的10~16倍，有效控制肿瘤的局部进展，减少化疗药物的全身不良反应。同时通过门静脉回流的二次灌注，可有效杀灭门静脉系统内的肿瘤细胞，减少或延缓肝脏转移的发生率。

（二）适应证

1. 已确诊胰腺癌，肿瘤明显累及周围血管、组织、器官，失去手术机会的中、晚期患者。

2. 胰腺癌术前、术后防止癌细胞扩散，降低复发及转移概率。

（三）禁忌证

1. 碘对比剂过敏。

2. 重要脏器功能不全，恶病质者。

3. 凝血功能障碍为相对禁忌证。

4. 有严重梗阻性黄疸者，应充分引流后行TAI。

（四）操作技术要点

1. 明确肿瘤供血动脉 采用Seldinger技术分别行腹腔干、肝总动脉、脾动脉及肠系膜上动脉造影，必要时行胃十二指肠动脉、胰十二指肠下动脉、胰背动脉及腰动脉超选择插管造影，明确肿瘤供血动脉。胰头肿瘤血供主要来自胃十二指肠动脉（图13-7）；胰体、胰尾肿瘤主要由脾动脉及肠系膜上动脉供血，部分可由腰动脉供血。

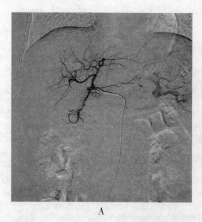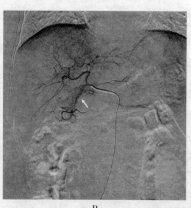

A   B

图13-7 胰头癌胃十二指肠动脉灌注化疗

经肝总动脉造影显示胃十二指肠动脉增粗、分支紊乱（A），可见肿瘤染色（B，白箭）

2. 化疗方案　动脉灌注化疗方案基本参照周围静脉全身化疗方案，吉西他滨（GEM）为目前治疗胰腺癌首选药物，其他药物包括氟尿嘧啶（5-Fu）、丝裂霉素（MMC）、表柔比星（EPI）或吡柔比星（THP）、奥沙利铂和羟喜树碱等。多选用以吉西他滨为主的 2~3 种药物联合的化疗方案。

（五）并发症及其处理

主要为化疗药物相关作用，表现为一过性恶心、呕吐，轻度腹泻等胃肠道反应，骨髓抑制等，均较全身化疗轻，对症处理可好转。

（六）围介入手术期中医药治疗和护理

1. 围介入手术期中医药治疗　胰腺癌根据临床表现和古代医术的描述，归属于"积聚""黄疸""癥积""胁痛"等范畴。因 80% 的患者就诊时已属于中、晚期，因此中医药治疗胰腺癌多以"急则治其标"为原则，以清热解毒，除湿化痰，活血化瘀为法。因脾胃虚弱是胰腺癌发病的根本，加之介入治疗或多或少会加重脾胃的症状，因此用药不宜过于苦寒或泻下，以防寒凉伤胃，加速病情进展。

（1）分证论治

1）肝胆湿热证

治法：清利湿热。

主方：茵陈蒿汤合黄连解毒汤加减。

常用药：茵陈蒿、栀子、大黄、黄连、黄柏、黄芩等。

2）瘀血内阻证

治法：化瘀消积。

主方：膈下逐瘀汤加减。

常用药：丹参、牡丹皮、桃仁、红花、莪术、三棱、八月札、黄柏、木香、穿山甲、白花蛇舌草等。

3）寒湿困脾证

治法：温中化湿。

主方：茵陈术附汤加减。

常用药：茵陈蒿、白术、制附子、干姜、炙甘草、肉桂等。

4）正虚邪恋证

治法：益气扶正，化瘀消积。

主方：圣愈汤加减。

常用药：生地、熟地、川芎、人参、当归、黄芪等。

（2）中成药治疗

1）西黄丸　每次 3g，每日 2 次。用于胰腺癌正气未虚者。

2）复方斑蝥胶囊　每次 3 粒，每日 2 次。用于胰腺癌正虚毒瘀者。

3）平消胶囊　每次 4~8 粒，每日 2 次。用于胰腺癌毒瘀内结者。

4）康莱特注射液　每次 200ml 缓慢静脉注射，每日 1 次。20 天为 1 疗程。

5）华蟾素注射液　每次 10~20ml，用 5% 葡萄糖注射液 500ml 稀释后缓慢静脉滴注。每日或隔日 1 次，28 天为 1 疗程。

6）艾迪注射液　每次 50~100ml，用 0.9% 氯化钠注射液或 10% 葡萄糖注射液 500ml

稀释后静脉滴注，每日 1 次。10 天为 1 周期，间隔 3 天，2 周期为 1 疗程。晚期恶病质患者 30 天为 1 疗程，或视病情而定。

（3）药物外治

1）介入后腹部疼痛者，先清洁疼痛部位皮肤，然后将蟾酥膏外敷。每 24 小时调换 1 次，7 天为 1 疗程。

2）胰腺癌腹水者，用单层纱布包皮硝，敷于脐部，融化后更换；或用甘遂、砂仁等共研细末，取大蒜头捣烂，水调成糊，外敷脐上。

3）胰腺癌腹部可扪及肿块者，用大黄、芒硝共碾细末，大蒜捣膏和匀，外敷患处。

（4）针灸疗法

介入后疼痛较甚者，选天突、章门、中脘、涌泉，用泻法，不留针，然后加灸；恶心呕吐者，选足三里、中渚、内关、中脘，用泻法；黄疸明显者，选至阳、腕骨、足三里、中渚、大陵，用泻法。

2. 围介入手术期中医药护理

（1）胃肠道症状　由于化疗药物进入循环，导致大部分患者出现不同程度的胃肠道反应，如食欲减退、恶心、呕吐、腹泻、便秘等。对于这些患者应给予耐心的讲解，鼓励患者吃清淡、易消化、高热量、高维生素、低脂肪食物，少食多餐。可以采用耳穴埋豆、艾灸、穴位敷贴、穴位注射法等中医辨证疗法进行护理。

（2）腹痛　由于化疗药物使肿瘤组织缺血、水肿和坏死，可引起不同程度的腹痛，造成患者紧张和焦虑。护士应严密观察患者疼痛的部位、性质、程度、持续的时间，做好解释工作，教给患者减轻疼痛的方法，如听音乐等转移患者的注意力。可用平痛散（由川乌、草乌、蟾酥、胡椒、生南星、生半夏、麝香、冰片组成）外敷治疗包括胰腺癌在内的肿瘤疼痛。亦可用耳穴注射配以肌内注射镇痛剂治疗癌肿疼痛，取耳穴神门、耳迷根，用哌替啶 0.1ml 行穴位注射，剩余哌替啶药液行肌内注射。每次取一侧耳穴 1 个，双耳 4 穴交替使用。

（七）临床疗效评价

虽然多数胰腺癌的血供不丰富，但大量临床研究表明，经导管动脉灌注化疗由于明显提高局部化疗药物浓度，仍可以抑制肿瘤的生长，改善患者症状并延长生存期。由于胰腺癌乏血供，所以无法进行很好的栓塞治疗，单纯灌注化疗效果相对有限，应联合其他手术或非手术方法，以期进一步提高疗效，延长患者生存期。

二、非血管介入治疗

（一）介入方法简介

对于胰腺癌的非血管介入治疗本节主要介绍针对肿瘤的射频消融术和 ^{125}I 粒子植入术，而对于肿瘤所致的疼痛和胆道梗阻的治疗参见相关章节。

1. 射频消融术　物理消融介入治疗技术近 20 年发展迅速，其治疗实体肿瘤的应用价值已逐渐得到人们肯定。临床上最常用物理消融技术包括射频、微波、氩氦低温冷冻、高强度聚焦超声等，尤以射频消融应用最为广泛，其治疗领域已从肝癌逐渐延伸到肺癌、胰腺癌、乳腺癌、甲状腺癌、肾癌及骨肿瘤等实体性肿瘤，甚至应用于胆道恶性梗阻的腔内射频治疗。RFA 是一种靶向热消融技术，可使靶区肿瘤组织发生热凝固坏死，通过杀灭肿瘤细胞来延长失去根治性手术机会的肿瘤患者的生存期。由于胰腺特殊的解剖位置和邻近血管脏器的复杂关系，胰腺癌的射频消融术发展相对缓慢。Goldberg 于 1999 年首次报道认为射频消融可应用于不可切除胰腺癌的治疗。近年来，随着射频消融仪器的不断改进，及超声、CT 等术中穿刺引导技术的迅速发展，射频消融在晚期不可切除胰腺癌患者中的应用逐步开展起来。

2. ^{125}I 粒子植入术 放射治疗以往主要采用外照射，由于胰腺位于上腹部深处的后腹膜，前方有胃、肝胆、横结肠等对射线敏感性高、耐受量差的组织，若达到肿瘤治疗剂量，易造成胃肠出血、穿孔、狭窄等。放射性粒子植入已广泛应用于多种恶性肿瘤的临床治疗，多用 ^{125}I 粒子，疗效肯定。放射性粒子直接植入瘤体内，发出低能量的 γ 射线，使肿瘤局部接受高剂量的放射治疗，既可达到理想治疗效果，又能减低对周围组织脏器的损害。

（二）适应证

1. 射频消融术的适应证 诊断明确的不能行根治性手术的晚期胰腺癌患者。

2. ^{125}I 粒子植入术的适应证

（1）确诊胰腺癌，不能手术或拒绝手术患者。

（2）肿瘤无远处转移，或已有远处转移，近期内不威胁生命。

（3）疼痛明显，药物无法控制。

（4）对于病灶 >6cm 者应慎重选择本治疗。

（三）禁忌证

射频消融术、^{125}I 粒子植入术有类似禁忌证，一并叙述如下。

1. 严重重要脏器功能不全，估计生存期 <3 个月。

2. 严重、难以纠正的凝血功能障碍。

3. 有广泛远处转移者。

4. 恶病质，不能耐受射频消融手术、放射性粒子组织间治疗剂量者。

5. 伴有胸椎、腰椎转移者不宜行腹腔神经丛阻滞术。

（四）操作技术要点

1. 射频消融术 常规穿刺病理活检后，采用 Cool–Tip 冷循环射频治疗系统，选用超声或 CT 定位，根据肿瘤大小选取裸露端分别为 1、2、3cm 的射频电极针，避开主胰管和胰腺周围大血管后，将射频针插入瘤体内，根据肿瘤的大小决定消融的位置和次数，并在超声或 CT 扫描下确认位置后进行消融治疗，每次 6~10 分钟，毁损范围应尽量完全覆盖肿瘤边缘及周围 0.5~1.0cm 的正常胰腺组织，拔出穿刺针时以穿刺道模式消融穿刺道，防止穿刺道转移及出血。于穿刺点喷洒生物胶黏合剂防止胰漏和出血。

2. ^{125}I 粒子植入术

（1）术前行 CT 扫描确定肿瘤位置、大小等，后以此为根据制订治疗计划，包括粒子数量、粒子剂量、肿瘤匹配周缘剂量、植入导针方向位置等。做好肠胃准备，术前 12 小时服用腹泻药物且禁食。

（2）手术可选用超声或 CT 引导，首先行超声或 CT 扫描，根据治疗计划，于皮肤上标记穿刺点若干，患者平静呼吸下屏气进针，按计划保证导针的深度与角度，在 CT 引导下，将粒子针植入至病灶，针间距1cm，保持相互平行，进针后植入粒子，缓慢退针1cm左右，再植入一粒子，后以同样的方法进行若干粒子植入。植入结束后，B超或CT再次检查粒子植入部位，以确认粒子植入位置是否达到预期的植入位置，^{125}I粒子分布是否均匀，有无漏植。如部分^{125}I粒子植入位置欠佳及有漏植，需要补植入部分粒子，从而达到预期植入位置（图13-8）。

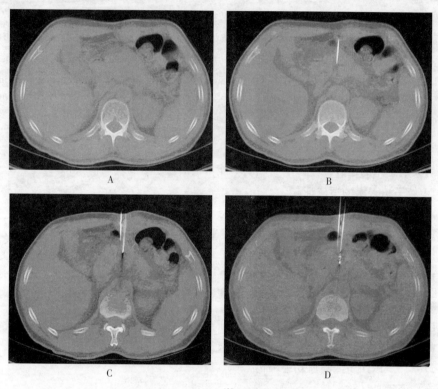

图13-8 胰腺癌^{125}I粒子植入术

A. 行腹部CT扫描，确定肿瘤位置，以制订穿刺路径；B、C. 沿制订的路径穿刺胰体部肿瘤，可单针或多针穿刺；D. 经穿刺针成功植入^{125}I粒子

（五）并发症及其处理

1. 射频消融术的并发症及其处理

（1）急性胰腺炎 大多为一过性，内科对症处理一周后多逐渐恢复，少有坏死性胰腺炎报道。

（2）胰瘘 多中心消融可增加胰瘘的机会，小范围消融、进针和退针方向保持一致、创面喷洒蛋白凝胶可预防胰瘘发生，常规使用胰酶抑制剂。射频消融所致胰瘘经内科保守治疗多能1个月内控制。

（3）出血 包括消化道出血和手术部位出血。主要由于射频过程中热量传导至血管致损伤或胰管破裂后胰液侵蚀周围血管所致。

（4）十二指肠、胆管损伤 多发生在胰头癌患者，术中应准确定位，避开周围血管及肠道等。

2. ^{125}I 粒子植入术的并发症及其处理

（1）胰瘘 由穿刺损伤胰管所致，及时胰液引流同时使用抑制胰酶分泌药物，多可痊愈，准确定位，避开胰管是防止遗漏最有效手段。

（2）放射性肠炎 急性期卧床休息，无刺激、易消化饮食。给予解痉、镇痛、粪便软化剂及激素灌肠等处理。

（3）胃肠道反应 恶心、呕吐、纳差、胃肠道出血等症状，可对症处理。

（4）腹水 粒子区域距离门静脉较近，肿瘤组织放射性水肿压迫静脉，导致回流不畅，可引起短暂门静脉高压、腹水，给予利尿、改善水肿等对症处理，可自行缓解。

（5）感染、出血、乳糜瘘等并发症临床少见，经对症治疗后一般可治愈。

（六）围介入手术期中医药治疗和护理

1. 围介入手术期中医药治疗 可参照本章"胰腺癌的介入诊疗·经血管介入治疗"小节。

2. 围介入手术期中医药护理

（1）发热 低热不必特殊处理，予温水擦浴即可；如体温超过 38.5℃，予酒精擦浴、冰袋降温。亦采用针刺穴位泄热，可选择大椎、曲池、合谷为主穴。热在气分者，配商阳、内庭、关冲；热入营血者，取曲泽、委中浮络刺血，或刺中冲、少冲出血。

（2）胃肠道反应 患者出现恶心、呕吐、纳差、胃肠道出血等症状，可应用耳穴埋豆、艾灸、穴位敷贴、穴位注射法等中医辨证疗法进行护理。

（3）防辐射安全指导 ^{125}I 粒子植入术后将患者安置于专用病房，嘱孕妇、儿童远离患者，减少探视，陪护家属与患者保持 1m 以上距离。医护人员查房、治疗、护理时应先穿好防护设备再集中进行检查和治疗，缩短与患者接触时间，可进食蓝莓和草莓以防辐射。2 周内注意观察患者的大小便和呕吐物中有无粒子出现，若发现粒子时，应及时做好防护，遵医嘱送放射科处理。

（七）临床疗效评价

1. 射频消融术的临床疗效评价 金鑫等研究报道 28 例晚期胰腺癌患者行射频消融治疗，平均生存期优于姑息性手术治疗的 140 例晚期胰腺癌患者。射频消融术能缓解晚期胰腺癌患者的疼痛症状，提高生存期，是一种治疗晚期胰腺癌有效的治疗方法。但因胰腺癌属乏血供肿瘤，附近解剖结构复杂，为避免损伤周围脏器，限制了消融时间及范围，且胰腺癌呈浸润生长，常侵犯后腹膜，难以达到完全消融，限制了射频消融治疗的中、远期疗效。

2. ^{125}I 粒子植入术的临床疗效评价 ^{125}I 粒子植入应用于实体肿瘤患者，已得到充分认可。李红伟研究报道，90 例胰腺癌患者行 ^{125}I 粒子植入术，有效率达 61.1%，中位生存期 11 个月；戴文燕等报道，对 31 例中、晚期胰腺癌患者施行 ^{125}I 粒子植入术，疼痛缓解率达 96.7%，总有效率 77.4%，中位生存期 10.3 个月。^{125}I 粒子植入具有微创、安全、并发症少等特点，在肿瘤局部控制、缓解患者疼痛以及提高患者生活质量方面具有一定的作用。可单独使用，也可与经导管动脉灌注化疗等联合应用。

第七节　胰腺内分泌功能性肿瘤的分段介入采血术

一、临床要点

胰腺神经内分泌肿瘤（pancreatic neuroendocrine neoplasms，pNENs）又称胰岛细胞瘤，根据激素的分泌情况及临床表现，分为功能性和无功能性神经内分泌肿瘤。功能性 pNENs 约占20%，最常见的有胰岛素瘤和胃泌素瘤，胰岛素瘤一般位于胰腺，而胃泌素瘤多见于十二指肠或胰腺，其余的功能性 pNENs 少见。

二、介入方法简介

胰腺神经内分泌肿瘤的诊断包括定性诊断和定位诊断。介入经皮肝穿刺门静脉系统置管分段采血术主要用于 pNENs 定位诊断。主要方法是经皮经肝穿刺肝内门静脉分支，并将导管插入至脾静脉或胃十二指肠静脉等，分段抽取不同部位胰腺引流血管内的血，测量其胰岛素、胰高糖素等的含量。再将各段的测值制作成曲线，通过了解激素峰值所在，确定肿瘤的位置。据国内外相关报道，经皮肝穿刺门静脉系统置管分段采血术对胰腺功能性内分泌肿瘤的定位诊断符合率达88%，甚至有研究资料显示达100%。

三、适应证

1. 高胰岛素血症伴有 Whipple 三联征，临床怀疑胰岛素瘤，影像学检查阴性或经手术探查未能找到肿瘤者。
2. 胰岛素瘤患者经一次手术治疗已经切除肿瘤，但术后仍有明显高胰岛素血症临床症状，怀疑可能多发性肿瘤者。
3. 严重、多发或复发消化性溃疡，伴血清促胃液素增高，临床怀疑促胃液素瘤，影像学检查阴性或经手术探查未能找到肿瘤者。
4. 疑为胰高糖素瘤，影像学检查阴性者。
5. 其他的胰腺或胃肠道内分泌肿瘤定位诊断困难者。

四、禁忌证

1. 有明显出血倾向。
2. 有严重肝、肾等重要脏器功能不全者。
3. 碘对比剂过敏者。

五、操作技术要点

患者仰卧位，常规消毒、铺巾。取右侧肋膈角与腋中线交界略偏前方作为穿刺点，局部浸润麻醉后以尖刀切开皮肤，在 DSA 透视监视下直接以 PTCD 针向肝门方向水平穿刺，退出针芯，见到鲜血自针孔滴出，接注射器，推注对比剂见门静脉显影，确认穿刺针位于门静脉内，再通过导丝配合，将动脉导管插入脾静脉，至脾门处。拔除导丝，以脊柱为标记，每退出1cm取血3ml。必要时还可将导管选择性插管至胃十二指肠静脉、前或后胰十二指肠静脉及胰静脉等，以同样方法取血送检。查血中胰岛素、促胃液素或胰高血糖素水平，绘出其峰值，并根据结果判断相应肿瘤可能的位置。

六、并发症及其处理

1. 出血　如患者术后出现明显腹痛、腹胀、头昏、恶心、面色苍白以及血红蛋白下降等情况，需考虑腹腔或肝包膜下出血。给予卧床、止血、输血等处理，必要时外科会诊。

2. 肝功能损害　术后可能导致一过性肝功能异常，保肝对症处理，均可好转。

七、结果评价

经皮肝穿刺门静脉系统置管分段采血术是胰腺神经内分泌肿瘤的定位诊断的有效方法。Vinik 和 Roche 等报道其定位符合率分别为81%和95%，而 Fraker 和 Norton 的研究报道其符合率达100%。我国曾宪九等从1981年开始应用此方法定位诊断胰岛素瘤，6例患者均获得成功。王敬文等也曾报道使用该法诊断胰岛素瘤患者，均取得成功。但检测获得胰岛素、胰高糖素等浓度峰值，可提示胰腺内分泌肿瘤的存在，如无峰值出现，并不能排除该病，要考虑异位胰腺内分泌肿瘤的可能。

（张万高　李雁　朱伟康　王岩梅）

第十四章 泌尿系统疾病的介入诊疗

第一节 肾脏疾病的经皮穿刺活检术

肾脏是较早应用穿刺活检的脏器之一。Berlyne 于 1961 年报道使用 A 型超声引导进行肾穿刺活检。随着 B 型实时超声及 CT 等影像设备的发展，经皮肾脏穿刺应用越来越广泛。

一、临床要点

多种肾脏疾病（kidney disease）可在影像技术的引导下进行穿刺活检，以明确诊断，更重要的是为临床治疗方案的确定提供病理学依据。

二、介入方法简介

肾脏疾病的经皮穿刺活检，目前主要以实时超声和 CT 为引导，选择最佳穿刺路径，避开重要器官和结构，确定进针方向及深度。开放式磁共振的应用，因费用较高及对穿刺器材的特殊要求而受到限制。肾内科疾病穿刺取材部位应选择在肾下极实质皮髓交界处，该处是肾小球分布密度最高的部位。多选右肾下极外侧缘，第 12 肋下 2cm 与正中线旁开 6～8cm 交角处；少数患者右肾下极高于第 12 肋，如左肾下极低于第 12 肋，可选择穿刺左肾。

三、适应证

1. 肾脏实性或囊性肿块的定性诊断。
2. 急性肾功能衰竭原因不明者。
3. 肾炎与肾病的鉴别和分型。
4. 高血压伴肾功能损害原因不明者。
5. 累及肾脏的系统性疾病的鉴别诊断。

四、禁忌证

1. 有明显出血倾向的患者。
2. 全身状况极度衰竭、严重恶病质者。
3. 心肌梗死患者。

五、操作技术要点

患者一般取俯卧位，上肢向上抱枕于头下，保持位置固定，腹部垫枕，使肾脏更贴近后腰部体表，还可减轻肾脏在活检过程中的下垂。超声检查或 CT 扫描确定穿刺部位后，消毒、铺巾、局部浸润麻醉，可从后方或侧方进针，根据病灶选用 20～22G 活检枪或穿刺针，超声引导下穿刺，或穿刺后再行 CT 扫描，以确定穿刺针与肾脏病灶/肾脏的位置关系（图14-1），取材 2~3 次。拔出穿刺针，穿刺点用力压迫 10~15 分钟，敷无菌纱布包扎。

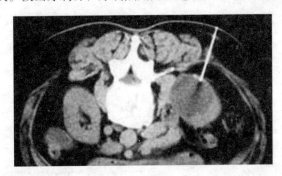

图 14-1 CT 引导下左肾病灶穿刺活检

穿刺后再行 CT 扫描，显示穿刺针尖已经到达肾脏病灶边缘，再向前进针数厘米即到达病灶中心

六、并发症及其处理

肾脏穿刺活检的并发症有血尿、尿潴留、肾包膜下出血、肾动静脉漏和气胸。患者应卧床休息 24 小时，肌内注射止血药，并用抗生素预防感染。少数患者有肉眼血尿，一般 3 天自愈，如肉眼血尿持续 3 天以上应考虑动静脉漏可能，个别患者需行肾动脉栓塞治疗。

七、围介入手术期中医药治疗和护理

（一）围介入手术期中医药治疗

中医认为肾藏有先天之精，为脏腑阴阳之本，生命之源，故称为"先天之本""生命之根"。《素问·逆调论》提到："肾者水脏，主津液。"肾主水液，在调节人体水液平衡方面起着极为重要的作用。若肾中精气的蒸腾汽化失司，可导致水液的运化障碍，出现水肿；肾与膀胱相表里，若肾与膀胱的气化失司，水道不利，可出现淋证、癃闭、尿浊。《素问·阴阳印象大论》里说："肾生骨髓。"从中医肾的生理功能可以看出，肾的调节水液代谢（肾为水脏）、生血作用（精血互化）、促进骨骼生长（肾主骨）作用与现代认识有相似处。

肾与其他脏腑的关系非常密切。肾阴亏虚，水不涵木，肝阳上亢，可致眩晕；肾水不足，阴不济阳，虚火上越，心肾不交，可致心悸、不寐；肾不纳气，气不归原，可致哮喘；肾阳虚衰，火不暖土，可致五更泄泻。此外，其他脏腑病证迁延不愈，久必及肾，亦可导致肾系病证的出现。因此，临证时应注意脏腑之间的关联，随证处理。

（二）围介入手术期中医药护理

1. 体温升高 术前、术中要求严格消毒，无菌操作；术后可指导患者饮茅根竹蔗汁或果汁以泻热；发热甚者可采用针刺穴位泻热。

2. 尿潴留 患者多因害怕伤口疼痛不敢自主排尿导致尿潴留，护士应进行心理疏导，采用屏风遮挡、按摩腹部、听流水声等方法诱导患者自行排尿。也可以通过刮痧、穴位按摩或艾条温灸、针刺来促进解除尿潴留。

3. 腰部酸痛 轻微的疼痛一般可不予治疗，早期下床适量活动后可自行好转，重者可采用分散注意力、中药贴敷、穴位按摩、蜡疗、针灸等方法止痛。

八、临床结果评价

细针抽吸活检的准确率较低，目前一般采用细针切割活检。超声或 CT 引导下的穿刺、取材失败率低于 1%，组织学检查确诊率 100%。

第二节　肾脏肿瘤的介入诊疗

一、临床要点

肾脏肿瘤（renal tumor）85% 为恶性，常见的恶性肿瘤有肾细胞癌、肾盂癌、肾母细胞瘤及其他脏器来源的转移性肿瘤。其中肾细胞癌占 80% 以上，好发年龄 50 ~ 60 岁，男性患者是女性的 2 倍。外科手术切除是肾脏肿瘤的首选治疗方法。介入治疗的主要方法是经肾动脉的插管化疗栓塞术。

二、介入方法简介

临床上对于肾脏恶性肿瘤应用肾动脉化疗栓塞术进行介入治疗已非常成熟。术前的动脉栓塞可以减少术中出血，或使部分不能手术的患者重新获得手术机会。姑息性的化疗栓塞术虽不能显著提高生存率，但可在短期内使肿瘤缩小、症状改善、血尿消失，明显提高患者的生存质量。

三、适应证

肾脏肿瘤术前栓塞以减少术中出血；肾癌患者丧失手术机会的姑息治疗。

四、禁忌证

1. 严重碘对比剂过敏患者。
2. 肾功能不全患者。
3. 严重泌尿系统感染者。
4. 严重凝血功能异常。
5. 心、肺、肝功能衰竭。
6. 全身情况差，恶病质患者。

五、操作技术要点

采用 Seldinger 技术经皮穿刺一侧股动脉，插入 5F 猪尾导管，先行腹主动脉造影，观察健侧肾脏功能、患侧肾动脉主干及分支有无侵犯、肿瘤的血供和染色、有无侧支血供、有无动静脉漏及静脉癌栓。更换 4 ~ 5F Cobra 导管或 Yashiro 导管，插管至患侧肾动脉，再次造影确认后注入丝裂霉素、卡铂、顺铂等化疗药物和（或）榄香烯、鸦胆子油、羟喜树碱等中药抗肿瘤制剂。药物灌注后行肾动脉栓塞，栓塞材料可以选择无水乙醇、碘化油、明胶海绵、弹簧圈等。栓塞时务必在透视下缓慢推注栓塞物，避免返流、误栓。再行肾动脉造影，了解肿瘤供血动脉栓塞情况（图 14 - 2）。拔除导管、导管鞘，穿刺点压迫止血、加压包扎。

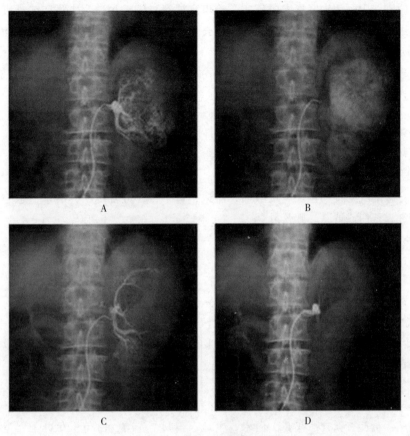

图 14 - 2　左肾癌肾动脉化疗栓塞术

左肾动脉造影（A、B）示左肾中下部血管受压移位，呈"手握球征"，见大量新生肿瘤血管（A），实质期见肿瘤染色明显（B），显示出肿瘤轮廓。肾动脉灌注化疗、栓塞后再次造影，左肾动脉基本被栓塞，肿瘤血管、染色基本消失（C、D）

六、并发症及其处理

1. 血管插管造成穿刺部位的血肿　术后要求患者下肢制动 8 小时，加压包扎可避免血肿。

2. 栓塞综合征　患者出现腹痛、腰痛、发热、恶心、呕吐，对症处理，一般 2~3 天症状缓解。

3. 一过性高血压　可使用降压药物。

4. 极少数患者栓塞后有肾脏化脓性感染的报道，使用抗生素治疗。

5. 下肢动脉、肠系膜上动脉、肠系膜下动脉的栓塞，主要由栓塞物返流所致。

七、围介入手术期中医药治疗和护理

（一）围介入手术期中医药治疗

肾癌是发生于肾脏的恶性肿瘤。根据临床变现和古代医籍的描述，肾癌属于"血尿"

"腰痛""积证"范畴。

治疗原则：中医认为肾癌本虚标实，治疗宜祛邪与扶正并举。祛邪宜针对痰湿瘀毒之结聚，酌用化痰除湿解毒或活血化瘀解毒之法；扶正尤重气血，调理脾肾宜贯穿治疗全程。

1. 肾虚毒聚证

症状：腰酸痛，神疲乏力，血尿，或午后低热，舌淡红、苔薄白，脉沉细。

治法：补肾解毒。

主方：六味地黄丸加减。

常用药：生地、熟地、山药、山茱萸、丹皮、茯苓、泽泻、补骨脂、怀牛膝、桑寄生、杜仲、土茯苓、龙葵、黄芪、女贞子、半枝莲、仙鹤草等。

2. 湿热瘀毒证

症状：腰部或上腹部包块、腰酸痛，血尿，口干苦，可喜冷饮，纳呆，恶心呕吐，低热，舌暗红、苔白或黄腻，脉弦滑。

治法：清热利湿，化瘀解毒。

主方：小蓟饮子加减。

常用药：小蓟、生地、蒲黄、藕节、滑石、竹叶、当归、栀子、甘草、猪苓、威灵仙、牛膝、桑寄生、五灵脂、莪术、大黄炭、龙葵、蛇莓等。

3. 气血两亏证

症状：腰部肿块疼痛，血尿，消瘦，神疲乏力，面色无华，心悸气短，头晕纳呆，口干低热，舌淡红、苔薄白，脉细弱。

治法：益气养血解毒。

主方：八珍汤加减。

常用药：黄芪、党参、茯苓、白术、生地、当归、赤芍、白芍、女贞子、菟丝子、牛膝、木瓜、仙鹤草、炒枣仁、珍珠母、白英、半枝莲、焦山楂等。

4. 阴虚火旺证

症状：腰酸痛，血尿，消瘦，低热，五心烦热，腰膝酸软，口干，头晕耳鸣，舌质红、苔少或花剥，脉细数。

治法：滋阴清热解毒。

主方：知柏地黄汤加减。

常用药：知母、黄柏、丹皮、生地、熟地、山茱萸、猪苓、女贞子、旱莲草、威灵仙、青蒿、鳖甲、大蓟、小蓟、藕节炭、半枝莲等。

（二）围介入手术期中医药护理

1. 体温升高　同本章"肾脏疾病的经皮穿刺活检术"小节。

2. 疼痛　轻微的疼痛一般可不予治疗，重者可采用分散注意力、中药贴敷、穴位按摩、蜡疗、针灸等方法止痛。

3. 胃肠道反应　目前常用的止吐外治法包括针刺、穴位注射、耳穴贴压、穴位敷贴、艾灸等。其中神阙、内关、曲池、足三里及中脘穴比较常用。

4. 白细胞下降　可采用针灸、温和灸、穴位注射等中医特色疗法增强免疫力，减少反应。

八、临床疗效评价

肾脏恶性肿瘤的术前肾动脉栓塞化疗能促使肿瘤细胞坏死、肿瘤缩小，有利于手术切除。对于发现时因病灶较大、与周围相邻组织关系密切，手术切除有困难者，可先行介入化疗栓塞，以期二期手术切除。对于最终丧失手术机会的患者，姑息性的介入治疗可提高患者的生存质量。同时由于肿瘤栓塞后发生梗死，可刺激机体针对肿瘤的自身免疫反应，正确结合其他治疗方法，其疗效可得到进一步提高。

第三节　肾动脉狭窄的介入诊疗

一、临床要点

肾动脉狭窄（renal artery stenosis）是指一侧或两侧肾动脉主干或主要分支管径狭窄大于50%，从而引起肾脏缺血导致药物较难控制的高血压和肾功能损害。肾动脉狭窄的常见病因是动脉粥样硬化、纤维肌肉发育不良、多发性大动脉炎，较少见的原因是肿瘤压迫、肾动脉瘤、肾动脉栓塞及肾动脉损伤。在我国好发于青年女性的多发性大动脉炎较常见。绝大多数肾动脉狭窄引起的肾血管性高血压和缺血性肾功能不全（非晚期），可随着肾动脉狭窄的纠正而完全治愈，因此肾动脉狭窄的治疗具有重要的临床意义。其传统治疗方法有腹主动脉–肾动脉旁路术、肾动脉内膜切除术、狭窄段切除对端吻合术、自体肾移植等，但这些手术创伤大、并发症多。

二、介入方法简介

介入治疗肾动脉狭窄包括肾动脉成形术和腔内支架植入，具有创伤小、并发症少、恢复快等优点，已在临床广泛开展。

三、适应证

多发性大动脉炎非急性活动期、纤维肌肉发育不良、动脉粥样硬化、肿瘤压迫、动脉损伤等原因造成的肾动脉狭窄患者，为控制高血压和挽救肾脏功能，可行介入治疗。

四、禁忌证

1. 多发性大动脉炎急性活动期。
2. 患侧肾功能完全丧失。
3. 肾动脉完全阻塞，导管、导丝无法通过。
4. 肾动脉分支狭窄。
5. 严重碘对比剂过敏。
6. 严重凝血功能障碍。
7. 心、肺功能衰竭。

五、操作技术要点

采用Seldinger技术经皮穿刺一侧股动脉，插入超滑导丝、5F猪尾导管至第一腰椎水平，先行腹主动脉造影，了解腹主动脉及双侧肾动脉开口情况。插入交换导丝，退出猪尾导管，插入8F导管鞘，换5F Cobra导管超选择进入肾动脉主干，再次造影观察肾动脉狭窄部位、程度，测量肾动脉狭窄段的直径和长度。选择直径大于肾动脉直径1mm的球囊导管，经交换导丝插入肾动脉狭窄段，用压力泵或10ml注射器抽取稀释的对比剂充盈球囊行血管成形术，每次扩张15～45秒，重复4～5次，每次扩张间隔约1～2分钟，直至动脉狭窄造成的球囊切迹变浅或消失。根据扩张后肾动脉的情况决定是否放置球囊扩张式Palmaz支架，支架直径应稍大于肾动脉以防支架移位，支架长度应超过狭窄段，支架近端应突入腹主动脉1～2mm以保持肾动脉的形态。再次完成肾动脉造影了解肾动脉成形后效果（图14－3）。

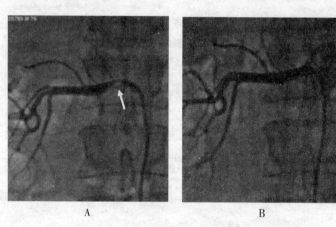

图14－3　右肾动脉狭窄成形术

右肾动脉造影，显示右肾动脉近端狭窄（A，白箭），经球囊扩张、支架植入后，再次造影，显示右肾动脉近端狭窄消失（B）

六、并发症及其处理

术中肾动脉扩张后，血压有可能急速下降，严密监测血压变化；此外还可能会出现肾动脉痉挛、动脉夹层、支架移位、粥样斑块的脱落、穿刺部位血肿，操作要严格按照常规，动作精细。

七、围介入手术期中医药治疗和护理

（一）围介入手术期中医药治疗

根据本病的临床表现，可属中医学"头痛""眩晕""肝阳""肾风"范畴。《内经》认为眩晕属肝所主，与髓海不足、血虚、邪中等多种因素有关。如《素问·至真要大论》云："诸风掉眩，皆属于肝。"

治疗原则：中医认为眩晕之基本病理变化，不外虚实两端。虚者为气、血、精不足，髓海失养；实者为风、火、痰、瘀扰乱，清窍失宁。治疗宜补虚泄实，调整阴阳。虚者当补益气血，滋养肝肾，填精生髓；实者当潜阳息风，清肝泻火，化痰行瘀。

1. 肝阳上亢证

症状：眩晕头痛，心烦易怒，耳鸣，舌质红、苔薄，脉弦。

治法：平肝潜阳，清火息风。

主方：天麻钩藤饮加减。

常用药：天麻、石决明、钩藤、牛膝、杜仲、桑寄生、黄芩、栀子、菊花、白芍。

2. 痰湿中阻证

症状：头晕如蒙、首重如裹，胸脘痞闷，恶心欲吐，纳呆，便溏不爽，舌胖色淡、苔厚腻，脉弦滑。

治法：化痰祛湿、健脾和胃。

主方：半夏白术天麻汤。

常用药：半夏、陈皮、白术、薏苡仁、茯苓、天麻。

3. 瘀血阻窍证

症状：眩晕头痛，兼见失眠，心悸，面唇紫暗，舌暗有瘀斑，脉涩。

治法：祛瘀生新，活血通窍。

主方：通窍活血汤加减。

常用药：川芎、赤芍、桃仁、红花、白芷、菖蒲、老葱、当归、地龙、全蝎。

4. 气血亏虚证

症状：眩晕动则加剧，劳累即发，面色㿠白，神疲乏力，倦怠懒言，唇甲不华，发色不泽，心悸少寐，纳少腹胀，舌淡苔薄白，脉细弱。

治法：补益气血，调养心脾。

主方：归脾汤加减。

常用药：党参、白术、黄芪、当归、熟地、大枣、茯苓、炒扁豆、生姜、远志、茯神、龙眼肉。

5. 肾精不足证

症状：眩晕日久不愈，精神萎靡，腰膝酸软，少寐多梦，健忘，两目干涩、视力减退；或遗精滑泄，耳鸣齿摇；或颧红咽干，五心烦热，舌红少苔，脉细数；或面色㿠白，形寒肢冷，舌淡嫩、苔白，脉弱尺甚。

治法：滋养肝肾，益精填髓。

主方：左归丸加减。

常用药：熟地、山萸肉、山药、龟板、鹿角胶、紫河车、杜仲、枸杞、菟丝子、牛膝。

（二）围介入手术期中医药护理

1. 体温升高　同本章"肾脏疾病的经皮穿刺活检术"小节。

2. 尿潴留　同本章"肾脏疾病的经皮穿刺活检术"小节。

八、临床疗效评价

肾动脉狭窄的介入治疗，除通过血管成形术、支架置入术后造影了解狭窄动脉扩张情况外，术后随着肾脏动脉血流的增加，应注意血压的改善和肾功能的恢复。术后患者服用阿司匹林至少6个月，建议长期服用。

第四节 膀胱癌的介入诊疗

一、临床要点

膀胱癌（bladder carcinoma）是全身比较常见的恶性肿瘤之一，是泌尿系统最常见的恶性肿瘤。其中95%为上皮来源肿瘤，移行细胞癌占大多数。好发年龄50～70岁，男性患者是女性的4倍，分化不良的膀胱癌常出现在高龄患者中。绝大多数患者因无痛性血尿而就诊。外科手术（包括膀胱镜下电切）是膀胱癌的主要治疗方法，放疗和化疗处于辅助地位。膀胱癌手术切除后容易复发，凡保留膀胱的各种手术，2年内肿瘤复发超过半数。

二、介入方法简介

膀胱癌的介入治疗主要是髂内动脉化疗栓塞术，手术前和丧失手术机会的患者均可应用，化疗药物高浓度的区域灌注和髂内动脉的栓塞可以控制肿瘤的生长、阻断肿瘤的供血，可在短期内使肿瘤缩小、症状改善、血尿消失，对于无法手术的患者可以提高患者的生存质量和生存时间。

三、适应证

膀胱癌术前化疗栓塞以减少术中出血，降低手术难度，增加手术切除机会；膀胱癌患者丧失手术机会后的姑息治疗。

四、禁忌证

1. 严重碘对比剂过敏患者。
2. 肾功能不全患者。
3. 严重泌尿系统感染患者。
4. 严重凝血功能异常。
5. 心、肺、肝功能衰竭。
6. 全身情况差，恶病质患者。

五、操作技术要点

采用Seldinger技术经皮穿刺一侧股动脉，置入5～6F血管鞘。插入4～5F Cobra导管至对侧髂内动脉，连接高压注射器行髂内动脉造影，以明确膀胱肿瘤的主要供血动脉，膀胱的供血动脉主要来自膀胱上动脉和膀胱下动脉，超选择插管至主要供血动脉后，经导管灌注顺铂、吡柔吡星、丝裂霉素等化疗药物和（或）榄香烯、鸦胆子油等中药抗肿瘤制剂。以明胶海绵颗粒、明胶海绵条栓塞一侧髂内动脉（图14-4）。然后，退出导管后，将导管成襻，向近侧推送导管至腹主动脉，下拉导管至穿刺侧髂内动脉，同样再行造影、插管、灌注。如一侧髂内动脉肿瘤血供不丰富，可只栓塞对侧髂内动脉。拔除导管，穿刺点压迫止血、加压包扎。

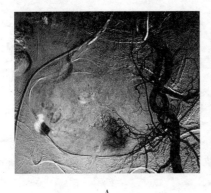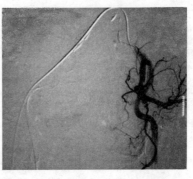

A B

图 14 - 4 膀胱癌动脉化疗栓塞术

左侧髂总动脉造影，显示膀胱癌肿瘤血管及肿瘤染色（A），经髂内动脉化疗、栓塞后肿瘤染色基本消失（B）

六、并发症及其处理

1. 血管插管造成穿刺部位的血肿，穿刺部位加压包扎、制动。
2. 栓塞综合征，患者出现小腹疼痛、发热、恶心、呕吐，对症处理即可。
3. 异位栓塞，主要是栓塞侧臀部皮肤苍白、疼痛，一般 3～5 天症状自行消失。

七、围介入手术期中医药治疗和护理

（一）围介入手术期中医药治疗

膀胱癌是发生于膀胱上皮和间皮组织的恶性肿瘤。其发病与吸烟、长期接触芳香类物质、慢性膀胱炎、膀胱结石等有关。此外，寄生虫病（如埃及血吸虫病）、盆腔照射也可使膀胱癌患病率增高。根据临床表现和古代医籍的描述，膀胱癌归属于"血淋""癃闭"等范畴。

治疗原则：膀胱癌早期以手术治疗为主，术后膀胱内灌注化疗药；中晚期以中西医结合治疗为主。膀胱癌术后，尤其是保留膀胱者易复发，故应进行严格的随访和康复治疗。中医药治疗膀胱癌，早期以祛邪为主，中期攻补兼施，晚期以补为主，总的原则为补虚泄实。

1. 膀胱湿热证

症状：血尿、尿频、尿急、尿道灼热疼痛，腰酸背痛、下肢浮肿、伴心烦口渴，夜寐不安，纳呆食少，舌质红、苔黄腻，脉滑数或弦数。

治法：清热利湿。

主方：八正散加减。

常用药：车前子、木通、扁蓄、滑石、瞿麦、栀子、大黄、甘草、灯芯草、蒲公英、白茅根、小蓟等。

2. 瘀血内阻证

症状：血尿或尿中夹血块，排尿困难或闭塞不通，小腹坠胀疼痛，可触及肿块。舌暗红、有瘀点或瘀斑，脉沉细。

治法：活血化瘀，兼以养血。

主方：桃花四物汤加减。

常用药：桃仁、红花、川芎、当归、白芍、熟地、三七粉、丹参、仙鹤草等。

3. 瘀毒蕴结证

症状：血尿、尿中夹血块、腐肉、有恶臭味，排尿困难或闭塞不通，小腹坠胀疼痛、可触及肿块，舌暗红、有瘀点或瘀斑，苔黄或黄腻，脉沉细或沉细数。

治法：清热解毒，通淋散结。

主方：海金砂散合白茅根汤加味。

常用药：海金砂、灯芯草、白茅根、土茯苓、龙葵、蛇莓、白英、苦参、大青叶、蒲公英等。

4. 脾肾亏虚证

症状：间歇性、无痛性血尿，腰酸背痛，神疲乏力，畏寒肢冷，伴纳呆食少，腹胀便溏，双下肢浮肿，舌淡红、苔薄白，脉沉细无力或沉缓。

治法：温补脾肾。

主方：四君子汤合加味肾气丸加减。

常用药：党参、白术、茯苓、炙甘草、熟地、山茱萸、山药、丹皮、泽泻、制附子、肉桂、川牛膝、车前子、川断、续断、血余炭、炒扁豆等。

5. 肝肾阴虚证

症状：无痛性肉眼血尿。口干口渴，五心烦热，头晕耳鸣，腰膝酸软，消瘦，舌质红、少苔，脉细数。

治法：滋补肝肾。

主方：六味地黄丸合二至丸加减。

常用药：熟地、山茱萸、山药、茯苓、泽泻、丹皮、女贞子、旱莲草、地骨皮、白茅根等。

6. 阴虚火旺证

症状：持续性肉眼血尿、量多、色鲜红，口干舌燥、口渴欲饮，午后潮热或高热不退，头晕耳鸣，腰膝酸软，消瘦便干，舌光红无苔，脉细数。

治法：滋阴降火。

主方：知柏地黄汤加减。

常用药：知母、黄柏、生地、山茱萸、山药、茯苓、丹皮、泽泻、芙蓉叶、麦冬、大蓟、小蓟、侧柏叶、白茅根等。

（二）围介入手术期中医药护理

1. 体温升高　同本章"肾脏疾病的经皮穿刺活检术"小节。

2. 疼痛　同本章"肾脏肿瘤的介入诊疗"小节。

3. 胃肠道反应　同本章"肾脏肿瘤的介入诊疗"小节。

4. 白细胞下降　乐玲君报道在常规治疗的基础上每日配合艾灸，温和灸大椎、合谷、足三里、三阴交等穴位，可以促进白细胞吞噬指数的上升，增强其免疫能力。

5. 尿血　中药汤剂饭后温服，尿血明显患者中药汤剂宜凉服。

八、临床疗效评价

介入术后通过观察膀胱肿瘤有无缩小，血尿是否消失来评价疗效。手术切除前的介入治疗可以降低手术切除的难度，减少术中出血，增加手术切除机会和彻底切除病灶的比例。

第五节　肾上腺内分泌功能性肿瘤的分段介入采血术

一、临床要点

肾上腺是人体重要的内分泌器官，由于其位置与肾脏关系密切，故传统上属泌尿外科疾病。肾上腺肿瘤的分类可按其性质分为良性肿瘤和恶性肿瘤；按有无内分泌功能分为非功能性肿瘤和功能性肿瘤；按发生部位分为皮质肿瘤、髓质肿瘤、间质瘤或转移瘤等。肾上腺功能性疾病临床常有典型的表现，如库欣综合征、原发性醛固酮增多症、性征异常综合征、嗜铬细胞瘤等；而非功能性肿瘤多数在影像学检查时偶然发现。临床上需要手术干预的肾上腺肿瘤通常为功能性肿瘤或高度怀疑恶性（或术前无法鉴别良恶性）的肿瘤。而术前的定位、定性、定侧、分型诊断尤为重要。

二、介入方法简介

20 世纪 60 年代国外学者已经应用介入插管技术开展肾上腺静脉采血（blood sampling of adrenal gland vein）的方法，通过检验所采集样本中的某些指标，来判断生理、病理学改变。主要用于原发性醛固酮增多症的定侧和分型诊断，但由于肾上腺静脉插管成功率不高，而未受临床重视。随着影像设备和介入器材的发展，肾上腺静脉插管的成功率大大提高。已有学者推荐将肾上腺静脉采血技术作为鉴别诊断原发性醛固酮增多症的常规检查和诊断金标准。另外，此项介入检查技术对于其他肾上腺内分泌功能性肿瘤的诊断也有临床应用价值。

三、适应证

原发性醛固酮增多症需分型、定侧的患者；其他肾上腺功能性疾病影像学检查无法确诊的患者。

四、禁忌证

1. 肾上腺功能性疾病，通过非创伤性检查能够确诊的患者。
2. 碘过敏患者。
3. 心、肝、肾功能不全患者。
4. 凝血功能障碍的患者。

五、操作技术要点

原发性醛固酮增多症患者，介入检查术前停用除钙离子拮抗剂以外的高血压药物 2 周并充分补钾，完成双侧肾上腺部位的多排螺旋 CT 平扫和增强检查，观察 CT 原始图像和三维重建图像，分析两侧肾上腺静脉的走行、位置。因肾上腺激素的分泌呈脉冲方式，静脉插管采血时间尽可能安排在每天上午 9：00 之前进行。腹股沟消毒、铺巾、局部浸润麻醉，一般穿刺右侧股静脉，引入导管鞘。左侧肾上腺静脉插管选用 5F 远端带侧孔的 Cobra Ⅱ、MK1B 或肾上腺静脉导管。在亲水超滑导丝的引导下将导管插入左侧肾静脉，左侧肾上腺静脉多与膈下静脉共干，在脊柱左侧 1cm 处汇入左侧肾静脉，左侧肾上腺静脉单独流入左侧肾静脉或下腔静脉的变异非常少见。用注射器缓慢推注 1 ~ 3ml 对比剂寻找肾上腺膈下静脉干，在导丝引导下将导管引入，导管远端对准左侧肾上腺静脉开口，再次手推 1 ~ 3ml 对比剂观察左侧肾上腺静脉形态，采集血液样本 3ml，共 2 份。退出导管至肾静脉开口以下或利用导管鞘采集外周血液样本 2 份。右侧肾上腺静脉插管选用 5F 远端带侧孔的 Cobra Ⅱ、Simmons Ⅰ 或 Mikaelsson 导管，右侧肾上腺中央静脉可有 1 ~ 3 支，总有 1 支单独汇入下腔静脉，导管插至胸 11 水平在下腔静脉右后侧寻找右侧肾上腺静脉，插管、推注对比剂、采样同左侧。如超选择性插管失败，左侧可在肾静脉采血，右侧可对照 CT 肾上腺所在层面于下腔静脉进行采血。有条件的医院将采样瓶放入冰水中冷藏立即送检，肾上腺静脉血样肾上腺素、皮质醇高出外周血样 3 倍以上，可确认采血成功，否则调整导管再采集一次。完成操作后，退出导管、导丝，拔出导管鞘，穿刺点加压止血、包扎。

六、并发症及其处理

肾上腺静脉采血的主要并发症是肾上腺静脉破裂出血，肾上腺静脉血栓形成和梗死，疼痛，高血压危象，肾上腺功能不足等。并发症的发生率 4% ~ 10%。介入操作中缓慢推注少量对比剂，放弃双侧肾上腺静脉造影；尽量采用静脉血从导管尾端自然流入采样瓶的方法采血，避免负压抽血。以上方法可以有效地减少并发症的出现。

七、临床结果评价

目前双侧肾上腺静脉插管成功率在 90% 以上，保证了肾上腺静脉采血实验室检测的准确性。原发性醛固酮增多症患者中双侧肾上腺皮质增生和醛固酮腺瘤占 95% 以上，前者需要终身服用醛固酮拮抗剂和补钾，醛固酮腺瘤需手术切除患侧肾上腺。通过分析两侧肾上腺静脉及外周血醛固酮：皮质醇的比值差异，能够准确地对原发性醛固酮增多症进行分型和定侧诊断。

（耿坚　李雁　朱伟康　王岩梅）

第十五章　男性生殖系统疾病的介入诊疗

第一节　前列腺癌的介入诊疗

一、临床要点

前列腺癌（prostatic carcinoma）在欧美国家发病率极高，老年男性中发病率、死亡率仅次于肺癌。我国前列腺癌相对比较少见，但发病率在逐年增加。前列腺癌病因尚未查明，可能与遗传、环境、性激素等有关，98%为腺癌，2%为鳞癌，绝大多数为激素依赖性，少数为非激素依赖性。肿瘤常从萎缩的前列腺外周带发生，大部分为多病灶，可经局部、淋巴、血行扩散，血行转移以脊柱、骨盆最为多见。临床上部分前列腺癌患者表现为排尿困难、尿痛、血尿；侵犯周围组织出现腰痛、睾丸痛；骨转移引起神经压迫、病理性骨折等症状。前列腺癌直肠指诊发现肿块坚硬如石、结节状，确诊依赖于超声引导下多点位的穿刺活检，近年来重视前列腺特异性抗原（prostatic specific antigen，PSA）的检查。局限在前列腺包膜内的前列腺癌可行前列腺切除术；超出包膜常伴有淋巴转移，可行放射治疗和内分泌治疗（去势或雌激素），其中内放射治疗已应用于临床多年，目前提倡的是超声引导下的放射粒子植入（见相关章节）。前列腺癌晚期非激素依赖性患者增多，可行动脉灌注化疗药物及栓塞的介入治疗。

二、介入方法简介

前列腺癌化疗栓塞术，选择性或超选择性插管，区域灌注化疗药物，然后栓塞前列腺供血动脉。通过提高肿瘤局部抗癌药物浓度及栓塞造成的直接缺血、坏死效应，增强对前列腺癌的杀伤作用。对内分泌治疗无效的前列腺癌患者短期疗效显著，可为其他疗法创造条件，同时改善排尿困难、血尿等临床症状。

三、适应证

非激素依赖性前列腺癌患者。

四、禁忌证

1. 良性前列腺增生。
2. 前列腺炎。
3. 尿道感染。
4. 碘过敏。
5. 凝血功能障碍。
6. 严重的心、肺、肝、肾功能不全。

五、操作技术要点

采用 Seldinger 技术经皮穿刺一侧股动脉，置入 5 ~ 6F 血管鞘。插入 4 ~ 5F 子宫动脉导管或 Cobra 导管至对侧髂内动脉，连接高压注射器行髂内动脉造影，以明确前列腺供血动脉，超选择性插管后行前列腺供血动脉的造影。前列腺的供血动脉主要来自膀胱下动脉、阴部内动脉、髂内动脉。区域灌注的常用药物有紫杉醇类、卡铂、顺铂、阿霉素类、丝裂霉素、长春新碱、羟喜树碱、榄香烯等化疗药和（或）中药抗肿瘤制剂。栓塞剂可选用碘化油、PVA 颗粒、明胶海绵条，栓塞前列腺供血动脉，再次造影，观察栓塞效果。将导管成襻后，向近侧推送导管至腹主动脉，下拉导管至穿刺侧髂内动脉，再行造影、插管、药物灌注、栓塞。操作完成后拔除导管、导管鞘，穿刺点压迫止血、加压包扎。

六、并发症及其处理

并发症主要是神经损伤和误栓造成的邻近脏器和组织的缺血、坏死。插管超过臀上动脉后，再灌注药物和栓塞，可减少此类并发症的发生。其他如疼痛、血尿、发热、局部皮肤改变，对症处理，一般 1 周左右可逐渐消失。

七、围介入手术期中医药治疗和护理

（一）围介入手术期中医药治疗

前列腺癌和良性前列腺增生属于中医"精癃"范畴，是指精室肥大的泌尿生殖系统疾病。其特点是排尿困难和尿潴留。

1. 分证论治

（1）肺热失宣　小便不畅或点滴不通。伴咽干口燥，胸闷，呼吸不利，咳嗽咯痰。舌红、苔薄黄，脉滑数。治宜清热宣肺，通调水道，方用黄芩清肺饮加杏仁、桔梗、桑白皮等。

（2）湿热下注　尿少黄赤，尿频涩痛，点滴不畅，甚至尿闭，小腹胀满。口渴不欲饮，发热，或大便秘结。舌红、苔黄腻，脉数。治宜清热化湿，通利膀胱，方用八正散加减。

（3）中气下陷　小腹坠胀，小便欲解不爽，尿失禁或夜间遗尿。精神倦怠，少气懒言。舌淡、苔薄白，脉濡细。治宜补中益气，方用补中益气汤加减。

（4）肾阴亏虚　小便频数不爽，淋漓不尽。伴有头晕目眩，腰膝酸软，失眠多梦，咽干。舌红、苔黄，脉细数。治宜滋肾养阴，方用知柏地黄汤加味。

（5）肾阳虚损　排尿无力，失禁或遗尿，点滴不尽。面色㿠白，神倦畏寒，腰膝酸软无力，手足不温。舌淡，苔白，脉沉细。治宜补肾温阳，化气行水，方用济生肾气丸加减，尿失禁或遗尿者，加桑螵蛸丸。

（6）气滞血瘀　小便怒责方出或点滴全无，会阴、小腹胀痛，偶有血尿或血精。舌紫黯或有瘀斑，苔白或黄，脉沉细或细涩。治宜活血化瘀，通气利水，方用代抵当汤加瞿麦、萹蓄。

2. 其他相关治疗

（1）急性尿潴留的处理　食盐 500g，炒热，布包，乘热熨小腹部、脐部，冷后炒热再熨；或针刺中极、归来、三阴交、膀胱俞等穴；灸气海、关元、水道等穴，或导尿，在无菌操作下，置入导尿管引流尿液。如尿潴留时间较长，膀胱极度膨胀的患者应分次导尿，

一般可先放出 500ml，其余部分可在数小时内放出。

（2）手术　非手术治疗无效，根据患者的全身情况选择前列腺摘除术。

3. 预防与调摄

（1）有前列腺增生病史患者，要注意及时排尿，避免膀胱过度充盈。

（2）慎起居，避风寒，忌饮酒、喝浓茶及食辛辣刺激食物。

（3）保持大便通畅，忌憋尿，保持阴部清洁卫生。

（二）围介入手术期中医药护理

1. 胃肠道症状　目前常用的中医止吐外治法包括针刺、穴位注射、耳穴贴压、穴位敷贴、艾灸等。其中神阙、内关、曲池、足三里及中脘穴比较常用。曹小丽报道痰饮内阻型肺癌患者在中脘穴和神阙穴（脐）进行艾灸，脾胃虚寒型对足三里穴和神阙穴（脐）进行艾灸可有效胃肠道反应。有研究报道用陈皮、半夏等制成贴剂敷贴穴位可达到健脾消食的作用；也可取足三里、内关穴实施按压。

2. 疼痛　可采用分散注意力、中药贴敷、穴位按摩、蜡疗、针灸等方法止痛。

3. 体温升高　术前、术中严格消毒，注意无菌操作，术后鼓励患者多饮水，及时更换衣服床单，避免受凉感冒。可饮茅根竹蔗汁或果汁以泻热，发热甚者可采用针刺穴位泻热。

4. 尿潴留　可以通过刮痧、穴位按摩或艾条温灸、针刺来促进解除尿潴留。

5. 提高抵抗力　欧阳敏余报道可通过刮痧疏通经络、出痧排毒。主取膀胱经、肺经，配经取肝经、督脉；主穴取肺俞、膏肓、足三里、中府、孔最，配穴取大椎、少商、太冲。

八、临床疗效评价

前列腺癌插管化疗栓塞术短期疗效显著，总体有效率在 60% 左右。术后血尿、排尿困难等症状消失或减轻；1、3、6 个月复查 PSA，大部分患者指标呈阶梯状下降；经直肠超声测量前列腺体积、最大尿流率，均有较大改善。

第二节　前列腺增生的介入诊疗

一、临床要点

前列腺增生（hyperplasia of prostate）是老年男性的常见病，50 岁以上发病率大于 50%，80 岁以上发病率达到 90%。临床上因前列腺的增生造成尿道的狭窄，出现排尿困难、夜尿增多、尿频、尿急、尿痛等下尿路的临床症状，最终引起膀胱和肾脏的损害。前列腺增生的影像学检查以超声为首选，还可作为治疗后的随访手段。出现临床症状的前列腺增生患者，可等待观察，症状逐渐加重的患者可接受药物、手术和介入治疗。其中经尿道的前列腺电切术是前列腺增生治疗的金标准。非血管的介入治疗方法有尿道前列腺段球囊扩张、支架植入、经尿道的前列腺射频或激光消融、经尿道微波热疗、经尿道前列腺汽化等，但中、远期疗效均不如手术治疗。血管介入指的是超选择性前列腺供血动脉的栓塞术，是近年来国内外临床和科研研究的热点，本节主要介绍血管介入治疗方法。

二、介入方法简介

前列腺供血动脉栓塞术，采用超选择性插管栓塞两侧前列腺供血动脉，或选择性插管栓塞两侧髂内动脉，以减少前列腺的供血量，造成部分前列腺缺血、坏死，使前列腺体积缩小，来达到解除尿道梗阻的治疗目的。

三、适应证

良性前列腺增生有尿道梗阻症状，不能耐受或不愿接受手术的患者。

四、禁忌证

1. 前列腺癌。
2. 尿道感染。
3. 尿道严重疤痕狭窄。
4. 神经源性膀胱。
5. 碘过敏。
6. 凝血功能障碍。
7. 严重的心、肺、肝、肾功能不全。

五、操作技术要点

采用 Seldinger 技术经皮穿刺一侧股动脉，置入 5～6F 血管鞘。插入 4～5F 子宫动脉导管或 Cobra 导管至对侧髂内动脉，连接高压注射器行髂内动脉造影，以明确前列腺供血动脉，超选择性插管后行前列腺供血动脉的造影。前列腺的供血动脉主要来自膀胱下动脉、阴部内动脉、髂内动脉。如普通导管无法超选择插管，可选用 3F 微导管。超选择性插管后，选用 100～500μm 的 PVA 颗粒栓塞前列腺供血动脉，造影证实前列腺细小动脉闭塞，实质无染色后，再用明胶海绵颗粒或明胶海绵条栓塞供血动脉近端。将导管成襻后，向近侧推送导管至腹主动脉，下拉导管至穿刺侧髂内动脉，再行造影、插管、栓塞。有学者应用油性中药抗肿瘤制剂——莪术油、鸦胆子油与碘化油按 1∶1 的比例混合，超选择性栓塞前列腺供血动脉或选择性栓塞髂内动脉，也获得了不错的临床疗效，且动物实验表明含莪术油或鸦胆子油的碘化油乳剂较单纯的碘化油造成的前列腺栓塞更彻底。

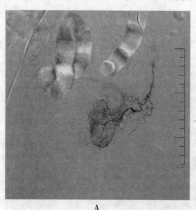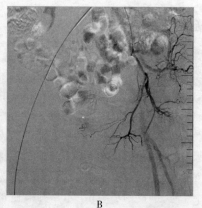

A   B

图 15－1　前列腺肥大动脉栓塞术

利用3F微导管超选择性插管至左侧膀胱下动脉，造影见前列腺染色明显（A）；以含对比剂的 PVA 颗粒栓塞前列腺供血动脉后，行左侧髂内动脉造影，前列腺染色消失（B）

六、并发症及其处理

并发症主要是误栓造成的邻近脏器和组织的缺血、坏死，严重的膀胱坏死需要外科手术处理。其他如疼痛、血尿、发热、局部皮肤改变，可对症处理，一般1周左右症状逐渐消失。

七、围介入手术期中医药治疗和护理

（一）围介入手术期中医药治疗

可参照本章"前列腺癌的介入诊疗"小节。

（二）围介入手术期中医药护理

1. 体温升高　同本章"前列腺癌的介入诊疗"小节。

2. 疼痛　同本章"前列腺癌的介入诊疗"小节。

八、临床疗效评价

前列腺供血动脉栓塞后，评价标准为：患者前列腺体积缩小大于40%，最大尿流率大于18ml/s，残余尿量小于50ml。拔除导尿管后能自行排尿，临床症状消失或明显改善。国际前列腺症状评分下降50%。2~3年有效率在72%左右。

第三节　精索静脉曲张的介入诊疗

一、临床要点

精索静脉曲张（varicocele）是指由于精索静脉回流受阻，导致的精索蔓状静脉丛扩张、伸长、迂曲。精索静脉曲张可使睾丸温度升高，影响睾丸的生精功能，多发生于青壮年，是男性不育的常见原因之一。分为原发性和继发性两类，因左侧精索静脉几乎以垂直方向汇入左肾静脉，血液回流阻力大，且行程长，肠系膜上动、静脉跨过左肾静脉腹侧及乙状结肠压迫左侧精索静脉前方等原因，所以90%的精索静脉曲张发生在左侧，2%发生在右侧，8%发生在双侧。以往重者可手术结扎精索静脉，但手术创伤大，复发率高。目前的微创治疗是腹腔镜手术和介入栓塞。

二、介入方法简介

经多年的临床实践，精索静脉栓塞术以其简便、创伤小、疗效好等优点成为治疗精索静脉曲张的主要方法。

三、适应证

精索静脉曲张发病率虽高，但无症状或症状较轻的患者不需介入治疗。阴囊下坠、疼痛不适、精液异常，且已婚不育者才予介入栓塞治疗。

四、禁忌证

由左侧髂总静脉闭塞并发的精索静脉曲张和由腹腔脏器或肿瘤压迫引起的精索静脉曲张，不宜栓塞治疗。解剖变异或导管插管无法到位者，也无法行栓塞治疗。

五、操作技术要点

采用 Seldinger 技术经皮穿刺一侧股静脉或颈静脉，置入 5~6F 血管鞘。插入超滑导丝、4~5F Cobra 导管至下腔静脉，调整导管远端，导丝、导管沿下腔静脉左侧壁向近端推送，进入左肾静脉。旋转导管，使导管远端朝下，寻找并插管至左侧精索静脉（图 15-2）。如 Cobra 导管插管困难，可使用交换导丝，更换直头导管。导管远端插至精索静脉开口下方 2~3cm 处，用注射器推注对比剂行精索静脉造影（造影时嘱患者做 Valsalva 动作），观察精索静脉走行、粗细、数目、形态、交通支等情况。根据造影结果选择合适的栓塞部位和栓塞材料。一般是多种栓塞材料联合使用，弹簧圈、5% 鱼肝油酸钠适用于栓塞精索静脉主干，但容易遗漏小分支，而造成复发，可选用无水乙醇联合明胶海绵栓塞，无水乙醇用量应小于 20ml，少量多次注射。栓塞后再次造影，了解栓塞效果，对比剂淤积、不流动，表明已达栓塞目的。拔除导管、导管鞘，穿刺点压迫止血、包扎。

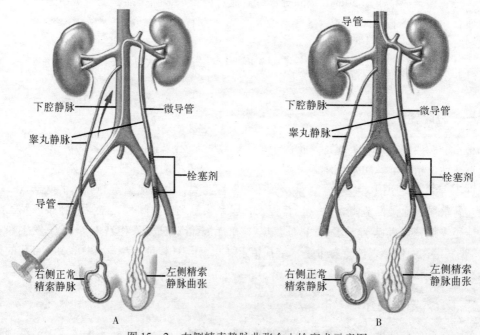

图 15-2　左侧精索静脉曲张介入栓塞术示意图

经右侧股静脉（A）或颈静脉（B）插入导管至下腔静脉、左肾静脉、左侧睾丸静脉，栓塞剂栓塞曲张的精索静脉和睾丸静脉

六、并发症及其处理

操作时应避免患者睾丸长时间的 X 线照射。栓塞物的反流，造成肺动脉的栓塞是最严重的并发症，插管到位后再行栓塞，缓慢推注、释放栓塞材料，选择直径稍大于曲张静脉

的弹簧圈或可脱球囊。血管插管可能造成血管内膜的损伤、穿刺部位的血肿，还应预防深静脉血栓形成。

七、围介入手术期中医药治疗和护理

（一）围介入手术期中医药治疗

精索静脉曲张属于中医的"水疝"范畴，其特点是阴囊内有无痛无热、皮色正常、囊性感的卵圆形肿物。水疝可分为先天性水疝与继发性水疝两种。前者多见于婴儿，后者多见于成人。

1. 分证论治

（1）肾气亏虚　多见于婴幼儿。站立、哭叫时肿块增大，平卧时肿物缩小。肿物过大时，阴囊光亮如水晶。苔薄白，脉细滑。治宜温肾通阳，化气行水，方用济生肾气丸加减。

（2）湿热下注　阴囊潮湿而温热，或有睾丸肿痛，小便赤热。舌红、苔腻，脉数。治宜清热利湿，方用大分清饮加减。

（3）肾虚寒湿　多见于病程长久者。阴囊寒冷，皮肤增厚，坠胀不适。可有面色少华，神疲乏力，腰酸腿软，便溏，小便清长。苔白，脉沉细。治宜温肾散寒，化气行水，方用加味五苓散加减。

（4）瘀血阻络　有睾丸损伤或睾丸有肿瘤病史。能触到肿块伴疼痛，多不能透光。舌紫暗、苔薄，脉细涩。治宜化瘀行气利水，方用活血散瘀汤加减。

2. 外治

（1）婴儿水疝或继发性水疝属肾虚寒湿证　用小茴香、橘核100g，研成粗末，炒热，装布袋内温熨局部，每次20~30分钟，每天2~3次。下次使用时仍需炒热，可连用3~5天再换药。

（2）继发性水疝属湿热下注者　可用朴硝250g装布袋内罨敷。或用五倍子、枯矾各10g，每天1剂，加水300ml，煎0.5小时，待适当温度，将阴囊置入药液中浸泡，每次20~30分钟，每天2~3次，下次浸泡时需将药液加温。

3. 其他疗法　水疝疝块较大，内治与局部温熨，外洗浸泡无效，可穿刺抽液。上述治疗无效，可行睾丸或精索鞘膜翻转术。

4. 预防与调速　水疝手术治疗后，宜卧床休息，并将阴囊抬高以促进术后恢复。

（二）围介入手术期中医药护理

1. 体温升高　同本章"前列腺癌的介入诊疗"小节。

2. 碘对比剂过敏　可用针刺疗法、艾灸疗法、耳针疗法等中医特色疗法缓解。

3. 疼痛　同本章"前列腺癌的介入诊疗"小节。

八、临床疗效评价

对于精索静脉曲张的手术和介入治疗，目的在于提高患者配偶的怀孕概率。精索静脉栓塞和腹腔镜手术是目前比较常用的微创治疗方法。通过治疗后精液分析改善率、复发率、怀孕率、并发症发生率的分析，两者均无明显差异，临床疗效相当。

第四节 阳痿的介入诊疗

一、临床要点

阳痿 (impotence)，即勃起功能障碍 (erectile dysfunction，ED)，是指阴茎不能持续获得维持充分的勃起以完成满意的性交，为男性常见的性健康问题。主要影响 40 岁以上的男性，其患病率随年龄的增长而增高。阳痿可分为心理性和器质性两类。近年来随着医学研究的深入和检查方法的进展，糖尿病、高血压等疾病患病率的增高和患者的年轻化，器质性阳痿的患病率也出现了增高及年轻化的趋势。

阳痿的治疗包括心理干预、饮食起居、药物、物理疗法、手术等。器质性阳痿约占总数的 50% 左右，其中大部分患者由静脉或动脉的病变所引起，称为血管性阳痿。针对血管性阳痿，血管成形术、支架植入术、静脉漏的栓塞等介入操作技术，正在成为一种常规的治疗方法。

二、介入方法简介

血管性阳痿可细分为动脉性和静脉性两大类。会阴部的陈旧性外伤和糖尿病、高血压引起的动脉硬化是动脉性阳痿的病因，可进行髂总动脉、髂内动脉、阴部内动脉的球囊导管扩张术，2009 年报道了世界第一例磷酸胆碱洗脱末梢支架的植入术，尤其适合伴有下肢动脉硬化闭塞症的患者。静脉性阳痿主要是阴茎回流静脉的静脉漏，插管造影明确部位后，栓塞静脉漏，临床疗效与外科手术相仿。

三、适应证

经超声检查和血管造影证实的血管性阳痿患者。

四、禁忌证

1. 非血管性阳痿患者。
2. 碘过敏。
3. 严重的心、肺、肝、肾功能不全。
4. 凝血功能障碍。

五、操作技术要点

动脉性阳痿：采用 Seldinger 技术经皮穿刺一侧股动脉，插入 5F 猪尾巴导管，在腹主动脉远段造影，观察双侧髂总、髂内、髂外动脉狭窄情况，置入 7~8F 血管鞘。插入 4~5F Cobra 导管或子宫动脉导管至对侧髂总动脉，行髂内髂动脉造影，了解阴部内动脉的狭窄程度，根据狭窄程度进行对侧髂总、髂内动脉球囊导管扩张和（或）支架植入；用 2~3mm 微球囊扩张阴部内动脉，必要时植入末梢支架，再行对侧髂内动脉或髂总动脉造影，观察治疗后血管管径改善情况。将导管成襻后，向近侧推送导管至腹主动脉，下拉导管至穿刺侧髂总动脉，再行造影、插管、髂内动脉及阴部内动脉的球囊导管扩张、支架植入等操作。

静脉性阳痿：阴茎回流静脉的插管途径有经皮阴茎背深静脉穿刺、切开显露阴茎背深静脉穿刺、穿刺股静脉逆行插管、直接穿刺前列腺静脉丛或阴部内静脉、阴部浅静脉穿刺、阴茎脚穿刺。两侧腹股沟及外阴、会阴部消毒，局部浸润麻醉。一旦穿刺成功，后行选择性静脉造影，以明确阴茎回流静脉的正常解剖和异常改变。导管插至静脉漏处用弹簧圈、可脱球囊、明胶海绵进行栓塞。

六、并发症及其处理

1. 血管插管造成穿刺部位的血肿，穿刺部位压迫止血，加压包扎。

2. 动脉性阳痿支架植入后应注意支架的移位，常规选用直径大于血管内径1mm的支架可避免支架移位。

3. 静脉性阳痿介入栓塞应注意防止栓塞物的迁移，栓塞时必须在透视下谨慎操作，可以使用球囊导管进行栓塞，以防止栓塞剂反流。

七、围介入手术期中医药治疗和护理

（一）围介入手术期中医药治疗

阳痿是指青壮年男子，由于虚损、惊恐或湿热等原因，致使宗筋弛纵，引起阴茎痿软不举，或临房举而不坚的病症。

治疗原则：阳痿属虚者宜补，属实者宜清，有火者宜清，无火者宜温。命门火衰者，阳气既虚，真阴多损，且肾恶燥，因此温补忌纯用刚热燥涩之剂，宜选用血肉有情温润之品。湿热下注者，治用苦寒坚阴，淡渗祛湿，即《素问·脏气法时论》所谓"肾欲坚，急食苦以坚之"的原则。

1. 命门火衰

症状：阳事不举、精薄清冷，头晕耳鸣，面色㿠白，精神萎靡，腰膝酸软，畏寒肢冷，舌淡苔白，脉沉细。

治法：温补下元。

方药：右归丸、赞育丹。

2. 心脾受损

症状：阳事不举，精神不振，夜寐不安，胃纳不佳，面色不华，舌薄腻、舌质淡，脉细。

治法：补益心脾。

方药：归脾汤。

3. 恐惧伤肾

症状：阳痿不振、举而不刚，胆怯多疑，心悸易惊，寐不安宁，苔薄腻，脉弦细。

治法：益肾宁神。

方药：大补元煎加味。

4. 肝气不舒

症状：阳痿不举，情绪抑郁或烦躁易怒，胸脘不适，胁肋胀闷，食少便溏，苔薄，脉弦。

治法：疏肝解郁。

方药：逍遥散加减。

5. 湿热下注

症状：阴茎痿软、阴囊潮湿，下肢酸困，小便黄赤，苔黄腻，脉濡数。

治法：清化湿热。

方药：龙胆泻肝汤。

（二）围介入手术期中医药护理

1. 体温升高 同本章"前列腺癌的介入诊疗"小节。

2. 疼痛 同本章"前列腺癌的介入诊疗"小节。

3. 穿刺部位的血肿 可用中药膏剂黄柏膏每天两次外敷清热散结。

八、临床疗效评价

目前动脉性阳痿介入治疗的长期疗效还有待进一步验证。

静脉性阳痿经股静脉入路穿刺成功率较高，达86.7%。静脉漏栓塞的有效率约70%，与手术疗效相当。近半数患者介入术后仍需要借助阴茎海绵体注射血管活性药物维持性交，远期疗效因新的静脉漏形成而下降。

（耿坚　李雁　朱伟康　王岩梅）

第十六章 女性生殖系统疾病的介入诊疗

第一节 子宫肌瘤/子宫腺肌病的介入诊疗

一、临床要点

子宫肌瘤是妇女的常见良性疾病、好发于生育年龄妇女，确切发病因素尚不明确，可能与女性雌孕激素分泌有关。子宫肌瘤分为三种类型，即黏膜下肌瘤、肌壁间肌瘤及浆膜下肌瘤。患者常见临床症状为月经量过多、贫血、白带增多、妇科检查子宫增大、盆腔内肿块及压迫症状等，较小的肌瘤可无症状。肌瘤经盆腔 B 超、MRI 等检查可明确诊断，能清楚地显示肌瘤的位置、大小、类型等。子宫肌瘤的治疗需要根据患者症状、肌瘤大小、类型及有无生育要求等选择合适的方法。部分患者通过药物治疗能使肌瘤缩小，缓解临床症状。药物治疗的缺点是不宜长期应用，且停药后易复发。手术治疗亦是肌瘤的有效治疗方法，主要包括全子宫切除术、次全子宫切除术及肌瘤剥除术，但手术治疗患者创伤较大，切除子宫对部分患者心理有一定的影响。尤其对于多发子宫肌瘤，逐个剥除干净有困难且复发率高，对于不接受子宫切除的患者在治疗上有时会束手无策。介入治疗是介于药物和手术之间的一种方法，目前应用最广泛的即子宫动脉栓塞术，既没有药物的副作用，又能保留子宫，且能取得良好的效果。

子宫腺肌病（adenomyosis）亦是妇科较常见的一种良性病变，包括弥漫性和局灶性病变，是由于基底层子宫内膜侵入肌层生长所致，常见病因包括多次妊娠及分娩、人工流产、慢性子宫内膜炎等造成子宫内膜基底层损伤，高水平的雌孕激素刺激也可能是促进内膜向肌层生长的原因之一。该病多发生于 40～50 岁经产妇，该病的临床表现为经量过多、痛经等。该病的诊断主要根据临床症状、体征以及 B 超或磁共振。目前，该病的治疗临床上主要以手术和药物治疗为主，手术包括单纯病灶切除，部分性子宫切除和全子宫切除，但无论哪种手术方式都对生育有较大影响，尤其是全子宫切除对有生育要求的妇女来说是无法接受的。药物治疗主要包括口服避孕药、性腺激素释放激素激动剂（GnRHa）、孕激素以及放置曼月乐环，但药物治疗较容易复发，对病情较重的患者往往效果不佳，也会不可避免地带来一些副作用，如导致患者内分泌失调，提早出现更年期综合征或骨质疏松等症状。

二、介入方法简介

作为一种新兴的微创技术，子宫动脉栓塞术（uterine artery embolization，UAE）现已广泛用于治疗许多妇产科疾病，为妇产科疾病的微创和保守治疗开辟了一个新领域。UAE 是指在医学影像设备监视下，血管内插入导管导丝，对子宫动脉进行栓塞，以治疗妇科相关疾病的一种方法。目前普遍采用的是 Seldinger 技术。在局部浸润麻醉后行股动脉穿刺，然后置入导管鞘，经导管鞘插入4F 或5F 的 Cobra 导管或罗伯特子宫动脉导管（Roberts uterine artery catheter，RUC）（图16 - 1），在 X 线数字减影造影（DSA）下通过导丝的引导，超选择性插管至双侧子宫动脉，造影确定导管进入子宫动脉后，注入药物及栓塞剂，栓塞完毕后于髂内动脉再次造影，确认子宫动脉完全栓塞。

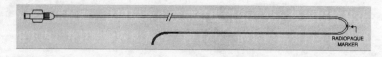

图16 - 1　罗伯特子宫动脉导管（RUC）图

根据不同疾病选择注入不同的药物及栓塞剂。肌瘤的血供较正常子宫肌层丰富，当肌瘤的血管床被栓塞后，肌瘤组织缺血缺氧，导致肌瘤平滑肌细胞变性坏死，致瘤体萎缩。在栓塞肌瘤的同时正常子宫血供也会被栓塞，但正常子宫肌层的缺血状态会因侧支循环的形成而恢复，因此不会引起正常子宫肌层的缺血坏死。

子宫动脉栓塞可阻断子宫肌瘤的血液供给，可对所有瘤体有效，使其发生缺血改变而逐渐萎缩，甚至完全消失。单个较大肌瘤往往伴随月经量明显增加的症状，子宫动脉栓塞不仅可以使瘤体本身坏死、缩小甚至消失，同时可以明显改善出血等症状。部分黏膜下小肌瘤可自行子宫腔脱落排除。对于有卵巢动脉供血的瘤体，可进行卵巢动脉栓塞，以达到更好的治疗效果（图16 - 2）。

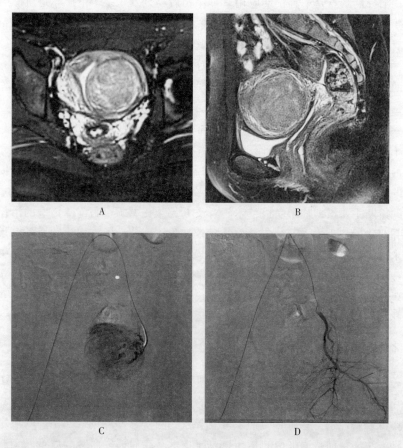

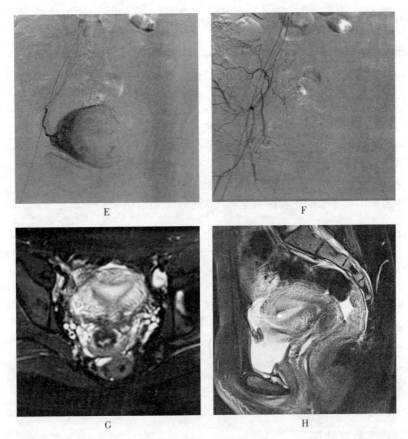

图 16 - 2　子宫肌瘤动脉栓塞术及术前、术后 MRI 图

子宫肌瘤介入术前 MRI 横断面（A）和矢状面（B）显示子宫左侧壁肌层内见一枚较大肌瘤；栓塞前子宫动脉 DSA
显示双侧子宫动脉血供丰富的圆形的肌瘤、肿瘤染色明显（C、E），供血动脉栓塞后髂内动脉 DSA 未见明显子宫
动脉主干及肿瘤染色显示，表示子宫动脉血流已基本阻断（D、F）；术后半年 MRI 复查，横断面（G）和矢状面
（H）未显示病灶，表明病灶完全吸收

三、适应证

1. 子宫肌瘤

（1）子宫肌瘤引起的月经量明显增多、经期延长。

（2）药物治疗无效 / 复发或者手术肌瘤剥除后复发。

（3）多发子宫肌瘤患者手术剥除困难，要求保留子宫及生育能力者。

（4）合并其他严重疾病不能耐受肿瘤切除手术者。

（5）无症状但要求治疗者。

（6）手术切除有困难的巨大子宫肌瘤术前的栓塞治疗。

2. 子宫腺肌病

（1）明确诊断的子宫腺肌病患者，临床症状明显，如痛经、经量过多、贫血等。

（2）经保守治疗效果不佳或复发。

（3）要求保留子宫及生育能力，不愿行子宫切除术的患者。

（4）合并其他严重疾病不能耐受手术切除者。

（5）有盆腔手术史或盆腔粘连，手术困难者。

四、禁忌证

（1）妊娠。

（2）凝血功能障碍。

（3）严重碘对比剂过敏。

（4）急性感染期。

（5）带蒂的浆膜下肌瘤。

（6）肌瘤恶变或其内有较大的变性、坏死、钙化。

（7）年轻有生育要求的患者原则上不优先考虑 UAE，或者慎重选择。

五、操作技术要点

Cobra 导管或者 RUC 导管头端插至左侧髂总动脉分叉处，连接高压注射器，注入非离子型碘对比剂 15~20ml，注射速率 5~10ml/s，观察髂内动脉及髂外动脉分叉位置及子宫动脉起始、走行，再引入超滑导丝，超选择性插入左侧子宫动脉，再次造影，观察肌瘤或腺肌病病灶的血供情况，然后进行栓塞。一般栓塞至血流明显减慢或者注入对比剂出现血管铸型即可。左侧子宫动脉栓塞结束后，利用成襻技术或者使用 RUC 导管，将导管插入右侧髂内动脉，通过调整导管头方向使导管进入右侧子宫动脉进行栓塞。造影及栓塞过程同左侧。利用成襻技术时需防止导管打折，不要过度牵拉导管。治疗完成后拔出导管及导管鞘，局部压迫止血 10~15 分钟，加压包扎。嘱患者穿刺侧下肢制动 6~8 小时，平卧 24 小时。

六、并发症及其处理

1. 疼痛　为最主要的并发症，主要由子宫急性缺血造成，在最初数小时疼痛最为剧烈，持续时间不等，多数人在 72 小时内逐渐缓解，疼痛与心理素质、疼痛阈值等个体差异有关；目前可应用自控镇痛泵来缓解疼痛，可于术前预先静脉留置镇痛泵，可取得良好的镇痛效果。

2. 栓塞后综合征　多表现为恶心呕吐、发热等，一般术后 1 周内可缓解；可予对症治疗，术前肌内注射止吐药，术后可予胃复安静脉滴注，发热一般为低热，多数不超过 38.5℃，与病灶缺血坏死造成的吸收热及炎性反应有关，一般不需处理或给予解热镇痛药即可。

3. 与穿刺相关的并发症　穿刺部位血肿，穿刺点假性动脉瘤等。尽量熟练掌握穿刺技术，争取一次穿刺成功，术后注意穿刺点的压迫，多数可避免。

4. 非靶向栓塞　主要由于栓塞剂进入供应其他器官的分支所致，包括卵巢功能减退或衰竭，输尿管收缩障碍以及会阴部皮肤坏死等，Laurent 等的研究认为，栓塞颗粒直径越小，越容易引起正常组织的非靶向栓塞，选择合适的栓塞剂尤为重要。术中仔细辨认血管，注射栓塞剂在严密监视下进行，注射压力不要过大，应缓慢小心注射。

七、围介入手术期中医药治疗和护理

（一）围介入手术期中医药治疗

中医学现将本病归属"石瘕""癥瘕"范畴，但因其症状、体征不同，部分病例因出血较多或淋漓不净，又可归属"崩漏"为病。癥瘕的形成多因脏腑不和，气机阻滞，瘀血内停，气聚为瘕，血结为癥。

本病的辨证是按包块的性质、大小、部位、病程的长短以及兼证和月经情况，辨其在气在血，属痰湿还是热毒以及新病、久病。中医治疗在辨证基础上结合活血化瘀为基本大法。并需遵循"衰其大半而止"的原则，不可猛攻、峻伐，以免损伤元气。

中成药治疗可用桂枝茯苓丸。

1. 气滞血瘀证

症状：精神抑郁，经前乳房胀痛，胸胁胀闷，或心烦易怒，腹有癥瘕，小腹胀痛或有刺痛；舌苔薄，舌边有瘀点或瘀斑。

治法：温阳散寒，活血化瘀，软坚散结。

主方：膈下逐瘀汤。

2. 寒湿凝滞证

症状：月经后期、量少色黯有块、或量多色黯、经期延长，下腹冷痛喜温，四肢不温，带多色白清稀，大便不坚；舌质淡紫、苔薄白而润，脉沉紧。

治法：温经散寒，活血消癥。

主方：少府逐瘀汤加味。

3. 痰湿瘀阻证

症状：月经后期、经少不畅、或量多有块、色紫黯、或夹有黏稠白带，下腹胀满，脘痞多痰，形体肥胖；舌质胖紫、苔白腻，脉沉滑。

治法：化痰理气，活血消癥。

主方：开郁二陈汤加减。

4. 痰热夹瘀证

症状：经行量多色红、有血块、经期延长，下腹疼痛，腰骶酸痛下坠，时有发热，带下量多，色黄，秽臭；舌红、苔黄腻，脉滑数。

治法：清热利湿，活血消癥。

主方：清宫消癥汤。

5. 阴虚内热证

症状：经行量不多、偶尔崩下、经色黯红，头晕心悸，腰酸，口干咽燥，大便干结；舌红、苔黄，脉细数。

治法：养阴清热，凉血止血。

主方：清海丸。

（二）围介入手术期中医药护理

1. 胃肠道症状　目前常用的中医止吐外治法包括针刺、穴位注射、耳穴贴压、穴位敷贴、艾灸等。其中神阙、内关、曲池、足三里及中脘穴比较常用。有报道痰饮内阻型肺癌患者在中脘穴和神阙穴（脐）进行艾灸，脾胃虚寒型患者对足三里穴和神阙穴（脐）进行艾灸均可有效缓解胃肠道反应。有研究报道用陈皮、半夏等制成贴剂敷贴穴位可达到健脾消食的作用；也可取足三里、内关穴实施按压。

2. 疼痛　可采用分散注意力、中药贴敷、穴位按摩、蜡疗、针灸等方法止痛。

3. 体温升高　术前术中要求严格消毒、注意无菌操作，术后鼓励患者多饮水，及时更换衣服床单，避免受凉感冒。可饮茅根竹蔗汁或果汁以泻热，发热甚者可采用针刺穴位泻热。

4. 碘对比剂过敏　可用针刺疗法、艾灸疗法、耳针疗法等中医特色疗法缓解。

八、临床疗效评价

目前 UAE 治疗子宫肌瘤及子宫腺肌病正在越来越被广泛应用，不少患者也因此生活质量得到明显改善；对医生来说，正确掌握适应证和禁忌证并严格按照诊疗规范来操作，才能获得更理想的疗效。

1. 子宫肌瘤

临床症状的改善：子宫肌瘤主要临床症状为月经异常、贫血、压迫症状及因压迫导致的尿频、尿潴留、便秘等症状。子宫动脉栓塞治疗后，95% 以上患者症状显著改善，表现为经期缩短，月经量减少，血红蛋白回升等。肿瘤体积的缩小：UAE 的主要目标之一是使瘤体缩小甚至消失，进而消除与此相关的各种症状，目前多使用 MRI 进行术后的评价。栓塞后 MRI 表现为瘤体变小，边界清晰，与正常子宫肌层组织之间可见环形坏死区。而正常子宫组织则在术后 3～6 个月恢复至术前强化水平，说明 UAE 对正常子宫组织的血供影响较小，不会造成坏死。Voogt 等的研究认为 UAE 治疗能够有效地改善子宫肌瘤的临床症状，其对月经异常、疼痛、压迫症状的改善率分别达到了 83%～93%、77%～79%、79%～92%。

2. 子宫腺肌病　患者可根据月经量的变化、术后疼痛程度的缓解情况，子宫体积的恢复情况来判断疗效。同样于栓塞后 1 个月、3 个月、6 个月、1 年分别行 MRI 扫描，可见子宫肌层内片状坏死区域，与周围正常组织分界清晰，坏死组织吸收后子宫体积缩小。分别测量子宫径线进行对比，多数可见子宫体积明显缩小。

研究表明 UAE 能显著提高生活质量，改善临床症状及显著缩小子宫体积。陈春林等将单纯子宫腺肌病与合并子宫肌瘤的子宫腺肌病分为两组进行研究，行子宫动脉栓塞治疗后随访 5 年并观察疗效，结论显示单纯子宫腺肌病子宫动脉栓塞治疗 5 年痛经疗效较好，合并子宫肌瘤的子宫腺肌病疗效优于单纯子宫腺肌病（图 16-3）。

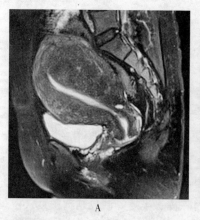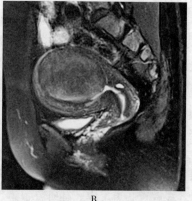

A　　　　　　　　　　　　　B

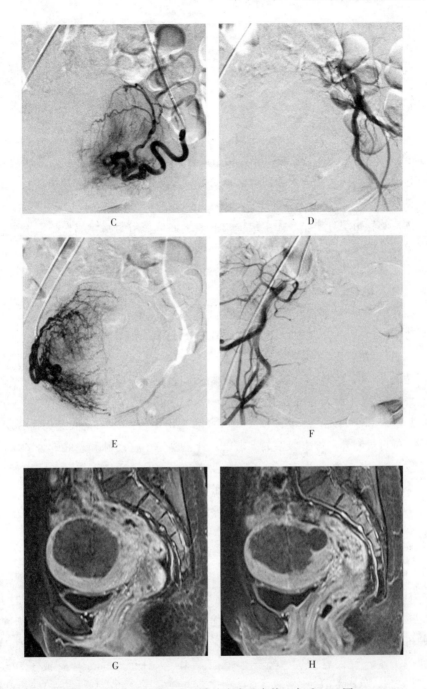

图 16-3　子宫腺肌病动脉栓塞术及术前、术后 MRI 图

子宫腺肌病介入术前 MRI 矢状面（A、B）显示子宫肌层弥漫性增厚，后壁显著，诊断为子宫腺肌病。栓塞前子宫动脉 DSA 显示双侧子宫动脉增粗，子宫体积增大、血供丰富（C、E）；供血动脉栓塞后髂内动脉 DSA 未见明显子宫动脉主干及肿瘤染色显示，表示子宫动脉血流已基本阻断（D、F）。术后 3 个月 MRI 复查，矢状面（G、H）显示子宫后壁椭圆形缺血区域，边界清晰，增强扫描显示此区域无血供，为趋于坏死区域，可见子宫动脉栓塞起到了良好阻断病灶血供的效果

第二节 妊娠相关疾病的介入诊疗

一、临床要点

近年来，随着剖宫产比率的不断上升，剖宫产切口瘢痕妊娠（cesarean scar pregnancy, CSP）的发生率也呈现显著上升的趋势。切口妊娠是异位妊娠的一种，其临床表现缺乏特异性，以腹部不适和阴道出血最常见，随着妊娠时间延长可发生子宫破裂、大出血等危及生命的不良后果，因此及时发现和治疗至关重要。切口妊娠最常用的诊断方法是超声，MRI 以其优良的软组织分辨率、无电离辐射和多平面成像等特点，成为超声检查可疑切口妊娠的有效补充检查手段。如未能早期明确诊断而盲目进行药物流产、清宫术等，则极易造成子宫穿孔、大出血、休克等危及生命的后果。一旦出现上述情况往往需要切除子宫来挽救患者生命。

目前保守治疗切口妊娠的药物有甲氨蝶呤（MTX）、5 - Fu、米非司酮等。其中以 MTX 为主的方法主要包括 MTX 肌内注射给药、MTX 病灶部位给药、MTX 用药后清宫术、子宫动脉内灌注 MTX 并栓塞后清宫术等。由于后者出血量少、安全有效，且能最大限度保留子宫及生育功能，所以该方法已越来越多地被临床医生采纳。

胎儿娩出后 24 小时内出血量超过 500ml 称为产后出血，主要出现在第二、三产程，是产科常见并发症和产妇死亡主要原因之一。产后大出血与产后子宫收缩无力，胎盘残留、胎盘植入、凝血机制异常等密切相关。出血血管主要为子宫动脉和与之吻合的髂内动脉分支，一旦发生，预后凶险，保守治疗无效危及产妇生命时，通常以切除子宫为最终止血手段。随着介入放射学技术在临床的普及，盆腔动脉造影、栓塞术在产科大出血急救中显示了明显优势，具有微创、止血效果确切，能保留子宫和生育功能的特点。

二、介入方法简介

UAE 通过对子宫动脉的栓塞来对产后出血患者进行止血，对切口妊娠患者可以预先在清宫前行 UAE，并同时进行灌注化疗，可以起到防止胚胎继续生长及预防清宫时大出血的作用。UAE 是在医学影像设备监视下，经皮血管内插入导管、导丝，对子宫动脉进行栓塞，以治疗妇科相关疾病的一种方法。目前普遍采用的是 Seldinger 技术。在局部浸润麻醉后行股动脉穿刺，然后置入导管鞘，经导管鞘插入 4F 或 5F 的 Cobra 导管或子宫动脉导管（RUC），在 X 线数字减影数字造影（DSA）下通过同轴导丝的引导，超选择性插管至双侧子宫动脉，造影确定导管进入子宫动脉后，注入药物及栓塞剂，栓塞完毕后于髂内动脉再次造影，确认子宫动脉完全栓塞（图 16 - 4、图 16 - 5）。

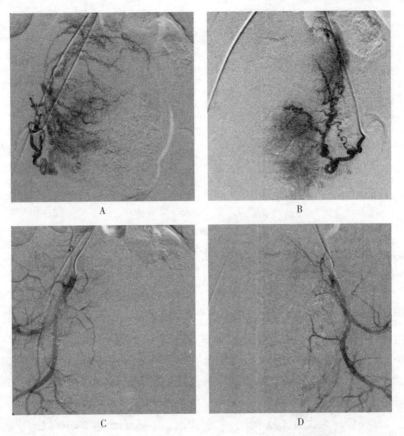

图 16 - 4 切口妊娠患者介入手术子宫动脉减影图像

A、B. 子宫动脉栓塞前，可见双侧子宫动脉形态迂曲，子宫体积稍大，血供较丰富；C、D. 灌注化疗药物（MTX）后再予以子宫动脉栓塞，减影见子宫动脉血流已阻断

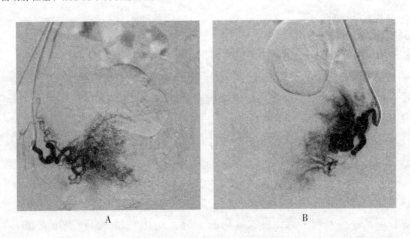

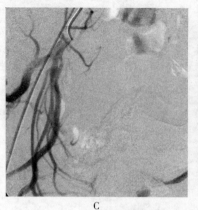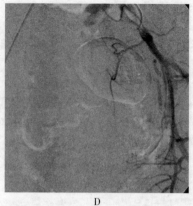

图16-5 产后出血患者介入手术子宫动脉减影图像

A、B. 子宫动脉栓塞前，可见子宫体积显著增大，为产后子宫尚未复旧，子宫血供极其丰富；C、D. 子宫动脉栓塞后，见子宫动脉血流阻断，取得较好止血效果

三、适应证

1. 切口妊娠的适应证

B超提示孕囊位于前次剖宫产切口位置，直接清宫有可能导致大出血或子宫破裂的患者；明确诊断为切口妊娠，且有较多出血的患者。

2. 产后出血的适应证

主要为经保守治疗无效的各种难治性产后出血，一次出血达500ml以上，经积极的保守治疗仍有出血倾向者。

四、禁忌证

1. 切口妊娠的禁忌证

（1）凝血功能障碍。

（2）碘过敏。

（3）急性感染期。

（4）心、肝、肾等重要器官严重功能障碍者。

2. 产后出血的禁忌证

合并有其他脏器出血的DIC患者；生命体征极度不稳定的患者。

五、操作技术要点

对产后出血患者，介入手术治疗的同时应保持输血、补液，要随时进行生命体征监护，宫腔内可纱布填塞。栓塞剂多选用可吸收明胶海绵。可用直径500~700μm和700~900μm的颗粒。

采用Seldinger法右侧股动脉穿刺成功后，置入5~6F导管鞘，将Cobra导管头端插至左侧髂总动脉分叉处，连接高压注射器，注入非离子型对比剂15~20ml，注射速率5~10ml/s，观察髂内动脉及髂外动脉分叉位置，及子宫动脉起始、走行，插入超滑导丝反复调整导丝头端使其超选择性插入左侧子宫动脉，进而引导导管进入左侧子宫动脉，再次造影，产后出血患者应观察子宫动脉出血情况，典型的出血在动脉期可见出血动脉增粗和对比剂的外溢与聚集，可有血管湖形成，如有胎盘植入或胎盘残留，可显示子宫体内紊乱的滋养血管。

无论是否观察到明确出血征象，只要临床有出血情况，均需进行栓塞处理。栓塞前于子宫动脉内注入抗生素预防感染，然后注入明胶海绵颗粒及海绵条进行栓塞，栓塞至血流明显减慢或者血管铸型即可停止。同法进行右侧子宫动脉的栓塞。栓塞后即可再次造影，观察动脉栓塞情况及出血情况。治疗完成后拔出导管及导管鞘，局部压迫止血 10～15 分钟，加压包扎。嘱患者穿刺侧下肢制动 6～8 小时，平卧 24 小时。对于切口妊娠患者，操作方法与产后出血患者基本相同，但在栓塞前于子宫动脉内除了注入抗生素外，还应注入 MTX 50～200mg。

六、并发症及其处理

产后出血及切口妊娠的子宫动脉栓塞并发症较少，较为常见的主要有盆腔、腰骶部酸痛，肛门坠胀感，轻度发热，体温升高一般不超过 38℃，一般不需要特殊处理，部分患者可予消炎镇痛类药物。由于产后患者出血量大，发生感染机会增加，因此术后应积极预防感染。

七、围介入手术期中医药治疗和护理

（一）围介入手术期中医药治疗

1. 切口妊娠 中医古籍中没有"异位妊娠"和"宫外孕"的病名，而在"停经腹痛""少腹瘀血""经漏""经闭"及"癥瘕"等病证中有类似症状的论述。本病的发病机制与少腹宿有瘀滞，冲任不畅，或先天肾气不足等有关。

本病辨证治疗的重点是随着病情的发展，动态观察治疗，并在有输血、输液及手术准备的条件下进行服药。

2. 产后出血 本病属中医学"产后血崩"的范畴，本病始见于《诸病源候论·卷四十四》："产伤于经血，其后虚损未平复，或劳逸损动，而血暴崩下。"其后各家对本病的因机证治多有论述。主要机制有气虚血失统摄；瘀血留滞，新血不得归经；或产伤损伤脉络。常见分型有气虚、血瘀、产伤三型。治疗时按虚实辨证施治。

（1）气虚型

症状：新产后突然阴道大量出血、血色鲜红，头晕目花，心悸怔忡，气短懒言，肢冷汗出，面色苍白，舌淡，脉虚数。

治法：补气固冲，摄血止崩。

主方：升举大补汤去黄连，加地榆炭、乌贼骨。

（2）血瘀型

症状：新产后突然阴道大量出血、夹有血块、小腹疼痛拒按、血块下后腹痛减轻，舌淡黯、或有瘀点瘀斑，脉沉涩。

治法：活血祛瘀，理血归经。

主方：化瘀止崩汤。

（3）产伤型

症状：新产后突然阴道大量出血、血色鲜红、持续不止、软产道有裂伤，面色苍白，舌淡、苔薄，脉细数。

治法：益气养血，生肌固经。

主方：牡蛎散。

（二）围介入手术期中医药护理

1. 腰骶部酸痛 可采用舒适卧位，局部按摩、中药贴敷、穴位按摩、蜡疗、针灸等方法缓解不适。

2. 体温升高 同本章"子宫肌瘤/子宫腺肌病的介入治疗"小节。

3. 胃肠道症状 同本章"子宫肌瘤/子宫腺肌病的介入治疗"小节。

4. 碘对比剂过敏 同本章"子宫肌瘤/子宫腺肌病的介入治疗"小节。

八、临床疗效评价

Nawroth 等最早报道用 UAE 联合药物保守治疗切口妊娠取得成功。在栓塞前于子宫动脉内灌注相应剂量 MTX 进行化疗可控制病灶继续生长或缩小病灶，对术后 HCG 恢复时间能显著缩短，并减少相关并发症，对病情有显著帮助。目前的研究显示对于子宫动脉栓塞联合化疗药物治疗疗效差异较大。Shen 等报道 25 例患者在栓塞 72 小时后行清宫术，其住院时间平均为 10.1 天，血 HCG 恢复正常平均需要 32 天，局部病灶消失所用时间平均为 32.7 天。

Wu 等报道 16 例子宫动脉内灌注 MTX 药物以及使用明胶海绵行 UAE，并在栓塞后 48～72 小时内行刮宫术，13 例患者的 HCG 水平在栓塞后 2 周内恢复正常。

李岚等对 40 例胎盘植入患者进行了 UAE 的研究，结果表明 UAE 治疗胎盘植入的术前准备时间与手术时间短，出血控制迅速且并发症少，能够保留患者子宫，提高其生活质量。Kirby 等研究表明 UAE 对控制其他治疗无反应的因胎盘植入等引起的产后出血成功率超过 95%。UAE 止血效果确切、止血迅速、损伤小、手术时间短，当明胶海绵颗粒注入双侧子宫动脉时，可完全栓塞子宫动脉分支和主干，立即有效遏制子宫出血，从而成功保留子宫，成为替代子宫切除术的一种有效方法。部分患者栓塞后植入或残留的胎盘因缺血坏死可经阴道自然娩出，充分体现了介入技术的优势。因此，UAE 治疗此类出血性疾病有很高的临床应用价值，对此类患者应及早行介入治疗。

第三节　妇科恶性肿瘤的介入诊疗

一、临床要点

宫颈癌（carcinoma of uterine cervix）是女性生殖系统最常见的恶性肿瘤，人乳头瘤病毒（HPV）感染是其发病的主要因素。早期宫颈癌常无临床症状，随着疾病进展，可出现阴道接触性出血，阴道排液等症状，晚期根据癌灶累及的范围，可出现不同的继发症状，如尿频尿急、便秘等，甚至出现恶病质等全身衰竭症状。确诊主要依靠宫颈活检及宫颈脱落细胞学检查。影像检查主要有 B 超及 MRI 检查。MRI 检查可明确肿块大小，与周围组织关系及盆腔转移情况，并进行较为准确的分期，从而指导治疗方案。目前宫颈癌的治疗主要方法为手术、放疗及化疗，或联合治疗。化疗的途径可采用静脉或动脉灌注化疗。

妊娠滋养细胞肿瘤（gestational trophoblastic neoplasms，GTN）是来源于胎盘滋养细胞的疾病，主要包括侵蚀性葡萄胎、绒毛膜癌（简称绒癌）、胎盘部位滋养细胞肿瘤。多继发于葡萄胎，少部分继发于流产或足月妊娠及异位妊娠。无转移的滋养细胞肿瘤常见症状为阴道流血、子宫不均匀性增大、腹痛及 β－HCG 增高。转移性滋养细胞肿瘤多为绒癌，常转移至肺、阴道等，除了常见的原发症状外，还伴有转移部位的继发症状，如咳嗽、咯血、阴道流血等。根据典型的病史及 β－HCG 检查即可确诊。影像学检查主要依靠 B 超及 MRI 检查，可明确原发灶位置、大小、与周围组织关系，并能观察其血流情况。胸部 CT 能明确有无肺转移。对侵蚀性葡萄胎及绒癌治疗采用以化疗为主、手术和放疗为辅的综合治疗原则。胎盘部位滋养细胞肿瘤以手术为主，化疗为辅。

二、介入方法简介

我国在 80 年代末逐渐开展了中、晚期和复发性妇科恶性肿瘤的介入治疗。介入治疗在妇科肿瘤的应用，尤其是中、晚期宫颈癌的新辅助化疗迅速普及，治疗方案不断更新、完善。妇科肿瘤的血供多来源于髂内动脉，其他有卵巢动脉、肠系膜下动脉等，经动脉灌注化疗可选择性地使用抗癌药物直接注入子宫、宫颈、卵巢、阴道等肿瘤的营养血管，在肿瘤组织内呈高浓度而提高疗效。少部分药物反流回静脉，因此毒副作用及全身症状明显减轻，如顺铂，若采用静脉化疗，90% 的药物在血液中与血浆蛋白结合而失去作用，再加上栓塞治疗可切断肿瘤血供，使肿瘤缺血坏死，所以能起到止血和提高疗效的作用。

宫颈癌的血供主要来源于子宫动脉，转移方式主要为直接转移及淋巴结转移，病灶多位于盆腔，这为子宫动脉化疗栓塞提供了解剖学基础。子宫动脉灌注化疗栓塞目前越来越多地应用于宫颈癌的新辅助化疗中，相比于静脉化疗，直接动脉灌注化疗可以提高肿瘤局部药物浓度，且全身反应小。化疗后进行子宫动脉栓塞，能减小肿块体积，粘连、浸润减轻；动脉灌注化疗栓塞术对避免术前贫血起到积极作用，且能减少阴道流血，能有效减少术中出血量，提高手术的安全性，使更多患者获得更好的手术效果（图 16－6）。

滋养细胞疾病由于血供极其丰富，手术治疗中往往出血较多。UAE 可直接阻断子宫血流，使胚胎缺血缺氧，进一步机化坏死，因此能减少刮宫时出血及避免切除子宫，降低手术难度和风险（图 16－7）。

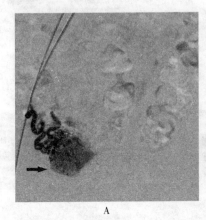
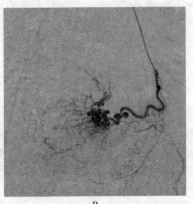

A   B

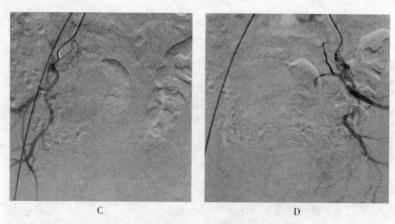

C   D

图 16 - 6 宫颈癌患者介入手术子宫动脉 DSA 图

A、B. 子宫动脉栓塞前，双侧子宫动脉 DSA 可见肿块（黑箭）主要由右侧子宫动脉供血，血供较丰富；C、D. 灌注化疗药物后再予以子宫动脉栓塞，DSA 见子宫动脉血流已阻断

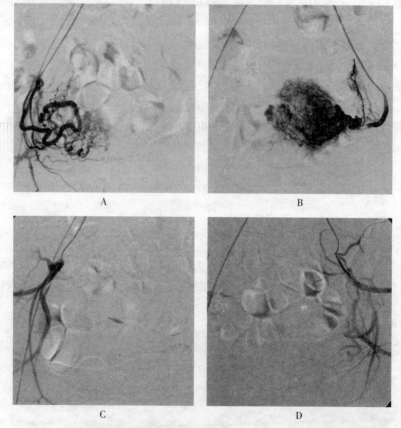

A   B

C   D

图 16 - 7 滋养细胞疾病患者介入手术子宫动脉 DSA 图

A、B. 子宫动脉栓塞前，双侧子宫动脉 DSA 可见子宫动脉迂曲增粗，子宫血供极其丰富，以左侧为著；C、D. 灌注化疗药物（MTX）后再予以子宫动脉栓塞后，髂内动脉 DSA 见子宫动脉血流阻断，取得较好效果

三、适应证

宫颈癌术前先辅助化疗，对于病灶侵犯子宫周围组织而不能直接手术切除的患者，可减少术中出血；对于部分失去手术机会的患者，能缩小病灶，消除小的转移灶，从而重新获得手术机会，或者作为姑息性治疗；宫颈癌术后复发患者的辅助化疗。

侵蚀性葡萄胎、绒癌的化疗栓塞或由其引起的动静脉瘘患者的栓堵治疗。

四、禁忌证

无绝对禁忌证，相对禁忌证主要有穿刺部位感染，碘过敏者，严重的凝血功能障碍者，急慢性妇科炎症未控制者，心肺、肝、肾等重要器官功能异常者。

五、操作技术要点

1. 化疗药物（根据疾病类型而定，宫颈癌常用的有顺铂、卡铂、表柔比星、博来霉素等，滋养细胞疾病常用的为 MTX）。栓塞剂多选用可吸收明胶海绵，多用直径 $500 \sim 700 \mu m$ 和 $700 \sim 900 \mu m$ 的颗粒。

2. 采用股动脉入路，Seldinger 法穿刺右侧股动脉，置入 $5 \sim 6F$ 导管鞘，将 Cobra 导管头端插至左侧髂总动脉分叉处，连接高压注射器，注入非离子型对比剂 $15 \sim 20ml$，注射速率 $5 \sim 10ml/s$，观察髂内动脉及髂外动脉分叉位置及子宫动脉起始、走行，可尝试直接将导管头进入子宫动脉，如直接进入有困难，可用超滑导丝导引导管进入左侧子宫动脉，再次造影，可显示肿瘤血供，可见肿瘤范围对比剂染色明显。确定导管进入肿瘤血供主干后注射化疗药物。

药物注射速度宜缓慢，宫颈癌患者灌注药物较多，部分患者对药物耐受较差会感到短暂的不适，尤其是阿霉素类药物，易引起心慌、面部潮红等症状，需密切观察患者反应，反应较重的可暂停药物注射数分钟后继续推注。

化疗药物在推注前进行充分稀释也可减轻患者不适感。若肿瘤血供主干不明显，亦可于髂内动脉直接推注化疗药物。化疗药物推注完毕后可用明胶海绵颗粒及明胶海绵条进行栓塞，栓塞至对比剂出现返流即可停止，可起到提高疗效及止血作用。同法进行右侧子宫动脉的栓塞。栓塞后即可再次造影，观察动脉栓塞情况及出血情况，如滋养细胞肿瘤造成显著的动静脉瘘，可放置弹簧圈先阻断动静脉瘘再进行栓塞。

六、并发症及其处理

较为常见的并发症分为子宫动脉栓塞并发症及化疗相关并发症。栓塞并发症主要有盆腔、腰骶部酸痛，肛门坠胀感，轻度发热等，一般不需要特殊处理，部分患者可予消炎镇痛类药物。栓塞前要造影确定导管位于靶血管内，栓塞剂注射压力避免过大，可有效避免造成异位栓塞。灌注化疗全身副作用较轻，可有轻到中度的消化道反应及骨髓抑制，术前应用欧贝或枢复宁等，术后可给予胃复安，可有效减轻消化道症状。白细胞下降严重者可用升高白细胞药物。对滋养细胞疾病，由于病灶血供极其丰富，部分患者会形成动静脉瘘（图 16-8），因此栓塞前的血管造影应仔细观察，对动、静脉瘘显著的患者栓塞需慎重，以免造成严重误栓并发症。

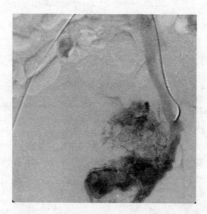

图 16 – 8 　 滋养细胞疾病动静脉瘘图像

左侧子宫动脉 DSA 可见显著动静脉瘘，适当栓塞后减影仍可见部分血供存在

七、围介入手术期中医药治疗和护理

（一）围介入手术期中医药治疗

根据临床表现和古代医籍的描述，妇科恶性肿瘤属于"崩漏""五色带下""癥瘕"等范畴。中医治疗以调理冲任和清理下焦湿热瘀毒为主。中医治疗配合介入治疗效果佳。

1. 肝郁气滞，冲任失调证

症状：白带量多、偶带血丝、小腹胀痛、月经失调，情志郁闷，心烦易怒，胸胁胀闷不适，舌苔薄白，脉弦。

治法：疏肝理气，调理冲任。

主方：逍遥散合二仙汤加减。

2. 肝经湿热，毒蕴下焦证

症状：白带量多、色如米泔或浊黄、气味腥臭，下腹、腰骶胀疼痛，口干口苦，大便秘结，小便黄赤，舌质红、苔黄或腻，脉滑数。

治法：清热化湿，解毒散结。

主方：四妙丸加减。

3. 肝肾阴虚，瘀毒内蕴证

症状：白带量多、色黄或杂色、有腥臭味，阴道不规则出血，头晕耳鸣，手足心热，颧红盗汗，腰背酸痛，下肢酸软，大便秘结，小便涩痛，舌质红绛、苔少，脉细数。

治法：滋阴清热，化瘀解毒。

主方：知柏地黄汤加减。

4. 脾肾阳虚，瘀毒下注证

症状：白带量多、有腥臭味，崩中漏下，精神疲惫，面色苍白，颜目浮肿，腰酸背痛，四肢不温，纳少乏味，大便溏薄，小便清长，舌淡胖、苔薄白，脉沉细无力。

治法：健脾温肾，化湿解毒。

主方：完带汤加减。

（二）围介入手术期中医药护理

1. 腰骶部酸痛 　同本章"妊娠相关疾病的介入治疗"小节。

2. 体温升高 同本章"子宫肌瘤/子宫腺肌病的介入治疗"小节。

3. 骨髓抑制 有研究报道针刺足三里、血海、三阴交等穴对化疗后白细胞减少症的疗效，针灸可通过调整机体阴阳气血，使之趋于平衡状态，在骨髓抑制的治疗中起到减毒增效、提高免疫力的作用；温和灸足三里、血海、合谷、脾俞、肾俞等穴治疗化疗所致白细胞减少症疗效可靠，且具有较好的可重复性。程俊报道足三里、三阴交穴位注射参附注射液治疗化疗后骨髓抑制，能有效减轻症状。窦健卿等予化疗患者足三里、三阴交、血海、关元、气海穴位注射地塞米松，结果发现穴位注射可有效地缩短骨髓抑制治疗时间及外周血的低血象期。

4. 碘对比剂过敏 同本章"子宫肌瘤/子宫腺肌病的介入治疗"小节。

八、临床疗效评价

张国福等术前采用子宫动脉化疗栓塞治疗ⅠB～ⅡB期宫颈癌，近期有效率82.7%。也有学者认为髂内动脉灌注化疗时药物在盆腔淋巴结所达到的浓度要比子宫动脉灌注化疗时高，对控制盆腔淋巴结内的微转移灶更为有利。

目前，宫颈癌介入动脉化疗的方案、疗程、化疗间隔期等尚未统一，如何将其更好地与手术或放疗配合，提高宫颈癌的治疗效果，减少并发症，值得进一步研究和探索。滋养细胞疾病对化疗敏感，此病绝大多数在早期均可经化疗治愈，少数患者晚期出现耐药、病灶吸收缓慢，且由于其血供丰富，极易出现大出血，甚至出现休克症状，部分患者会形成动静脉瘘（图16-8），既往对此类患者只能切除子宫，而子宫动脉化疗栓塞术可取得良好效果。北京协和医院报道1999～2009年间发现化疗前动静脉瘘52例和转移病灶大出血34例，应用动脉栓塞治疗后缓解率94.2%。复旦大学附属妇产科医院报道了6例滋养细胞肿瘤患者，在应用UAE后均立即止血，其中一例术后出现肝、脑转移，由于肝功能严重受损无法继续化疗，家属放弃治疗15天后死亡，对于此难治性妊娠滋养细胞肿瘤（gestational trophoblastic neoplasms，GTN）患者，动脉栓塞的成功仍为化疗争取了时间，延长患者生命。其由于病灶血供极其丰富，栓塞前的血管造影应仔细观察，对动、静脉瘘显著的患者栓塞需慎重，以免造成严重异位栓塞并发症。对于有远处转移的患者，除了对原发灶治疗外，不能忽视对转移灶的治疗。选择性UAE治疗滋养细胞肿瘤造成的大出血是安全有效的方法，尤其是对有生育要求的妇女，既可保留子宫，同时也有利于后续的化疗。

第四节 输卵管不孕症介入诊疗

一、输卵管介入再通术

（一）临床要点

输卵管阻塞占女性不孕症的30%～50%。输卵管炎症、输卵管结核、子宫内膜异位症以及急慢性盆腔炎等均可导致输卵管阻塞。临床上诊断输卵管通畅与否可采用多种影像学检查方法，包括B超下输卵管通液、子宫输卵管造影（hysterosalpinography，HSG）及选择性输卵管造影（selective salpingography，SSG）。其中子宫输卵管造影检查较为常用，可显示输卵管的形态、走向及位置等，并可初步判断输卵管阻塞的部位及程度（图16-9）。

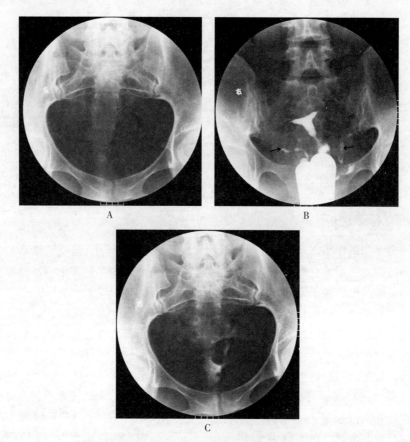

图 16-9 正常子宫输卵管碘水造影。

A. 造影前盆腔摄片，盆腔内未见异常密度影；B. 子宫输卵管充盈相摄片，宫腔呈倒置三角形，宫壁光滑，无充盈缺损，两侧宫角清晰可见，双侧输卵管全程显影，形态柔软，可见部分对比剂从输卵管伞端弥散入盆腔；C. 20 分钟后弥散相复查摄片，盆腔内对比剂弥散均匀，无聚集，宫腔及双侧输卵管内未见对比剂残留，另有部分对比剂聚集于阴道顶端。造影结果评价：宫腔正常，双侧输卵管通畅

　　输卵管阻塞表现为输卵管不显影或部分显影。按照阻塞程度可分为完全性阻塞和部分性阻塞，其中完全性阻塞又可依据阻塞部位分为：间质部阻塞、峡部阻塞、壶腹部阻塞、伞端阻塞，表现为输卵管显影至相对应部位，盆腔内无对比剂弥散。部分性阻塞即输卵管通而不畅或通而极不畅，这种情况下输卵管无确切的阻塞位置，而是由于输卵管蠕动功能受损，对比剂通过输卵管迟缓，造影表现为输卵管全程显影，有部分对比剂弥散入盆腔，复查片见对比剂残留于输卵管腔内。若较多对比剂残留于输卵管内，较少弥散入盆腔，则输卵管通而极不畅；若较少残留于输卵管内，对比剂残留少，则输卵管通而不畅。常规子宫输卵管造影有一定局限性，由于输卵管痉挛、管腔内黏液栓塞等可造成误诊及漏诊。文献报道，造影诊断输卵管疾病的敏感度 50% ~78%，特异度 55% ~99%。

　　目前针对输卵管不孕症的临床治疗方法很多，较为普遍的有宫腔镜手术、腹腔镜手术，以及宫腹腔联合镜手术。宫腔镜手术除疏通输卵管外，尚能对宫腔情况予以评估，发现宫腔粘连、息肉等可即时予以治疗。腹腔镜手术对输卵管壶腹部以及伞端阻塞的情况有重要治疗价值。仍有部分医院尚在使用输卵管通气以及输卵管通液手术，但是输卵管通气、通液手术缺乏必要的影像学资料，无法客观准确评价输卵管通畅度，同时，若输卵管伞端已经闭塞并伴有输卵管积液，盲目通气、通液治疗会加重输卵管积液病情。

（二）介入方法简介

输卵管阻塞介入再通治疗，属于非血管介入手术范畴，已经应用于治疗输卵管不孕症多年，该手术包括选择性输卵管造影（SSG）、输卵管再通术（fallopian tube recanalization, FTR）以及输卵管腔内药物灌注术。

选择性输卵管造影是在透视下，用6F的J形输卵管导管直接对准输卵管开口，分别对两侧输卵管造影，再根据盆腔内对比剂弥散情况及输卵管内对比剂残留多少来判断输卵管通畅程度，利用推注液体的压力，可冲刷输卵管腔内的黏液栓塞和细胞分泌物，从而可鉴别由于输卵管痉挛和黏液栓塞等造成的假阳性阻塞。

若选择性输卵管造影仍然显示输卵管阻塞，可继续行输卵管再通术，该手术是在导丝和导管配合下，用0.018英寸的超滑泥鳅导丝对输卵管进行机械性疏通，同时可对狭窄部位进行扩张。

输卵管腔内药物灌注术则是对再通后的输卵管灌注抗炎、防粘连的药物，如地塞米松、庆大霉素、糜蛋白酶等，以达到巩固疗效的目的，由于是局部灌注，药物浓度高，理论上比热敷、灌肠和宫腔灌注疗效好。

（三）适应证

1. 输卵管完全性或部分性阻塞均可行选择性输卵管造影。
2. 部分性阻塞可行输卵管再通。
3. 完全性阻塞位于间质部、峡部及壶腹部近端，可行输卵管再通。
4. 再通成功后可行输卵管腔内药物灌注治疗。

（四）禁忌证

1. 壶腹部远端、伞端完全性阻塞；输卵管积水。
2. 宫腔粘连、结核性输卵管炎，急性、亚急性盆腔炎期间。
3. 结扎输卵管吻合术后再阻塞者。
4. 全身发热37.5℃以上。
5. 阴道出血期间。
6. 可疑妊娠期间。
7. 碘对比剂过敏患者。

（五）操作技术要点

1. 术前准备 手术器械准备：妇科造影手术器械，带透视功能的X线机，输卵管导管（由外套管和内导管组成：外套管长12cm，管径9F或10F，用于插入宫颈管；内导管长20cm，直径7F，距离头端2~3cm处弯曲成120°~150°，导管尖呈锥形，便于直接插入输卵管开口）。导丝选用血管介入用的超滑软头泥鳅导丝，直径0.018英寸。对比剂选用碘水20ml。腔内灌注药物：庆大霉素16万U，地塞米松5mg，糜蛋白酶5mg，生理盐水20ml。

患者准备：术前应有1年以内的子宫输卵管造影检查报告，排除宫腔粘连及输卵管远端阻塞，造影检查后无宫腔手术史；手术时间选择月经结束后3~7天内，避开排卵期；手术当月月经结束后禁忌同房；术前一周之内妇科常规检查排除妇科炎症；白带常规检查排除滴虫、霉菌、衣原体、支原体感染。

2. 术中操作　患者仰卧于检查床上，取膀胱截石位，术前拍摄盆腔平片，了解盆腔内有无异常密度影或既往对比剂残留，常规消毒外阴、阴道两遍，铺无菌洞巾，窥阴器暴露宫颈，再次消毒阴道及宫颈，用宫颈钳夹住宫颈前唇将子宫拉直，用探针探明宫颈走向后，将外套管和内导管一起沿宫颈方向插入宫颈峡部，固定宫颈钳和外套管位置，将内导管缓慢插入宫腔，透视下将导管头端旋转至宫角，当导管不能旋转移动时，用力固定住，使导管的锥形尖端对准输卵管开口，缓慢注入 0.5～1ml 对比剂，若输卵管全程显影，并见对比剂弥散入盆腔，则行输卵管腔内药物灌注术，同法对另一侧输卵管选择性造影。

若输卵管未显影或部分显影，则行输卵管再通术。将内导管尖端固定于输卵管开口处，引入 0.018 英寸软头泥鳅导丝，反复调整方向将导丝插入输卵管内，使导丝通过输卵管阻塞部位，若导丝前端遇到阻力，可轻柔推送导丝数次，一般可疏通阻塞部位，切不可用力推送导丝，以免子宫或输卵管穿孔。当导丝前端到达输卵管壶腹部后，退出导丝，固定住导管位置，经内导管注入 0.5～1ml 对比剂，若输卵管再通成功，再向输卵管腔内灌注药物，若注入对比剂后发现输卵管堵塞于壶腹部或伞端，即暂停手术操作，以免加重输卵管积水病情。同样方法处理另一侧输卵管（图 16-10、图 16-11）。

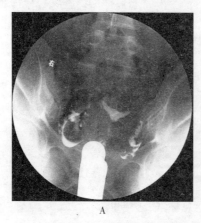 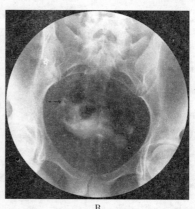

图 16-10　介入治疗前行子宫输卵管造影

常规子宫输卵管造影可见子宫腔呈倒置三角形，宫底略凹陷，双侧输卵管全程显影，盆腔内见对比剂弥散（A）；20 分钟后复查摄片，双侧输卵管内见较多对比剂残留（B）（箭头）

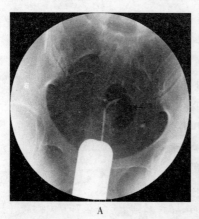 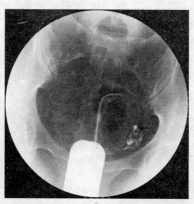

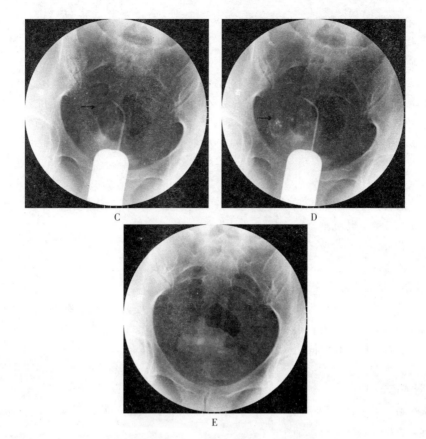

图 16 – 11　输卵管再通术

与图 16 – 10 为同一病例。使用导丝对左侧输卵管进行再通（A），然后进行左侧输卵管选择性造影（B）；使用导丝对右侧输卵管进行再通（C），然后进行右侧输卵管选择性造影（D）；腔内灌注药物后摄片，盆腔内对比剂弥散均匀，双侧输卵管内未见对比剂残留，表明双侧输卵管通畅（E）

（六）并发症及其处理

1. 碘对比剂过敏　轻度过敏反应休息 1～2 小时症状可自行缓解，也可静脉推注地塞米松 10mg。中、重度过敏反应就地紧急抢救，并及时联系相关科室及急诊医师到场。

2. 输卵管穿孔　输卵管穿孔发生率 1%～3%，多为浆膜下穿孔，造影表现为输卵管局限性增粗及假憩室形成，造成输卵管穿孔的主要原因有：①患者原本存在输卵管憩室，导丝容易进入憩室造成穿孔；②输卵管畸形或者输卵管与周围粘连；③操作技术不熟练，反复用导丝疏通同一部位。一旦发现输卵管穿孔，应立即停止进一步的手术操作。

3. 子宫肌壁淋巴显影及静脉逆流　造影表现为宫腔及输卵管周围云雾状或斑点状影像。合理选择手术时期，术中操作轻柔、仔细，对预防对比剂逆流非常重要。

4. 术后轻度疼痛和少量阴道流血　一般与子宫内膜损伤和再通后输卵管扩张有关，术后 3～5 天症状可消失。

5. 术后感染　长时间的宫腔手术操作，会增加术后感染的机会，表现为下腹痛伴异常阴道排液等盆腔炎症状，可口服抗生素 3～5 天预防感染。

（七）围介入手术期中医药治疗和护理

1. 围介入手术期中医药治疗

"不孕"之病名，早在《素问·骨空论》中就有云："督脉者……此生病……其女子不孕。"前人将原发性不孕称为"全不产",将继发性不孕称为"续断"或"断续"。主要与肾气不足,冲任气血失调有关。《医宗金鉴》云:"女子不孕之故,由伤其任、冲也。"临床分为肾虚、肝郁、痰湿、血瘀等型。

中医以补肾气、益精血、养冲任、调月经为总原则,并辨证施治。如《石室秘录·子嗣论》中指出:"胞胎冷者温之,脾胃寒者暖之,带脉急者缓之,肝气郁者开之,痰气盛者消之,肝火旺者平之,肾水衰者补之,任虚病者除之,膀胱气化不行者助肾气,气血虚不能摄胎者益其气血,则女子无子者亦可有子,而不可徒治其胞胎也。"

（1）肾虚型

1）肾气虚证

症状:婚久不孕,月经不调、经量或多或少,头晕耳鸣,腰膝酸软,神疲乏力,小便清长,舌淡、苔薄,脉沉细。

治法:补肾益气,填精益髓。

主方:毓麟珠。

2）肾阳虚证

症状:婚久不孕,月经后期、量少色淡、甚则闭经、平素带下量多,腰痛如折,小腹冷坠,四肢不温,性欲淡漠,小便频数甚则不禁,舌淡苔白滑,脉沉细而迟或沉迟无力。

治法:温肾助阳,化湿固精。

主方:温胞饮。

3）肾阴虚证

症状:婚久不孕,月经错后、量少色淡,头晕耳鸣,腰酸腿软,眼花心悸,皮肤不润,面色萎黄,舌淡、苔少,脉沉细。

治法:滋肾养血,调补冲任。

主方:养精种玉汤。

（2）肝郁型

症状:多年不孕,月经错后、量多少不定、经前乳房胀痛,胸胁不舒,小腹胀痛,精神抑郁或烦躁易怒,舌红、苔薄,脉弦。

治法:疏肝解郁,理血调经。

主方:开郁种玉汤。

（3）痰湿型

症状:婚久不孕,形体肥胖,经期错后,甚则闭经,带下量多、色白质黏无臭,头晕心悸,胸闷泛恶,舌淡胖、苔白腻,脉滑。

治法:燥湿化痰,理气调经。

主方:启宫丸。

（4）血瘀型

症状:多年不孕,月经后期、量少或多、色紫黑、有血块、经行不畅,甚或漏下不止,少腹疼痛拒按,经前剧痛,舌质紫黯、或舌边有瘀点,脉弦涩。

治法:活血化瘀,温经通络。

主方:少府逐瘀汤。

2. 围介入手术期中医药护理

（1）碘对比剂过敏　同本章"子宫肌瘤/子宫腺肌病的介入治疗"小节。

（2）疼痛　同本章"子宫肌瘤/子宫腺肌病的介入治疗"小节。

（3）体温升高　同本章"子宫肌瘤/子宫腺肌病的介入治疗"小节。

（八）临床疗效评价

输卵管再通成功时透视可见导丝能过阻塞段到达输卵管壶腹部远端；选择性输卵管造影可见输卵管全程显影，对比剂从输卵管伞端弥散入盆腔；输卵管腔内灌注药物后，盆腔内对比剂弥散均匀，输卵管内无对比剂残留或仅少量对比剂残留。国内外文献报道总体输卵管再通率约为80%～90%，手术效果与输卵管腔内病变的部位有关，间质部和峡部阻塞再通率明显比壶腹部阻塞再通率高，输卵管间质部与峡部段走行相对规则、细长，插入导丝顺利，而壶腹部和伞端由于管腔膨大，缺乏对导丝的支撑力量，并且该部位为输卵管远离操作部位，导管导丝的推动扩张作用受限，相应会影响该部位输卵管再通的效果。

出现以下一条可认为输卵管再通失败：①导丝不能通过阻塞部位；②虽然导丝能通过阻塞部位，但选择性输卵管造影见壶腹部远端或伞端阻塞；③输卵管腔内灌注药物后，盆腔内对比剂弥散较少，大部分对比剂残留聚集于输卵管伞端。

输卵管再通术后平均宫内妊娠率约20%～40%，输卵管妊娠率1%～6%，沈阳242医院报告该院行输卵管阻塞介入治疗共2100例，成功再通1950例，再通率为97.01%，正常妊娠率为38.05%，异位妊娠率为0.51%。广东省妇幼保健院报告了306例输卵管阻塞介入治疗患者，再通率为84.7%，术后随访1年宫内妊娠率为34.6%，宫外妊娠率为1.6%。上海市红房子医院报告了459例患者，再通率63.9%，术后随访1年半，宫内妊娠率为43.9%，异位妊娠率为2.1%。新加坡国立医学院报告了100例经输卵管阻塞介入治疗的患者，其再通率为86.8%，平均随访12.2个月，宫内妊娠率为36.84%，仅1例发生异位妊娠。各家报道情况不同，可能与手术适应证的把握和手术操作方法不一致有关，相同之处是介入再通后前半年妊娠率明显高于半年以后妊娠率。输卵管妊娠的主要原因是慢性炎症刺激引起输卵管阻塞部位功能障碍，受精卵不易通过。

输卵管再通术后一年内，再阻塞的概率约20%～30%，主要原因是导丝的机械性分离造成输卵管黏膜损伤，引起局部炎症反应，产生大量炎症细胞和纤维素细胞，造成输卵管再次阻塞。

二、输卵管介入栓塞术

（一）临床要点

输卵管积水所致不孕约占输卵管疾病的10%～30%，输卵管壶腹部远端和伞端阻塞者，不可行输卵管介入再通术，大多需要通过体外受精－胚胎移植（in vitro fertilization and embryo transfer，IVF－ET）技术，即试管婴儿技术辅助受孕或行腹腔镜下输卵管伞端整形术。若阻塞部位伴有严重的输卵管积水，积水逆流宫腔以及其内的毒性物质均可导致试管婴儿胚胎种植率降低，并增加早期流产风险，最终导致试管婴儿失败。为提高IVF－ET成功率，需要在移植前对输卵管积水进行处理。目前针对试管婴儿技术前处理输卵管积水方法较多，较为普遍应用的有B超引导下抽吸输卵管积水，腹腔镜下结扎、切除输卵管，或者对输卵管伞端造口等。但B超抽吸输卵管积水后较容易复发，而腹腔镜手术创伤较大，术中可能对子宫动脉的卵巢支有所损伤，进而影响卵巢功能，Sezik等研究因异位妊娠而切除输卵管的患者时发现，输卵管切除术侧卵巢血流降低和窦卵泡数减少。

输卵管栓塞（fallopian tube embolization，FTE）最早的临床应用始于 2001 年，Kerin 等通过宫腔镜将 Essure 微栓装置释放于输卵管近端，以达到绝育目的。2005 年，Rosenfield 等通过宫腔镜用微弹簧圈栓塞输卵管后行试管婴儿手术，并成功生产。目前，通过介入栓塞的方法处理输卵管积水已在国内逐步推广。

（二）介入方法简介

输卵管介入栓塞所用微弹簧圈是 COOK 公司生产的常规用于血管畸形栓塞的栓塞弹簧圈，微弹簧圈直径 0.018 英寸，展开长度 2~5cm，由铂金丝绕成，并包绕毛刷状纤维，通过介入方法将微弹簧圈放置于输卵管间质部及峡部，弹簧圈释放后呈螺旋状，配合其毛刷状纤维，可以使其嵌顿在间质部和峡部的输卵管内壁上，阻止弹簧圈移位，同时输卵管局部产生无菌性炎症，这样就完全阻断输卵管管腔，防止输卵管远端积水逆流干扰胚胎着床，该手术同时还可应用于输卵管绝育。

（三）适应证

1. 试管婴儿术前对输卵管积水预处理，提高胚胎移植成功率。
2. 输卵管破坏、憩室形成，输卵管结扎或切除术后残端较长，栓塞输卵管预防实施试管婴儿技术中发生宫外孕。
3. 盆腔粘连严重，估计腹腔镜手术有难度者，实施试管婴儿技术可行栓塞治疗。
4. 输卵管绝育。

（四）禁忌证

1. 宫腔粘连，急性、亚急性盆腔炎期间。
2. 全身发热 37.5℃以上。
3. 阴道出血期间。
4. 碘对比剂过敏患者。
5. 可疑妊娠期间。

（五）操作技术要点

1. 术前准备 手术器械准备：除准备与"输卵管介入再通术"相同的手术器械外，选用长 65cm 的 3F 导管，有两种类型，一种由聚乙烯制成，不透 X 线；另一种由尼龙制成，尖端带长度 1cm 的金属标记。导丝选用血管介入用的超滑泥鳅导丝，直径 0.018 英寸。根据输卵管峡部长度选择不同型号的微弹簧圈，直径 0.018 英寸，展开长度 2~5cm。

患者准备同"输卵管介入再通术"。

2. 术中操作 患者仰卧于检查床上，取膀胱截石位，常规消毒外阴及阴道两次，铺无菌巾，窥阴器暴露宫颈，再次消毒阴道及宫颈，用宫颈钳夹住宫颈前唇将子宫拉成中位，先行常规子宫输卵管造影，观察宫腔形态、输卵管开口位置及有无积水；用探针探明宫颈管走向后，将外套管和内导管一起沿宫颈方向插入宫颈峡部，固定宫颈钳和外套管位置，缓慢将内导管插入宫腔，透视下将内导管头端旋转至宫角，当内导管不能旋转移动时，将内导管头端固定于输卵管开口处，将 0.018 英寸软头导丝和 3F 导管一起插入内导管，反复调整导丝方向插入输卵管，并使导丝到达输卵管壶腹部，固定导丝及内导管，顺导丝将 3F 导管插入输卵管峡部远端，拔出导丝，根据 3F 导管插入输卵管的长度选择合适长度的微弹簧圈，通过导丝及导管将其释放到输卵管的间质部和峡部。退出导管，再次行子宫输卵管造影，观察弹簧圈位置和输卵管栓塞情况。1 个月后再次复查子宫输卵管造影，了解弹簧圈有无移位，以及输卵管栓堵情况，若栓塞手术失效，可再次行输卵管栓塞手术。手术有效，可择期行试管婴儿（图 16 - 12、图 16 - 13）。

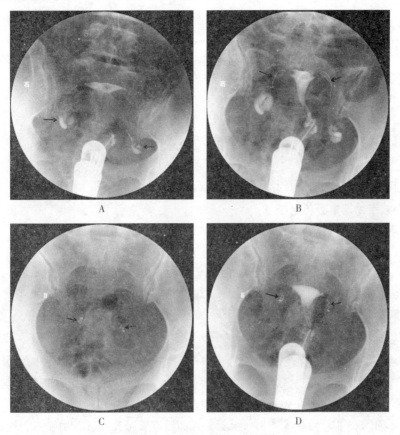

图 16 - 12　输卵管栓塞术

栓塞前行子宫输卵管造影（A），见双侧输卵管伞端包裹、积水（黑箭）；栓塞术后即刻造影（B），见弹簧圈释放于输卵管峡部（黑箭）；栓塞后一个月复查（C、D），未见弹簧圈移位，再次造影无对比剂通过（黑箭），栓塞有效

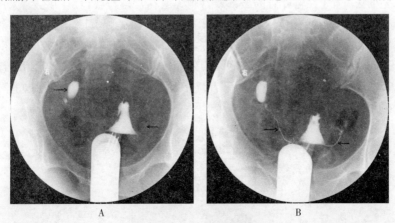

图 16 - 13　双侧输卵管栓塞

左侧宫外术后病例。栓塞前子宫输卵管造影（A），见右侧输卵管积水（黑箭），左侧输卵管显影至峡部远端；成功栓塞双侧输卵管后即刻造影（B），见弹簧圈位于双侧输卵管峡部，位置适中（黑箭）

（六）并发症及处理

1. 碘对比剂过敏　表现和处理同"输卵管介入再通术"。

2. 输卵管穿孔　输卵管穿孔多为浆膜下穿孔，造影表现为输卵管局限性增粗及假憩室形成，一旦发现输卵管穿孔，可根据穿孔部位相应处理。若穿孔处位于输卵管峡部近端，应缓慢退回导丝及微导管，再尝试将微导管插至穿孔处远端输卵管内，释放微弹簧圈；若穿孔部位位于输卵管壶腹部，可将导丝及微导管退回输卵管峡部，并在峡部放置微弹簧圈。

3. 子宫肌壁淋巴显影及静脉逆流　表现和处理同"输卵管介入再通术"。

4. 术后轻度疼痛和少量阴道流血　表现和处理同"输卵管介入再通术"。

5. 术后感染　表现和处理同"输卵管介入再通术"。

6. 与输卵管栓塞相关的并发症　主要是微弹簧圈移位，微弹簧圈可移位至输卵管伞端、盆腔、宫腔或者排出体外；发现微弹簧圈移位须再次栓塞。

（七）围介入手术期中医药治疗和护理

1. 围介入手术期中医药治疗

可以参照本小节"输卵管不孕症介入治疗　输卵管介入再通术"。

2. 围介入手术期中医药护理

（1）碘对比剂过敏　同本章"子宫肌瘤/子宫腺肌病的介入治疗"小节。

（2）疼痛　同本章"子宫肌瘤/子宫腺肌病的介入治疗"小节。

（3）体温升高　同本章"子宫肌瘤/子宫腺肌病的介入治疗"小节。

（八）临床疗效评价

根据术后子宫输卵管造影复查情况，可将输卵管栓塞效果分为：①栓塞有效，微弹簧圈位于输卵管峡部或间质部，无对比剂通过；②栓塞无效，微弹簧圈在输卵管内，但对比剂可显示其远段输卵管，或微弹簧圈已移位。

盛京医院报告，输卵管栓塞术后行试管婴儿与输卵管结扎，或者切除术后行试管婴儿，其临床妊娠率无明显统计学差异，同时介入栓塞组的获卵数略高于腹腔镜治疗组。国际和平妇幼保健院报道有输卵管栓塞后发生宫外孕的情况。回顾查阅输卵管栓塞手术史及影像资料，发现宫外孕多发生在输卵管间质部或宫角，或在宫角与微弹簧圈之间，分析原因主要是由微弹簧圈放置不当或移位造成。所以术中应尽量将微弹簧圈放置于输卵管间质部，以降低宫外孕风险，术后一旦微弹簧圈位置异常，需再次栓塞输卵管。另外输卵管切除术后，若保留输卵管残端较长，一并栓塞输卵管残端，也能降低宫外孕风险。浙江大学医学院报道，对 15 例输卵管残端大于 1cm 的患者行介入栓塞术，术后试管婴儿成功率 60%，无一例宫外孕发生。

（张国福　王士甲　王添平　李雁　朱伟康　王岩梅）

第十七章　骨骼肌肉系统疾病的介入诊疗

第一节　骨骼肌肉疾病的经皮穿刺活检术

一、临床要点

肌肉骨骼系统病变多数通过 X 线平片、血管造影、CT 和 MRI 等综合影像手段即可做出诊断，但由于肌肉骨骼病变表现多种多样，有些病变的影像学诊断是比较困难的，因此，经皮穿刺活检术（percutaneous biopsy）作为一种安全、有效的诊断方法，已逐渐成为肌肉骨骼病变重要诊疗手段之一。在影像引导下进行经皮穿刺活检可显著提高准确率，常用的引导方法包括实时超声、X 线、CT 和 MRI。本章节主要介绍 X 线、CT 引导下经皮穿刺骨骼活检术。

X 线引导下穿刺活检主要用于骨骼病变。X 线透视引导下穿刺定位方便，能实时观察，没有金属伪影，在骨病变穿刺活检方面应用广泛。C 形臂透视系统可以移动，还可以不同方向观察穿刺针位置而不需要改变患者体位，在脊柱的穿刺活检方面更有优势。软组织病变的穿刺活检引导主要依靠超声、CT 和 MRI。

CT 具有良好的密度分辨率，能明确病灶与周围组织结构的关系，定位非常精确，因此 CT 引导下穿刺活检在肌肉骨骼系统病变方面有着不可比拟的优势。有效的 CT 引导下经皮穿刺活检是骨骼肌肉系统病变可以避免大多数患者的切开活检。对于在 X 线透视不能显示的骨骼小病变、软组织病变、脊柱肿瘤等疾病，CT 引导下经皮穿刺活检已成为最佳诊断选择之一。

二、介入方法简介

（一）X 线引导下活检术

患者取俯卧位，常规消毒、铺单，局部浸润麻醉下将穿刺针针尖置于椎弓根影的外上缘，一般采用左侧 10 点位，右侧 2 点位。当针尖钻至椎弓根的 1/2 时，正位显示针尖位于椎弓根影的中线处，则可在侧位透视下继续钻入，当侧位显示针尖到达椎体后壁时，正位显示针尖位于椎弓根影的内侧缘，说明进针方向正确，可继续钻入 2～3mm 后停针；抽出穿刺针的针芯，钻取标本，或置入细针抽吸组织标本，拔出穿刺针。将获取的标本放入 10% 福尔马林溶液容器内，送病理科行细胞学和病理学检查。

（二）CT 引导下活检术

先行常规 CT 扫描，确定最佳穿刺层面和穿刺点，穿刺部位皮肤常规消毒，用 2% 利多卡因局部浸润麻醉深达骨膜，用手术刀在穿刺点做一小的皮肤切口，便于进针，待针尖到达骨外膜时，再行 CT 扫描，确认后再插入骨髓腔，将抽吸出的标本做涂片，送细菌学检查，其余抽吸标本、切割标本或骨钻标本放入 10% 福尔马林溶液试管内，送病理科行细胞学和病理学检查。

三、适应证

1. 原发性软组织和骨骼肿瘤的组织病理学诊断。
2. 原发与继发性骨肿瘤的鉴别诊断。
3. 滑膜病变的诊断及鉴别诊断。
4. 临床已确诊为转移瘤，而原发灶不明，活检病理有利于寻找原发灶。
5. 骨肿瘤与感染性病变的鉴别。
6. 需要鉴别椎体压缩骨折的原因。
7. 内分泌代谢病变。
8. 组织细胞培养与实验性研究。

四、禁忌证

无绝对禁忌证，相对禁忌证有血供丰富的骨转移瘤；有严重出血倾向者；晚期极度衰竭者，脊柱严重畸形者。

五、操作技术要点

（一）X 线引导下活检术

椎体活检常用的进针途径是椎旁，经椎弓根行椎体活检。操作均在 C 形臂监视下完成。$T_{10} \sim L_5$ 可采用经单或双侧椎弓根途径。

$T_5 \sim T_{12}$ 可采用经椎肋途径（椎弓根与肋骨头间），$T_{10} \sim T_{12}$ 采用椎弓根及椎肋途径均可，具体操作过程与经椎弓根途径相似（图 17 - 1）。

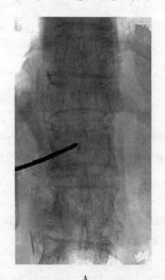 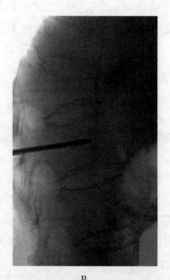

A   B

图 17 - 1　X 线引导下经皮穿刺经椎弓根途径椎体活检

正位（A）、侧位（B）分别显示穿刺针位置

椎体穿刺活检后需卧床 24 小时，严密观察，穿刺部位局部加压止血数分钟后包扎，根据情况，部分患者术后可以预防性应用抗生素。

（二）CT 引导下活检术

常见各部位活检技术要点如下。

1. 椎体穿刺活检　常用的进针途径是经椎弓根入路，椎体穿刺活检时应小心谨慎，进针过程中要随时观察患者，当患者出现肢体麻痛等神经刺激症状时，应注意变换方向，避免损伤神经（图 17 - 2）。

2. 四肢骨和扁平骨穿刺活检　需避开大血管、神经，宜从较薄骨质处进针（图17 - 3），扁平骨的穿刺活检一般采取斜向进针，不宜垂直进针，扁骨比较薄的骨结构

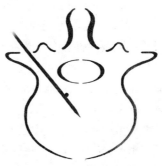

图 17 - 2　椎体穿刺活检示意图

垂直进针容易损伤到在其下面的组织，采集标本时宜沿着病变的长轴方向，以保证取材满意（图 17 - 4）。

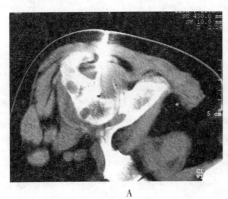
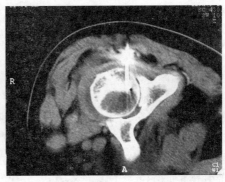

图 17 - 3　髋关节病变 CT 引导下穿刺活检

CT 见股骨头骨质缺损，关节周围软组织肿胀，关节积液，穿刺针在髋关节软组织中取材（A），再进入股骨头取材（B）。病理诊断为转移性腺癌

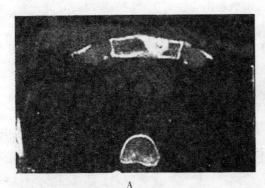
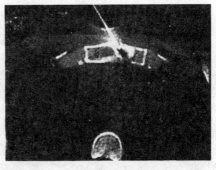

图 17 - 4　胸骨病变 CT 引导下穿刺活检

胸骨见骨质密度异常（A），在 CT 引导下穿刺针进入病变部位（B）

3. 肌肉软组织活检 部分病例术前需做 CT 增强扫描，以显示血管和病变区结构。上肢血管神经多位于内侧，因此穿刺点宜选择外侧；下肢血管神经多位于后侧，穿刺点宜选在前方或侧方；软组织活检穿刺针宜选用切割针。

4. 滑膜活检 各个大关节如髋、膝、肩、肘和腕关节等都可做滑膜活检。滑膜活检前需先摄关节平片和 CT 扫描，有时需做关节造影或 MR 扫描，以利于判定滑膜增殖的部分，作为活检的靶点。穿刺针用 14G 的 Trucut 针或 Jamshidi 针。

髋关节滑膜活检穿刺靶点选择关节的下内隐窝区，因该区滑膜轻度增殖时即呈肿胀变化，故容易采集到病变滑膜组织（图 17-5）。

滑膜活检常用于感染性滑膜炎和滑膜肿瘤的鉴别诊断，如化脓性滑膜炎、结核性滑膜炎、色素沉着绒毛结节性滑膜炎之间的鉴别。有时风湿性病变、结节病、淀粉样变性、痛风等亦做滑膜活检。

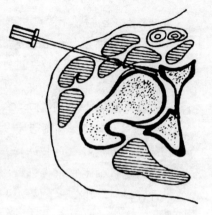

图 17-5 髋关节滑膜活检示意图

六、并发症及其处理

经皮穿刺活检根据不同穿刺部位，可能发生气胸、椎旁血肿、脊髓损伤和血管、神经损伤。熟悉进针径路的血管、神经走向分布，操作时应避开重要脏器、大血管和神经干，动作轻柔，可以预防并发症的发生。

椎体穿刺活检后需卧床 24 小时，严密观察，穿刺活检术后，穿刺部位局部加压止血数分钟后包扎，根据情况，部分患者术后可以预防性应用抗生素。

CT 引导下肌肉骨骼组织病变活检并发症发生率约为 0.2%。胸部肌骨、胸椎穿刺易发生如下并发症。

1. 气胸 术前进行准确定位提高穿刺成功率，降低气胸发生，提升操作熟练程度，提高一次穿刺成功率，少量气胸不必处理，量较多需严密观察，必要时气体抽吸或负压引流。

2. 椎旁血肿 术后出血一般会自凝，若出血不止应注意止血，必要时要开放止血。椎旁血肿形成引起的胸背疼痛，一般经对症处理后即可缓解。

3. 脊髓损伤和血管神经损伤 操作者术中应小心谨慎，渐进式地进针，熟悉进针行径的周围血管神经的分布和走行。

七、围介入手术期中医药治疗和护理

（一）围介入手术期中医药治疗

发生于骨及骨的附属组织的肿瘤为骨肿瘤。中医学在两千多年前就有对骨肿瘤类样疾病的记载，如《灵枢·刺节真邪》曰："有所结，气归之，津液留之，邪气中之，凝结日以易甚，连以聚居，为其瘤，以手按之坚。有所结，深中骨，气因于骨，骨与气并，日以益大，则为骨疽。"中医学认为阴阳失调，正虚邪入，导致气滞血瘀、邪积毒聚、热毒蕴结等变化，从而形成骨肿瘤，这是骨肿瘤发病的总机制。

目前中医治疗骨肿瘤是在辨病的基础上辨证。正确处理机体状态和肿瘤这对标本关系，随证施以行气化痰、祛瘀攻坚、清热解毒、温阳益气、养血益坚等治法，或以攻为主，或攻补兼施，或数法并举。

（二）围介入手术期中医药护理

1. 体温升高　术前术中要求严格消毒、注意无菌操作；术后可指导患者饮茅根竹蔗汁或果汁以泻热；发热甚者可采用针刺穴位泻热。

2. 神经损伤　可以选用在相应部位和穴位进行针灸、电针治疗、推拿、穴位按摩。

3. 疼痛　轻微的疼痛一般可不予治疗，重者可采用分散注意力、中药贴敷、穴位按摩、蜡疗、针灸等方法止痛。

4. 肿胀　有报道借助蜡疗的热能导入能活血通络、祛风除湿、润燥止痒的中草药制剂能达到消肿止痛的效果。

八、临床结果评价

C形臂透视引导下经皮穿刺活检已经成为一项成熟的介入诊断技术，准确率达90% ~ 95%，而21G及更细的穿刺针的应用，可使并发症的总发生率低于1%。自动活检枪的产生，使活检过程更加简单，创伤小、快捷，经皮穿刺椎体活检操作微创安全，准确性高，花费较低，是脊柱病变穿刺活检的最重要手段之一。

肌肉骨骼穿刺活检准确率报道差异较大，文献报道准确率范围50% ~ 94%，原发恶性肿瘤为87%，良性肿瘤为83%。不同的病变类型，其穿刺活检的准确率有明显差异，脊索瘤、浆细胞瘤和结核的组织学表现具有特征性，组织学定性的准确率高，如骨巨细胞瘤、软骨黏液样纤维瘤、非骨化性纤维瘤。动脉瘤样骨囊肿、嗜酸性肉芽肿等，穿刺活检获得的标本组织相对较少，可引起病理诊断的困难和误诊，诊断准确率降低。有些肿瘤，如骨肉瘤的亚型有多种，并且同一肿瘤的不同部位，其组织学类型也可不同，因此穿刺活检所取得的少量的病理组织将影响肿瘤类型的判断和诊断。穿刺成功的关键是获取足够的病理组织，多点穿刺法获得的标本最多，能明显提高活检的成功率，并可以减少CT定位扫描的次数和活检操作的时间，尤其适用于部位较深的病变。另外，骨髓病变活检提倡MR引导，以便采集到异常骨髓区的标本组织。

第二节　骨骼肌肉恶性肿瘤的介入诊疗

一、临床要点

文献报道，当四肢肌骨恶性肿瘤确诊并准备手术时，约有90%的患者癌细胞已进入肺内，并可能发展成转移癌，手术预后较差。肿瘤供血动脉内化疗栓塞可以明显提高病灶区域的药物浓度，减轻全身毒性反应，缩小手术切除范围，保留肢体功能，增加肿瘤根除的可能性，同时也能起到全身化疗作用，杀灭血液内肿瘤细胞，控制转移病灶的生长。

肌骨恶性肿瘤的介入性治疗包括经导管插管局部化疗和局部栓塞治疗，二者可合并使用。最初的经导管动脉局部灌注化疗用于某些恶性肿瘤的缓解疼痛，近年的经导管治疗，已发展成肌骨肿瘤完整治疗计划的一部分，可作为手术前、后的综合治疗手段，也可联合应用放射治疗、热疗等，作为姑息性治疗的方法之一。

二、介入方法简介

（一）经导管动脉灌注化疗

术前准备及动脉插管与一般血管造影及其他介入治疗相同。股动脉 Seldinger 穿刺，一般取股动脉穿刺插管，下肢肿瘤插管方法有逆行性及顺行性两种，在行灌注化疗或栓塞治疗时，导管头端应尽可能超选择插至肿瘤供血动脉的最远端，越接近肿瘤越好，以减少对正常组织的灌注或栓塞，提高对肿瘤的治疗效果。插管到位后常用的化疗药物灌注方法有：①大剂量冲击疗法；②保留导管定时灌注法；③皮下埋置微型药盒灌注法；④肢体区域隔离灌注化疗法。几种方法各有优缺点，临床上应按照患者情况，制订个体化的治疗方案。

（二）经导管动脉栓塞治疗

恶性骨肿瘤的动脉内栓塞治疗往往是在动脉内灌注化疗后施行，对于欲行手术切除的患者，可以减少术中出血；对于不能或不愿手术切除的患者姑息治疗，可以缓解症状、延长生命、提高生存期内的生活质量。

三、适应证

1. 所有经确诊的肌骨恶性肿瘤、转移性肿瘤均为经动脉灌注化疗的适应证。

2. 骨和软组织病变中，经导管血管内栓塞术主要用于恶性肿瘤，对所有原发性和继发性恶性肿瘤，均可进行经导管血管内栓塞，栓塞治疗可作为单独的治疗手段或综合治疗的一部分，即化疗栓塞术，栓塞后病灶缺血缩小，可行二次手术切除。

3. 血供丰富的良性骨肿瘤及肿瘤样病变，包括血管瘤、动脉瘤样骨囊肿和巨细胞瘤，术前栓塞用以减少术中出血，对不能接受手术或不适合手术的患者，可作为主要治疗控制病变。

4. 骨和软组织的血管畸形、动静脉瘘、血管瘤等可经导管行血管内栓塞，达到根治或控制病变的目的，也可栓塞后再行手术切除。

四、禁忌证

1. 以往行近段动脉结扎术者。

2. 靶血管栓塞后有可能造成邻近重要组织坏死或造成脊髓供血障碍者。

3. 肌骨恶性肿瘤的介入性治疗相对禁忌证包括患者一般情况较差、血象、肾功能异常或有明显出血倾向者，应在积极内科治疗纠正后进行。

五、操作技术要点

1. 血管造影 其目的是全面了解肿瘤的部位、大小、轮廓，特别是肿瘤供血动脉的数目、分支走行、供血多少及有无动静脉瘘等，以便把导管准确地插入靶动脉内，提高疗效，减少并发症（图17-6）。同时血管造影资料可作为评价疗效的指标，并用于随访观察对比。为减轻注射对比剂时患肢血管痉挛的程度和造影时的剧烈疼痛，可在造影前经导管注入2%的利多卡因5~10ml，或混合在高浓度的对比剂内同时注入。

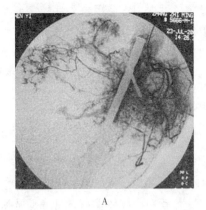
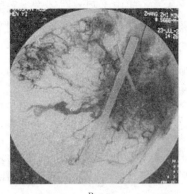

图 17 - 6　右股骨上端骨肉瘤 DSA 图

股动脉造影动脉期显示粗大、紊乱的肿瘤血管（A），实质期见肿瘤染色及异常粗大的回流静脉短路（B）

2. 药物选择　理论上讲，所有静脉给药中敏感的药物都可以动脉灌注。骨和软组织恶性肿瘤种类很多，对各种抗癌药物的敏感程度不一，通常在化疗前需做活检及肿瘤对药物的敏感试验，并选择适合的药物。目前国内外常用的抗癌药物有表柔比星或阿霉素（ADM）、博来霉素（BLM）、铂类（如 CDDP）、长春新碱（VCR）、氟尿嘧啶（5 - FU）、丝裂霉素（MMC）等，可根据具体情况单独使用或联合使用。

3. 动脉栓塞　在常规血管造影、灌注化疗后进行。观察病变的供血状况及范围，根据血管造影图像仔细寻找供血动脉，选择性将导管插入靶血管内，尽可能超选择性插管，进行靶血管栓塞，并对所有供血支进行栓塞（图 17 - 7）。

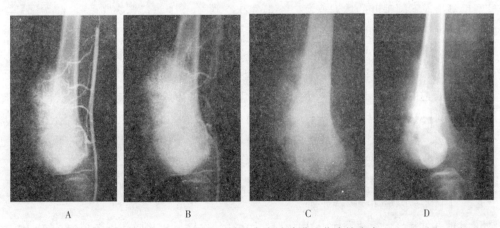

图 17 - 7　右股骨下端骨肉瘤动脉灌注化疗栓塞术

右股骨下端骨肉瘤动脉术中造影动脉显示异常肿瘤血管（A）、实质期显示肿瘤染色（B）；行 TAI + TAE 术后碘油沉积良好（C），一周后平片复查，肿瘤明显缩小（D）

4. 术前栓塞治疗　应在术前 3 ~ 5 天进行，对血管丰富的骨和软组织恶性肿瘤宜先行抗癌药物灌注，再行靶动脉栓塞，常用 2 ~ 3mm 的明胶海绵碎块作栓塞剂，血流显著减慢后，可再注入体积较大的明胶海绵。对于姑息性治疗，目的是使肿瘤缺血坏死，体积缩小，可减轻症状和痛苦，栓塞物可选不锈钢圈、聚乙烯醇微粒、碘油乳剂、中药白芨和 IBCA 等永久性栓塞剂。无水乙醇由于刺激性较大，一般应尽量少用；使用永久性栓塞剂尤其是液体栓塞剂，必须准确超选择插管，避免进入到正常肌肉皮肤分支，否则可引起皮肤肌肉大片坏死、溃疡等严重并发症。栓塞过程中应全程透视，在严密监视下进行，防止栓塞剂反流引起远端动脉栓塞，造成正常组织缺血坏死等并发症。操作结束，应行经导管血管造影，观察栓塞效果。

六、并发症及其处理

1. 穿刺部位的出血和血肿 术后规范的压迫、加压包扎、制动，可以避免血肿发生。一旦出现血肿一般可自行吸收，也可在 48 小时后局部热敷，加快其吸收。

2. 动脉血栓形成 主要表现为患肢疼痛，肤色苍白，肢体发凉，足背动脉搏动减弱或消失。术中应避免同一处反复穿刺，穿刺处加压包扎时压力适中，至 24 小时撤除；加压包扎期间观察患肢皮肤颜色，足背动脉搏动强弱。

3. 迷走反射 疼痛、紧张、血容量偏低、栓塞过度及长时间禁食是引起血管迷走神经反射的主要原因。表现为短时间出现神志淡漠，面色苍白，大汗淋漓，四肢湿冷，脉搏缓慢，血压下降，应严密观察，一旦发生应紧急处理。

4. 感染 只要严格无菌操作，一般不会发生感染，不主张穿刺术后常规应用抗生素预防感染。

5. 栓塞后综合征 出现于栓塞后 2 ~ 3 天内，是病变组织缺血坏死所致的炎症反应，临床表现为局部疼痛、肿胀、发热、恶心、呕吐等。一般均可耐受，疼痛可持续 3 ~ 5 天，逐渐消退，但有部分患者栓塞后可出现剧痛，此时需用止痛剂加以控制；发热系因肿块性病变栓塞后可出现不同程度的体温升高，一般在 38℃左右，少数可达 39℃，一般持续 3 ~ 5 天，最长者可达 2 周甚至 1 个月；恶心、呕吐是最常见的消化道反应，持续 1 ~ 2 天即消失，严重时呕吐物伴有胆汁，甚至咖啡色样物，需用止吐剂治疗；反射性肠淤积或麻痹性肠梗阻出现率较低，一般不需特殊治疗，适当对症处理即可消失。

6. 过敏反应 术前过敏试验；使用非离子型对比剂；高危患者注射对比剂前 10 分钟肌内注射地塞米松 10mg、异丙嗪 25mg，均可预防过敏反应的发生。如发生过敏性休克立即进行有效的抢救，包括静脉快速输液及应用升压药，去甲肾上腺素或肾上腺素静脉滴注，配合应用肾上腺皮质激素及其他辅助治疗。

7. 化疗药物毒性反应及其处理 化疗药的毒副反应主要包括肾脏毒性、胃肠道毒性反应、骨髓抑制等，按照常规内科处理。

8. 其他并发症 严重并发症少见，有异位栓塞、血栓形成和局部皮肤缺血坏死，应特别注意误栓脊髓根部大动脉致截瘫。

因此栓塞时要十分熟悉栓塞部位的血管解剖，选择合适的导管和栓塞剂，操作要轻柔、熟练。掌握注射压力，切忌在供血动脉入口处注射栓塞剂，栓塞过程中要严密监视，以防栓塞剂返流，同时注意抗凝。对骨肿瘤供血血管伴存大量分支分布者，栓塞时应注意勿注入大量的栓塞剂，不要使用永久性末梢血管栓塞剂，以免引起局部皮肤的缺血坏死。栓塞治疗结束后要密切观察肢体血供、感觉和运动情况，以便早发现问题，及时处理。

七、围介入手术期中医药治疗和护理

（一）围介入手术期中医药治疗

肌肉骨骼肿瘤属于中医的"骨瘤"范畴，是指骨骼肌肉组织发生异常局限性肿大，形成质地坚硬的肿块，统称骨瘤。其特点是骨组织的异常肿大，坚硬如石，紧贴于骨，推之不移。

1. 内治　以滋补肾气为本，破瘀消癥为标，方用调元肾气丸、六军丸、琥珀黑龙丹等。

2. 外治　局部用黑退消掺于阳和解凝膏上贴之。

3. 如果肿块逐渐增大，应予手术切除。

（二）围介入手术期中医药护理

1. 体温升高　同本章"骨骼肌肉疾病的经皮穿刺活检术"小节。

2. 疼痛　同本章"骨骼肌肉疾病的经皮穿刺活检术"小节。

3. 碘对比剂过敏　可用针刺疗法，取水沟、素髎、中冲、涌泉、足三里等穴位；也可用艾灸疗法，取百会、膻中、神阙、气海、关元、至阴、涌泉、隐白等穴位；耳针疗法取肾上腺、皮质下、牙、下耳根、心等穴位。

4. 腹胀、便秘　可通过中医手法按摩和穴位按摩、芒硝外敷来缓解。

5. 胃肠道反应　目前常用的止吐外治法包括针刺、穴位注射、耳穴贴压、穴位敷贴、艾灸等。其中神阙、内关、曲池、足三里及中脘穴比较常用。

八、临床疗效评价

目前，保留肢体的外科手术在治疗恶性肿瘤中已广泛应用，术前经动脉插管化疗和血管内栓塞对此起积极的作用。因此，正确估计治疗效果及评价病变对治疗确切反应是非常重要的，对决定患者的预后亦有重要的临床意义。目前，肌骨肿瘤对治疗反应尚缺乏明确的评价标准，需通过临床症状、实验室指标、X射线检查的改善、生存期的延长几个方面综合判断和评价。

即使不能改变骨肉瘤患者的总体预后，但公认动脉灌注化疗能使原发肿瘤中的药物浓度增高，对肿瘤的作用增大，有利于实施保肢手术，最大限度地增加了适于行保肢手术患者的数量，而且在动脉灌注化疗的同时可以进行栓塞治疗，尤其对血供丰富的肿瘤，可以大大减少术中出血。对不能手术或术后复发的患者，动脉灌注化疗能有效缓解症状、减轻患者痛苦、改善生存质量。较多的文献报告动脉灌注化疗作为骨肿瘤的综合治疗手段之一，显著提升了恶性骨肿瘤的长期疗效。

第三节　椎间盘突出的介入诊疗

腰椎间盘突出症（lumbar disk herniation）是指纤维环断裂及髓核突出使椎间盘组织局限性移位，而压迫邻近的韧带和神经根，导致腰痛及下肢疼痛，是严重影响患者劳动力和生活质量的常见病。其发病原因与腰椎长期过度负荷、急性损伤、年龄、妊娠等因素密切相关。腰椎间盘突出多发生在后侧方，其原因主要有：后纵韧带在下腰段窄，呈中间厚，向两侧逐渐变薄；椎间盘纤维环前方较厚，后方及后侧方较薄，髓核偏后方；人体各种活动多向前方弯曲，使纤维环后侧部受力最大。最常见的发病部位是 $L_4 \sim L_5$ 及 $L_5 \sim S_1$，多表现为腰痛及坐骨神经痛、间歇性跛行，部分还可以出现下肢麻木或发凉。

腰椎间盘突出症的确诊主要依赖 CT 和 MRI。CT 表现为椎间盘组织向后突向椎管内，压迫硬膜囊，使硬膜囊向一侧推移，并压迫神经根，使神经根向侧后方移位（图 17－8、图 17－9）。MRI 表现为 T_1WI 呈髓核自正中或后外侧突入椎管，其信号强度与该椎间盘相同，与高信号强度的硬膜外脂肪及低信号强度的硬膜囊形成鲜明对比，T_2WI 突出物与高信号硬膜囊内的脑脊液对比清晰（图 17－10）。

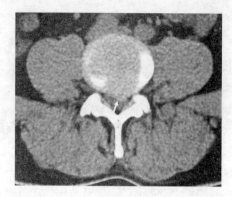

图 17－8　$L_4 \sim L_5$ 腰椎间盘左后方
突出 CT 图（白箭）

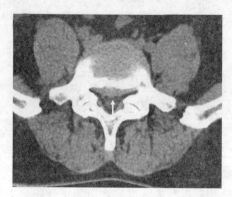

图 17－9　$L_5 \sim S_1$ 腰椎间盘中央型
突出 CT 图（白箭）

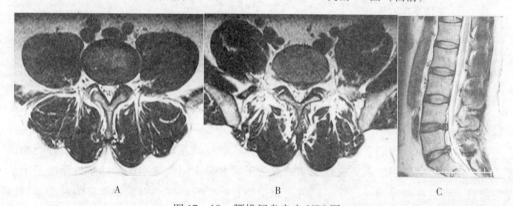

A　　　　　　　　　　B　　　　　　　　　　C

图 17－10　腰椎间盘突出 MRI 图

腰椎 MRI T_2WI 横断面（A、B）、矢状面（C）示 $L_4 \sim L_5$ 及 $L_5 \sim S_1$ 椎间盘向后突出（白箭）

腰椎间盘突出症的传统治疗方法为保守治疗和手术治疗。保守治疗可使约80%的腰椎间盘突出患者得到治愈，其方法包括卧床休息、骨盆牵引、推拿、理疗、硬膜外或骶管注射疗法等。但突出程度大、临床症状重，反复发作者，保守治疗则无效，需手术治疗，包括外科手术和介入治疗两大类。外科最常用的手术方式为经后路半椎板切开髓核切除减压术，其疗效优良率为86%～92%，但外科手术不可避免地要进入骨性椎管，创伤相对较大，可造成术后椎管内瘢痕增生、神经根粘连而引起的腰背疼，其发生率高达25%，且严重并发症发生比例高达1/64。介入治疗在一定范围内克服了上述外科手术的不足，主要包括经皮腰椎间盘化学溶解术（chemonucleolysis，CN）、经皮腰椎间盘激光汽化术（percutaneous Laser disk decompression，PLDD）及经皮腰椎间盘内臭氧消融术。介入治疗的机制为：CN

应用胶原酶溶解髓核组织，从而达到降低椎间盘内压的作用；PLDD 采用激光物理汽化盘内髓核组织，达到椎间盘内减压；臭氧具有强氧化作用，可破坏髓核内蛋白多糖和髓核细胞，使髓核体积缩小、固缩，从而解除对神经根的压迫，对于髓核所引起的神经根的化学性炎症和疼痛，具有消炎和止痛作用。

采用影像引导介入技术治疗椎间盘突出症是伴随着介入放射学发展起来的边缘技术，是介入放射学在椎间盘治疗领域内的延伸。由于该技术具有操作简便、创伤轻微或无创伤、效率高、恢复快、并发症少等优点，受到了介入放射工作者和患者的高度关注。

一、髓核化学溶解术

（一）临床要点

髓核化学溶解术（chemonucleolysis）是指通过经皮穿刺向椎间盘内注入某种酶，有效地溶解椎间盘的某种主要化学成分，缓解椎间盘突出物对神经根的压迫，以达到消除症状的目的。为了统一概念，美国骨科医师学会规定，凡是通过向椎间盘内注射溶解剂治疗椎间盘病变的方法，统称为化学髓核溶解术。髓核化学溶解术创伤小、操作简单、疗效好，用于盘内注射进行髓核化学溶解的溶解酶的种类有：①木瓜凝乳蛋白酶；②胶原酶；③软骨素溶解酶。此外还可利用臭氧对椎间盘进行消融。

（二）介入方法简介

按注射部位不同分为盘内注射和盘外注射。盘内注射即将溶解酶注射入病变椎间盘内而溶解髓核，但术后患者多出现较重的疼痛反应，椎间隙变窄，甚至引起继发性椎管及椎间孔狭窄，限制了临床推广应用。国内学者多采用盘外注射，即将溶解酶注射到突出物周围的硬膜外腔来溶解突出物，而缓解对神经根的压迫，术后反应明显较之前轻，而疗效无显著差异。关于注射方法的选择，目前的观点是：①局限性膨出，腰部症状比下肢症状重者，宜采用盘内注射；②侧后方突出压迫脊神经致一侧坐骨神经症状者，宜采用盘外注射；③个别突出物大者，单纯盘外注射无效时，可采用盘内、外联合注射；④突出物较大者，1次盘外注射无效不能痊愈者，可酌情第 2 次盘外注射，还可以置管连续注射。

（三）适应证

1. 颈椎间盘突出症化学髓核溶解术的适应证

（1）颈椎间盘突出，症状及体征与 CT、MRI 检查相吻合。

（2）颈椎间盘突出所致的脊髓型、神经根型及交感型颈椎病，无合并骨性椎管狭窄，无后纵韧带钙化和黄韧带肥厚。

（3）经保守治疗 2 个月无效。

2. 腰椎间盘突出症化学髓核溶解术的适应证

（1）坐骨神经痛，患者确有腰痛，腿痛比腰痛更剧烈。

（2）下肢感觉与运动障碍。

（3）脊神经受压体征阳性，如直腿抬高试验阳性。

（4）经 CT 或 MRI 等影像学检查，与临床症状相符，且证实为单纯性椎间盘突出，或尽管伴有椎体后缘骨质增生或关节突增生，但确诊椎间盘突出是主要压迫因素。

（5）经保守治疗 6 周疗效不佳，或病史虽短，但痛苦大，坚决要求手术者。

（四）禁忌证

1. 颈椎间盘突出症化学髓核溶解术的禁忌证

（1）病史长，脊髓受压严重，MRI 与 CT 证实脊柱严重退行性变，脊髓萎缩。

（2）经 CT 及 MRI 证实突出的椎间盘组织已钙化或有间盘游离块者。

（3）颈椎间盘突出合并有骨性椎管狭窄，后纵韧带钙化、黄韧带肥厚者。

（4）椎体前缘有明骨质增生、骨桥形成，影响穿刺针进入椎间隙者。

（5）有颈部手术史或甲状腺肿大影响手术操作者。

（6）合并有精神病、神经官能症或肺功能不全者。

2. 腰椎间盘突出症化学髓核溶解术的禁忌证

（1）既往有腰椎手术史，特别是伴有术后硬膜纤维化者。

（2）穿刺部位及其周围软组织感染者。

（3）椎间盘髓核游离者。

（4）腰椎退行性改变严重者。如椎间隙严重狭窄、侧隐窝狭窄、小关节严重退行性变。

但由于木瓜凝乳蛋白酶与胶原酶均有潜在的致敏性，可引起人体的严重变态反应，因此，对于具有过敏体质的患者、孕妇及 14 岁以内的儿童应禁忌使用。另外，以往有化学髓核溶解术史的患者，再次注射髓核溶解酶有出现过敏反应的危险，应慎用。

（五）操作技术要点

1. 术前用药　术前 1 小时可用地塞米松 5mg 溶于 50% 葡萄糖注射液 60ml 静脉注射，以预防过敏反应。

2. 麻醉　可应用全身麻醉或局部浸润麻醉，局部浸润麻醉时利用神经根的敏感性监测穿刺进针，可避免神经根的损伤。全身麻醉的优点在于一旦发生严重过敏反应，处理呼吸和循环危象比较方便。

3. 注射方法

（1）盘内注射方法　患者取俯卧位或侧卧位，用 15cm 长，18 号或 20 号穿刺针。

颈椎间盘穿刺：在 CT 图像上确定穿刺点。方法如图 17-11 所示，以椎间盘中心为 O 点，以 O 点画一水平延长线 OB 线，通过气管和 O 点向此线作一垂直线 OA 线，分别在颈动脉鞘的内缘和气管的侧缘向 O 点作斜线 OC 线、OD 线。$\angle AOD$ 为穿刺针与椎体矢状面所必需的最小夹角；$\angle DOC$ 为穿刺安全区域，在此区内选择最佳进针途径。在透视监视下，将金属尺沿该椎间隙在体表的投影平行放置，用甲紫（龙胆紫）做线性体表标记，在气管与颈动脉之间确定穿刺点。以穿刺点为中心消毒皮肤，铺无菌洞巾，术者站立于穿刺侧，用中指和示指在气管与颈动脉之间按压到椎体前缘，并将颈动脉推向外侧，气管推向对侧，在侧位透视监视下穿刺针取与椎体矢状面成 15°～20° 夹角，于颈动脉内侧缘，经钩椎关节内侧刺入椎间隙中央，在穿刺过程中应注意监测患者的一般情况、发音、吞咽等。通过双向透视确定进针位置正确后，摄正、侧位片做原始记录。

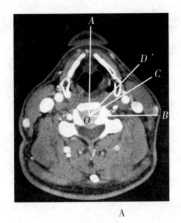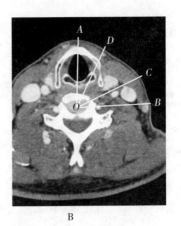

A	B

图 17 – 11　CT 导引颈椎椎间盘穿刺安全区域图

∠AOD 为穿刺针与椎体矢状面所必需的最小夹角；∠DOC 为第 4～5 颈椎椎间盘穿刺安全区域（A），和第 5～6 颈椎间盘穿刺安全区域（B）

　　腰椎间盘穿刺：经典穿刺途径为侧后位法。应保证穿刺针经上关节突、脊神经根和椎间盘后缘构成的"安全三角区"顺利进入椎间盘。一般情况下，穿刺点位于棘突旁开 8～12cm 处，进针角度为 45°左右。但各人应做具体测量，具体测量方法在影像图像上进行（图 17 – 12），即该棘突在皮肤上是投影点为 B 点，以髓核中点 O 点与上关节突外缘之间作一连线延长至腰背部皮肤，此线与背部皮肤的交点为 A 点，即为穿刺点；A、O 连线即为穿刺途径；∠BAO 即为穿刺针与椎体矢状面的角度；A、B 连线即为穿刺针在棘突旁开的距离（图 17 – 13）。

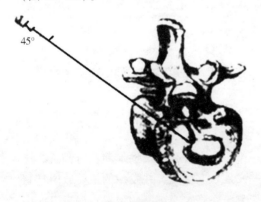

图 17 – 12　穿刺椎间盘穿刺针
所取角度示意图

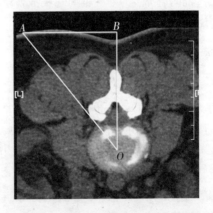

图 17 – 13　腰椎间盘穿刺 CT 导引定位图

棘突在皮肤上是投影点为 B 点，以髓核中心 O 点与上关节突外缘之间作一连线延长至腰背部皮肤为 A 点，即为穿刺点；A、B 连线即为穿刺针在棘突旁开的距离；∠BAO 即为穿刺针与椎体矢状面的角度；A、O 连线即为穿刺途径

　　穿刺病变椎间后，向椎间盘内缓慢、分次注射髓核溶解酶，注入后应留针 5～10 分钟，以防药液沿穿刺途径反流。每椎间盘木瓜凝乳蛋白酶 2000～4000U，胶原酶 400～600U（图 17 – 14）。

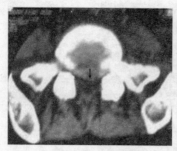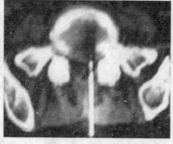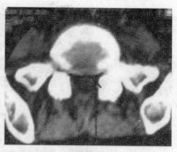

图 17 - 14　胶原酶化学溶解疗法

治疗前突出椎间盘（A），术中针尖进入突出椎间盘内注药溶解（B），治疗后复查（C）

（2）盘外注射方法　仅适用于胶原酶。腰椎间盘穿刺患者取俯卧位或侧卧位，用 15cm 长的 18 号或 20 号穿刺针，采用以上穿刺方法，但穿刺点距棘突应稍加大，一般为 9 ~ 13cm，在 X 线透视下对准椎间盘的下 1/2 处、将穿刺针缓慢刺入椎间孔处的神经根通道内，即硬膜外腔，测定负压后用碘对比剂如碘曲仑（伊索显）等，行硬膜外腔造影。或注入普鲁卡因 100mg 做腰麻试验，若造影证实穿刺针位于硬膜外腔内，或普鲁卡因做试验 10 分钟后无腰麻现象发生，则可注入胶原酶 1200U。

（3）盘内外联合注射方法结合上述两种方法同时应用。

（六）并发症及其处理

化学髓核溶解术并发症的发生率为 1% ~ 3%。主要并发症有过敏反应、神经系统损伤与出血、椎间盘炎、继发性椎间孔或椎管狭窄。

1. 过敏反应　发生率为 0.5% ~ 3.2%，主要有以下三种。

（1）暂时性皮疹　发生于术后数天，一般不需特殊处理。

（2）暂时性紫癜或伴低血压　常发生于髓核溶解酶注射后数分钟，静脉注射激素后可迅速消失。

（3）重度过敏反应　发生于髓核溶解酶注射后数分钟内，表现为全身荨麻疹、呼吸困难、血压下降，应立即给予激素静脉注射与吸氧。

2. 神经系统损伤与出血　发生率为 0.06% ~ 1.2%，主要有迟发性横断性脊髓炎、蛛网膜炎、马尾综合征、蛛网膜下隙出血合并脑部并发症，发生此类并发症的主要原因是髓核溶解酶进入蛛网膜下隙，因此，必须掌握操作要领，在确定穿刺针的位置正确后，方可注射髓核溶解酶。

3. 椎间盘炎　发生率为 0.05% ~ 1%。

4. 继发性椎间孔或椎管狭窄　化学髓核溶解术后约有 50% 的患者发生椎间隙变窄，椎间盘的高度平均下降 15.8% ~ 50%，椎间孔变小，神经受压。由于椎间隙变窄，硬膜外纤维组织增生，可导致局部椎管狭窄，从而影响远期疗效。

5. 一过性排尿困难和肠麻痹　发生率约 0.1%。一般不需特殊处理，症状出现 1 ~ 2 天后，可自行消失。

（七）围介入手术期中医药治疗和护理

1. 围介入手术期中医药治疗

腰椎间盘突出症有名"腰椎间盘纤维环破裂症"。临床上以 $L_4 \sim L_5$ 和 $L_5 \sim S_1$ 之间的椎间盘最易发生病变。

（1）治疗原则：①降低椎间盘内压力，增加盘外压力，促使突出物回纳，为纤维环的修复，创造有利条件。②改变突出物的位置，松解粘连，解除或减轻神经根的压迫。③加强局部气血循环，促使受伤的神经根恢复正常功能。

（2）治疗方法：①解除腰臀部肌肉痉挛。患者俯卧，在患侧腰臀及下肢用轻柔的推拿手法治疗。促使患部气血循行加快，加速突出髓核中水分的吸收，减轻其对神经根的压迫。同时使紧张痉挛的肌肉放松，为下一次治疗质量创造条件。②拉宽椎间隙，降低盘内压力。患者仰卧，用手法或机械进行骨盆牵引，使椎间隙增宽，从而降低椎间盘内压力，甚至出现负压，使突出物回纳，同时可扩大椎间孔和神经根管，减轻突出物对神经根的压迫。③增加椎间盘外压力。患者俯卧，用双手有节奏地按压腰部，使腰部振动。然后在固定患部的情况下，用双下肢后伸扳法，使腰部过伸。本法可促使突出物回纳或改变突出物与神经根的位置。④调节后关节、松解粘连。用腰部斜扳或旋转复位手法，以调节后关节紊乱，从而相对扩大神经根管和椎间孔。由于斜扳和旋转复位时，腰椎及其椎间盘产生旋转扭力，从而改变突出物与神经根的位置。反复多次进行，可逐渐松解突出物与神经根的粘连。再在仰卧位，用强制直腿抬高以牵拉坐骨神经和腘绳肌，对松解粘连可起一定作用。⑤促使受损伤的神经恢复功能。沿受损神经根及其分布区域用滚、按、点、揉、拿等方法，促使气血循行加强，从而使萎缩的肌肉及麻痹的神经逐渐恢复正常功能。

2. 围介入手术期中医药护理

（1）体温升高 同本章"骨骼肌肉疾病的经皮穿刺活检术"小节。

（2）疼痛 轻微的疼痛一般可不予治疗，重者可采用分散注意力、中药贴敷、穴位按摩、蜡疗、针灸等方法止痛。椎间盘突出为中央型者，术后屈膝、屈髋仰卧6小时；椎间盘突出为旁侧型者，术后患侧向下侧卧位8小时，此后，患者仍应卧床休息3~5天。

（3）溶解酶过敏、休克 可用针刺疗法、艾灸疗法或耳针疗法。

（4）尿潴留、腹胀、便秘 予湿敷、按摩、诱导针灸等处理。

（5）过敏反应 注射髓核溶解酶后必须密切观察患者有无过敏反应。首先观察患者皮肤有无毛发运动反应，这是出现过敏反应的第一个表现，其他过敏反应的表现有头晕、恶心、皮肤瘙痒、荨麻疹等。过敏反应严重者可出现呼吸困难、低血压，此时应立即应用1:1000肾上腺素静脉注射，亦可用氢化可的松18g静脉滴注，术后用泼尼松（强的松）10g/d。可用针刺疗法，取水沟、素髎、中冲、涌泉、足三里等穴位；也可用艾灸疗法，取百会、膻中、神阙、气海、关元、至阴、涌泉、隐白等穴位；耳针疗法取肾上腺、皮质下、牙、下耳根、心等穴位。

（6）水肿和肌肉痉挛 注射髓核溶解酶后可引起暂时性的局部软组织充血水肿和肌肉痉挛，一般不需特殊处理，术后2~3天后可自行缓解，对疼痛严重者，可用止痛剂、肌肉松弛剂或理疗等对症处理。

（八）临床疗效评价

Nordby 报道化学髓核溶解术治疗腰椎间盘突出症7335例，平均有效率为76%，近年来，化学髓核溶解术在治疗颈椎间盘突出症方面，也取得了满意疗效。尽管各家报道的疗效有所差别，有效率一般都在 90% 以上，优良率在 80% 以上，相当或略高于外科手术治疗。而治疗过程中患者的痛苦程度、治疗后恢复时间、并发症发生率、住院时间及资源消耗等都明显优于外科手术。这使相当一部分患者不经过外科手术治疗就可达到临床治愈的目的。虽然 CT 和 MR 复查的结果显示，介入治疗后突出椎间盘的"回缩还纳"并不像人们想象的那样令人满意，与临床症状缓解相比，突出椎间盘"回缩还纳"明显滞后于临床症状改善，但这并不妨碍临床治疗效果的判定，患者的临床症状缓解，工作、生活质量提高，才是任何治疗的最终目的。与此同时，也应当看到这项技术在发展过程中的制约因素和亟待解决的问题，需要认真研究并加以解决。唯有如此，才能促进这项技术健康地发展，更好地造福人类。

二、经皮穿刺椎间盘激光汽化减压术

（一）临床要点

经皮穿刺椎间盘激光汽化减压术（percutaneous Laser disk decompression，PLDD）是在经皮椎间盘摘除术的基础上发展起来的，其原理是利用激光脉冲汽化烧灼髓核组织，直至椎间盘组织不再回缩，从而降低椎间盘内的压力。

（二）介入方法简介

1984 年 Choy 首先报道运用 Nd∶YAG 激光进行腰椎间盘髓核切除术，运用激光汽化部分髓核从而降低椎间盘内压力，减轻突出髓核对神经根的压迫。这个理论最早由 Hijikata 提出，有效率达 72%，经过数十年的临床实践检验，这种经皮穿刺介入手术疗效已得到公认。尽管经皮腰椎间盘摘除术（percutaneous lumbar discectomy，PLD）手术创伤小于经典的外科手术，但创伤和椎间盘感染等并发症仍不可避免，而 PLDD 创伤很小，椎间盘感染率几乎为 0。此术式具有创伤小、出血少、恢复快、不破坏脊柱稳定性等优点，手术优良率达 70%～87%。经皮激光椎间盘减压技术不能改善椎管狭窄、神经管狭窄、骨赘及关节突肥厚内聚，其手术适应证有一定的局限性。

（三）适应证

1. 经皮穿刺腰椎间盘激光汽化减压术的适应证

（1）坐骨神经痛，腿痛比腰痛更剧烈。

（2）下肢感觉与运动障碍。

（3）脊神经受压体征阳性，如直腿抬高试验阳性。

（4）经 CT 或 MRI 等影像学检查，证实为单纯性椎间盘突出，无椎管狭窄和椎体滑脱；或尽管伴有椎体后缘骨质增生或关节突增生，但确诊上述症状确为椎间盘突出是主要致病因素者。

（5）经保守治疗 6 周疗效不佳，或病史虽短，但痛苦大，坚决要求手术者。

2. 经皮穿刺颈椎间盘激光汽化减压术的适应证

（1）颈椎间盘突出症，经过 2 个月正规保守治疗（颈托、颈围、牵引、理疗等）无效者。

（2）颈后痛、肩痛、双肩沉重、手麻木，少数上肢有根性痛者。

（3）影像学显示单纯性颈椎间盘突出，单节段或多节段，显示节段与临床表现一致者。

（四）禁忌证

1. 经皮穿刺腰椎间盘激光汽化减压术的禁忌证

（1）既往有腰椎手术史，特别是伴有术后硬膜纤维化。

（2）有穿刺部位及其周围软组织感染。

（3）椎间盘髓核游离者。

（4）腰椎退行性变严重者，如椎间隙严重狭窄、侧隐窝狭窄、小关节严重退行性变。

2. 经皮穿刺颈椎间盘激光汽化减压术的禁忌证

（1）临床症状轻，经过保守治疗有效。

（2）部分瘫痪者。

（3）有脊髓空洞、脊髓损伤。

（4）突出椎间盘钙化、游离。

（5）后纵韧带广泛钙化。

（6）颈椎不稳。

（7）颈椎术后。

（8）颈椎骨折脱位。

（9）肿瘤或感染。

（10）心理障碍。

（11）甲状腺肿大。

（五）操作技术要点

1. 经皮穿刺腰椎间盘激光汽化减压术　常规消毒、铺单后，透视定位，局部浸润麻醉，透视监视下用 16G 或 18G 穿刺针于症状侧穿入病变椎间盘中央，抽出针芯，顺针道置入光纤，光纤尖端超过针尖 0.5cm 裸露于椎间盘髓核中，然后进行激光汽化，通过 Y 形接头负压抽吸。CT 引导下穿刺手术有利于观察穿刺针的位置、光纤位置、盘内气体、椎间盘回纳情况，缺点是不能实时观察（图 17 - 15）。

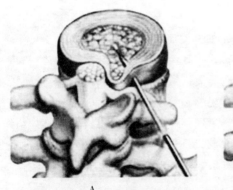
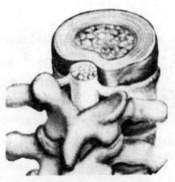

A　　　　　　　　　　　　　B

图 17 - 15　PLDD 经皮穿刺腰椎间盘激光汽化减压术示意图

发射激光使椎间盘汽化排出（A），椎间盘内压下降，神经根受压解除（B）

2. 经皮穿刺颈椎间盘激光汽化减压术　患者仰卧，颈项部垫枕，使颈部呈轻度后伸状态并保持颈部肌肉放松。常规消毒、铺单后，透视定位（甲状软骨下缘对 $C_5 \sim C_6$ 椎间隙）、标记病变水平，局部浸润麻醉，在气管旁与颈动脉之间确定穿刺点，透视引导下穿刺细针于症状侧穿刺（图 17 - 16）。

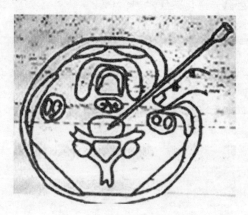

图 17 - 16 颈椎间盘穿刺路径横断面示意图

穿刺针与手术台面呈 45°，根据不同平面，向尾侧倾斜 10° ~ 35°。穿刺时从胸锁乳突肌前缘及颈动脉鞘内缘，甲状腺、气管及食管外侧间隙（安全间隙）进入。左手压住胸锁乳突肌内缘触及颈动脉鞘内缘，将其外推 1.0 ~ 1.5cm，使颈动脉位于拇指的掌侧，穿刺针从拇指外侧部进入到椎体前外侧，针尖从前侧方钩突关节内侧穿过纤维环进入髓核，正侧位透视确认针尖位置位于椎间盘中央后顺针道置入光纤，光纤尖端超过针尖 0.2cm 裸露于椎间髓核中，确认激光功率正确，然后进行激光汽化，手术过程中通过 Y 形接头负压抽吸椎间盘内气体。应监测患者的一般情况、神经功能、发音、吞咽、呼吸等。由于颈椎髓核容积仅 0.2 ~ 0.3cm³，一般汽化能为 500 ~ 700J，在汽化过程中，可移动光纤由浅到深，先将针尖部髓核汽化，形成空腔后再深一层烧灼，这样可保证椎间盘内气体顺利溢出，减少疼痛发生，汽化结束拔出光纤和穿刺针，手术结束。拔针后局部压迫 15 ~ 20 分钟以防出血，通过甲状腺的穿刺压迫时间应更长些，防止甲状腺出血。CT 引导穿刺较安全，但不能实时观察。

（六）并发症及其处理

1. 经皮穿刺腰椎间盘激光汽化减压术的并发症及其处理

（1）椎间盘炎　病因不是十分明确，PLDD 为高温环境，细菌性感染概率极小，有学者认为 PLDD 引起的椎间盘炎多为无菌性炎症，常合并邻近椎体改变。预防措施包括手术中注意无菌操作，术前 1 天、术后 3 天常规静脉给予抗生素预防感染，一旦出现感染应绝对卧床，并大剂量给予抗生素，必要时应穿刺引流冲洗或外科手术切除坏死组织。

（2）神经热损伤　发生率较低，主要与光纤位置接近神经根有关。对神经激光热损伤重在预防，若怀疑神经热损伤应给与皮质激素、维生素 B_{12}、高压氧对症治疗，并加强功能锻炼。

（3）血管损伤　PLDD 引起血管损伤文献未见报道，理论上说，激光作用于血管是否引起出血，与血流速度、血管大小、激光种类有关。Nd：YAG 激光对直径小于 2.1 ~ 3.0mm 的静脉有凝固止血作用。只要穿刺定位较准，一般也不会损伤周围器官和组织。椎旁血管损伤引起椎旁血肿多可自动吸收，大血管损伤后果凶险，应立即外科手术止血。

（4）椎体终板损伤 主要原因是光纤位置太靠近终板软骨，在男性患者 $L_5 \sim S_1$ 椎间盘穿刺中经常遇到这种情况，因 $L_5 \sim S_1$ 椎间盘平面低，又有髂骨翼阻挡，穿刺针不能平行于椎间隙进入椎间盘，针尖往往抵 S_1 上终板，较难到达椎间盘中央。椎体终板损伤时可见穿刺针内有暗红色骨髓抽出，此时应立即停止激光烧灼，术后给予抗生素预防感染、止血药止血，多不会引起严重后果，患者也无特别不适。但有文献报道激光热损伤或光休克作用可引起椎体骨坏死，因此 PLDD 术后应常规 MRI 检查，以监测和防止椎体骨坏死发生。

（5）腰痛 PLDD 术后一过性腰痛发生率较高，原因不明，我们认为可能与以下几种原因有关：①髓核汽化过程中未及时抽气，椎间盘内的气体积聚过多，导致盘内压力增加；②髓核内气体通过破裂的纤维环进入椎管，对神经根和硬膜囊压迫和刺激；③未完全汽化的变性或炭化胶原蛋白通过纤维环裂缝对神经根的化学刺激。另外，椎间盘过度汽化引起脊柱不稳及小关节综合征也可能是腰痛的原因之一。PLDD 术后腰痛主要采用对症治疗。

2. 经皮穿刺颈椎间盘激光汽化减压术的并发症及其处理 经皮穿刺颈椎间盘激光汽化减压术并发症并不多，但一旦出现则较严重，可能出现以下并发症。

（1）脊髓压迫 多由术中髓核气体排出不畅导致突出的髓核突出加重。

（2）脊髓神经灼伤 产生的原因为穿刺过深。穿刺时应注意透视引导。

（3）颈部血肿 多为甲状腺出血，术前仔细了解凝血指标，注意手术操作轻柔，术后拔针时应确实颈部压迫。如出现颈部出血，特别是深部血肿压迫气管时，应行气管切开。

（4）椎间盘感染 少见，穿刺针损伤食管易诱发椎间盘感染，预防的方法同腰椎 PLDD。

（5）前纵韧带损伤 多由于椎间隙稍狭窄、穿刺针粗、患者体位不正确，或穿刺针方向不正确，因穿刺困难，穿刺次数较多，引起前纵韧带损伤也是常见原因。术后患者颈肩部沉重酸痛，一般多能自行恢复。

（6）术中疼痛 多由于气体积聚或长时间烧灼，椎间盘局部温度过高不能及时散热所致，若患者出现疼痛症状应及时停止汽化并排气，症状则能缓解。

（七）围介入手术期中医药治疗和护理

1. 围介入手术期中医药治疗 可参照本章"椎间盘突出的介入诊疗·髓核化学溶解术"小节。

2. 围介入手术期中医药护理

（1）体温升高 同本章"骨骼肌肉疾病的经皮穿刺活检术"小节。

（2）疼痛 同本章"骨骼肌肉疾病的经皮穿刺活检术"小节。

（3）腰痛 许瑞霞等报道将药用艾叶、元胡、吴茱萸、粗盐药物炒热，待冷却至40～60℃时，倒至药物囊袋内，将药物腰垫置于腰部疼痛区域热敷，可以有效缓解及减少介入术后需长期卧床的患者腰痛情况，改善容易有腰椎病变、骨质疏松情况的高龄老年患者的腰痛情况。桂小琪报道在术后第一天即进行腧穴按摩，每日1次，方法：操作者以一手掌根及拇指沿脊柱两侧自上而下反复按揉、点压，施行手法约5～8分钟，再用双手拇指指腹沿肌肉走向揉按竖棘肌、腰大肌、臀大肌、股二头肌、梨状肌及腓肠肌5分钟，接着用手指轻轻弹拨以上肌肉，再以双手拇指点揉肾俞、环跳、殷门、委中、承山等，力求指力渗透，以患者能忍受为度，时间5～10分钟，可以解除患处组织粘连，增加局部血流量，从而逐步消除神经根肿胀，缓解腰腿部疼痛。

（八）临床疗效评价

1. 经皮穿刺腰椎间盘激光汽化减压术的临床疗效评价

（1）临床疗效取决于适应证选择。若椎间盘造影术证实为包含型椎间盘突出者，腰椎PLDD 的成功率明显高于椎间盘造影术有对比剂外溢者，对包含型椎间盘突出手术成功率为 70.7%。

（2）主观自觉症状的改善，或自觉症状和体征均改善是判断疗效的重要指标。

（3）一般认为 PLDD 疗效的影像学评价意义不大，原因是影像学反映的是形态，而PLDD 的疗效与椎间盘压力降低有关。

2. 经皮穿刺颈椎间盘激光汽化减压术的临床疗效评价 经皮穿刺颈椎间盘激光汽化减压术的机制与经皮颈椎间盘切除术（percutaneous cervical discectomy，PCD）一样，是通过汽化髓核减轻椎间盘内压从而减轻突出椎间盘对脊髓、神经根、硬膜囊的压迫与刺激，减轻脊髓神经的炎性水肿，减轻或消除临床症状，有效率为 75%～90%。多间隙治疗可采取一次多间隙汽化，有利于保证疗效减少并发症。

第四节　椎体压缩性骨折的介入诊疗

椎体成形术（vertebroplasly，VP）最早是开放手术经椎弓根注入骨水泥到椎体，后来由 CT 引导经皮穿刺，最后通过普通 C 形臂 X 线引导下经皮椎体穿刺注入骨水泥，所以又称经皮穿刺椎体成形术（percutaneous vertebroplasty，PVP）。由于 PVP 最大的缺点是骨水泥渗漏且不能矫正椎体后凸畸形，各家报道渗漏率在 12%～65% 不等，其中 4% 的渗漏引起神经根压迫症状。因此到了 2000 年一种预防骨水泥渗漏和矫正椎体后凸畸形的新技术问世，这一技术是对压缩椎体进行球囊扩张，即造成一个空穴在骨水泥注入时减低压力，后来又称之为经皮椎体后凸成形术（percutanous kyphoplasty，PKP）。2001 年 Garfm 报道这一新技术渗漏率明显下降，而后凸矫正达 50% 以上。到 2006 年一种更新的技术出现，这一技术关键是使用高黏度骨水泥，这使骨水泥渗漏成为历史。

一、临床要点

经皮椎体后凸成形术（PKP）用于治疗骨质疏松导致的椎体压缩性骨折，经临床的初步应用，结果显示 PKP 不仅可解除或缓解疼痛症状，还可以明显恢复被压缩椎体的高度，增加其硬度与强度，使脊柱的生理曲度得到恢复，改善胸腹腔的容积及其脏器功能，提高患者的生活质量。

二、介入方法简介

由于骨质疏松导致的椎体压缩性骨折多发生于胸、腰椎，因此 PKP 的穿刺途径与 PVP 的椎弓根入路途径相同，患者取侧卧位或俯卧位，穿刺针经椎弓根进入椎体，此种入路骨水泥不易沿针道溢出。需指出的是，由于胸椎多有向下倾斜角度，经椎弓根途径的进针点应在横突肋凹与上关节突之间，或椎弓根外上与肋骨之间，即椎弓根后外上缘，穿刺针既应保持与矢状位一定的角度，又应使针尖向尾侧适当倾斜。在应用椎弓根入路途径时，应测量椎弓根的倾斜角度、穿刺点的棘突旁开距离，及穿刺点皮肤至椎弓根及至病灶的深度，穿刺点一般位于棘突旁开 2～3cm 处（图 17－17）。常规穿刺区域消毒，用 2% 利多卡因局部浸润麻醉。在正位透视下，应适当倾斜 C 形臂，使 X 线束垂直于椎弓根。当穿刺针抵达骨皮质和进针深度未超过椎弓根前缘时，针尖应位于椎弓根透影"牛眼征"之内。当穿刺针穿透骨皮质进入椎体时，常需借助外科锤。对于弥漫性病变，针尖应抵达椎体的前 1/3，针尖位于椎体的上半部或下半部，避免位于椎体的中部，以防止骨水泥进入椎体的引流血管；对于局限性病变，穿刺针应位于病变的中央。

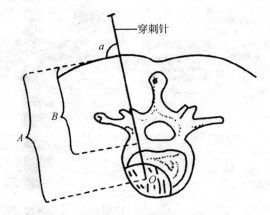

图 17－17　穿刺腰椎示意图

A. 穿刺点至病灶深度；*B*. 穿刺点至椎体深度；*O*. 椎体病灶；*a*. 穿刺针角度

三、适应证

经皮椎体后凸成形术（PKP）主要是用于病程在 12 个月以内的骨质疏松导致的椎体压缩性骨折。

四、禁忌证

1. 绝对禁忌证　严重凝血功能障碍；椎体结核或细菌感染。

2. 相对禁忌证

（1）无疼痛的椎体压缩，即椎体陈旧性压缩。

（2）椎体压缩程度超过 75% 者。

（3）向后方凸出的骨块。

（4）椎弓根骨折。

（5）体质极度虚弱，不能耐受手术者。

五、操作技术要点

PKP 的操作与 PVP 基本类似，但前者增加了利用可膨胀式骨填充器（inflatable bone tame，IBT），在压缩的椎体内通过膨胀机制形成空腔，并向空腔内注射骨水泥，以达到增加椎体强度与恢复椎体高度的目的。患者术前 1 天口服镇静剂，术前 1 小时口服镇痛剂。根据病变部位选择穿刺途径，局部浸润麻醉。整个手术操作应在影像监视下进行，CT 具有解剖结构显示清晰的优点，但 CT 监视下操作不能动态观察，且耗时较长；在 X 线透视下操作，可动态观察穿刺过程、骨水泥在椎体内的分布以及有无外溢的发生。手术器械主要有穿刺针及其套管、工作套管、手动骨钻、球囊扩张导管、数字压力表、注射器等。具体方法为：经椎弓根穿刺到位后，置入工作套管，用手动钻在椎体内形成一通道，沿此通道将连接有压力表的 IBT 置于椎体的终板下，在影像与压力监测下扩张 IBT，当椎体终板恢复至接近正常位置时，撤出 IBT（图 17-18），并在椎体内留有一空腔，在 X 线监测下经套管注入骨水泥填充空腔，一般单侧骨水泥的注射量为 2~6ml，椎体后凸矫形术需要双侧穿刺与操作（图 17-19）。

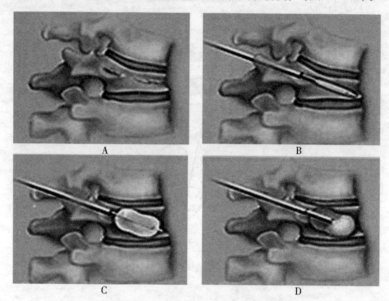

图 17-18　PKP 球囊扩张压缩骨折椎体示意图

对压缩性骨折椎体（A）进行穿刺，置入可膨胀式骨填充器（IBT）（B），在影像与压力监测下扩张 IBT（C），当椎体终板恢复至接近正常位置时，撤出 IBT，注射骨水泥（D）

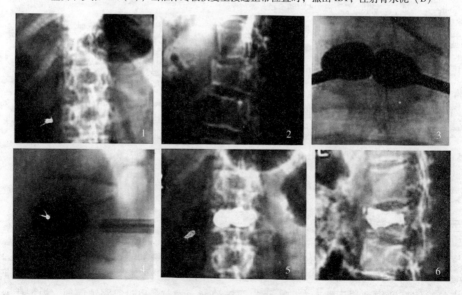

图 17-19　球囊后凸成形术

1、2. 术前正侧位片；3、4. 术中球囊扩张；5、6. 注射骨水泥术后腰椎正、侧位片

六、并发症及其处理

PKP 与 PVP 的并发症基本相同，但由于 PKP 在椎体内形成空腔，注射骨水泥的压力较小，并发症的发生率较 PVP 明显降低，约 1.2%。由于其是向椎体内形成的空腔内注射较黏稠的骨水泥，所需的注射压力低，因而，骨水泥外溢的发生率较低，仅占并发症的8.6%。其他并发症包括短暂性发热、缺氧、硬膜下血肿、椎弓根骨折等。另外，有关于PKP 的远期疗效、骨水泥的注入对于人体脊柱的生物力学影响、骨水泥与骨界面之间的反应、并发症的预防等问题均需深入研究，在人体内可降解、生物相容性好的新型骨水泥有待于进一步研发。

七、围介入手术期中医药治疗和护理

（一）围介入手术期中医药治疗

1. 中药内治法　中医将本病归结为"骨痿"和"椎体骨折"，二者间有着密不可分的关系。《普济方·折伤门》记载："凡从高处坠下，伤损肿痛，轻者在外，涂敷可已，重者在内，当导瘀血，养肌肉。"说明对于机体外伤，必须从整体观念出发，辨证论治。骨痿是本，椎体骨折是标，急则治其标，缓则治其本，故骨折发生后当以消肿止痛为主，待骨折稳定后，当以补肾填精为主，注重补肝养血，兼顾后天调理。

治疗原则遵循骨折三期辨证论治原则，骨折初期主要以气滞血瘀为主，治则上当以活血化瘀为主，尽快消除肿痛，下法或消法为主要手段。骨折中期机体功能已得到一定程度改善，局部肿胀减轻，疼痛症状亦明显缓解，但气滞血瘀状态仍未得到彻底改变，此时治疗关键当以调和气血、促进骨折愈合为主。总体治则即以接骨续筋为主，兼顾活血化瘀。后期气血已经基本通畅，肿胀疼痛症状基本消除，但骨折部位的新生骨仍不够坚强，此阶段当以补益肝肾、调和脾胃、健骨壮筋为主。

2. 中医正骨手法复位治疗　骨折早期采用手法使脊柱过伸复位，其原理在于通过脊柱过伸复位，使已经皱褶的椎体前纵韧带被动拉伸，将附着于其上的骨折块向椎体中央挤压复位，矫正后凸畸形，恢复椎体高度和脊柱的生理曲度。古人以攀索伸肌法治疗胸腰椎骨折，但因伤者臂握之力不同，难以维持一定的治疗时间，而采用俯卧位过伸复位法，可避免椎体受压，有利于疗效提高。

3. 功能锻炼　功能锻炼主要是通过人体自身活动加快肢体功能恢复，最终达到防病治病目的，古时又称"导引"。正规合理的功能锻炼对于椎体压缩性骨折的治疗至关重要。临床中常用的练功法有"五点支撑""三点支撑"和"飞燕点水"等。

（二）围介入手术期中医药护理

1. 体温升高　同本章"骨骼肌肉疾病的经皮穿刺活检术"小节。

2. 疼痛　轻微的疼痛一般可不予治疗，重者可采用分散注意力、中药贴敷、穴位按摩、蜡疗、针灸等方法止痛。术后平卧 2~4 小时，12 小时后方可下床行走，并予以抗生素预防感染 3~5 天。

3. 神经功能障碍　可以选用在相应部位和穴位进行针灸、电针治疗、推拿、穴位按摩。

4. 尿失禁　可采用针灸法、穴位贴敷法、艾灸法、耳穴压豆法、中医理疗推拿疗法进行干预。主要部位有腰骶部、腹部、下肢特定腧穴，常用穴位有神阙、关元、命门、足三里、三阴交等。背部关元俞、气海俞、膀胱俞和腹募穴。

八、临床疗效评价

PKP 不仅具有止痛与加强椎体强度的作用，还具有恢复椎体高度、矫正椎体后凸畸形的作用。Belkoff 等在尸体试验结果表明，通过 PKP 可恢复至被压缩椎体高度的 97%，FDA 已于 1998 年批准 IBT 应用于临床，采用以下公式判定恢复的椎体高度、丧失的椎体高度、椎体高度恢复率：恢复的椎体高度 = 治疗后椎体高度 - 治疗前椎体高度；丧失的椎体高度 = 估算的原椎体高度 - 治疗前椎体度；椎体高度恢复率（%）= 恢复的椎体高度/丧失的椎体高度 ×100。

（周晟　马建科　李雁　朱伟康　王岩梅）

第十八章 外周血管疾病的介入诊疗

外周血管疾病主要包括心脑血管以外的动脉、静脉血管疾病。其中，下肢血管血栓形成在临床上很多见，包括下肢动脉和静脉血栓形成，严重影响患者生活质量，甚至危及生命。相比而言，下肢动脉血栓危害更大。本章重点介绍下肢血管血栓形成、肢体血管狭窄、下肢静脉曲张性疾病的介入治疗。

第一节 下肢血管血栓形成的介入诊疗

一、临床要点

（一）下肢动脉血栓形成

下肢动脉血栓（artery thrombosis of lower extremities，ATLE）起病急，病情进展快，如果处理不及时，可致坏疽，甚至导致截肢。有动脉病变如动脉硬化闭塞症、血栓闭塞性脉管炎、腘动脉陷迫综合征，或者有医源性动脉损伤病史的患者，如突然发生肢体疼痛或相应的动脉搏动消失，或者原有的动脉缺血症状突然加重，则应考虑急性动脉血栓形成的可能性。血管造影为最终确诊的检查项目。

急性下肢动脉血栓早期诊断和及时治疗是治愈该病的关键。治疗的早晚与预后密切相关，如不及时诊治，则有截肢和死亡的风险，传统的内科静脉溶栓治疗效果欠佳，外科治疗创伤较大且并发症多，介入治疗渐渐受到了重视。

（二）下肢深静脉血栓形成

下肢深静脉血栓形成（deep venous thrombosis，DVT）是指血液在下肢深静脉不正常的凝结。近年来下肢深静脉血栓形成是周围血管疾病中的常见病之一，约占40%，而其发病率则呈急剧上升趋势。1985年，Virchow提出的静脉内膜损伤、血流缓慢和血液高凝状态，仍然被公认为导致深静脉血栓形成的三大因素。如得不到及时诊断和处理，可因血栓脱落造成肺栓塞等严重并发症。对于临床可疑病例，必须进一步通过一些特殊检查来确诊，静脉造影检查被认为是诊断的"金标准"，可以明确判断有无血栓，血栓的位置、范围、形态和侧支循环的情况。

下肢深静脉血栓形成的临床治疗策略虽然已发生了根本改变，但目前尚缺乏统一治疗标准和方法。抗凝溶栓是较为保守和基本的治疗方法，贯穿了该疾病治疗的始末，但单纯的抗凝或溶栓治疗有时疗效并不理想。随着介入治疗的迅速发展，其进一步拓宽了DVT患者的治疗空间。

二、介入方法简介

（一）下肢动脉血栓形成

急性动脉血栓形成 2 日后开始机化，约经 2 周左右完全机化，机化后血栓和血管壁紧密粘连而不易脱落，溶栓成功率较低。故溶栓的时机对预后至关重要，新鲜血栓效果最好，从 1～3 日为佳，一般以 10 日为界，大于 10 日效果欠佳。对于早期急性动脉血栓栓塞使用介入综合治疗具有很高的成功率。因此，现在认为局部血管内溶栓术配合血栓抽吸可作为急性血栓性动脉闭塞的基础疗法。但在导管血栓抽吸过程中，操作一定轻柔，有部分血栓不易抽出时，应停止抽吸，避免损伤血管内皮，造成继发血栓的形成。

对于血栓性病变的治疗，溶栓和抗凝必须结合在一起，溶栓药物溶解已形成的血栓，而使用抗凝药物降低血液的黏稠度，既阻止已经形成的血栓进一步发展，又防止血栓的再形成。介入综合治疗作为治疗急性下肢动脉血栓栓塞的一种微创技术，如正确操作、严密监测，将是一种较为安全有效的治疗方法，具有临床应用价值。

（二）下肢深静脉血栓形成

下肢深静脉血栓形成的介入技术主要包括：静脉插管溶栓术、下腔静脉滤器置入术、机械性血栓抽吸术、球囊扩张及支架成形术和静脉腔内机械性血栓消融术等。单一方法效果欠佳，两种或两种以上方法的联合治疗往往是最佳选择。以机械性血栓抽吸术或机械性血栓消融术中的一种方法为主，介入导管溶栓术、下腔静脉滤器置入术和（或）球囊扩张及支架成形术等一种、两种或数种方法为辅的综合治疗现已成为治疗 DVT 的趋势。

三、适应证

（一）下肢动脉血栓形成的介入诊疗的适应证

1. 经超声和（或）血管造影证实 ATLE，其临床病史 ≤2 周。
2. 急性发作，病情进展迅速，具有截肢的风险。
3. 存在内科静脉溶栓或手术禁忌证而急需治疗者。
4. 由于各种原因血管内血栓形成，无低凝及出血状态者。

（二）下肢深静脉血栓形成的介入诊疗的适应证

1. 经超声和（或）血管造影证实 DVT，其临床病史 ≤2 周。
2. 存在肺栓塞的风险。
3. 存在溶栓禁忌证或手术禁忌证而急需治疗者。

四、禁忌证

下肢动脉和静脉血栓形成的介入诊疗具有下列相同的禁忌证。
1. 伴有严重心、肝、肺等基础疾病。
2. 近 3 个月内有开颅、开胸及开腹手术。
3. 近 1 个月内消化道出血、多发骨折和创伤后内脏出血。
4. 伴有严重血液系统疾病、有出血倾向及对溶栓药物过敏。
5. 恶性肿瘤晚期。

五、操作技术要点

（一）下肢动脉血栓形成的介入诊疗

1. 在 DSA 设备下，经健侧股动脉穿刺或顺行穿刺患肢插管行常规造影。选用超滑导丝（150~260cm），健侧股动脉穿刺，便于进入患侧髂外动脉。明确病变部位及闭塞程度、侧支循环情况（图 18-1）。

2. 用导丝试探穿过闭塞段，导管反复穿插及抽取血栓，建立潜在通道，为溶栓"铺路"。注意：①对于大动脉如股动脉或合并髂外动脉血栓，可用球囊反复拖拽，将大血栓裂为小血栓。②对于狭窄段，可以用球囊扩张。③如闭塞段较长，交换长导丝（260cm）和椎动脉导管（110cm），长导丝可深入到足背动脉。

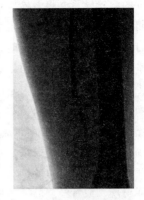

图 18-1　动脉造影提示
股动脉远段血栓形成

3. 溶栓药物注入　导管头应放置近心段。先经导管注入尿激酶 20 万单位，用时 20 分钟。用药后再次造影了解再通情况，如完全再通，再注入 50 万单位，拔管回病房继续静脉抗凝及溶栓，以巩固疗效。如血栓没有融开或动脉闭塞，保留溶栓导管，返回病房后继续用微量泵注射尿激酶溶栓 3~7 天，通常用量 40 万~100 万单位/天，每日 4 小时。期间可用肝素经微量泵注入，以加强溶栓效果。肝素应用剂量根据测定的活化部分凝血酶时间（activated partial thromboplastin time，APTT）而进行调整，在正常值的 1.5~2.5 倍为宜。

（二）下肢深静脉血栓形成的介入诊疗

1. 超声血栓消融术

（1）经血管多普勒检查及下肢深静脉造影明确病变部位及程度。

（2）根据血栓位置高低，可经健侧股静脉、右肘前静脉或颈内静脉穿刺置入腔静脉滤器。

（3）患肢腹股沟部位切口显露股总、股浅、股深静脉段。①对股总静脉血栓，选用美国瑞菲尔德有限公司生产的第二代 Acolysis 血栓消融仪，直视下按介入操作规程，常规进行静脉腔内超声消融。腔内超声消融时间为 2.5~30 分钟，直到静脉阻塞打通。②对股、腘静脉血栓，行球囊取栓及肢体挤压法取栓。

（4）超声消融后，行血管造影显示静脉通畅情况。

2. Amplatz 血栓消融术（amplatz thrombus ablation，ATD）　同上明确诊断和下腔静脉滤器置入。对于血栓位于腘静脉以下者，采用顺行性静脉穿刺法，插入 8F 导管鞘，先用导管和导丝做血栓穿通术，然后将 ATD 导管插至距血栓 1~2cm 处，在透视下启动 ATD，以 2~3mm/s 速率缓慢前移；对于血栓位于腘静脉以上者，采用逆行性股静脉穿刺法，经对侧股静脉穿刺，插入 8F 长导管鞘或弯头导管鞘至患侧髂总静脉，再用导管和导丝做血栓穿通术后，将 ATD 导管插至距血栓 1~2cm 处，于透视下启动 ATD 并缓慢前移。完成血栓消融后撤出 ATD 导管，经导管注入对比剂检查血栓消融程度。ATD 每次启动时间 50~60 秒，停顿 10 秒左右再启动下一次。每根血管反复启动≤3 次。

3. 经导管灌注溶栓药物治疗　①插管途径：在超声引导下，手术直接显露小腿的小隐静脉，并经小隐静脉置管行溶栓导管直接灌注溶栓治疗，是一个简便、安全、可靠进入深静脉的途径。②溶栓方法：穿刺成功后，置入 5F 短导管鞘，以利导管能够导入和交换。置入导管并造影，然后使用 5F 导管和 0.035 英寸超滑导丝越过闭塞静脉端，重复静脉造影确定导管在静脉腔内的位置。根据患者情况、穿刺部位和操作者的习惯，选择不同口径和长度的溶栓导管。将溶栓导管直接置入血栓闭塞的静脉腔后，经溶栓导管灌注溶栓药物，使闭塞部位纤溶酶原最大限度的激活，从而达到溶解血栓作用。为了防止肺栓塞发生，必要时部分患者在溶栓开始时，可置入下腔静脉滤器。③溶栓药物与剂量：溶栓药物最常用的是链激酶和尿激酶，而以尿激酶应用最为普遍。一般情况下，将尿激酶溶解稀释于 250ml 生理盐水中，使用压力泵以 15 万～20 万 U/h 速度经溶栓导管直接灌注。此外，溶栓同时必须应用肝素，首剂负荷量为 5000U，并以 500～1000U/h 的速度维持。④监测：由于整个治疗过程常超过 48 小时，患者宜置于 ICU 内监护。患者无须频繁监测溶栓效果，一般每 12 小时重复静脉造影观察，并与前次静脉造影相比较，如果血栓已经溶解，则可将溶栓导管往前推进，尽量置入仍然存在的血栓内，溶栓治疗持续到血栓完全溶解为止。如果有并发症出现，或者经静脉造影检查发现溶栓治疗 12 小时后无进步，应终止溶栓。溶栓结束后仍应使用肝素抗凝，出院前开始口服华法林，至 6 个月为止。

4. 下腔静脉滤器置入术 ①患者置于有荧光屏监测的 DSA 室，先行患肢的静脉造影检查，以确定下肢深静脉血栓形成的诊断。根据深静脉血栓累及的范围选择适当的腔静脉滤器置入部位。滤器最常用的置入途径是健侧股静脉，当下腔静脉出现血栓时，可选用颈内静脉。其他可供选择的途径有肘静脉和颈外静脉。以股静脉途径为例，穿刺部位常规消毒、铺巾后，采用 Seldinger 技术行股静脉穿刺置管。经导管行下腔静脉造影，了解下腔静脉有无血栓累及，测量下腔静脉管径。②下腔静脉滤器置入的部位，应于肾静脉与髂总静脉分叉的下腔静脉段，约为 $L_2 \sim L_3$ 水平。为了避免滤器置入不当，将滤器置入肾静脉水平面而损伤肾功能，术前应常规行下腔静脉造影和选择性肾静脉造影，以便了解下腔静脉和肾静脉的解剖学信息，精确定位和置入腔静脉滤器（图 18-2）。

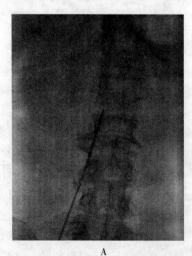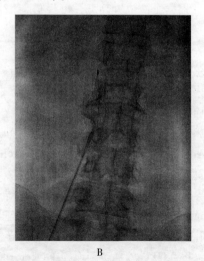

A   B

图 18-2 下腔静脉滤器放置术

下腔静脉造影提示下腔静脉通畅后，肾静脉开口位于第 1 腰椎中断，将滤器输送系统送至肾静脉开口下方，一般位于第 2 腰椎上缘（A），送入滤器，将其释放在第 2、第 3 腰椎之间的位置，造影提示滤器释放完全，位置良好，下腔静脉通畅（B）

六、并发症及其处理

（一）下肢动脉血栓形成的介入诊疗的并发症及其处理

1. 穿刺部位出血　术后穿刺侧肢体制动 24 小时，必要时使用约束带，穿刺点使用弹性胶布"X"包扎，密切观察伤口情况，尤其是腹股沟伤口，不仅观察敷料，还需仔细查看敷料周围有无血液从旁流至臀部。如发现穿刺部位渗血、穿刺侧肢体皮下淤血，予以局部压迫后弹性胶布加压包扎，肢体制动，并穿刺点局部沙袋加压。

2. 出血　是介入溶栓的主要并发症。出血主要原因是纤维蛋白原下降或血小板下降过低，出血部位多见消化道、颅内。因此，术中、术后要注意皮肤有无出血点，防止脑出血发生。一旦发生，停止溶栓药物注射，积极抢救，如脱水、低温、止血等。

3. 骨筋膜室综合征　需及时行切开减压。除打开外侧、胫后深浅间隙外，胫前间隙不能忽视，因胫前间隙缺乏皮下脂肪等软组织，易发生皮肤坏死等。

4. 肌肾代谢综合征　一般认为其与大量毒素、代谢产物的吸收及再灌注损伤有关。临床表现主要为术后出现少尿、肉眼肌红蛋白尿，伴血钾、肌酐水平升高，大多数为一过性损害，经静脉给予呋塞米、碳酸氢钠、甘露醇、地塞米松、必要时血透等对症支持治疗可恢复。

（二）下肢深静脉血栓形成的介入诊疗的并发症及其处理

1. 淋巴瘘　淋巴瘘是超声血栓消融术的常见及主要并发症。周兴立等报道其发生率高达 83.3%。腹股沟部位手术后出现淋巴瘘的判断方法是：局部切口持续或间断地流出清亮或淡黄液体。出现淋巴瘘后采取伤口适当加压换药护理，预防伤口感染。

2. 创伤性溶血　许多血栓清除装置都可诱发创伤性溶血，尤其使用高速旋转或高速液体喷射装置。Qian Z 等报道 ATD 可以造成溶血反应。当溶血发生时，游离血红蛋白会导致肾中毒。这可能与 ATD 启动时间过长（总时间需 ≤120 秒）和机体血容量相对不足引发病理生理变化有关。因此，术后需严密监测血细胞数量和血肌酐变化。

3. 经溶栓导管直接灌注溶栓的并发症　一般仅为穿刺部位轻度出血或血肿，以及药物反应所致的发热、恶心和呕吐等，通常对症处理即可，无须终止溶栓。严重的出血或巨大血肿，则需要输血处理。

4. 下腔静脉滤器置入的并发症

（1）穿刺部位血肿　这是最常见的并发症，但多不需要外科手术清除，也不需要输血。

（2）深静脉血栓形成　穿刺部位深静脉血栓形成是较常见的并发症，约为 6% ~42%。随着滤器导入系统的改进、操作技术的不断完善，有症状的深静脉血栓形成并发症已降为 2%。

（3）滤器张开不全　下腔静脉滤器置入过程中，可能发生滤器的基底部，或者是固定于静脉壁的滤器支撑脚张开不全，发生率为 2% ~6%。滤器张开不全的直接后果是捕捉血栓的功能降低，滤器移位的概率大大增加。一旦发生此类并发症，应使用血管介入技术使之张开完全，或在近侧另置入腔静脉滤器。

（4）再发肺栓塞　下腔静脉滤器置入后再发肺栓塞约为 2.6% ~5.8%，其中 1% 为致死性肺栓塞。尽管滤器能捕捉绝大多数血栓，预防肺栓塞，但目前为止还没有任何一种腔静脉滤器能完全避免肺栓塞的发生，包括致死性肺栓塞的发生。

（5）下腔静脉壁穿通 腔静脉滤器支撑脚将下腔静脉壁穿通罕见，多在 CT 随访时发现。个别患者因穿通引起后腹膜血肿，而导致严重的后腰背疼痛。

（6）滤器移位 腔静脉滤器移位发生率为 1.2% ~ 3.5%。一般情况下，滤器移位常无症状，仅在影像学随访时发现。严重移位时可能进入右心房，甚至肺动脉，导致严重心肺并发症，甚至死亡。为了防止腔静脉滤器移位，几乎所有置入的腔静脉滤器都要求下腔静脉内径在 28mm 以内，否则易导致下腔静脉滤器移位。倘若测得下腔静脉管径较大，应选择大口径滤器，或者在双侧髂静脉分别置入滤器。

七、围介入手术期中医药治疗和护理

（一）围介入手术期中医药治疗

肢体血管血栓属于中医"股肿"范畴，是深部静脉血栓形成和炎性病变引起的局部静脉腔不通和血流瘀滞的疾病。其特点是患者多有长期卧床、产后、腹部手术史，患肢肿胀疼痛，可伴发热。发病以小腿深静脉、股静脉、髂股静脉为最常见，腔静脉及上肢静脉发病极少。血栓易发生脱落，可引起肺梗死或致命的肺栓塞。失治可遗留静脉回流障碍而致肢体肿胀的后遗症。

1. 内治

（1）气滞血瘀 髂股静脉病变时，整个下肢肿胀疼痛，皮色苍白或紫绀，扪之灼热，腿胯部疼痛固定不移，发热，舌黯或有瘀斑，脉数。小腿深静脉病变时，腓肠肌胀痛、触痛，胫踝肿胀，行走困难，可伴低热，苔白或腻，脉数。治宜理气活血，清热利湿，方用通络活血方合抵当汤加减。

（2）气虚血瘀 患肢肿胀久不消退，按之不硬而无明显凹陷，沉重麻木，皮肤发紫，皮色苍白，青筋显露，倦怠乏力。舌淡而由齿痕，苔薄白，脉沉而涩。治宜益气活血，通阳利水，方用补阳还五汤、当归四逆汤、阳和汤加减。

2. 外治

熏洗法适用于中、后期血栓性深静脉炎，以活血化瘀和促进侧支循环的建立，来达到改善症状、消退肿胀的目的。可选用活血止痛散等方，煎汤趁热熏洗患肢，每天 1 ~ 2 次，每次 30 ~ 60 分钟。

3. 穴位注射法

（1）丹参注射液穴位注射 取穴足三里、三阴交，取丹参注射液 2 ~ 4ml，每次 1 穴，每天 1 次，各穴位轮流应用，注射时应得气后再注入药液，10 ~ 30 次为 1 疗程。

（2）维生素 B_1 穴位注射 取穴足三里、三阴交，每次取维生素 B_1 100ml，每次 1 穴，每天 1 次，各穴位交替使用，30 次为 1 疗程。

（二）围介入手术期中医药护理

1. 疼痛、肿胀 有报道借助蜡疗的热能导入能活血通络、祛风除湿、润燥止痒的中草药制剂能达到消肿止痛的作用。

2. 体温升高 术前、术中要求严格执行无菌操作，术后指导患者饮茅根竹蔗汁或果汁以泻热；发热甚者可采用针刺穴位泻热。

3. 口腔溃疡 可以用中药黄芪（免煎）10g/d，加少许水搅拌成液态，每日分 3 ~ 4 次漱口，同时使用棉签擦拭溃疡面，5 天为 1 疗程。

4. 便秘　可以用中医手法按摩缓解。①推揉腰骶部：坐于床上，两手五指并拢，反手以掌根附于同侧的腰骶部，适当用力自上而下地推擦 30～50 次，直至腰骶部发热。②按揉肾俞穴：同上坐姿，两手叉腰，拇指向前按于同侧肋端，中指按于肾俞穴，适当用力按揉 30～50 次。③揉按足三里穴：坐于床上，两膝关节自然伸直，用拇指指腹按在同侧的足三里穴上，其余四指紧附于小腿后侧，拇指适当用力揉按 30～50 次。④按揉天枢穴：同上卧姿，双手叉腰，中指指腹放在同侧的天枢穴上，大拇指附于腹外侧，中指适当用力按揉 30～50 次。⑤掌揉中脘穴：仰卧于床上，双腿自然伸直，将右手掌心重叠在左手背上，左手的掌心紧贴于中脘穴上，适当用力揉按 30～50 次。⑥按揉关元穴：同上卧姿，用一手拇指指腹放在关元穴上，适当用力按揉 30～50 次。⑦团摩下腹部：用右手掌心重叠于左手背，左手掌心紧贴于下腹部，适当用力做顺时针圆形摩动 30～50 圈，以皮肤发热为佳，手法由轻到重，再由重到轻，以按摩刺激肠蠕动，帮助排便，2～3 次/天，3 天为 1 疗程。

八、临床疗效评价

（一）下肢动脉血栓形成的介入诊疗的临床疗效评价

疗效评价标准如下。

（1）治愈　临床症状消失，彩超或血管造影显示血流通畅，血栓清除率为 95%～100%。

（2）显效　临床症状获得显著缓解，彩超和（或）造影示动脉血流通畅，而血管壁不光滑，血栓清除率为 50%～95%。

（3）有效　临床症状有所缓解，彩超和（或）造影示血栓清除率<50%。

（4）无效　临床症状及彩超和（或）造影检查结果均无改变。

介入治疗近期疗效显著，治愈率 61%～64%，好转率 23%～28%，无效率 1%～7%。中、远期疗效尚缺乏大样本临床统计数据。但值得肯定的是，动脉血栓的介入治疗可明显减少或延缓截肢风险。

（二）下肢深静脉血管血栓形成的介入诊疗的临床疗效评价

国内尚缺乏对取栓及溶栓临床效果的评价标准，行内一般根据术后即时静脉造影分 4 级。Ⅰ级：患肢症状、体征完全消失，血栓完全清除或溶解率>95%，深静脉阻塞各段血流通畅，对比剂无滞留；Ⅱ级：患肢疼痛、肿胀基本消失，血栓清除或溶解率为 50%～95%；Ⅲ级：血栓清除或溶解率<50% 或仅为侧支血管开放增加；Ⅳ级：症状无明显改变，血栓清除、溶解无变化或进展。

临床报道超声消融治疗 DVT 为数不多。周兴立等采用超声消融配合 PTA、抗凝等治疗 72 例 DVT 患者，技术成功率可达 90% 以上；与操作直接相关的死亡率为 0。1 年随访，其治愈率为 90.2%。

以 ATD 为主的综合治疗，技术成功率为 87.5%～100%。术后无明显并发症，术后抗凝溶栓注意监测凝血功能防止出血。6 个月深静脉通畅率为 88%～96%，中、远期疗效统计数据尚缺乏。

以机械性血栓抽吸术为主的综合治疗，近期疗效显著，有效率可高达 99%，1～3 年中、长期疗效 98%～100%。

影响疗效的主要因素是术后分流道靶静脉的狭窄和闭塞、置入支架堵塞或术后血栓残留，这些也是 DVT 复发的主要原因。应用覆膜支架支撑可降低狭窄的发生率。

第二节 肢体血管狭窄的介入诊疗

一、临床要点

下肢动脉狭窄性病变的主要原因包括下肢动脉硬化闭塞症、血栓闭塞性脉管炎、糖尿病性足病、大动脉炎等。这些疾病的共同表现为下肢慢性缺血，出现缺血性疼痛、因缺血而反射性或自我保护性跛行、行走距离逐渐缩短、脉压减弱或消失、肤色发白、皮温减低和软组织萎缩，严重者出现溃烂和坏疽。诊断上除了详细的询问病史，仔细的体格检查，还需要做一些特殊的检查，比如多普勒超声血流检查、数字减影X线血管造影（DSA）、X线计算机体层摄影术或成像（CT或CTA）、磁共振血管成像（MRA或MRI）。

1953年，经皮穿刺体表动脉主干插管造影检查的Seldinger技术问世。1964年，Dotter首次成功施行经皮腔内血管成形术（percutaneous transluminal angioplasty，PTA）。近20年来，随着影像医学、材料学和工程技术的飞速发展，血管腔内外科技术在临床得到了广泛的应用，尤其在治疗肢体动脉狭窄方面，以其创伤小、安全、有效而受到患者和临床医师的欢迎。这些技术主要包括经皮腔内血管成形术、内膜下血管成形术、支架置入术、机械性动脉粥样斑块切除术、激光血管成形术、超声血管成形术等。

二、介入方法简介

（一）经皮腔内血管成形术（PTA）

PTA是采用导管技术在X线导向监视下，以加压的特殊气囊，压榨动脉内壁的粥样斑块，使内膜狭窄的粥样硬化斑块被撑扩破裂。在加压扩张的过程中，动脉中层的弹力纤维、胶原纤维和平滑肌细胞都被过度伸展，使管腔扩张。PTA技术主要适用于扩张周围动脉的狭窄和短段闭塞，也适用于肾动脉、冠状动脉、腹主动脉和血管移植物等。

（二）内膜下血管成形术

本技术的问世来自于PTA的并发症。1987年，英国Leicesster医疗中心在腘动脉闭塞段行PTA时，误将导管插至内膜下，并经球囊扩张形成假道，在之后的9年随访中假道一直保持通畅。1989年，有学者报道应用内膜下血管成形术治疗股腘动脉段闭塞，现已被推广应用于膝下腘动脉、小腿诸动脉、髂动脉、颈动脉甚至冠状动脉的闭塞。内膜下血管成形术已在欧美一些国家施行数年，主要应用于股腘动脉段闭塞，近期疗效满意。

三、适应证

（一）经皮腔内血管成形术（PTA）的适应证

1. 主–髂动脉段 单纯的局限性腹主动脉狭窄并不多见。腹主动脉狭窄常合并有一侧或双侧髂动脉狭窄/闭塞。肾下腹主动脉狭窄，PTA术后如有动脉内膜分离或残余狭窄，需支架置入。腹主动脉与髂动脉分叉处狭窄，应同时行双侧髂动脉PTA，以减少粥样斑块脱落的危险。

髂动脉段狭窄PTA常能取得满意疗效。主–髂动脉段PTA术后应常规置入支架，已有的统计数据表明，髂动脉支架置入能提高 PTA 的成功率和远期通畅率。

2. 腹股沟韧带平面以下动脉段 股－腘动脉段 PTA 多适宜于单个狭窄或短段闭塞。多处狭窄或长段闭塞宜选开放手术。随着 PTA 手术器材和相关技术的不断改进，如长球囊和更柔顺的支架应用，以及内膜下成形技术的应用，长段闭塞的病例也能成功施行 PTA（图 18－3A）。股－腘动脉 PTA 术后是否常规置入支架仍有争论，有学者认为 PTA 失败是支架置入的指征；有资料证明 PTA 术后置入支架能提高手术的成功率和远期通畅率，尤其是闭塞的病例。在动脉长段闭塞或严重钙化的狭窄病例，PTA 术后置入支架能提高手术的成功率；对短段闭塞或单个狭窄的病例，PTA 加支架的远期效果要优于单纯的 PTA。

腘动脉以下的病变一般不作为 PTA 的适应证，尤其是间歇性跛行的患者。仅在下列情况时方考虑行 PTA：①短段、局限的胫动脉狭窄/闭塞，而且病变远端有良好的动脉流出道；②严重肢体缺血患者，动脉病变已严重威胁远端肢体的血供；③有严重的开放手术禁忌证。腘动脉平面以下动脉段 PTA 如出现并发症，应考虑开放手术的方法处理，而不是支架置入。

（二）内膜下血管成形术的适应证

内膜下血管成形术最常应用于下肢股、腘动脉闭塞，近年来已扩展至小腿动脉（膝下腘动脉、胫腓干动脉、胫前、胫后和腓动脉）、髂动脉、颈动脉甚至冠状动脉闭塞。内膜下血管成形术一般仅适用于动脉粥样硬化所致的慢性缺血，或者慢性缺血伴急性加重的患者，但不适用于急性动脉缺血（动脉栓塞或急性动脉血栓形成）和炎性动脉闭塞（如血栓闭塞性脉管炎和动脉炎性病变）。

四、禁忌证

1. 碘过敏试验阳性或明显过敏体质。
2. 严重心、肝、肾功能衰竭。
3. 严重凝血功能障碍。
4. 恶性甲状腺功能亢进和多发性骨髓瘤。
5. 重度全身性感染或穿刺部位有炎症。
6. 妊娠 3 个月以内者。

五、操作技术要点

（一）经皮腔内血管成形术

1. 手术入路及插管技术 PTA 多数可经皮血管穿刺置管，少数需行血管切开。穿刺点应选择距狭窄段距离最近、导管能直接到达的表浅动脉段，一般选择同侧股动脉。股动脉穿刺置管向上可行髂动脉段 PTA；向下可行股－腘动脉段 PTA。在腹主动脉分叉处动脉狭窄，常需行双侧股动脉穿刺置管，先通过狭窄动脉段，然后再顺导丝引入扩张导管。如果导丝通过失败，可试用以下方法：换用表面有亲水层或可控导丝；引入头端弯曲、可控造影导管；改从对侧穿刺；先造影了解动脉走向、扭曲和狭窄段情况。导丝和导管的引入切忌盲目和暴力，可呈襻后前行，避免损伤血管，造成穿孔（图 18－3B）。扩张导管通过狭窄段后可能会中断血流，应给予肝素并尽快扩张狭窄段。越是在远侧动脉行 PTA，越是要注意肝素的应用。

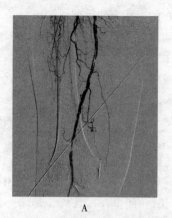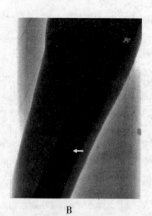

图18-3　下肢动脉狭窄腔内成形术

下肢动脉造影提示右侧股动脉多发斑块形成，局部重度狭窄（A）；导丝行进至小腿段胫前动脉时，呈襻后前行（B，白箭）

2. 球囊扩张导管的选择　选择球囊导管有两个重要参数，即直径和长度。球囊的直径可稍大于狭窄近端和远端动脉的直径，或在扩张时先选择较小的球囊，待粥样硬化的"腰部"，即最狭窄的部位被扩开后，再按需要更换直径较大的球囊。必须指出，过度扩张常可造成动脉破裂。一般情况下，髂总动脉段球囊直径选 7~10mm；髂外动脉 6~8mm；股动脉 5~7mm；腘动脉 4~6mm。通常在钙化明显、偏心性狭窄的动脉段，宜选择管径较小的球囊，压力由低到高逐步扩张。球囊的长度宜稍长于狭窄段。在相邻的多个狭窄宜选长球囊一并扩张而非短球囊多次扩张。

3. 扩张狭窄段　待球囊扩张导管通过狭窄段，并放置恰当位置后，应尽快完成扩张。扩张时，宜在扩张导管内注入含碘对比剂的生理盐水，以便能在透视下监视扩张过程，以免过度扩张（图18-4）。扩张的压力不宜高于球囊核定的压力，以防球囊破裂。球囊扩张后需维持 30~60 秒。扩张过程常需重复数次。

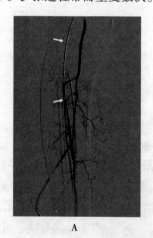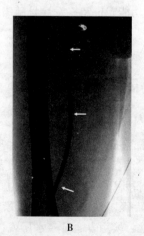

图18-4　股动脉狭窄 PTA

导丝打通股动脉后，显示导丝、导管进入腘动脉、胫后动脉（A，白箭）（↑），予以球囊扩张，球囊注入含碘对比剂的生理盐水后显示位于股动脉内扩张之球囊影（B，白箭）（↑）

对于髂动脉狭窄合并有股动脉闭塞者，可先行股动脉切开，置入扩张导管行髂动脉段PTA，成功后再将股动脉切开处作为股－腘动脉旁路转流的流入道吻合口，完成股－腘段转流术。也可从对侧股动脉或肱动脉穿刺置管依次行髂动脉和股动脉段PTA。

（二）内膜下血管成形术

根据病变的具体位置，选择合适的表浅动脉（多数选择同侧或对侧的股动脉）穿刺置管，先行动脉造影明确病变的位置、长度及远端动脉流出道等情况。经导鞘置入同轴导丝和KMP导管，并将导丝伸出导管1cm左右，使得导丝、导管斜向贴近血管壁，增加导丝头端的支撑力，以利于导丝进入内膜下；旋转导管选择导丝进入内膜下的部位，避免在股深动脉和动脉分支部位进入内膜下；导丝进入内膜下以后，导管及时跟进；在导丝、导管推进的过程中，应间断性退出导丝注入碘对比剂，以了解内膜下假道的进程，及时发现导丝、导管是否穿透动脉壁并加以纠正。导丝在内膜下夹层假道向前推进时，导丝顶端需克服管壁组织的障碍向前推进，因此，导丝通常向管壁组织最为薄弱的方向前行，造成导丝在内膜下前行并非成直线，而常弯曲呈襻状；当导丝、导管越过闭塞段进入远端通畅的动脉管腔时，可感觉到一种阻力突然消失的"突破感"，此时应注入碘对比剂以确认导管已在远端进入动脉腔内。如果导丝、导管已越过闭塞段，但仍未进入动脉腔内时，可旋转导管调整导丝头端的方向，以刺穿内膜进入远端的动脉腔内。导管进入远端动脉腔后，交换成硬导丝，选择合适的球囊导管进行扩张。内膜下球囊扩张后再次造影，以确定内膜下假道有无残余狭窄及出现内膜活瓣等。如有残余狭窄，则需再扩张或扩张后置入支架；出现内膜活瓣则需放置支架纠正。

六、并发症及其处理

（一）经皮腔内血管成形术的并发症及其处理

1. 血管穿孔或破裂　由于导丝和导管使用不当，或血管内支架直径过大引起。一旦发生，可以球囊扩张压迫止血，术后加压包扎，严重时需要手术修补。

2. 球囊破裂　由扩张球囊时用力不均或过大引起，可更换新的球囊。

3. 导丝或导管断裂　主要是设备反复使用致老化或手法粗暴引起的，操作时手法要轻柔。一旦发生，要用异物取出器取出或手术取出。

4. 动脉夹层　主要原因是术者误将穿刺针或导丝送入动脉壁间，发生率较高。操作轻柔可预防发生。一旦发生，可先观察10余分钟，大多数可自行恢复，如不恢复，可放入支架，如果无法植入，影响到远端组织血供时，可手术置换或行动脉旁路术。

5. 下肢远端动脉栓塞或血栓形成　术中抗凝不够，操作时间过长，或腔内操作引起血管内粥样斑块脱落，在血管远端形成栓塞。防治的办法是术中适当抗凝，手法要轻柔，并经常检查足背动脉的搏动，如发现栓塞，可术中溶栓，大的斑块应尽早手术取出。

6. 支架移位　多由支架释放时的"前跳"所致，需掌握各种性能支架的释放要点。

（二）内膜下血管成形术的并发症及其处理

除了与腔内成形术相同的并发症外，动脉穿孔是内膜下血管成形术的重要并发症。动脉穿孔发生率约为6%，可能与导管、导丝需进出动脉壁间和在动脉壁间前行，以及动脉壁严重钙化有关。一般而言，内膜下血管成形术过程中发生动脉穿孔不需要特别处理，可重新选择导丝和导管进入内膜下的部位并施行内膜下血管成形术。非同一平面再管化的通道经球囊扩张成形时，血流方向已改变，动脉穿孔的部位往往已无血流存在，因此，术后很少会引起严重的并发症。但如没有及时发现动脉穿孔，甚至对穿孔的动脉进行球囊扩张，则可导致穿孔不易自闭，而发生大出血（髂动脉内膜下血管成形术时），甚至引起骨筋膜室综合征等，加重肢体缺血的严重并发症。对穿孔较大者（一般已有球囊误扩），应积极处理，在肢体部位可进行适度加压包扎，也可用球囊延迟阻断或弹簧圈栓塞；效果不理想者，则需中转开放性手术止血。内膜下血管成形术过程中，使导丝襻状前行，可减少动脉穿孔发生；在"路径"下进行内膜下血管成形术操作，如发现导丝方向有异，应及时撤出导丝，并向导管内注入少量的碘对比剂，以及时发现是否穿孔；动脉穿孔的及时识别能避免严重并发症的发生。

七、围介入手术期中医药治疗和护理

（一）围介入手术期中医药治疗

本病属于中医"脱疽"范畴。是指一种好发于四肢末端，因气血周流受阻，脉络闭塞不通，发生趾（指）节紫黑溃烂、严重时坏死脱落的慢性周围血管疾病。中医认为本病常内外因相合为病。脾主肌肉及四肢，肝主筋，其华在爪，肾主骨，肾之阴阳为人体阴阳之根本。情志太过和先天不足、房室损伤，引起脾胃不健，肝肾不足，内不能生气血荣养脏腑，外不能充养四肢；复加外感寒湿之邪及特殊之烟毒、外伤等外因，导致脏腑功能失调，气血凝滞，经络闭塞，四肢失养而成。

治疗总以活血化瘀贯穿始终，但当辨瘀之轻重和致瘀之寒热虚实。初期，宜温通活血为主，或温经散寒，或温经通阳，或温补脾肾；中期宜凉血清热活血为主，或养阴清热，或清热利湿解毒；后期以扶正固本，活血通脉为主，或益气养血，或益气养阴。

1. 寒湿阻络证

症状：多见于局部缺血期。患肢发凉、疼痛、遇冷加重，得温则舒；常伴间歇性跛行，跗阳脉减弱消失，局部皮肤苍白、触之冰凉，舌淡苔白腻，脉沉细。

治法：温阳通络、散寒祛湿。

主方：阳和汤合独活寄生汤加减。

2. 血脉瘀阻证

症状：多见于营养障碍期。患肢紫红或暗红，下垂时更加明显或有瘀血斑点，疼痛呈持续性，出现静息痛，夜间加剧，日夜抱膝而坐，小腿皮肤干燥，肌肉萎缩，趾（指）甲增厚变形，汗毛稀少或脱落，跗阳脉搏动消失或微细；面色暗黄，舌苔薄白、舌质暗红或有瘀斑，脉沉细而涩。

治法：活血化瘀，通络止痛。

主方：血府逐瘀汤或桃红四物汤加减。

3. 热毒伤阴证

症状：多见于坏疽期。趾（指）多呈干性坏疽，干枯焦黑，溃破腐烂，脓水稀薄，气味剧臭，疼痛剧烈，昼轻夜重，屈膝抱足，彻夜不眠；伴有发热，精神忧郁，烦躁不安，口渴，便秘，尿黄赤。舌苔黄燥或黄厚腻、舌质红，脉细数或弦细数。

治法：和营活血，养阴清热解毒。

主方：四妙勇安汤、顾步汤加减。

4. 气血两虚证

症状：多见于溃疡期。患肢疼痛较轻，坏死组织脱落后疮面久不愈合，肉芽暗红或淡红而不鲜，上皮生长缓慢，患肢肌肉萎缩，皮肤干燥，肌肉消瘦，趾甲粗糙增厚；伴面容萎黄，身体消瘦，神情倦怠，心悸气短，畏寒自汗，舌质淡红、苔白润，脉沉细。

治法：益气养血，活血生肌。

主方：人参养荣汤合补阳还五汤加减。

（二）围介入手术期中医药护理

1. 疼痛、肿胀 可以用分散注意力、中药贴敷、穴位按摩等方法缓解疼痛。有报道借助蜡疗的热能导入能活血通络、祛风除湿、润燥止痒的中草药制剂能达到消肿止痛的作用。

2. 体温升高 同本章"下肢血管血栓形成的介入诊疗"小节。

3. 便秘 同本章"下肢血管血栓形成的介入诊疗"小节。

八、临床疗效评价

（一）经皮腔内血管成形术的临床疗效评价

PTA术后应常规行动脉造影和（或）扩张近、远侧动脉动力学测定。如动脉造影显示动脉残余狭窄在形态学上小于30%，扩张近、远侧动脉压力梯度小于5mmHg，即可认为PTA手术成功（图18-5）。PTA的临床疗效，除了形态学和血流动力学因素外，还受其他诸多因素的影响。1997年，Rutherford等提出一个评判标准，即将PTA术后临床症状无改变作为0分；临床症状改善加1~3分；临床症状恶化减1~3分，详见表18-1。

表18-1 PTA临床疗效的评判

评分	临床症状
+3	临床症状明显改善：下肢缺血症状消失；溃疡愈合；踝肱指数>0.9
+2	临床症状中等程度改善；活动后肢体仍有缺血症状；踝肱指数上升>0.1，但未达到0.9
+1	临床症状稍改善；踝肱指数上升>0.1
0	无变化：临床症状依旧；踝肱指数下降<0.1
-1	轻微恶化：踝肱指数下降>0.1
-2	中等程度恶化：低位截肢
-3	明显恶化：高位截肢

注：踝肱指数即踝部胫后动脉或胫前动脉收缩压与肱动脉收缩压之间的比值，正常人休息时踝肱指数的范围为0.9~1.3。

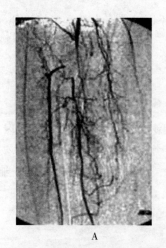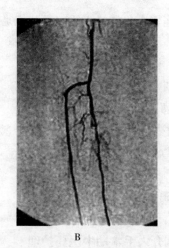

A　　　　　　　　　　　　　　B

图 18 – 5　腘动脉远段闭塞 PTA 术前术后 DSA 对照图

PTA 术前造影显示腘动脉远段闭塞，及胫前动脉、胫后动脉近段显示不良（A），PTA 术后各闭塞段显示良好（B）

PTA 的近期和远期疗效均较好。髂、肾动脉的 PTA 成功率在 90% 以上，五年平均血管开放率在 70% 以上。冠状动脉脉单支病变 PTA 成功率在 90% 以上。影响疗效的因素中，除病变部位外，病变性质、病变的解剖与病理学特征、患者全身状况、设备情况以及术者经验等也是重要因素。例如在肾动脉狭窄中，以纤维肌发育不良的疗效最好，扩张成功率在90% ~95%，临床上高血压治愈和改善率达93%；其次为动脉粥样硬化症；而多发性大动脉炎的疗效较差。

PTA 比外科手术的优点在于对患者创伤小，并发症少，收效快，操作较简便，减少费用，门诊即可进行，一旦发生再狭窄可以重复 PTA 治疗。

（二）内膜下血管成形术的临床疗效评价

内膜下血管成形术术后评判的标准是临床症状明显改善，踝肱指数提高 0.1 以上，彩超随访内膜下夹层通道的狭窄率低于 50%。

内膜下血管成形术的与常规的腔内血管手术相比，理论上具有以下优点：①内膜下血管成形术可治疗长段的动脉闭塞；②内膜下血管成形术术后不会发生进展性的内膜增生和动脉粥样硬化，因为在内膜下夹层通道内并没有真正的内膜和内皮细胞；③内膜下血管成形术一般不导致粥样斑块破裂，很少引起远端动脉栓塞；④内膜下血管成形术的操作失败并不导致患者临床症状或血流动力学紊乱加重，也不会导致原先通畅的远端动脉闭塞，因为内膜下血管成形术操作失败只会引起已闭塞的治疗段发生血栓形成。

第三节　下肢静脉曲张性疾病的介入诊疗

下肢静脉曲张性疾病又称为下肢慢性静脉功能不全，是一种常见病、多发病，可以是先天性（即原发性）的也可以是继发性的。较为公认的基本病因为静脉壁薄弱、静脉瓣膜异常及静脉压力增加，而引起一系列病理生理学变化。病理生理表现的复杂性导致临床表现多样性，出现相关的临床症状。下肢静脉曲张性疾病涉及下肢浅静脉、交通静脉、深静脉系统。临床主要表现为下肢表浅静脉扩张或扭曲，腿部乏力、沉重、酸胀疼痛、水肿，足靴区色素沉着等皮肤营养障碍性表现，血栓性静脉炎、静脉性溃疡、溃疡出血等。长期迁延不愈的静脉性溃疡有发生癌变的可能。

多普勒超声血管显像是一种无创、直观、快捷、可重复检查的诊断方法，它能检测静脉管腔大小、血流速度与方向、瓣膜结构及功能，反映出静脉内压力、淤血状态、有无血栓阻塞或反流，可作为手术疗效评价、病情预后判定，以及为超声介导下进行手术提供帮助，是下肢静脉诊断的最常用的方法之一。

下肢静脉造影检查：是诊断下肢静脉病变的"金标准"。可以了解下肢静脉血栓或栓塞、静脉炎、肿瘤侵蚀或外伤引起的静脉阻塞部位、范围和程度；明确下肢静脉曲张、深静脉瓣膜功能及交通支瓣膜功能和解剖定位；观察手术效果；了解下肢慢性溃疡、肿胀、胀痛及色素沉着的原因；估计先天性静脉血管病变的部位和范围。主要包括下肢静脉顺行造影、下肢深静脉逆行造影等。

治疗下肢静脉曲张性疾病的目的：①改善症状；②美化下肢外观；③促进溃疡修复与恢复皮肤损害；④预防后续疾病。

经典的传统手术治疗方法开始于 16 世纪。大隐静脉高位结扎加剥脱，同时加下肢曲张静脉抽剥、小腿交通支静脉结扎术，是下肢静脉曲张性疾病的经典手术。经过一个多世纪的临床实践沿用到今天，仍然为下肢表浅静脉曲张的主要手术治疗方法之一。

下肢静脉曲张性疾病的介入治疗，本节主要介绍下列方法：①超声引导下泡沫硬化剂静脉注射疗法（ultrasound guided foam sclerotherapy，UGFS）；②超声引导下静脉腔内射频闭合术（radiofrequency endovenous obliteration，RFEO）；③超声引导下静脉腔内激光治疗术（endovenous laser treatment，EVLT）；④超声引导下微波腔内血管凝固闭合术（microwave cogulation therapy，MCT）。

一、超声引导下泡沫硬化剂静脉注射疗法

（一）临床要点

将具有腐蚀破坏性药液注入下肢曲张的静脉，损伤静脉内膜，发生结缔组织增生，最终形成血管纤维化而闭塞静脉以达到治疗之目的。1994 年，国际静脉病学会联盟公开了硬化剂注射疗法的指南。2006 年，欧洲第二次泡沫硬化剂治疗共识会议认为，泡沫硬化疗法已经成为静脉曲张的主要治疗方法之一。具有疗效显著、安全、创伤极小、可重复性、价格低廉等特点。不足之处是较手术而言，静脉曲张容易复发。

（二）介入方法简介

1. 泡沫硬化剂及其配制　美国生产的十四烷基硫酸钠、欧洲生产的聚多卡醇，有效浓度在 0.25%～3%。目前，国内主要采用的药物是 1% 聚桂醇注射液和 0.5%～3% 聚多卡醇注射液。泡沫硬化剂的配制一般采用 Tessari 法（即三通法）和 Tessari/DSS 法，将硬化剂和空气按 1:3 或 1:4 混合，然后将泡沫硬化剂和空气在三通阀连接的 2 个注射器之间反复推送，直至形成微细均匀的泡沫。

2. 硬化剂注射法　有下列四种常用的注射方法。

（1）Tournay 法　患者仰卧，先于患肢近侧段有倒流的静脉主干注入硬化剂，然后顺行向下做硬化剂治疗，最后治疗毛细血管扩张的部分。术毕将患肢做压迫包扎数天。

（2）Sigg 法　患者先取直立位，穿刺曲张浅静脉能抽出血液，确定针头在腔内后，再

让患者卧下，排空血液后即注入硬化剂。注射部位由远侧开始，然后逐步移向近侧段。术后患者用较强的弹性敷料，做较长时间的压迫包扎。

（3）Fegan法 首先处理功能不全的交通静脉，然后将注射分别向近侧和远侧扩展。本方法基本不处理浅静脉主干和隐静脉－股段交界处，应首先在向其深面与其相通的网状浅静脉注入硬化剂。

（4）国内操作法 先让患者直立数分钟，使曲张的浅静脉怒张，标记注射点，尽量做一次性硬化剂治疗，注射点可多达8～10处。可以先在大腿近侧段扎止血带，定位注射点后，让患者平卧，由远侧向近侧逐一穿刺曲张的浅静脉，抽吸有回血后松开止血带，使静脉段中的血液排空，注入硬化剂0.5ml。拔出针头，并用手指压迫1分钟。

大部分学者主张术毕时，将患肢做压迫包扎。其目的在于压缩受注射的静脉段，使其管腔尽量缩小，以免血栓过度形成，从而促使管腔发生纤维化闭塞。但是，各种对压迫包扎的做法相距甚远。

上述硬化剂注射疗法，原则上都应在超声引导下实施。其导管置入的部位和注射的全过程，都可通过超声予以监控，精准操作。

（三）适应证

所有类型的静脉曲张均适合硬化治疗。

（1）毛细血管扩张症。

（2）属支明显曲张或浅静脉曲张。

（3）大隐静脉主干、小隐静脉主干。

（4）伴穿通静脉功能不全的静脉曲张。

（5）治疗后残余和复发的静脉曲张。

（6）周围静脉性溃疡等。

（四）禁忌证

1. 绝对禁忌证

（1）已知对硬化剂过敏

（2）严重的全身疾病

（3）急性深静脉血栓

（4）硬化治疗区局部感染或严重的全身感染

（5）持续制动和限制卧床

（6）周围动脉闭塞性疾病晚期（Ⅲ或Ⅳ期）

（7）甲状腺功能亢进（使用含碘硬化剂时）

（8）已知症状性卵圆孔未闭

（9）妊娠

2. 相对禁忌证

（1）腿部水肿，失代偿

（2）糖尿病晚期并发症（如多发性神经病变）

（3）动脉闭塞性疾病Ⅱ期

（4）一般健康状况不佳

（5）支气管哮喘

（6）明显的过敏体质

（7）已知血栓形成倾向或高凝状态或伴深静脉血栓病史

（8）存在血栓栓塞事件的高危因素

（9）既往泡沫硬化治疗出现视觉障碍或神经系统功能障碍

（五）操作技术要点

硬化疗法的成功与否，取决于医师操作技术、硬化剂和曲张静脉的直径。

血管穿刺与硬化剂注射时应注重技巧，在实施大隐静脉硬化治疗时，建议使用导管，于膝下或踝部穿刺；治疗较粗大曲张静脉时，泡沫硬化剂尽可能黏稠，推荐液体硬化剂与气体比例为1:3；直径较小的血管注射治疗时，推荐液体硬化剂与气体比例为1:3或1:4。操作时尽可能固定下肢，不行 Valsalva 动作。

泡沫硬化剂每日最大剂量为2mg/kg。一般安全使用泡沫硬化剂为6~8ml。每个疗程的推荐最大泡沫剂用量不超过40ml。对直径较粗的静脉，应选择1.5%十四烷基硫酸钠或2.5%聚多卡醇硬化剂。

对于体表不可见的大（小）隐静脉，穿通静脉曲张时必须在彩超引导下操作。治疗术后早期下床活动；患肢加压包扎或穿着应用弹力袜。

（六）并发症及其处理

1. 硬化剂过敏和毒性反应　较少见，各种症状的发生率：胸闷、心慌、恶心、直立位虚脱或休克1%~2%、黑矇0.5%~1.4%、偏头痛样症状4.2%。

治疗前应仔细询问有无药物过敏史；应严格按药品使用说明控制剂量，一旦出现上述症状，及时停止注射药物，对症处理。

2. 过度的硬化反应　表浅血栓性静脉炎。血栓性静脉炎发生率为4.7%，但可以治愈，一般不需特殊处理，治疗后2~4周明显消退，必要时口服活血化瘀药物，适当局部外敷。

3. 局部皮肤色素沉着　发生率约为17.8%，色斑多于数周内逐步消退，仅约1%可持续1年以上。一般无须处理。

4. 深静脉血栓、肺动脉栓塞　发生率约0~1%，必要时，应口服华法林来预防血栓形成。一旦此并发症发生，应按治疗原则处理应对。

5. 皮肤坏死　临床极少见，硬化剂外溢严重者，可导致溃疡形成，硬化剂的浓度越高，溃疡的发生率也越高。学者们认为，在超声引导下，通过腔内置管注入低浓度的硬化剂即可避免并发溃疡形成。一旦皮肤坏死发生，应积极处理溃疡面。

（七）围介入手术期中医药治疗和护理

1. 围介入手术期中医药治疗

本病相当于中医的"筋瘤"。是指体表的表浅筋脉呈现青筋盘曲，甚则结若蚯蚓的疾患。《外科正宗》认为筋瘤的发生是因为"肝统筋，怒动肝火，血燥痉挛"。目前认为由于长期站立工作或担负重物，劳倦伤气，或因妊娠之后，导致筋脉络道失于通畅，局部气血运行失常，瘀阻络道，积久成形，以致筋脉盘曲，甚则状若蚯蚓。

（1）内治　劳倦伤气、气滞血瘀证：多发于长期站立工作者或妊娠妇女，在下肢内侧或小腿的后侧筋脉扩张隆起，下肢沉重肿胀，有时小腿部隐隐作痛，每至下午或晚间更为严重，甚则踝部、足背发生凹陷性水肿，舌淡红、苔薄白，脉弦滑。治宜益气通脉，活血舒筋。方选通经活血丸。

（2）外治

1）缠缚疗法　本法适用于因工作或其他原因而不能做手术治疗者，可用弹力绷带绑腿，或穿戴弹力护腿，均可增加血液循环回流，以减轻症状，同时可减少碰撞面引起出血或臁疮的并发。

2）止血疗法　可用桃花散放在出血创面上并加压包扎；如出血不止，可用结扎法止血。

2. 围介入手术期中医药护理

（1）静脉炎　有报道采用如意金黄散（成分有姜黄、大黄、黄柏、苍术、厚朴、陈皮、生天南星、甘草、白芷、天花粉等）联合食醋外敷调成糊状热敷 30 分钟/次，2 次/日；或用中药熏洗治疗，成分有豨莶草、紫草、土茯苓、白花蛇舌草、马鞭草、徐长卿、紫花地丁、半边莲、丝瓜络等，根据体质辨证加减。用法：煎水取汁，局部熏洗，每日 1 次；也可配合按摩、理疗，以促进肢体血液循环，减轻肿胀。

（2）硬化剂过敏、休克　可用针刺疗法，取水沟、素髎、中冲、涌泉、足三里等穴位；也可用艾灸疗法，取百会、膻中、神阙、气海、关元、至阴、涌泉、隐白等穴位；耳针疗法取穴：肾上腺、皮质下、牙、下耳根、心等穴位。

（3）尿潴留　可采用耳穴贴压等中医特色疗法解除。

（4）体温升高　同本章"下肢血管血栓形成的介入诊疗"小节。

（5）疼痛　轻微的疼痛一般可不予治疗，可采用分散注意力、中药贴敷、穴位按摩、蜡疗等方法缓解疼痛。也可针灸针刺合谷、内关、足三里等穴位止痛。

（八）临床疗效评价

临床疗效判断主要指标：①曲张静脉、毛细血管扩张消除；②静脉性溃疡愈合；③相应症状消除或缓解；④彩色多普勒检测提示曲张静脉或病变静脉闭塞。

硬化疗法被认为是皮内静脉曲张、毛细血管扩张症的标准治疗方法，临床改善率为90%。但复发率较高。

经证实，使用聚多卡醇进行泡沫硬化治疗具有较好的短期或长期疗效，3 个月后的血管闭塞率在69% ~96%；在 1 ~2 年的随访研究中，血管闭塞率在53% ~80%。如果曲张静脉的直径 <5 mm，则可以达到最佳闭塞率。由于传统的手术疗法及射频、激光、微波腔内微创疗法治疗对此类疾病的疗效得到公认，故泡沫硬化疗法临床上更多应用于相对较轻的，以浅静脉为主的曲张、毛细血管扩张症，作为传统或其他微创手术治疗的补充，或手术治疗后局部复发的补充治疗。

二、超声引导下静脉腔内射频闭合术

（一）临床要点

超声引导下静脉腔内射频闭合术，作为一种主干型静脉曲张的腔内闭合治疗手段，最早开始于1998 年的德国，其治疗目的在于通过闭塞目标静脉，阻断病理性下肢静脉曲张性疾病的下肢静脉回流障碍循环回路。其作用机制：射频能量通过一个发生器产生，经皮穿刺将连接于射频发生器的电缆电极置入静脉，射频能量直接通过其电极头端向静脉管壁释放热能，这种热能使血管内皮发生变性，同时管壁胶原纤维收缩，继发血栓机化，最终使静脉闭合。该方法的不足是射频闭合血管能量释放的时间相对较长。

(二) 介入方法简介

1. 设备及器械 射频消融发生器主机、射频电极、血管导管、高频彩超等。

2. 超声引导下静脉腔内射频治疗术

(1) 麻醉 根据患者全身情况及静脉曲张病情可选择局部浸润麻醉、针刺复合静脉麻醉、椎管内麻醉、全身麻醉等。

(2) 血管穿刺及置管

踝部法：患者平卧位，在超声引导下，经皮踝部大隐静脉穿刺，插入6F或8F射频导管至股隐静脉汇合处下1.5~2cm处。

腹股沟部法：在股隐静脉交汇处做一皮肤小切口，找到大隐静脉汇入股静脉交汇处，距离股静脉1cm结扎大隐静脉近心端，远心端静脉套管针穿刺，插入6F或8F射频导管至大隐静脉踝部。

(3) 静脉射频闭合 术前标记下肢表浅曲张静脉。射频消融频率460Hz，设置治疗温度85℃，功率2~5W，回撤导管速度2~3cm/min。在彩超引导下，将整条大隐静脉（或小隐静脉）射频闭合。采取多点皮肤穿刺，闭合表浅曲张静脉。采取静脉浅层皮下注射生理盐水隔热方法，减少皮肤灼伤。治疗全过程，在彩超引导与监测下完成。

(4) 患者加压包扎 采取穿戴医用弹力袜及弹力绷带包扎方法，术后患肢加压包扎2周。早期下床活动，避免或减少深静脉血栓发生。

(三) 适应证

1. 单纯性下肢静脉曲张，包括大（小）隐静脉曲张、属支静脉曲张。

2. 下肢静脉曲张伴有深静脉瓣膜功能不全，但深静脉通畅，无血栓形成。

3. 表浅静脉瘤。

4. 合并交通静脉功能不全的表浅静脉曲张。

(四) 禁忌证

1. 深静脉血栓或血液高凝状态。

2. 合并有严重心、脑、肝、肾、造血系统和内分泌系统等原发性疾病。

3. 全身感染性疾病。

4. 周围动脉闭塞性疾病晚期（Ⅲ或Ⅳ期）。

5. 持续制动和限制卧床。

6. 妊娠。

(五) 操作技术要点

为保证此法的确切效果，首先应选择好适应证。由于射频治疗导管较粗且弯曲度有限，不太适合弯曲显著的属支曲张静脉的闭合。

曲张静脉闭合的成功与否，还取决于医师操作技术是否娴熟。闭合曲张静脉既要牢固闭合血管又要减少手术并发症，尤其在有属支或穿通支注入的主干静脉部位应重点闭合。同时根据静脉直径，调整合适的功率、时间参数。

由于射频治疗存在每次患处血管释放能量时间较长的弊端，为了精准治疗，减少或避免皮肤灼伤，手术操作应当在彩超监测与引导下实施。

（六）并发症及其处理

1. 深静脉血栓　不管采取何种方法，静脉的手术都有深静脉血栓形成的可能。文献报道深静脉血栓形成约1%，肺栓塞发生约0.3%。术后常规口服华法林或阿司匹林，或者术后当日静脉滴注肝素一次。预防血栓形成最有效的方法是术后患者尽早下床活动。此并发症一旦发生，应按治疗原则处理应对。

2. 小腿及足局部皮肤麻木感　射频热辐射可能会影响大隐静脉伴行的神经及末梢，造成部分患者术后小腿或足踝部皮肤麻木感，但由于热辐射能量相对较低，对神经长久性影响较小。因此，术中应控制好射频发射功率及时间，可以采取静脉浅层皮下注射生理盐水方法，有利于减少对神经的热损伤。术后对症处理，促进恢复。

3. 皮肤灼伤　见于手术初期，医生操作技术不够熟练所致。术中控制好射频发射功率及时间，可以采取静脉浅层皮下注射生理盐水方法，以减少对皮肤的灼伤。一旦皮肤灼伤，用烫伤膏换药，可以促进愈合。

4. 切口感染　少见。换药能够控制并愈合，一般不需要用抗生素治疗。

5. 表浅血栓性静脉炎　可能发生。一般无须特殊治疗，必要时短期口服中药或外敷。

6. 踝部或小腿肿胀　部分患者发生在术后近日，常由弹力绷带包扎不妥或短期静脉回流受限所致。适宜的加压包扎，适当口服促进静脉、淋巴回流药物，症状均可缓解或消除。

7. 血肿　少见。若发生血肿，术后不用抗凝药物，适当对症处理。

8. 皮下瘀斑　相对多见。术后2周能够恢复；瘀斑严重时，术后不用抗凝药物，适当对症处理。

9. 术后疼痛　多属于轻度或中度。大部分患者能够忍受疼痛，不需要处理，极少患者需口服止痛药。

（七）围介入手术期中医药治疗和护理

1. 围介入手术期中医药治疗　可参照本小节中"超声引导下泡沫硬化剂静脉注射疗法"。

2. 围介入手术期中医药护理

（1）小腿及足局部皮肤麻木感　可以选用在相应穴位进行针灸、电针治疗，也可以进行推拿、穴位按摩。常用穴位有居髎穴、环跳穴、风市穴、中渎穴、阳陵泉穴、足三里穴等。

（2）静脉炎　同本小节中"超声引导下泡沫硬化剂静脉注射疗法"。

（3）疼痛　同本小节中"超声引导下泡沫硬化剂静脉注射疗法"。

（八）临床疗效评价

临床疗效判断主要指标同"超声引导下泡沫硬化剂静脉注射疗法"部分。

据 Rautio 和 Sybrandy 等报道，术后2年大隐静脉闭塞率为88%~100%；RF适用于大隐静脉无扭曲，并且管腔直径在12mm以下的患者。2003年，Lurie 等指出，RF术后大多数大隐静脉闭合，手术时间比做隐股静脉交界处结扎＋大隐静脉剥脱术缩短，一般于1~2天后即可恢复正常的工作，但是术后患肢皮肤感觉异常者较多（16%）。近年来，文献报道RF的并发症为隐神经损伤（3%~49%），皮肤烧灼伤、血肿和静脉炎（2%~7%），大隐静脉内的血栓进入深静脉引起深静脉血栓形成（1%）和肺栓塞（0.3%）等。2004年Hingorani等报道，通过术后超声检查，发现术后10天并发深静脉血栓形成者占16%，因此他们特别强调RF术后超声检测的重要性。此外，由于RF的导管较粗，所以更适用于大（小）隐静脉主干闭合。

三、超声引导下静脉腔内激光治疗术

（一）临床要点

腔内激光治疗术最早始于1998年，由西班牙人Carlos Bone提出并应用于下肢静脉曲张的治疗。2001年国内上海开始使用。治疗目的在于通过闭塞目标静脉，阻断病理性下肢静脉曲张性疾病的下肢静脉回流障碍循环回路。其作用机制是：通过插入静脉的激光光纤释放激光，光热作用被血管组织吸收转化为热能，使静脉腔内血液沸腾产生蒸气，致使血管壁的蛋白质或酶损伤变性或坏死，继而破坏静脉壁结构，同时形成继发性血栓，共同作用导致静脉纤维化，最终永久性闭合静脉，达到治疗目的。

（二）介入方法简介

1. 设备及器械　进口或国产激光发生器主机、激光光纤、血管导管、高频彩超等。

2. 超声引导下静脉腔内激光疗法

（1）麻醉　根据患者全身情况及静脉曲张病情可选择局部浸润麻醉、针刺药物复合麻醉、椎管内麻醉、全身麻醉等。

（2）血管穿刺及置管

1）踝部穿刺法：患者平卧位，在超声引导下，经皮踝部用12号套管针穿刺大隐静脉，插入超滑导丝，沿导丝插入5F导管，抽出超滑导丝，沿导管插入激光光纤至股隐静脉汇合处下2cm处，固定光纤，回撤导管2cm，使光纤顶端暴露在静脉腔内。连接激光发生器主机。

2）腹股沟部切开法：在股隐静脉交汇处做一皮肤小切口，找到大隐静脉汇入股静脉处，距离股静脉1cm结扎大隐静脉近心端，远心端静脉套管针穿刺，插入超滑导丝，用5F导管沿导丝插入大隐静脉直至踝部。抽出超滑导丝，沿导管插入激光光纤至踝部，固定光纤，回撤导管2cm，使光纤顶端暴露在静脉腔内。连接激光发生器主机。

（3）静脉激光闭合　术前标记下肢表浅曲张静脉。根据静脉直径，设定激光发射功率12～18W，选择每个脉冲1秒，间隔1秒；或持续发射脉冲。在激光脉冲发射同时，以0.5cm/s速度后撤光纤，将全段静脉闭合，在光纤回撤的同时压迫已经闭合治疗的静脉。采取多点皮肤穿刺，闭合表浅曲张静脉。治疗时，采取静脉浅层皮下注射生理盐水隔热方法，减少皮肤灼伤。治疗全过程，在彩超引导与监测下完成。

（4）患者加压包扎　采取穿戴医用弹力袜及弹力绷带包扎方法，术后患肢加压包扎2周。早期下床活动，避免或减少深静脉血栓发生。

（三）适应证

1. 单纯性下肢静脉曲张，包括大（小）隐静脉曲张、属支静脉曲张。

2. 合并交通静脉功能不全的表浅静脉曲张。

3. 下肢深静脉血栓后遗症完全再通患者，溃疡周围浅静脉曲张。

（四）禁忌证

同超声引导下静脉腔内射频闭合术。

（五）操作技术要点

为保证此法的确切效果，首先应选择好适应证。由于激光光纤较细，发射的激光作用属于光能转化热能，腔内激光治疗更适合中等程度或偏轻度的曲张静脉治疗。

曲张静脉闭合的成功与否，还取决于医师操作技术是否娴熟。闭合曲张静脉既要牢固闭合血管又要减少手术并发症，尤其在有属支或穿通支注入的主干静脉部位应重点闭合。同时根据静脉直径，调整合适的功率、时间参数。

由于激光治疗在患处血管释放能量时，容易将血管击穿，而导致皮肤创伤，缺乏经验的医师操作时应掌握技巧，避免或减少皮肤灼伤；手术操作应当在彩超监测与引导下实施。激光闭合治疗操作时，采取对患肢使用止血绷带缠绕以驱除下肢静脉血流，有利于曲张静脉闭合。采取静脉浅层皮下注射生理盐水隔热方法，有助于避免或减少皮肤热灼伤。

（六）并发症及其处理

基本同超声引导下静脉腔内射频闭合术。

（七）围介入手术期中医药治疗和护理

1. 围介入手术期中医药治疗　可参考本小节中"超声引导下泡沫硬化剂静脉注射疗法"。

2. 围介入手术期中医药护理　同本小节中"超声引导下静脉腔内射频闭合术"。

（八）临床疗效评价

临床疗效判断主要指标：①曲张静脉、毛细血管扩张消除；②静脉性溃疡愈合；③相应症状消除或缓解；④彩色多普勒检测提示曲张静脉或病变静脉闭塞。

本疗法于 20 世纪末开始应用于临床，常用的激光机波长为 810～980nm，功率 10～14W，但目前已有多种型号激光机问世，波长及功率有所提高。有学者研究观察认为，大隐静脉一般在术后数周内逐渐收缩，于 6 个月内完全闭塞。曲张静脉的闭合与下列因素直接相关：曲张静脉直径、激光波长、功率、照射时间、脉冲方式及回撤速度等。Luebke、Brunkwall 的荟萃分析报告患肢大隐静脉不闭合或早期再通平均发生率为 2.4%、4.5%；Sharif 报告静脉再通率为 24.1%。静脉再通的原因是多方面的。

四、超声引导下微波腔内血管凝固闭合术

（一）临床要点

微波静脉腔内凝固闭合术（MCT）是由国内王小平等首创的微创治疗方法，是针对慢性原发性下肢静脉功能不全的浅静脉系统病变、穿通支静脉系统病变、静脉性溃疡而设计的手术治疗方法。微创手术原则上与传统手术适应证一致，但尤其适用于直径较粗、弯曲成团的曲张静脉，或伴有小腿溃疡、皮肤感染的患者。其作用机制：微波是一种电磁波，

可以借助特制的微波辐射器呈同心圆状发射微波能量，将整条大（小）隐静脉、曲张静脉、功能不全的穿通支静脉瞬间凝固闭合。通过阻断异常淤血的下肢表浅静脉及穿通支血流，促进下肢深静脉回流入心脏，达到不结扎、不剥脱大（小）隐静脉及属支静脉治愈下肢静脉性疾病之目的。此法利用微波对组织热凝固效应，将微波辐射器直接作用于静脉腔血管壁，使其在小范围内实现瞬间（几秒内）产生具有一定穿透性的高温将组织凝固，继而使血管腔逐渐纤维化，最终完全闭锁。微波凝固加热属于内源性加热，其微波组织热凝固效应与其他能源加热方式相比，具有热效率高、升温快、组织受热均匀、热穿透性适度、短时炭化不明显、热凝固范围易调控等特点，热凝固后不易形成移动性血栓。微波凝固后血管纤维化闭锁的形成：一是直接热凝固致血管闭锁；二是热效应使血管内皮细胞及内膜广泛损伤，诱导静脉全程血栓形成，继而血管纤维化使血管闭锁。所以，术后血管再通可能性极小，安全性较高。在彩超引导下，针对交通静脉功能不全导致的小腿溃疡实施治疗，不受溃疡及周围皮肤感染的限制，手术微创、操作简捷、精准。

（二）介入方法简介

1. 设备及器械　国产微波手术治疗仪、微波针或天线、血管导管、高频彩超等。

2. 超声引导下微波静脉腔内凝固闭合术

（1）麻醉　根据患者全身情况及静脉曲张病情可选择局部浸润麻醉、针刺药物复合麻醉、椎管内麻醉、全身麻醉等。

（2）血管穿刺及置管

踝部法：患者平卧位，在超声引导下，经皮踝部大隐静脉穿刺，插入8F血管鞘，将微波天线经导管鞘插入至股隐静脉汇合处下1.5~2.0cm处。

腹股沟部法：在股隐静脉交汇处做一皮肤小切口，找到大隐静脉汇入股静脉交汇处，距离股静脉1cm结扎大隐静脉近心端，直接向远心端插入微波天线至大隐静脉踝部。

（3）静脉微波凝固闭合　术前标记好下肢表浅曲张静脉。设置微波发射功率主干静脉65~70W，属支静脉及穿通支静脉35~40W；回撤微波天线（或微波针）速度主干静脉1~2cm/4~5s，属支静脉及穿通支静脉1cm/s。在彩超引导下，将整条大隐静脉（或小隐静脉）闭合。采取多点皮肤穿刺，闭合表浅曲张静脉及穿通支静脉。采取静脉浅层皮下注射生理盐水方法，减少皮肤灼伤。治疗全过程，在彩超引导与监测下完成。

（4）患者加压包扎　采取穿戴医用弹力袜及弹力绷带包扎方法，术后患肢加压包扎2周。早期下床活动，避免或减少深静脉血栓发生。

（三）适应证

1. 大（小）隐静脉曲张。

2. 原发性下肢静脉功能不全伴有交通静脉功能不全，表现为大（小）隐静脉曲张伴小腿营养障碍表现者。

3. 主要由原发性下肢静脉功能不全伴有交通静脉功能不全导致的小腿溃疡者。

4. 静脉性溃疡同时伴有皮肤感染者。

5. 复发性静脉曲张。

（四）禁忌证

1. 妊娠妇女。
2. 患急性感染性疾病。
3. 合并有严重心、脑、肝、肾、造血系统和内分泌系统等原发性疾病。
4. 精神病患者。
5. 艾滋病患者。
6. 近期深静脉血栓形成静脉不通畅者。
7. 行走严重障碍者。

（五）操作技术要点

选择好治疗适应证，有利于保证疗效。由于微波作用血管及其周围组织的能量与激光作用不同，闭合静脉血管牢靠，临床更适合程度较重的曲张静脉，尤其适合由于交通支功能不全导致的溃疡治疗，此法实施不受溃疡周围皮肤感染的限制。

曲张静脉闭合的成功与否，还取决于医师操作技术是否娴熟。闭合曲张静脉既要牢固闭合血管又要减少手术并发症，尤其在有属支或交通支注入的主干静脉部位应重点闭合。同时根据静脉直径，调整合适的功率、时间参数。手术操作应当在彩超监测与引导下实施。对于皮下曲张静脉显露明显的患肢，应当采取静脉浅层皮下注射生理盐水方法，减少皮肤灼伤。闭合主干静脉，通常不需要驱血（即头低脚高位或抬高患肢从远心端向近心端驱赶静脉血）。建议在处理踝部曲张静脉时选用泡沫硬化剂注射，避免皮肤灼伤。

（六）并发症及其处理

下肢深静脉血栓：下肢深静脉血栓形成约 0.5%，肺栓塞发生约 0.1%。最有效的预防方法是术后患者尽早下床活动。可以术后常规口服华法林或阿司匹林，或者术后当日静脉滴注肝素一次，预防血栓形成，此并发症一旦发生，应按治疗原则处理应对。

其他并发症及处理基本同超声引导下静脉腔内射频闭合术。

（七）围介入手术期中医药治疗和护理

1. 围介入手术期中医药治疗　可参考本小节中"超声引导下泡沫硬化剂静脉注射疗法"。

2. 围介入手术期中医药护理　同本小节中"超声引导下静脉腔内射频闭合术"。

（八）临床疗效评价

临床疗效判断主要指标：①曲张静脉、毛细血管扩张消除；②皮肤表面颜色变淡、瘀血减轻，静脉性溃疡缩小或愈合；③相应症状消除或缓解；④静脉造影和彩色多普勒检测提示曲张静脉或病变穿通支静脉闭塞。

王小平等治疗单纯性大隐静脉曲张患者 420 例（435 条患肢），术后 2 年随访报告，复发率为 1.48%；伴深静脉 I～II 度病变者 136 条患肢治疗后 2 年，复发率 5.94%；伴有穿通支静脉病变者 317 条患肢，2 年随访，复发率 4.89%。术后未发生深静脉血栓形成。其他并发症发生率较低，且轻。

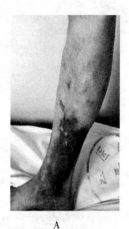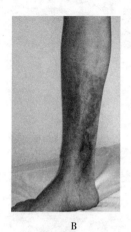

A   B

图 18-6 下肢静脉曲张介入治疗术后表面皮色情况对照

前患者小腿表面呈暗红色、淤血（A），术后皮肤表面颜色变淡、淤血减轻（B）

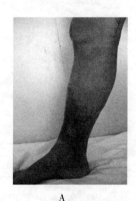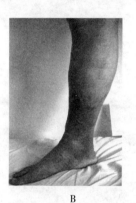

A   B

图 18-7 下肢静脉曲张介入治疗术后体表溃疡情况对照

术前患者小腿表面呈暗红色、淤血、溃疡形成（A），

术后皮肤表面颜色变淡、淤血减轻，溃疡缩小、基本愈合（B）

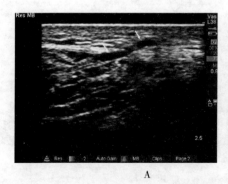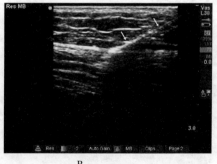

A   B

图 18-8 超声引导下微波腔内血管凝固闭合术前后对照

超声显示微波闭合术前穿通支静脉扩张（A）（白箭），术后穿通支静脉已经闭合（B，白箭）

（王小平 张宇 李雁 朱伟康 王岩梅）

第四篇

超声导引介入诊疗

第十九章　介入性超声总论

第一节　概　述

介入性超声（Interventional Ultrasound）是在实时超声（real time ultrasound）的引导和监视下，完成各种脏器或部位的穿刺活检、置管、引流、注药、消融等操作，以求达到诊断和治疗的目的。介入性超声是当代超声医学的重要组成部分，亦为介入医学的重要组成部分。介入性超声主要为非血管性介入，是常规介入放射的良好补充，近年来，随着超声仪器的发展，以及临床对于低创伤、快速诊断和床边治疗要求的增加，介入性超声的临床地位愈发重要。

超声技术本身就具有实时显像、方便易携、无放射性损伤等特点，在医学超声成像技术问世后，即有先驱者想到了利用超声定位进行穿刺活检。1961 年，Berlyne 用 A 型超声探伤仪和普通单声束探头对尸体肾脏进行定位和穿刺，预示了超声定位穿刺的临床应用价值。1967 年，Joyner 等用 A 型及 M 型超声仪器成功地对常规穿刺失败的胸腔积液进行了定位穿刺，然而限于当时的仪器和技术，并未对临床产生重要影响。1972 年，Goldberg 和 Holm 分别独立研究并且成功制造了具有中心穿刺孔结构的专用穿刺探头，使其在腹部脏器穿刺活检上得以应用，超声导向介入穿刺技术迅速进入临床应用阶段。1981 年，Isler 等首先报道了超声引导组织切割针活检技术（ultrasound guided core-needle biopsy），这一重大革新使得超声定位下的穿刺活检由细胞学活检直接提升到组织病理学诊断的水平。1980 年，董宝玮等在国内首先开展 B 型超声引导下经皮穿刺活检，继而国内的介入性超声进入蓬勃发展状态。1983 年在哥本哈根世界介入性超声会议上，正式确定介入性超声成为超声医学中的一门新兴学科。

介入性超声主要分为两大类，分别是超声引导下穿刺活体组织检查（简称活检）和超声引导下介入治疗，超声引导下介入治疗主要包括超声引导下经皮穿刺置管引流和超声引导下的各种消融治疗等。

第二节　介入性超声技术要点

超声引导下介入诊疗具有灵活多变、容易开展等特点，开展的注意点如下。

一、仪器设备选择

（一）超声仪器

高分辨率彩色多普勒超声诊断仪，可根据穿刺手法决定是否匹配穿刺引导功能，消融治疗必须根据选用的探头匹配相应的超声造影（contrast-enhanced ultrasound，CEUS）

功能。

（二）引导用探头（probe）

根据穿刺部位的特点，选择匹配当前靶器官成像的探头。

1. 胸腹部等深部脏器，选用凸阵探头，探头频率3.5～5MHz。

2. 甲状腺、乳腺等表浅部位，选用高频线阵探头，探头频率5～18MHz。

3. 前列腺及子宫附件等特殊部位，选用经直肠或者经阴道探头，探头频率5～10MHz。

4. 术中穿刺，选用专用术中探头，探头频率5～12MHz。

二、设备调试

1. 尽可能保证靶区域位于图像中心，调节总增益（Gain）、深度增益补偿（Depth Gain Compensation，DGC）、时间增益补偿（Time Gain Compensate，TGC）开关，保证图像清晰，对比度可略强于平时显像，以保证能够清晰显示穿刺针尖。

2. 合理调节焦点（Focus）数量及焦点位置，在设备允许的情况下尽可能采用多重聚焦，保证多个聚焦点可以覆盖皮下至靶区域，有效提升穿刺针的清晰度。

3. 具备超声造影功能的仪器需事先根据靶器官及靶位置，设置好造影模式及处理条件。

三、穿刺手法、穿刺针的显示和穿刺途径的选择

1. 穿刺手法　常用的穿刺手法分为穿刺架引导法和徒手穿刺两种。

（1）穿刺架引导法　技术难度低，较为简单，通过和探头匹配的带有穿刺针槽的专用穿刺架（图19-1），配合设备匹配该穿刺架的穿刺引导线进行穿刺，特点是准确性好、成功率高，尤其是对位于身体深部的靶位置穿刺，定位完毕后，一次成功率非常高。然而缺点也很明显，首先是只能做活检，由于穿刺架操作不便，一个人的情况下，很难做置管引流，无法做消融治疗；其次是由于穿刺线有特定角度的要求，常规穿刺架多数只能满足三个固定角度，所以对于特殊部位的靶位置，几乎无法穿刺，所以该方法目前只有在经直肠或者经阴道引导下的介入操作中常用。

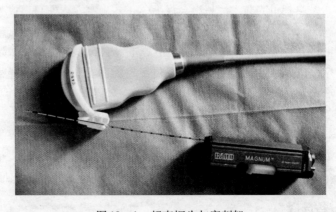

图19-1　超声探头与穿刺架

（2）徒手穿刺　也称无凭借穿刺（Free Hand），即不依靠穿刺架和穿刺线的引导，完全依靠穿刺医生的双手配合进行穿刺，该方法为资深介入超声医生的常用手法，技术难度高，要求医生具有丰富的超声诊断经验，熟悉各角度声像图上的解剖结构，要求超声医生

可以双手操作，即左、右手均可手持探头进行定位和扫查，同时左、右手均可根据患者不同的靶位置进行穿刺。缺点是学习周期长，临床医生由于很少有探头扫查经验，非常难学习，对操作医生的个人技能要求很高，优点是只要探头下可以看到的部位，几乎都可以穿刺，没有太多的盲区，适应性强，更适合特殊部位和特殊情况下的诊断，以及几乎所有的介入性超声治疗，作为介入性超声医生，都应该尽可能掌握徒手穿刺技术。

2. 穿刺针的显示　介入性超声的第一要点，就是"不见针尖不进针"，这个原则是保证介入性超声安全的最重要的原则。超声探头的声束厚度只有几毫米，只有在够清晰显示针干和针尖的情况下，才能保证穿刺路径是可控路径，否则可能因为部分容积效应，穿刺点及穿刺路径判断失误，导致穿刺失败。当完整地显示针干和针尖时，穿刺靶目标的准确性接近100%，而大血管及重要脏器周围部位穿刺时，严格控制针尖的位置更是保证医疗安全的第一要诀。实际操作中，由于探头发射原理的不同，表浅器官穿刺很容易显示针干和针尖，但是胸腹腔深部脏器穿刺时，通常针尖显示要比针干清楚，声像图上呈现点状强回声（图19-2），部分消融电极尖端或激光光纤发射端超声下显示不是很理想，需要根据穿刺针声学匹配层显像向前段准确估测针尖位置。

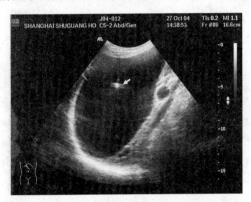

图19-2　显示穿刺针尖声像图

白箭所示为穿刺针尖，由于针尖有专用的声学匹配层，故而在声像图上呈现一高回声团

3. 穿刺路径的选择　介入性超声与介入放射（非血管性）的最大不同点是：可以在穿刺过程中实时地对穿刺路径周围的重要器官进行规避，规避原则是避开血管、胆囊、胆管、肠管、肺、膈肌、心脏、神经等重要组织，以最短路径进入靶位置；然而，肿瘤穿刺时则尽可能经过一段正常组织，以防止穿刺后出血和肿瘤种植。

第三节　介入性超声的临床应用

随着近二十年介入性超声技术的发展，以及大型超声设备的更新、穿刺器材的革新、穿刺技术的提高和经验的积累，介入性超声技术已经在临床诊断和治疗中占据了重要的地位。

一、超声引导下穿刺的应用范围

1. 超声引导下多脏器经皮穿刺组织学及细胞学活检、抽吸物生化检查、细菌培养、超声引导下经皮穿刺胆管及胆囊造影、经皮肾盂穿刺造影等。

2. 超声引导下穿刺宫内胎儿诊断、羊膜腔穿刺、羊水检查及遗传学检查、超声引导下输卵管造影等。

3. 术中超声定位、活检、消融治疗等。

二、超声引导下介入治疗的应用范围

1. 囊肿、脓肿、游离性或包裹性积液的治疗 对于以上疾病，可以在超声引导下进行穿刺抽吸治疗或者置管持续引流，必要的时候可以进行硬化剂、抗生素的注射治疗。

2. 胆系疾病治疗 超声引导下经皮经肝胆管置管引流、胆囊引流等。

3. 肿瘤治疗 主要指超声引导下经皮将药物、能量或者特殊材料导入肿瘤内部，进行化学消融、热消融、冷冻消融及电消融等，也可以经过超声引导把放射性粒子置入肿瘤内部进行局部放射性治疗。化学消融多用医用无水乙醇、聚桂醇注射液、醋酸溶液、热生理盐水、热蒸馏水、^{90}Y（钇）、^{32}P（磷）以及各种化疗药物；热消融主要是指微波消融、射频消融、激光消融和高能聚焦超声（HIFI）等；冰冻消融主要指氩氦刀治疗；电消融指不可逆性电穿孔技术。

4. 宫内胎儿处理 超声引导宫内胎儿介入包括多胎妊娠减灭术、胎儿心脏手术、胎儿脐带穿刺、宫内输血治疗、双胎输血综合征及先天性膈疝的治疗等。

5. 腔内及术中超声 利用经直肠及经阴道探头，对盆腔脏器及疾病进行超声引导下介入诊断及治疗；术中介入性超声则是利用术中探头，进行手术中的引导、监控、评价等，也可以对特殊部位进行置管引流，如胆囊造口、脑室和脑部的囊肿和脓肿置管引流等。

第四节 介入性超声的常见禁忌证

介入性超声的禁忌证具有一定的共性，列举如下。

一、绝对禁忌证

1. 一般情况差，无法耐受穿刺。
2. 穿刺区域需屏气配合，但患者呼吸无法配合者。
3. 精神障碍，不能沟通交流者。
4. 出血倾向、凝血功能障碍者。
5. 穿刺区有无法规避的大血管者。

二、相对禁忌证

1. 严重高血压且无法控制者。
2. 严重心脑血管疾病及血糖不可控制的严重糖尿病。
3. 女性处于月经期。
4. 穿刺区局部感染。

多数介入性超声还具有针对靶器官和靶目标的特殊禁忌证，参见各章节。

第五节　介入性超声的常规术前准备

一、患者准备

1. 检查血常规、凝血功能及血型、传染病四项（HBsAg、抗 – HCV、抗 – HIV1 + 2、抗 – TP）、心电图。

2. 严重糖尿病患者需要术前检查血糖情况。

3. 肝、肾部位治疗患者，术前行肝、肾功能检查；肝癌患者，术前需进行肿瘤指标的检查。

4. 甲状腺消融治疗患者，术前需行甲状腺功能及免疫学相关检查。

5. 禁食 4 小时，消融术术前 1 小时内禁止饮水。

6. 严重咳嗽、哮喘发作状态，需缓解后手术。

7. 如有服用抗凝药物史，需在临床医生监测下，停药 3～5 日后进行。

8. 与患者及家属签署知情同意书。

9. 呼吸配合训练，部分穿刺需要患者屏气配合，需要术前在超声下反复练习，确保患者能够达到安全穿刺屏气时间要求。

10. 部分特殊部位手术需事先备皮及清洗。

11. 经直肠引导进行手术患者，术前建议清洁灌肠，如果条件达不到或者患者拒绝，建议术前几日食用少渣食品，当日排空大便后进行手术。

二、器械及药品准备

1. 引导用彩色多普勒超声诊断仪，具有图像存储功能或连接录像装置，匹配适用探头，建议仪器具有超声造影功能。

2. 选择适用器材

（1）组织病理学活检术多采用 Tru – cut 针（内槽式活检针）。

（2）细胞病理学活检多采用 Chiba 针（千叶针）。

（3）一步法留置导管多采用猪尾巴导管。

（4）Seldinger 法留置导管多采用球囊导管或猪尾巴导管。

（5）非化学消融治疗所采用专用消融器材（统称为"治疗极"，包括微波天线、射频电极、测温电极、激光光纤、冷冻极等）。

3. 标本承载

（1）组织病理学标本　准备承载标本的无菌滤纸片以及装有固定液的标本盒（光镜采用甲醛固定、免疫荧光用生理盐水处理、电镜检查用戊二醛固定），标本盒需要事先标注患者信息。

（2）细胞病理学标本　载玻片及涂片相关器材。

（3）液体标本　各种根据不同检查要求处理的标本瓶（试管）。

（4）液氮桶　备送电镜检查时使用。

4. 无菌穿刺包以及无菌探头隔离套。

5. 预备药品　常规抢救药品、麻醉药品、抗过敏药品、止血药品、硬化剂、抗生素、生理盐水、碳酸氢钠注射液等。

三、仪器调试

1. 同步超声仪器 Worklist，载入患者信息，进入患者检查模式。
2. 调试仪器　根据介入靶位置调节增益、TGC/DGC、焦点位置等。
3. 进行穿刺区定位，明确穿刺点，必要时做体表标记。

第六节　介入性超声的常见不良反应及并发症

一、出血

出血曾经是介入性超声最常见的并发症，其发生率同靶器官的性质、病灶位置、穿刺器材的类型、操作人员的手法等有很大关系。随着超声仪器性能的发展、穿刺器材的制作技术改良和声学匹配针具的改进，出血的发生率逐渐降低，彩色多普勒技术在其中起到了重要的作用，穿刺前应用彩色多普勒血流图（CDFI）对穿刺路径进行评估是减少出血并发症的重要操作步骤。预防出血的另外一个重要步骤就是术前明确患者的凝血功能和血小板计数，严格掌握穿刺的适应证和禁忌证，尽量避免对凝血功能异常的患者进行操作，当患者的病情有需要时，要在纠正后进行，必要时术前应用止血药物，以减少术中出血的风险；穿刺时利用彩色多普勒血流图避开血管；穿刺时要定位准确，穿刺路径清晰，尽可能减少重复穿刺次数；此外，应用细针穿刺也可以降低出血的风险。

二、感染

只要严格执行无菌操作，穿刺活检出现感染的概率非常低，对于感染性病灶，术中尽可能避免压力性细菌播散，同时符合指征的患者可以预防性应用抗生素。

三、疼痛

疼痛是穿刺后最多见的不良反应，具有随机性，以穿刺部位疼痛为主，肝肾穿刺偶尔可见牵涉痛，大多疼痛轻微，可不予特殊处理，若疼痛剧烈者，应该警惕出血或者腹膜炎的可能；穿刺后加压包扎的患者，应该区分疼痛来源于穿刺还是加压包扎。

四、肿瘤针道种植

选择最短穿刺路径，减少重复穿刺次数，在保证能取得足够的标本量的基础上尽可能选择细针；如果是射频治疗，则需要加温退出，对针道进行一定程度的灼烧。

五、其他

如果出现邻近脏器损伤、胸膜反应、休克等，必须及时与相关临床专科联系，进一步诊断和治疗，避免出现严重后果；部分特殊并发症于相关章节详述。

第七节　介入性超声专用器材

常规活检针、导管、消融针等，因为没有经过特殊处理，所以在超声下会有针尖显示不清的情况。超声引导下的专用器材经过特殊处理，或者前端采用涂布声反射涂层，或者采用套针近针尖部特殊金属工艺处理等，以增加针尖附近的声波漫反射强度，使之在超声图像上更加清晰（图19-3、图19-4）。

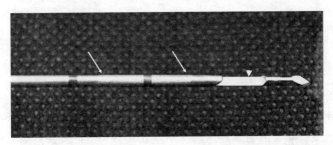

图19-3　超声引导专用经皮穿刺活检针实物图

图中两个白箭之间区域，采用特殊金属工艺，在超声声像图上可以清晰显示，白箭头处为组织切割槽

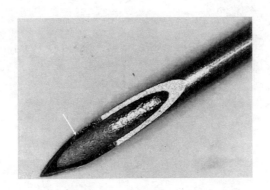

图19-4　超声引导专用经皮穿刺细胞学活检针

图为一根23G超声引导专用经皮穿刺细胞学活检针，在显微镜下，可见图中白箭标记的区域为经特殊金属工艺处理的针尖，在超声声像图上可以清晰显示

第八节　超声介入的常见疗效评估

一、常规超声

常规超声检查是最直接的超声介入术中即时评估手段，可以直接即时判断穿刺针、导管、消融极等的实时位置，能对穿刺途经的解剖结构有清晰了解，可以准确地评估活检位置是否准确、导管留置位置是否合理、囊腔的积液（积脓等）抽吸是否干净、硬化剂注入位置是否准确并达到预期范围、消融区域是否对靶区域进行了良好的覆盖。

二、超声造影

超声造影（contrast - enhanced ultrasound，CEUS）是利用六氟化硫微泡进行血管床对比成像的一种检查，由于造影剂具有纯血池成像和正常情况下不会向组织间隙弥散的特点，可以明显地改善小血管和低流速血流的显示，所以在超声介入的评估中具有非常重要的意义。

超声造影无须试敏、实时动态、无放射性、重复性好、单次剂量少（1~3毫升/次），所以非常适合术中即时评估。

超声造影的优点是对 <1cm 的小病灶显示非常好，然而受限于检查角度和手法，更适于针对性检查，所以在术后评估中作为 CT/MRI 检查的良好补充。

三、CT/MRI

增强的 CT/MRI 扫查是常规超声介入术后评估的重要组成部分，可以对透声条件较差的患者的介入后改变有非常清晰和具体的了解，尤其对实质性脏器活检后挫裂伤、留置管位置、消融治疗区域的整体判断具有重要的指导价值。需要专门场地和仪器，且受限于部分容积效应，对于微小病灶和消融残余的检出要逊于超声造影。

四、实验室检查

血常规、尿常规、肝肾功能、甲状腺功能、免疫学指标、各种肿瘤指标等，均为不同种类超声介入术后的常规观察和评估指标，具体可参考类似手术的介入放射学章节，本章节不予赘述。

（沈睿　程蓉岐）

第二十章 超声引导下穿刺活检术

超声引导下穿刺活检术（ultrasound-guided biopsy）是在局部麻醉下经过超声引导进行经皮穿刺病变组织，获取一定量的细胞或者组织块，做组织及细胞病理学和免疫组织化学等检查的一种诊断操作技术。

超声引导下穿刺活检术取材准确性高、操作简便、损伤小、适应证广、费用低廉、检查结果可靠，是一种重要的临床诊断方法。

超声引导下穿刺活检术尽管具有安全性好的特点，但是详细的术前谈话和知情同意是必需的安全保证。

所有的超声引导下穿刺活检术的临床要点均有共性，这些共性就是避免产生重大并发症的要点，必须恪守以下原则。

1. 严格恪守无菌操作原则　部分超声引导下穿刺活检术并不在手术室操作，但是必须严格恪守外科无菌原则。

2. 实时导向，就近原则　穿刺时的每一步都必须在超声的监视下进行，实时观察穿刺途径区域的重要组织结构，穿刺距离尽可能短，避免不必要的损伤。

3. 操作手法简练，尽量避免不必要的动作，严格恪守"不见针尖不进针"。

4. 随动原则　穿刺过程中，双手操作时，探头的扫查平面必须和穿刺针干保持在同一平面，保证穿刺针从针尖到针干都能在屏幕中显示，如果需要调整方向，则双手同时调整，保持一致性。

5. 检查方法灵活多变　超声本身具有多种检查方法，在穿刺活检的前后以及过程中，可以灵活使用，例如彩色多普勒血流图（color doppler flow image，CDFI）、弹性成像（elastography）、超声造影（CEUS）等。

第一节 超声引导下局部逐层浸润麻醉

超声引导下穿刺活检最常用的麻醉方式为局部逐层浸润麻醉（下文简称"局麻"）（nfiltration anesthesia），超声引导下局麻和常规的局麻有两个区别：第一是麻醉的每一个神经末梢高分布面（皮下、浅筋膜、深筋膜、胸腹膜等）均在超声监视下进行加压注射，促进组织内张力性浸润的形成，增强麻醉效果，还可以降低药物使用的总量；第二是在徒手穿刺时，利用麻醉时的进针的方向和角度进行预穿刺演练，明确后续的穿刺路径，保证穿刺成功率。

（一）操作方法

抽取5ml的2%利多卡因注射液，用常规注射针，针头斜面紧贴皮肤，进入皮内后推注药液，形成白色橘皮样皮丘，然后经皮丘刺入，根据筋膜及解剖层次进行分层加压注药，穿刺时针尖应该在超声的监视下，超声下可以清晰地看到加压注药形成的梭形低回声区，直至脏器的外膜外侧或者靶位置周围（图20-1）。

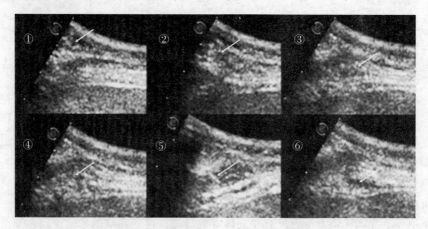

图20-1　超声引导下逐层浸润示意图

白箭所示分别为皮丘–浅筋膜–深筋膜–肋间肌的浅层和深层–腹膜下（①～⑥），局部的线状高回声为针的前端，局部回声减低和类新月样低回声间隙为浸润区

（二）操作技术要点

1. 麻醉药物要深入至下层组织，皮下、筋膜周围、肌膜下、骨膜周围、胸腹膜等处神经末梢分布较多，是麻醉的重要区域，而肌纤维本身痛觉神经末梢较少，少许麻醉药即可松弛肌肉。

2. 穿刺时需要进针缓慢，改变方向时需要撤针至皮下再更换方向重复穿刺过程，防止针干变形乃至断裂；同时，保证改变方向后的针尖在超声的监视下。

3. 每次注射前需回抽，防止药物误入血管。

4. 注药完毕后等3～5分钟，等待药物作用完善再进行穿刺操作，避免组织切开后药物外溢，导致效果降低。

5. 每次注药量不应超过极量。

6. 感染部位及肿瘤组织不宜应用局部浸润麻醉。

第二节　超声引导下经皮肝脏穿刺活检术

一、临床要点

肝脏活检几乎是最早开展活检的体腔内脏器，早期的肝脏活检或为盲穿，或为抽吸式细胞学活检，风险高、成功率低，在超声引导下肝脏活检术以及全自动内槽式活检针的临床应用后，组织学活检的应用越来越广泛。

超声引导下经皮肝活检是在局麻下利用活检装置自动切割或者抽吸式穿刺肝脏，获取组织块进行病理学和免疫组化检查的操作技术，是各种肝实质病变乃至肝占位最可靠的诊断方法之一，此检查取材准确性高、操作简便、损伤小、适应证广、费用低廉、检查结果可靠。肝组织病理学检查在肝脏疾病的诊断、分类、治疗策略的制订、预后的判断上具有重要的地位，是明确诊断、评估病情、判定疗效的重要依据。

二、介入方法简介

1. 器械准备　无菌一次性活检装置（16～18G Tru－cut 内槽式活检针或 Sure－Cut 抽吸式活检针）。

2. 患者取半侧卧位，观察病灶数量、大小、位置，明确靶位置，观察靶位置周边及内部血流情况，对血管、肠管、肝门区域、膈肌等重要部位进行规避。

3. 常规消毒、铺无菌洞巾，用无菌探头套包裹探头后再次进行穿刺点及穿刺路径确认，超声引导下逐层浸润麻醉至肝被膜外侧。

4. 进针至肝被膜外，停留，嘱患者屏气配合，观察穿刺针至靶位置边缘时触发扳机（图20－2），迅速观察穿刺针所在位置后，循穿刺路径原路退针，把组织条移上无菌生理盐水打湿的无菌滤纸，观察组织条大小、质地、颜色、完整程度等，决定是否重复穿刺，若组织条满意，可移入标本盒固定送检。

5. 细针活检（20～22G）单次取材尽量不超过3次，否则会增加出血等并发症的概率，16～18G 粗针单次活检即可取得质量非常令人满意的标本组织块，如果操作规范的话，粗针

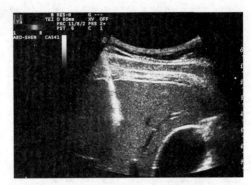

图20－2　超声引导下肝活检图
穿刺枪激发瞬间

活检和细针徒手活检在安全性上没有区别，笔者2005～2015年间行逾500例16G粗针肝活检，无一出现并发症。

6. 穿刺后即可局部沙袋配合多头腹带进行加压包扎，观察生命体征30分钟，患者无异常后可推送病房，平卧观察8小时以上。

三、适应证

需要明确病因或病情，临床认为有肝活检需求的，且超声或超声造影下可见的肝脏占位性病变或弥漫性病变，具体适应证如下。

1. 需要明确肝损害的病因，了解肝损害的程度。

2. 肝肿瘤的良、恶性鉴别，原发和继发的鉴别，明确病理类型和分化程度。

3. 评估慢性乙肝的炎症分级及纤维化分期，继而指导临床制订治疗策略和判定疗效。

4. 评价微波、射频消融等微创治疗后的疗效。

5. 肝移植后移植效果判定。

四、禁忌证

1. 严重肝硬化伴大量腹水者。

2. 肝表面占位，且穿刺路径无正常肝组织者。

3. 胆系或膈肌周围感染，穿刺后易继发感染者。

4. 严重肝外阻塞性黄疸者。

五、操作技术要点

1. 术前训练患者屏气，必须完美配合。
2. 进针前全面了解穿刺路径管道走行情况，避免形成出血或者胆管瘘。
3. 对于混合性肿瘤穿刺应该多方向多角度取材、周边取材，避免取样均为坏死组织而影响诊断。
4. 尽可能选取带有正常组织的路径，操作迅速果断，避免针道种植。
5. 肝脏弥漫性病变可选择 16G 粗针，占位性病变 18G 为宜。
6. 穿刺中调节角度需在肝外进行，避免产生肝裂伤。
7. 部分灰阶超声下不明显的病灶可以在超声造影下进行穿刺活检，提升阳性率。

六、并发症及其处理

主要并发症有疼痛、出血、气胸、胆汁性腹膜炎、腹腔脏器损伤、菌血症、脓肿及针道种植转移等。

1. 疼痛 多为穿刺点疼痛，轻微，可耐受，多不需特殊处理，术前做好解释工作，逐层浸润麻醉到位均可有效缓解，如果术后持续渐进性疼痛要提防出现肝破裂或者肿瘤破裂危险，需要及时转专科进行针对性治疗。

2. 出血 为常见并发症，约占总并发症的 50% 以上，不过罕见严重出血，穿刺前通过彩色多普勒显像对血管进行合理规避可以有效降低发生率，结合术后加压包扎效果良好；如果是肿瘤活检测避免直接穿刺，尽量通过一段正常肝组织，也可以有效避免出血。

七、临床结果评价

超声引导下肝活检是一种极为成熟的介入性超声项目，在全世界绝大多数医院均替代了盲穿肝活检，其安全性和成功率远远高于其他类似项目。

术后随访时间：术后第 2 日，术后 1 周。

第三节　超声引导下经皮肾脏穿刺活检术

肾脏的活检是应用范围仅次于肝活检的腹腔实质性脏器活检，开展得非常成熟和广泛，可分为肾脏占位活检和弥漫性肾病活检两大类。

一、临床要点

（一）肾脏局灶性及占位性病变

该检查主要为获得肾脏局灶性病变及占位性病变的组织，进行相关病理学诊断，明确病变性质，制订针对性治疗策略，准确判断预后。

（二）肾脏弥漫性病变

肾脏弥漫性病变主要是指累及双侧肾脏的肾小球及肾小管等部位的各种疾病，临床表现相似，但是病因、病机、病理改变和病程以及预后均有不同，故而需要进行活检。主要目的是获得肾脏组织，进行相关病理学诊断，明确病变性质，制订治疗策略，准确判断预后。

二、介入方法简介

（一）肾脏局灶性或占位性病变

1. 器械准备　无菌一次性活检装置，18~20G内槽式活检针，半自动或全自动弹射式，弹射距离15~22mm，可调。

2. 患者取俯卧或侧卧位，腹部或腰部垫枕，保证穿刺靶区域暴露良好，有安全进针路径，观察病灶数量、大小、位置，明确靶位置，观察靶位置周边及内部血流情况，对血管、肠管、肾门区域、肾上腺、肝脏及脾脏等重要部位进行规避。

3. 常规消毒、铺无菌洞巾，用无菌探头套包裹探头后再次进行穿刺点及穿刺路径确认，超声引导下逐层浸润麻醉至肾被膜，尖刀刺破皮肤及筋膜。

4. 进针至肾被膜外，停留，嘱患者屏气配合，观察穿刺针进针至局灶性或占位性病变位置边缘时触发扳机（图20-3），迅速观察穿刺针所在位置后，循穿刺路径原路退针，把组织条移上无菌生理盐水打湿的无菌滤纸，观察组织条大小、质地、颜色、完整程度等，决定是否重复穿刺，若组织条满意，可移入标本盒固定送检。

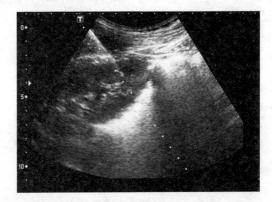

图20-3　超声引导下的肾脏活检图

可以看到穿刺针及引导延长线斜对肾脏下极，避开集合系统

5. 穿刺后即可局部沙袋配合多头腹带进行加压包扎，观察生命体征30分钟，患者无异常后可推送病房，平卧观察8小时以上，有条件者可用不凝的小冰袋加压包扎。

（二）肾脏弥漫性病变

1. 器械准备　无菌一次性活检装置（16-18G Tru-cut内槽式活检针或Sure-Cut抽吸式活检针）。

2. 患者取半侧卧位，观察病灶数量、大小、位置，明确靶位置，观察靶位置周边及内部血流情况，对血管、肠管、肝门区域、膈肌等重要部位进行规避。

3. 常规消毒、铺无菌洞巾，用无菌探头套包裹探头后再次进行穿刺点及穿刺路径确认，超声引导下逐层浸润麻醉至肾被膜外侧，尖刀刺破皮肤及筋膜。

4. 进针至肾被膜外，停留，嘱患者屏气配合，观察穿刺针进针至肾皮质和髓质时分别触发扳机，迅速观察穿刺针所在位置后循穿刺路径原路退针，把组织条移上无菌生理盐水打湿的无菌滤纸观察组织条大小、质地、颜色、完整程度等，决定是否重复穿刺，若组织条满意，可移入标本盒固定送检。

5. 细针活检（20~22G）单次取材尽量不超过3次，否则会增加出血等并发症的概率，16~18G粗针单次活检即可取得质量非常令人满意的标本组织块，如果操作规范的话，粗针活检和细针手活检在安全性上没有区别，笔者2005~2015年间行逾500例16G粗针肝活检，无一出现并发症。

6. 穿刺后即可局部沙袋配合多头腹带进行加压包扎，观察生命体征 30 分钟，患者无异常后可推送病房，平卧观察 8 小时以上。

三、适应证

（一）肾脏局灶性或占位性病变的适应证

1. 肾脏局灶性病变或占位性病变的诊断和鉴别诊断。

2. 无法或不愿手术的患者，明确病理类型，以便针对性内科治疗。

3. 既往有肿瘤史患者，排除转移癌。

4. 怀疑淋巴瘤患者。

（二）肾脏弥漫性病变的适应证

1. 肾脏弥漫性病变的诊断和鉴别诊断，肾炎的鉴别和分型。

2. 累及肾脏的全身型免疫性疾病，伴蛋白尿、异常尿沉渣或肾衰竭。

3. 原因不明的蛋白尿、异常尿沉渣或肾衰竭。

4. 持续性或复发性血尿、蛋白尿。

5. 鉴别肾移植排异反应。

6. 累及肾脏的系统性疾病。

7. 高血压伴肾功能损害原因不明者。

8. 原因不明的肾功能衰竭、肾脏大小无殊且无梗阻性因素者。

9. 其他可能有意义的适应证。

（1）单纯性小球性蛋白尿 >1.0g/d，但尿沉渣正常。

（2）肾脏大小正常的不明病因的肾衰竭。

（3）可疑家族性遗传性肾小球疾病。

（4）糖尿病肾病。

（5）缓慢进展的肾小管间质病变。

四、禁忌证

（一）肾脏局灶性或占位性病变的禁忌证

1. 大量腹水及肾周积液者。

2. 能够确诊的肾癌或交界性肿瘤。

3. 穿刺区近肾门，有无法规避的大血管者。

（二）肾脏弥漫性病变的禁忌证

1. 大量腹水及肾周积液者。

2. 严重高血压且无法控制者。

3. 多囊肾。

4. 孤立肾或单次肾功能丧失者并非绝对禁忌证，但是穿刺后可能会出现氮质血症或者尿毒症。

5. 肾脏萎缩变小的情况下，可能会无法取到足够的所需组织。

五、操作技术要点

（一）肾脏局灶性或占位性病变

1. 术前训练患者屏气，必须完美配合。

2. 进针前全面了解穿刺路径管道走行情况，避免损伤肾门结构及集合系统。

3. 对于混合性肿瘤穿刺应该多方向多角度取材、周边取材，避免均为坏死组织或者其中部分组织结构而造成病理诊断偏差。

4. 尽可能选取带有正常组织的路径，操作迅速果断，避免针道种植。

5. 穿刺中调节角度需在肾脏外进行，避免产生肾脏裂伤。

部分灰阶超声下不明显的病灶可以在超声造影下进行穿刺活检，提升阳性率。

（二）肾脏弥漫性病变

1. 术前训练患者屏气，必须完美配合。

2. 穿刺点尽可能选择肾下极的无肾窦区域，可以取到足够的肾小球组织，避免损伤肾门结构及集合系统。

3. 术后平卧 24 小时，密切观察生命体征、腹部情况、尿液性状，适当多饮水，1 周内减少活动，3 个月内不宜剧烈运动及强体力劳动。

4. 穿刺中调节角度需在肾脏外进行，避免产生肾脏裂伤。

六、并发症及其处理

肾穿刺活检术主要并发症有疼痛、感染、出血、血尿、动静脉瘘、肾撕裂伤、偶见气胸和腹腔脏器损伤报道。

1. 疼痛　如果术后持续渐进性疼痛要提防出现肝破裂或者肿瘤破裂危险，需要及时转专科进行针对性治疗，长期存在疼痛者可能有肾周血肿机化牵拉的可能。

2. 血尿　为主要并发症，术后多有镜下血尿，持续数小时至两天左右，肉眼血尿文献报道发病率5%左右，多由穿刺时损伤集合系统所致，可自行缓解，若持续性血尿则需要排除动静脉瘘的可能，穿刺的选取，患者的配合程度均对血尿的发生产生影响。

3. 动静脉瘘　多发生于Ⅲ级分支以下，大多没有临床症状，可自行愈合，若不愈合则可能出现长期肉眼血尿，部分人可于肾区听诊到杂音，此并发症多见于盲穿，采用超声引导下的穿刺后很少见。

4. 肾撕裂伤　多见于穿刺手法不稳定、穿刺时患者咳嗽等情况下，通过患者配合和术前训练可以有效减少，如果出现，可根据不同程度采取不同处理方式，较轻者卧床观察，必要时可扩容补液，较严重者需要行急诊选择性肾动脉栓塞或外科干预。

七、临床结果评价

超声引导下肾活检是一种极为成熟的介入性超声项目，已经完全取代了经典式的盲穿活检，通过精确地控制穿刺方向和靶位置，可以很好地降低患者术后发生血尿的概率。

术后随访时间：术后第 2 日，术后 1 周，术后 1 个月。

第四节　超声引导下经皮表浅器官穿刺活检术

高频超声检查对于表浅器官的成像优于其他影像学方法，而且多角度实时成像让超声引导下任意的表浅组织器官穿刺活检成为各种影像引导下活检中最有优势的项目；表浅组织层次结构显示清晰，各层筋膜组织、大小血管、部分神经组织均有良好的显示，而且高频线阵超声下，穿刺针成像效果非常好，在超声下，穿刺针的斜面和内槽式活检针的组织槽都能够清晰显示，软组织活检分为粗针活检（core - needle biopsy，CNB）和细针抽吸（fine needle aspiration，FNA）两种手法。

常见的表浅组织穿刺活检部位有：甲状腺、甲状旁腺、涎腺、乳腺及副乳、各处表浅淋巴结、骨骼肌、皮下不明肿物等。

一、超声引导下经皮甲状腺穿刺活检术

（一）临床要点

甲状腺是人体内最重要的内分泌器官之一，位于气管两侧，呈 H 形，总重只有 20 ~ 30g，周围组织结构复杂，毗邻气管、食管、颈总动脉、颈静脉，侧方及后方有喉上神经、喉返神经、迷走神经及颈交感干，而甲状腺的单侧腺体短轴通常在 1.5cm×2.0cm 以内，是需要"精细"处理的器官，近年来，随着各种诊疗方法的进步以及大家对于甲状腺疾病的重视增加，甲状腺疾病的发现率逐年上升，甲状腺的活检成为甲状腺疾病诊断的重要组成部分。

甲状腺活检主要分为细针穿刺抽吸细胞学活检和组织学活检术两种。

甲状腺是富血供脏器，再加上本身体积较小，穿刺难度高，周围重要结构多且复杂，穿刺风险大，所以细针下的细胞学活检是甲状腺肿大以及结节样疾病的常规检查方法。通过细针活检，可以获得甲状腺细胞团，进行相关细胞病理学诊断，明确病变性质，制订治疗策略，准确判断预后。

甲状腺组织学活检取材较大，多用于细胞学活检未能明确诊断的患者。目的是获得甲状腺组织，进行相关病理学诊断，明确病变性质，制订治疗策略，准确判断预后。

（二）介入方法简介

1. 超声引导下甲状腺细针穿刺抽吸细胞学活检

（1）器械准备　无菌一次性活检装置：22 ~ 27G Chiba 针，长度 10cm，有内芯。

（2）操作者坐在患者头侧，患者取平卧位，头部过伸位，保证穿刺靶区域暴露良好，有安全进针路径，有探头检测的足够空间，观察穿刺点至靶区域的穿刺路径，对血管等重要部位进行规避。

（3）常规消毒、铺无菌洞巾，用无菌探头套包裹探头后再次进行穿刺点及穿刺路径确认，超声引导下逐层浸润麻醉至甲状腺被膜，尖刀刺破皮肤及浅筋膜，同时取一支空的 5ml 去针头注射器备用，内抽 3 ~ 4ml 空气。

（4）通常采取经颈中部对侧穿刺法，即左侧的靶区域，左手持探头引导，右手经颈中部向左侧进行穿刺；同理，右侧的靶区域，则右手持探头引导，左手穿刺，穿刺时全程穿刺针的针干和针尖都必须处于超声的监视下，当 Chiba 针尖送达靶区域外侧的 1/3 时，撤出

针芯，在不同针道下，迅速在靶区域内提拉穿刺 4~5 次，然后拇指封堵针尾，迅速撤针，同时无菌纱布压迫进针点。

（5）备好的注射器接上 Chiba 针头，使针头斜面向下对准载玻片，快速推动注射器到底，将抽吸物喷至载玻片的一段，并用另一片载玻片推片，即刻置于固定液中固定，固定好镜下观察图片质量及细胞数，以明确是否需要重复穿刺。

（6）如果更换结节穿刺，需同时更换穿刺针。

（7）穿刺后即可局部包扎后加压 15 分钟，观察有无出血。

2. 超声引导下甲状腺穿刺及组织学活检

（1）器械准备　无菌一次性活检装置：18~20G 内槽式活检针，手动、半自动或全自动弹射式，弹射距离 15~22mm，可调。

（2）操作位置及消毒麻醉等均同细胞学活检。

（3）通常采取经颈中部对侧穿刺法，即左侧的靶区域，左手持探头引导，右手经颈中部向左侧进行穿刺；同理，右侧的靶区域，则右手持探头引导，左手穿刺，穿刺时全程穿刺针的针干和针尖都必须处于超声的监视下，当针尖送达靶区域的边缘时，确认弹出后针尖距离与重要组织之间具有安全间隙后，稳定穿刺针，击发（图 20-4），迅速撤出穿刺针，同时无菌纱布压迫进针区域。

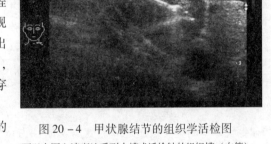

图 20-4　甲状腺结节的组织学活检图
可以在图上清晰地看到内槽式活检针的组织槽（白箭）

（4）把组织条移上无菌生理盐水打湿的无菌滤纸，观察组织条大小、质地、颜色、完整程度等，决定是否重复穿刺，若组织条满意，可移入标本盒固定送检。穿刺后即可局部包扎后加压 15 分钟，观察有无出血。

（5）若标本不满意，则同样体位、同样方法再次穿刺，次数不超过 3 次。

（三）适应证

1. 超声引导下甲状腺细针穿刺抽吸细胞学活检的适应证

（1）甲状腺弥漫性病变的诊断和鉴别诊断。

（2）高危人群 10mm 以内结节，并具有可疑恶性影像学特征者。

（3）甲状腺影像学报告及数据系统（Thyroid imaging reporting and data system，TI-RADS）在Ⅵa 及以上者。

（4）大于 10mm 且具有微钙化者、纵横比异常的实性低回声结节等回声，或者高回声的无明显包膜的实性结节。

（5）甲状腺癌外科术后新发病灶。

（6）具有高度怀疑转移的颈部淋巴结。

2. 超声引导下甲状腺穿刺及组织学活检的适应证

（1）甲状腺弥漫性病变伴甲状腺肿Ⅱ度及以上。

（2）直径大于 10mm 的结节或局限性甲状腺病变。

（四）禁忌证

1. 怀疑血管瘤或其他血管源性肿瘤。

2. 甲状腺异常增大导致呼吸道梗阻，或者气管软化等。

3. 甲状腺或肿瘤组织血流异常丰富者。

（五）操作技术要点

1. 经颈中部对侧穿刺法的优点在于探头和穿刺针大多同时位于甲状腺冠状位上，操作空间较大，几乎没有盲区，但是缺点是穿刺方向对着对侧颈总动脉，所以必须严格控制动作幅度，保证安全空间。

2. 如果结节有微钙化，尽可能贴近钙化区域穿刺，若钙化较大，则需要避开钙化区域。

3. 细胞抽吸针越细，抽吸成功率越高，红细胞污染越少。

4. 囊性病变及炎性改变不宜粗针穿刺。

（六）并发症及其处理

主要并发症有疼痛、感染、出血，偶见气管损伤报道。

气管损伤可引起咳嗽或者咯血，嘱患者静卧休息，避免紧张，因穿刺用 22～27G 的穿刺针极为纤细，故均可自愈，若呛咳明显者可肌内注射地西泮。

二、超声引导下乳房穿刺活检术

（一）临床要点

近年来，乳房疾病日益增多，尤其是乳房的实质性占位性病变已经成为影响女性健康和生活质量的重要疾病之一。乳房实质性占位性病变的良恶性、分化程度等直接影响外科医生的手术策略，进而影响到术后的恢复、预后，以及身体的整体美观度乃至于患者的精神状态。因此，术前诊断具有重要的价值。

超声引导下的乳房穿刺活检因其方便易行、取材成功率高、损伤小等特点得到了广泛应用。

超声引导下乳房穿刺活检分为三类：细针活检、粗针活检、麦默通真空辅助乳腺微创旋切系统（the Mammotome system，简称"麦默通活检"）。其中麦默通活检与粗针活检极为相近，故可近似归为粗针活检一类。

乳房粗针穿刺多指 12～18G 的穿刺针活检，麦默通活检也可包涵于其中。单纯粗针活检采用的是内槽式活检针切割法，而麦默通活检是组织局部旋切法。活检目的是获得乳腺及乳腺内病变组织，进行相关病理学诊断，明确病变性质，制订治疗策略，准确判断预后。

（二）介入方法简介

1. 超声引导下乳房细针穿刺活检

（1）器械准备　无菌一次性活检装置，20～23G Chiba 针，长度 10cm，有内芯。

（2）患者取仰卧位，保证穿刺靶区域暴露良好，有安全进针路径，有探头检测的足够空间，观察穿刺点至靶区域的穿刺路径，对血管等重要部位进行规避。

（3）常规消毒、铺无菌洞巾，用无菌探头套包裹探头后再次进行穿刺点及穿刺路径确认，超声引导下逐层浸润麻醉至结节包膜，尖刀刺破皮肤及筋膜，同时回抽一支空的 5ml 去针头注射器备用。

（4）穿刺时全程穿刺针的针干和针尖都必须处于超声的监视下，当针尖送达靶区域外侧的1/3时，撤出枕芯，在不同针道下，迅速在靶区域内提拉穿刺4～5次，然后拇指封堵针尾，迅速撤针，同时无菌纱布压迫进针点；如果单纯提拉法涂片不满意，可采用负压法，PTC针后方接5ml注射器，当针尖送达靶区域外侧的1/3时，注射器加负压，在不同针道下，迅速在靶区域内提拉穿刺4～5次，然后取下注射器，拇指封堵针尾，迅速撤针，同时无菌纱布压迫进针点。

（5）回抽好的注射器接上PTC针头，使针头斜面向下对准载玻片，快速推动注射器到底，将抽吸物喷至载玻片的一段，并用另一片载玻片推片，即刻置于固定液中固定，固定好镜下观察图片质量及细胞数，以明确是否需要重复穿刺。

（6）如果更换结节穿刺，需同时更换穿刺针。

（7）若标本不满意，则同样体位、同样方法再次穿刺。

2. 超声引导下乳房粗针穿刺活检

（1）器械准备 无菌一次性活检装置，12～18G内槽式活检针，手动、半自动或全自动弹射式，弹射距离15～22mm，可调。麦默通活检针及相关附属器材。

（2）患者取仰卧位，保证穿刺靶区域暴露良好，有探头检测的足够空间，规划好穿刺点至靶区域的穿刺路径，对血管等重要部位进行规避。

（3）常规消毒、铺无菌洞巾，用无菌探头套包裹探头后再次进行穿刺点及穿刺路径确认，超声引导下逐层浸润麻醉至结节包膜，尖刀刺破皮肤及浅筋膜。

（4）根据靶区域大小及进针路径设置好穿刺槽长度，一手固定探头，一手沿规划路径穿刺，穿刺时全程穿刺针的针干和针尖都必须处于超声的监视下，当针尖送达靶区域的边缘时，确认弹出后针尖距离与重要组织之间具有安全间隙后，针尖穿入靶位置被膜，稳定穿刺针，击发（图20－5），迅速撤出穿刺针，同时无菌纱布压迫进针点。

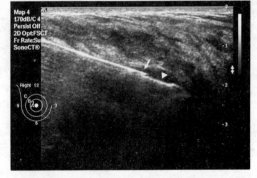

（5）把组织条移上无菌生理盐水打湿的无菌滤纸，观察组织条大小、质地、颜色、完整程度等，决定是否重复穿刺，若组织条满意，可移入标本盒固定送检。

图20－5 超声引导下乳腺结节活检图
该图上可以清楚地看到活检针的内槽（白箭头）以及外套针的切割缘（白箭）

（6）穿刺后即可局部按压止血，若为麦默通旋切术，需要先对旋切区沿着针道进行挤压，挤出积血后加压包扎。

（7）若标本不满意，则同样体位、同样方法再次穿刺。

（三）适应证

1. 乳房内较小实性占位，不易触及，临床怀疑恶性者多用细针穿刺活检。

2. 乳房较大实性占位，临床怀疑恶性者，多用粗针穿刺活检。

3. 位置较为表浅的肿块，宜用细针穿刺活检。

4. 血流丰富的肿块，通过彩色超声多普勒检查可以规避血管。

5. 乳腺影像报告和数据系统（Breast imaging reporting and data system，BI－RADS）分级

Ⅳ及以上者。

6. 不适合接触 X 线的患者。

（四）禁忌证

1. 超声引导下乳房粗针穿刺活检的禁忌证为相对禁忌证。

2. 假体置入后，如使用麦默通活检则为绝对禁忌证。

3. 妊娠期及月经期。

4. 急性乳腺炎。

5. 可疑炎性乳癌。

（五）操作技术要点

1. 为减少损伤及避免播散，尽量多次穿刺均通过同一皮下针道。

2. 取样组织尽可能包括肿物及周围的正常组织。

3. 多个肿块穿刺，尽可能每个肿块更换穿刺针，以避免肿瘤种植风险。

4. 如果肿块靠近皮下或者贴近胸壁时，可采用生理盐水加极少量肾上腺素对肿块周边进行注射，既可以分离肿块与周围组织，又可以使周边血管收缩，减少术中出血。

5. 穿刺时尽量在皮下避免直接损伤 Cooper 韧带。

（六）并发症及其处理

主要并发症有疼痛、感染、出血、气胸及胸膜反应、伤口不愈合、肿瘤针道播散、导管损伤等。

1. 气胸、胸膜反应 较为罕见，多由穿刺角度过大，深度过深导致，良好的超声引导可以在最大程度上避免这种情况的发生。

2. 伤口不愈合 多见于严重糖尿病或者晚期肿瘤。

3. 导管损伤 对哺乳的女性可能有一定的影响。

4. 肿瘤针道播散 很少见，多由于富血供肿瘤穿刺时损伤血管、内部压力过高引起，彩色超声多普勒血流图的术前检查可以最大限度上避免该情况。

三、超声引导下淋巴结穿刺活检术

（一）临床要点

多种疾病均可导致淋巴结增大，近年来不明原因的淋巴结肿大病例在临床上越来越多见，尽管全淋巴结摘除后进行病理检查对于确诊具有重大意义，然而不愿意进行外科手术的患者并不是少数，超声引导下淋巴结组织活检可以有目的地对多个淋巴结中的可疑淋巴结进行针对性穿刺，获得淋巴结内组织及细胞，进行相关病理学诊断，明确病变性质及来源，有利于临床制订治疗策略，准确判断预后。

（二）介入方法简介

1. 器械准备 无菌一次性活检装置：14～20G 内槽式活检针，手动、半自动或全自动弹射式，弹射距离 15～22mm，可调。

2. 患者取仰卧位，保证穿刺靶区域暴露良好，有安全进针路径，有探头检测的足够空间，观察穿刺点至靶区域的穿刺路径，对血管等重要部位进行规避。

3. 常规消毒、铺无菌洞巾，用无菌探头套包裹探头后再次进行穿刺点及穿刺路径确认，超声引导下逐层浸润麻醉至淋巴结包膜，尖刀刺破皮肤及筋膜。

4. 根据靶区域大小及进针路径设置好穿刺槽长度，一手固定探头，一手沿规划路径穿刺，穿刺时全程穿刺针的针干和针尖都必须处于超声的监视下，当针尖送达淋巴结的边缘时，测量弹出后针尖距离与重要组织之间具有安全间隙后，针尖穿入淋巴结被膜，稳定穿刺针，击发（图 20 - 6），迅速撤出穿刺针，同时无菌纱布压迫进针点。

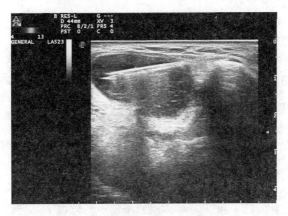

图 20 - 6　超声引导下淋巴结穿刺活检术

5. 把组织条移上无菌生理盐水打湿的无菌滤纸，观察组织条大小、质地、颜色、完整程度等，决定是否重复穿刺，若组织条满意，可移入标本盒固定送检。

6. 如果淋巴结有液化坏死，无法穿刺出足够的组织时，可改用无菌注射器抽吸制作细胞涂片或细菌培养。

7. 穿刺后即可局部按压止血。

8. 若标本不满意，则同样方法更换方向再次穿刺。

（三）适应证

1. 不明原因的淋巴结增大，有明显临床症状，治疗后无缩小或改善。

2. 可疑转移淋巴结，原发灶无法确定者。

3. 明确恶性肿瘤，判定有无淋巴结转移者。

（四）禁忌证

同常规穿刺禁忌证。

（五）操作技术要点

1. 淋巴结尽量采用长轴穿刺法。

2. 为减少损伤及避免播散，尽量多次穿刺均通过同一皮下针道。

3. 多个淋巴结穿刺，尽可能每个淋巴结更换穿刺针，以避免肿瘤种植风险。

4. 表浅部位只要可以规避开大血管，尽量用粗针。

（六）并发症及其处理

同本章"超声引导下乳房穿刺活检术"的相关内容。

四、超声引导下骨骼肌及任意表浅软组织活检术

(一) 临床要点

一直以来，MRI 凭借其优质的软组织成像，成为骨骼肌及软组织系统疾诊断的重要方法。随着高频超声技术的发展，超声检查由于其具有灵活易用的特点，所以成为骨骼肌、滑膜组织以及大多数体表软组织肿物的首选筛查方法，而超声引导下这些部位的活检亦得到了长足的发展。

该手术的目的是获得骨骼肌、滑膜、体表软组织肿物的病理标本，进行相关病理学诊断，明确病变性质及来源，有利于临床制订治疗策略，准确判断预后。

(二) 介入方法简介

1. 器械准备　无菌一次性活检装置：14~20G 内槽式活检针，手动、半自动或全自动弹射式，弹射距离 15~22mm，可调。

2. 常规消毒、铺无菌洞巾，用无菌探头套包裹探头后再次进行穿刺点及穿刺路径确认，超声引导下逐层浸润麻醉至靶目标外侧，尖刀刺破皮肤及筋膜。

3. 根据靶区域大小及进针路径设置好穿刺槽长度，一手固定探头，一手沿规划路径穿刺，穿刺时全程穿刺针的针干和针尖都必须处于超声的监视下，当针尖送达靶目标的边缘时，确认弹出后针尖距离与重要组织之间具有安全间隙后，针尖穿入靶目标，稳定穿刺针，击发（图20-7），迅速撤出穿刺针，同时无菌纱布压迫进针点。

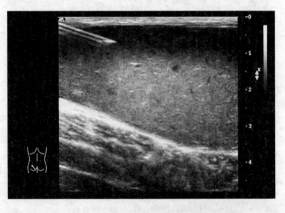

图 20 - 7　超声引导下臀部软组织活检图

4. 把组织条移上无菌生理盐水打湿的无菌滤纸，观察组织条大小、质地、颜色、完整程度等，决定是否重复穿刺，若组织条满意，可移入标本盒固定送检。

5. 穿刺后即可局部按压止血。

6. 若标本不满意，则同样方法更换方向再次穿刺。

(三) 适应证

1. 肌肉、骨骼、滑膜、体表软组织肿瘤的诊断以及鉴别诊断。

2. 肌肉及软组织转移瘤的诊断。

3. 肌肉、骨骼、滑膜、体表软组织肿瘤术后评价。

4. 多发性骨髓瘤的评价。

（四）禁忌证

1. 拟穿刺区血流异常丰富者或怀疑血管瘤者。

2. 相对禁忌证为预穿刺部位局部皮肤感染。

3. 怀疑穿刺部位结核杆菌感染患者。

（五）操作技术要点

1. 严格掌握适应证与禁忌证。

2. 严格无菌操作，穿刺部位遵循就近原则。

3. 为减少损伤及避免播散，尽量多次穿刺均通过同一皮下针道。

4. 多个肿块穿刺，尽可能每个肿块更换穿刺针，以避免肿瘤种植风险。

5. 表浅部位只要可以规避开大血管，尽量用粗针。

6. 软组织肿瘤可能会发生内部的坏死及液化，穿刺时应尽量避开类似组织。

（六）并发症及其处理

主要并发症有疼痛、感染、出血、神经损伤、肿瘤针道播散。软组织肿瘤多为富血供，如果按压力度不够或者不及时，很容易形成出血或者血肿，结合术后局部按压效果良好，多可自行吸收，不需要特殊处理。

第五节　超声引导下胸膜病变及肺部和纵隔病变穿刺活检术

一、临床要点

尽管正常肺脏的气体对超声成像具有严重的干扰，然而在特殊情况下，超声引导下依然可以对肺部、胸膜及纵隔病变进行穿刺活检。

二、介入方法简介

1. 器械准备　18～22G 内槽式活检针，手动、半自动或全自动弹射式，弹射距离15～22mm，可调。

2. 常规消毒、铺无菌洞巾，用无菌探头套包裹探头后再次进行穿刺点及穿刺路径确认，超声引导下逐层浸润麻醉至胸膜，尖刀刺破皮肤及筋膜。

3. 根据靶区域大小及进针路径设置好穿刺槽长度，一手固定探头，一手沿规划路径穿刺，穿刺时全程穿刺针的针干和针尖都必须处于超声的监视下，当针尖送达靶目标的边缘时，确认弹出后针尖距离与重要组织之间具有安全间隙后，针尖穿入靶目标，稳定穿刺针，击发，迅速撤出穿刺针，同时无菌纱布压迫进针点。

4. 把组织条移上无菌生理盐水打湿的无菌滤纸，观察组织条大小、质地、颜色、完整程度等，决定是否重复穿刺，若组织条满意，可移入标本盒固定送检。若标本不满意，则同样方法更换方向再次穿刺。

5. 如果无法穿刺出足够的组织，可立刻改用组织残渣制作细胞涂片或细菌培养。

6. 纵隔活检需要注意加做免疫组织化学检查。

7. 穿刺后即可局部按压止血。

三、适应证

1. 其他影像学方法无法明确诊断的胸膜、肺、纵隔病变，且超声下可见。明确胸膜、肺、纵隔病变的性质、组织学类型及来源。

2. 纤维支气管镜难以企及或者取材失败的周围型肺癌。

3. 手术及放化疗前需要明确肿瘤性质及来源。

4. 介入及放化疗后疗效评价。

四、禁忌证

1. 伴有大量胸腔积液者。

2. 位置过深，体积小且紧邻大血管及心脏者。

3. 重度肺气肿、肺源性心脏病或严重呼吸功能障碍者。

4. 严重高血压及（或）严重糖尿病患者。

五、操作技术要点

1. 严格掌握适应证与禁忌证。

2. 严格无菌操作，穿刺部位遵循就近原则。

3. 为减少损伤及避免播散，尽量多次穿刺均通过同一皮下针道。

4. 多个肿块穿刺，尽可能每个肿块更换穿刺针，以避免肿瘤种植风险。

5. 胸膜活检尽可能避开肺组织。

6. 肺活检时事先观察较大的支气管及血管，进行合理规避。

7. 胸骨旁、胸骨上及锁骨上和背部为纵隔活检常用声窗，胸骨旁进针时一定要预先彩色超声多普勒血流图观察内乳动脉并进行规避，否则可致致命性出血。

六、并发症及其处理

主要并发症有疼痛、感染、出血、气胸及胸膜反应、肿瘤针道播散等。

1. 出血　主要有咯血及胸腔内出血，多由穿刺时伤及血管所致，量少加压包扎可自行恢复，量大或咯血应嘱患者平卧静养，避免剧烈咳嗽，必要时可加用止血药物。

2. 气胸、胸膜反应　发生率较高，不过超声下合理对含气组织进行规避可以有效降低气胸的发生率，小量的气胸不用治疗，可以自行吸收恢复，中到大量气胸应行闭式引流。

七、临床结果评价

经典的胸膜病变以及肺和纵隔活检是 CT/MRI 引导下活检最擅长的领域，大影像的引导具有无盲区和准确的优势，且大型仪器也具有移动不便的特点，在这种情况下，一部分超声可见的肿块，采用超声引导下活检的方式，可以作为 CT/MRI 引导下活检的良好补充。其随访及评价同 CT/MRI 部分类似手术，可参考相关章节。术后随访时间：术后第 2 日，术后 1 周。

第六节　超声引导下前列腺穿刺活检术

一、临床要点

前列腺癌在我国老年男性肿瘤发病率中位居第六，70～80岁是发病高峰，由于多和前列腺增生并发，活检配合 FPSA 检查确诊率极高，早期的前列腺活检多为经直肠触诊下盲穿，风险高、出血及感染非常常见，超声引导下的活检术以及全自动内槽式活检针在临床应用后，超声引导下的前列腺多点活检成为前列腺癌的最重要的检查之一。

当患者的症状、体征及实验室检查提示有罹患前列腺癌的可能时，进行超声引导下前列腺活检，以获取病理学诊断。

二、介入方法简介

1. 患者术前清洁灌肠，按医嘱围手术期应用抗生素。

2. 器械准备　无菌一次性活检装置（16～18G 内槽式活检针）。

3. 患者取左侧卧位或者截石位，观察病灶数量、大小、位置，明确靶位置，观察靶位置周边及内部血流情况。

4. 常规肛周消毒、铺无菌洞巾，用无菌探头套包裹探头后再次进行穿刺点及穿刺路径确认，超声引导下逐层浸润麻醉至前列腺被膜。

5. 穿刺支架固定好，探头置入直肠内，开启超声仪器穿刺引导线。

6. 穿刺通常采用 6 或 12 针式多点穿刺，即前列腺左右底部、左右中部、左右尖部，每个部位 1 针或者 2 针，13 针法就是除了常规 12 针外，在额外怀疑病变区补充穿刺 1 针；穿刺时，进针至前列腺被膜下，观察穿刺方向正确，触发扳机，迅速观察穿刺针所在位置后循穿刺路径原路退针，把组织条移上无菌生理盐水打湿的无菌滤纸，观察组织条大小、质地、颜色、完整程度等，决定是否重复穿刺，若组织条满意，可移入标本盒固定送检（图 20-8）。

7. 穿刺结束后即刻局部按压止血，观察生命体征 30 分钟，患者无异常后可推送病房，平卧观察 8 小时以上。

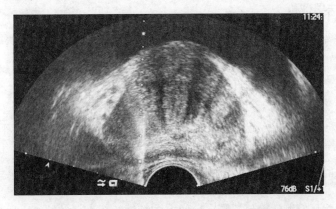

图 20-8　经直肠超声引导下的前列腺外周区活检图

三、适应证

1. 前列腺特异性抗原（PSA）升高，大于 10ng/ml。
2. 直肠指诊怀疑前列腺占位。
3. 经直肠超声（TRUS）或其他影像学技术（MRI、CT 等）提示前列腺占位。
4. 发现怀疑前列腺来源的转移癌。
5. 治疗后疗效判断。

四、禁忌证

1. 急性前列腺炎及慢性前列腺炎活动期。
2. 相对禁忌证为严重肛门疾病或肛门改道者。

五、操作技术要点

1. 严格掌握适应证与禁忌证。
2. 术后 24～48 小时内，适量多饮水。
3. 术后 3 日内穿刺部位保持干燥。
4. 术后 2 周内避免骑行。
5. 术后遵医嘱继续使用抗生素，恢复常规用药，但是继续停用抗凝及扩血管药物 2～3 日。
6. 前列腺体积过大，会影响穿刺活检的阳性率，可以通过会阴进行前列腺饱和穿刺（>21 针），可以有效提高前列腺穿刺的检出率，但是饱和穿刺的并发症发病率很高，需要根据情况选择。

六、并发症及其处理

前列腺穿刺的可能并发症较多，如果发生感染症状（如体温 >38.5℃以上）、持续性血尿、直肠大出血、急性尿潴留及服用镇痛药无效的剧烈疼痛等，需要转至医院泌尿专科就诊。

七、临床结果评价

扩大性或者饱和性前列腺穿刺活检中，穿刺点越多，检出率越高，然而并发症的可能也越大，所以尽可能在穿刺前通过 MRI 及超声造影的手段，对前列腺进行详细了解，尽可能减少患者创伤。术后随访时间：术后第 2 日，术后 1 周。

第七节　超声引导下腹膜后区穿刺活检术

一、临床要点

广义的腹膜后区穿刺活检包括腹膜后间隙的结缔组织来源的肿瘤，以及腹膜后间隙各器官来源的肿瘤，例如胰腺、肾上腺等；狭义上的腹膜后肿瘤，仅包括腹膜后间隙的结缔组织来源的各种肿瘤，但不包括脏器来源的肿瘤。本书以穿刺方法作为划分依据，按照广义的腹膜后穿刺来讲述。

腹膜后器官的导引穿刺可以分为 CT/MRI 引导下和超声引导下两种，其中 CT/MRI 导引下没有盲区，但是操作相对烦琐，不适合床边操作，超声引导下的穿刺简便易行，不分场所，但是受限于穿刺区域前房含气脏器的遮挡。

二、介入方法简介

1. 器械准备　无菌一次性活检装置（18~23G 内槽式活检针）。

2. 患者取平卧或侧卧位，观察病灶数量、大小、位置，明确靶位置，观察靶位置周边及内部血流情况，对血管、肠管、肝门区域、膈肌等重要部位进行规避，非胰腺穿刺应该避开胰腺。

3. 若病灶过深，但是有胃肠道遮蔽的情况下，如无大量腹水，无胃肠道梗阻，可用 21~23G 细针经胃肠道进行后腹膜占位的穿刺活检，尽量避免穿过结肠，经胃肠道穿刺术后 24 小时内禁食。

4. 常规消毒、铺无菌洞巾，用无菌探头套包裹探头后再次进行穿刺点及穿刺路径确认，超声引导下逐层浸润麻醉至腹膜。

5. 进针至靶位置外，停留，嘱患者屏气配合，观察穿刺针至靶位置边缘时触发扳机（图 20-9），迅速观察穿刺针所在位置后，循穿刺路径原路退针，把组织条移上无菌生理盐水打湿的无菌滤纸，观察组织条大小、质地、颜色、完整程度等，决定是否重复穿刺，若组织条满意，可移入标本盒固定送检。

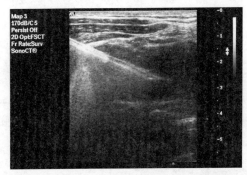

图 20-9　超声引导下经皮穿刺腹膜后肿块活检图
腹膜后巨大肿块，利用表浅探头，经腹壁进行组织学活检

6. 穿刺后即可局部沙袋配合多头腹带进行加压包扎，观察生命体征 30 分钟，患者无异常后可推送病房，平卧观察 8 小时以上。

三、适应证

1. 腹膜后肿瘤。
2. 腹膜后异常增大的淋巴结。
3. 腹膜后纤维化。
4. 胰腺局灶性病变的性质、来源、分化程度。
5. 胰腺占位的原发性和继发性的鉴别。
6. 其他临床需要的胰腺病变的诊断与鉴别诊断。
7. 肾上腺及输尿管来源病变的诊断和鉴别诊断。

四、禁忌证

1. 大量腹水者。

2. 临床或实验室检查怀疑嗜铬细胞瘤者。

3. 胃肠道梗阻。

4. 胰管扩张明显，无法规避者。

5. 穿刺区有无法规避的大血管者。

五、操作技术要点

1. 严格掌握适应证与禁忌证。

2. 进针前全面了解穿刺路径周围各种管道走行情况，避免形成出血或者胰瘘。

3. 对于混合性肿瘤穿刺应该多方向多角度取材、周边取材，避免取样均为坏死组织而影响诊断。

4. 尽可能选取带有正常组织的路径，操作迅速果断，避免针道种植。

5. 术后 15～30 分钟后超声检查术后穿刺路径，及腹盆腔低位有无出血和积液。

6. 穿刺中调节角度需在靶器官外进行，避免产生靶器官损伤。

7. 经胃肠道穿刺者可遵医嘱使用抗生素。

六、并发症及其处理

主要并发症有腹部疼痛、出血、胰漏、胃肠液漏、腹膜炎、胰腺炎、腹腔脏器损伤及针道种植转移等。

1. 腹部疼痛及腹膜炎与胰腺炎　疼痛较为常见，多轻微且短时间内可缓解，少数可因胰漏及胃肠液漏形成腹膜炎或胰腺损伤引起胰腺炎，需要按照急腹症处理，禁食、补液、抗感染，使用减少消化液分泌的药物，重者留置胃管，按照外科急症处理。所以术前及术后应该适当禁食，术中尽量避开扩张的胰管和胃肠道，尽量细针穿刺。

2. 出血　严重出血者少见，术前通过彩色多普勒超声多靶区域周围的血流情况进行仔细观察，术中合理规避，减少重复穿刺次数是避免出血的关键。

3. 感染　严格无菌操作。

4. 腹腔脏器损伤　后腹膜活检的特殊性，可能导致其出现胰漏、胆漏、气腹等并发症，同样强化术前观察，穿刺路径的规划，尽可能避免。

5. 针道种植　选择最短穿刺路径，减少重复穿刺次数，在保证能取得足够的标本量的基础上尽可能选择细针。

七、临床结果评价

超声显像在腹膜后区的检查中并不占据优势，其主要原因还是容易受到肠道内容物及气体的干扰，所以超声引导下的腹膜后区穿刺活检在临床上是作为 CT/MRI 引导下活检的补充而存在的，然而，在超声能够良好显示的患者中，超声引导又具有大影像引导所不具有的优势，就是穿刺切面的随机性，可以对腹腔重要组织器官起到更好的规避效果，使并发症的出现率更低。术后随访时间：术后第 2 日，术后 1 周。

（沈睿　程蓉岐）

第二十一章　超声引导下经皮穿刺抽吸及置管引流术

1967 年，Joyner 等用 A 型及 M 型超声仪器成功地对常规穿刺失败的胸腔积液进行了定位穿刺，预示着超声引导下经皮的各种腔室穿刺正式走进了当代医疗的大舞台，经过数十年发展，超声引导下经皮穿刺抽吸及置管引流术已经成为临床在处理相关疾病中最重要的选择之一。

超声引导下经皮穿刺置管引流的临床要点如下。

1. 严格掌握适应证与禁忌证，严格恪守无菌操作原则　正常情况下浆膜腔的积液是无菌的，是良好的细菌培养基，如果有外源性感染，发展迅速，很可能会在短时间内危及患者生命。

2. 实时导向　穿刺时的每一步都必须在超声的监视下，尤其在较大的腔隙中留置管远端游离时，尽可能将猪尾管带侧孔段放在最容易引流的位置，且事先要考虑到体位改变和液体减少后引流管的位置对引流的影响。

3. 操作手法简练，尽量避免不必要的动作，严格恪守"不见针尖不进针"。

4. 随动原则　穿刺过程中，双手操作时，探头的扫查平面必须和穿刺针干保持在同一平面，保证穿刺针从针尖到针干都能在屏幕中显示，如果需要调整方向，则双手同时调整，保持一致性。

5. 就近原则　穿刺置管并没有严格的位置限制，只要超声图像能够清晰显示穿刺全部途径，并且能保证穿刺途径安全，就可以选择最近的穿刺点和最短的穿刺途径。

6. 检查方法灵活多变　灵活应用 CDFI 来规避重要血管，留置后，如果患者透声较差，可以利用超声造影来明确留置管的位置和毗邻情况。

7. 目前超声引导下置管引流最常用的器材就是猪尾管（图 21-1），猪尾管具有柔韧性好，管径粗细可选，末端有多个侧孔，可以有效避免活瓣效应等优点，手法有一步法及 Seldinger 法两种，区别是一步法的猪尾管 - 套管 - 针芯是一体的，穿刺方便，Seldinger 法则利用金属导丝作为媒介进行穿刺置管，尤其适用于高风险部位，也适合较粗的导管。

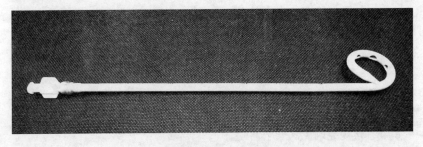

图 21-1　猪尾巴导管

末端呈环形，内侧可见多个侧孔

第一节 超声引导下胸腔经皮穿刺抽吸及置管闭式引流术

一、临床要点

胸腔积液是临床常见症状，可见于感染、心衰、低蛋白血症、肿瘤、外伤等情况，常规的临床处理方法是盲穿后抽吸或置管引流，然而遇到复杂性的积液或积脓，容易导致穿刺失败，引流不畅，或引起气胸等，超声引导可以有效提高穿刺成功率、减轻患者的痛苦和创伤，降低并发症发生率，是常规外科式盲穿的良好替代。手术目的为：①彻底引流积液或积脓；②改善纵隔疝的程度；③有效控制感染；④处理复杂性积液及包裹性积液；⑤局部冲洗和用药；⑥迅速缓解张力性气胸。

二、介入方法简介

1. 器械准备　一次性使用一步法猪尾巴引流导管组，直径 6~10F，具亲水涂层；无菌三通；无菌一次性注射器；无菌引流瓶或引流袋、水封瓶等。

2. 患者取坐位或半坐位，保证穿刺靶区域暴露良好，有安全进针路径，有探头检测的足够空间，观察穿刺点至靶区域的穿刺路径，对血管等重要部位进行规避。

3. 常规消毒、铺无菌洞巾，用无菌探头套包裹探头后再次进行穿刺点及穿刺路径确认，超声引导下逐层浸润麻醉至胸膜，尖刀刺破皮肤及筋膜。

4. 一手固定探头，一手沿规划路径穿刺，穿刺时全程穿刺针的针干和针尖都必须处于超声的监视下，当针尖进入胸腔后，探头交予助手协助观察，一手固定导管，另一手把内针针尖撤入直导管，利用直导管继续送入猪尾管至合适位置，少许后撤直导管至猪尾管回卷，撤出内针，观察有无积液流出，或接空无菌注射器抽吸（张力性气胸时可见注射器抽出气体），撤出直导管，留置猪尾管，观察位置无明显改变后，猪尾管后端接三通暂时封闭。

5. 取无菌注射器接三通进行抽液或者接无菌引流瓶（袋）进行引流，并计量，张力性气胸可接水封瓶。

6. 缝扎固定引流管，或用专用固定器固定引流管。

7. 引流物送检。

8. 引流物为脓性者，可在抽吸干净后，用替硝唑（或甲硝唑）注射液反复冲洗后抽净。

9. 肿瘤性顽固性积液患者可以根据要求注入对应药物。

三、适应证

1. 复杂性胸腔积液或积脓。
2. 包裹形成期的积液及包裹性积液。
3. 少量积液，常规穿刺无法安全穿刺。
4. 患者无法耐受常规普外科切开闭式引流。

四、禁忌证

同常规超声引导下介入穿刺禁忌证。

五、操作技术要点

1. 注意横隔及肺部的位置，防止误损伤（图 21 - 2）。

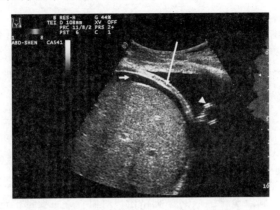

图 21 - 2　超声引导下经皮穿刺胸腔引流术

图中白长箭所示为横隔，横隔的右侧为胸腔积液，白箭头所示断续的环形结构为带侧孔的猪尾巴导管末端，白短箭所示区域为隔下的腹腔积液

2. 尽量于胸腔最低点穿刺引流，并且要考虑到患者的休息习惯来选择腋中线或者腋后线。

3. 脓性引流物者，导管留置期间，每天用生理盐水或者抗生素冲洗 2～3 次，保证导管通畅。

4. 若引流物过于黏稠或包裹性积液的析出蛋白堵塞产生活瓣效应，切勿盲目冲洗，可以用 J 形无菌金属软导丝对导管远端进行疏通，同时要记录冲洗的出入量。

5. 过于黏稠不易引流的情况下，可以注入糜蛋白酶或透明质酸酶，24 小时后再抽吸。

6. 怀疑结核性脓肿或积液可以诊断性抽吸，不宜留置导管，以防窦道形成。

六、并发症及其处理

主要并发症有疼痛、感染、出血、气胸等。

1. 感染　严格无菌操作，若感染性积液，则冲洗过程中严禁压力过高，引起积液进入组织或血管，如果形成一过性菌血症，可静脉应用抗生素。

2. 气胸、胸膜反应　小量的气胸不用治疗，可以自行吸收恢复，若程度较严重，则改引流袋为水封瓶，按照气胸进行处理。

七、临床疗效评价

超声引导下胸腔穿刺置管引流在技术上和安全上的优势远远高于其他同类技术，笔者近十年间行此类手术近五百例，在超声可明确胸腔积液详细位置的情况下，无一例失败，临床并发症统计远远低于同类操作；导管留置后，通过引流液的流出量、速度、性状，可以直观地反映疗效,当引流不畅时,可以第一时间利用超声检查来明确原因。术后随访时间为术后第2日,以及撤管前和引流管留置过程中临床医生提出观察引流管位置的要求时。

第二节　超声引导下腹腔穿刺抽吸及置管引流术

一、临床要点

多种原因均可以引起腹腔的积液及积脓,多由肝硬化、心衰、低蛋白血症、腹盆腔炎性疾病、创伤、手术或空腔脏器穿孔引起。腹腔的积脓是一种严重的感染性疾病,若不能及时有效地诊断和治疗,病死率高达80%。随着介入性超声技术的发展,超声引导下腹腔穿刺抽吸及置管引流已经成为首选的治疗方法。腹腔置管引流可以:①彻底引流积液或积脓;②有效控制感染;③处理复杂性积液及包裹性积液;④局部冲洗和用药;⑤脓腔减压。

二、介入方法简介

1. 患者取平卧位或半侧卧位,保证穿刺靶区域暴露良好,有安全进针路径、有探头检测的足够空间,观察穿刺点至靶区域的穿刺路径,对血管等重要部位进行规避。

2. 常规消毒、铺无菌洞巾,用无菌探头套包裹探头后再次进行穿刺点及穿刺路径的确认,超声引导下逐层浸润麻醉至腹膜,尖刀刺破皮肤及筋膜。

3. 穿刺方法

(1) 一步法　一手固定探头,一手持一步法套管针沿规划路径穿刺,穿刺时全程穿刺针的针干和针尖都必须处于超声的监视下,当针尖进入脓腔后,探头交予助手协助观察,一手固定导管,另一手把内针针尖撤入直导管,利用直导管继续送入猪尾管至合适位置,少许后撤直导管至猪尾管回卷,撤出内针,观察有无积液流出,或接空无菌注射器抽吸,撤出直导管,留置猪尾管,观察位置无明显改变后,猪尾管后端接三通暂时封闭。

(2) Seldinger法　一手固定探头,一手持PTC沿规划路径穿刺,穿刺时全程穿刺针的针干和针尖都必须处于超声的监视下,当针尖进入脓腔后,探头交予助手协助观察,一手固定PTC针,另一手把PTC内针针芯撤出,继而送入J形导丝,观察导丝前端完全进入脓腔后撤出PTC针,留置导丝,择留置管循导丝置入脓腔,观察留置管到位,引流通畅后,撤出导丝,留置管后端接三通暂时封闭。

4. 取无菌注射器接三通进行抽液或者接无菌引流瓶(袋)进行引流,并计量,较难引流者可接负压吸引器。

5. 缝扎固定引流管,或用专用固定器固定引流管。

6. 每次引流量应该小于800ml,避免引流量过大引起回心血量异常。

7. 引流物送检。

8. 引流物为脓性者,可在抽吸干净后,用替硝唑(或甲硝唑)注射液反复冲洗后抽净。

三、适应证

1. 复杂位置或者腹部较深部位的积脓,超声下可见并有安全穿刺路径。

2. 包裹形成期的积液及包裹性积液。

3. 少量积脓，常规穿刺无法安全穿刺且抗生素疗效差者。

4. 患者无法耐受或不能接受常规普外科式切开引流。

四、禁忌证

1. 脓肿形成早期，未完全液化者。

2. 恶性肿瘤合并感染者。

3. 不能除外动脉瘤或血管瘤合并感染者。

4. 严重高血压及（或）严重糖尿病患者。

五、操作技术要点

1. 穿刺部位尽量选择左侧腹麦氏点，穿刺方向朝向盆腔，但是尽可能避免被肠管缠绕包裹。

2. 脓性引流物者，导管留置期间，每天用生理盐水或者抗生素冲洗 2～3 次，保证导管通畅。

3. 其余技术要点同胸腔穿刺引流。

六、并发症及其处理

主要并发症有疼痛、感染扩散、引流液渗漏、出血、气胸或脓胸等。

1. 感染扩散　严格无菌操作。对液化不完全的脓肿进行穿刺或者不恰当的高压冲洗，均有可能导致病原菌入血，引起菌血症，乃至于脓毒血症。此外，注入糜蛋白酶或者透明质酸酶进行液化脓液时，也可以导致积脓范围扩大，一旦出现，需要对症处理，一方面进行脓腔减压，另一方面进行静脉抗生素应用，控制全身症状。

2. 气胸、脓胸、肋膈窦损伤　多见于对膈下脓肿的穿刺置管引流，需要严格控制穿刺部位及路径，少量气胸，可以自行吸收恢复，若程度较严重，则改引流袋为水封瓶，按照气胸进行处理，脓胸时则引流结合抗生素应用。

3. 引流液渗漏　当患者为慢性肝肾病或肿瘤晚期时，多数由于过度消耗，腹壁很薄，在大量积液下，腹壁张力过大，内部压力较高，当导管置入后，在留置初期，腹腔内压力减缓速度较慢，可能会有引流管周积液渗漏情况，可以利用无菌棉垫覆盖吸收，在腹腔压力降低后，可迅速缓解，如果腹腔积液产生量较为迅速，腹腔内压力降低不理想，则需要经常更换，同时注意导管位置，如果位置外移，切勿重新置入，防止污染；如果撤管后创口渗漏，可以缝扎处理。

七、临床疗效评价

超声引导下腹腔穿刺置管引流在技术上和安全上的优势高于其他同类技术，尽管多种影像技术均可作为引导使用，然而超声的床边操作优势是无可替代的。术后常规随访，时间同上一节。

第三节 超声引导下心包穿刺及置管引流术

一、临床要点

心包穿刺术多为急诊手术，手术风险大，所以术前必须做好完善的应急准备，和完善的风险告知。手术主要目的为：①心包腔抽吸和引流，缓解心包填塞；②明确心包积液类型（渗出或漏出液），有无心包病变，有无心包粘连等；③难治性心包积液的心包腔内药物注射。

二、介入方法简介

可根据心包腔分离程度和超声下可探及的安全穿刺范围，决定采用一步法或 Seldinger 法，术前均需要建立静脉通道。

1. 患者取平卧位或半侧卧位，保证穿刺靶区域暴露良好，有安全进针路径，有探头检测的足够空间，观察穿刺点至靶区域的穿刺路径，观察最终穿刺点与心脏搏动最近点的安全距离。

2. 常规消毒、铺无菌洞巾，用无菌探头套包裹探头后再次进行穿刺点及穿刺路径确认，超声引导下逐层浸润麻醉至心包膜，尖刀刺破皮肤及筋膜。

3. 穿刺方法

（1）一步法 一手固定探头，一手持一步法套管针沿规划路径穿刺，穿刺时全程穿刺针的针干和针尖都必须处于超声的监视下，当针尖进入心包腔后，探头交予助手协助观察，一手固定导管，另一手把内针针尖撤入直导管，利用直导管继续送入猪尾管至合适位置，少许后撤直导管至猪尾管回卷，撤出内针，观察有无积液流出，或接空无菌注射器抽吸，撤出直导管，留置猪尾管，观察位置无明显改变后，猪尾管后端接三通暂时封闭。

（2）Seldinger 法 一手固定探头，一手持 PTC 沿规划路径穿刺，穿刺时全程穿刺针的针干和针尖都必须处于超声的监视下，当针尖进入心包腔后，探头交予助手协助观察，一手固定 PTC 针，另一手把 PTC 内针针芯撤出，继而送入 J 形导丝，观察导丝前端完全进入心包腔后撤出 PTC 针，留置导丝，择留置管循导丝置入心包腔，观察留置管到位，引流通畅后，撤出导丝，留置管后端接三通暂时封闭。

4. 取无菌注射器接三通进行抽液或者接无菌引流瓶（袋）进行引流，并计量。

5. 缝扎固定引流管，或用专用固定器固定引流管。

6. 引流物送检。

三、适应证

1. 诊断性心包积液穿刺。

2. 心包组织或者心包腔占位活检。

3. 急慢性心包填塞引流减压术。

4. 恶性心包积液置管引流及药物注射。

5. 心包腔药物冲洗，治疗性心包腔闭合。

四、禁忌证

多为急诊手术，以抢救为目的，保证具有安全穿刺空间的情况下即可施行。

五、操作技术要点

1. 严格监视针尖位置，保证全程针尖均处于监视下，严防心脏损伤，尤其是经剑突下途径，由于穿刺针尖正对心尖部，而心尖在心包积液时摆动幅度很大，很容易划伤，所以积液量很重要，必须保证足够的进针间隙。

2. 从医疗安全的角度，尽可能选择 Seldinger 法，但是大量心包积液抢救的时候，也可以选择一步法。

3. 常规穿刺点在剑下，也可选择左胸的心脏裸区，心脏裸区肋间穿刺要仔细观察，避免内乳动脉损伤，导致致死性出血。

4. 长期留置时，导管应置于心包腔低位，并采用抗生素预防感染。

5. 抽液和注射均应缓慢进行，避免过快抽吸或者注射刺激心脏，导致血流动力学异常及心率异常或心律失常。

6. 急性心包填塞及大量心包积液，抽液及引流量达到 100～150ml 时，应该减慢速度或者暂停引流，避免导致心脏体积和回心血量短时间变化过大。

六、并发症及其处理

心包穿刺抽吸及置管引流并发症较多，且多为严重并发症，必须在术前和患者及家属反复交代并记录。

1. 心肌损伤、冠脉损伤、急性血性心包填塞　穿刺时由损伤心脏所致，心肌损伤需要对症处理，当出现急性血性心包填塞时，必须通过置管引流解决，否则需要心胸外科手术处理。

2. 肝脏及肺脏损伤　穿刺时误伤，对症处理，必要时相关外科处理。

3. 严重心律异常及致死性心律异常　多由导管异常刺激或本身心包积液已经产生纤维渗出，引起牵拉刺激所致，可以内科支持治疗、药物控制心律，并在必要时插管处理。

4. 右心急性扩张伴心衰降低前后负荷，必要时可以在心内科支持下采用正性肌力药物拮抗心衰。

5. 先天性心包缺失导致左或右心耳嵌顿　先天性心包缺失为罕见先天性疾病，在此基础上心包穿刺引流后可发生左或右心耳嵌顿，一旦发生，需要紧急手术处理。

6. 胸膜破裂致心包积液漏入胸膜腔　少量泄露不需要特殊处理，但是需要提防破裂周围心脏组织引起疝入甚至嵌顿，一旦出现，需要紧急手术处理。

7. 心包积液引流导管感染或导管心包膜刺激　控制全身感染症状，根据感染类型进行抗生素使用，同时可以在排除心包及胸膜破裂的基础上局部用药，如果产生刺激，可以在心包填塞缓解后适当后撤引流管。

七、临床疗效评价

超声引导下心包穿刺术同样是一种优秀的临床替代项目，成功率高，安全性好，然而置管成功仅仅是第一步，之后的并发症预防工作更加重要。术后随访时间同第一节。

第四节　超声引导下肝脏脓肿穿刺抽吸及置管引流术

一、临床要点

肝脏脓肿，也称肝脓肿，是细菌、真菌或溶组织阿米巴原虫等多种微生物引起的肝脏化脓性病变，若不积极治疗，死亡率可高达 10%～30%。肝内的管道系统是腹腔脏器中最复杂的，包括胆道系统、门脉系统、肝动静脉系统及淋巴系统，导致肝脏微生物寄生、感染的概率高于其他实性脏器。肝脓肿分为三种类型，其中细菌性肝脓肿常为多种细菌所致的混合感染，约为 80%，常见于糖尿病患者、老年人，或者其他可以导致免疫力低下的疾病；阿米巴性肝脓肿约为 10%；而真菌性肝脓肿低于 10%。进展期脓肿首选内科支持治疗结合超声引导下肝脏脓肿穿刺抽吸及置管引流。脓肿引流作用：①彻底引流积脓；②有效控制感染；③局部冲洗和用药；④脓腔减压，防止向腹腔或胸腔穿通。

二、介入方法简介

1. 器械准备

（1）一步法　一次性使用一步法猪尾巴引流导管组，直径 8～16Fr，具亲水涂层；无菌三通；无菌一次性注射器。

（2）Seldinger 法　①14～16G PTC 针；②8～12F 扩张管，特氟龙制，10～15cm；③直径 0.035 英寸或者 0.047 英寸的 J 形导丝，前端柔软；④8～10F 导管，长约 20～35mm，前端为带侧孔的猪尾管或球囊导管。

（3）无菌引流瓶或引流袋，负压吸引瓶等。

（4）无菌穿刺包以及无菌探头隔离套。

2. 患者取平卧位或半侧卧位，保证穿刺靶区域暴露良好，有安全进针路径，有探头检测的足够空间，观察穿刺点至靶区域的穿刺路径，对血管等重要部位进行规避。

3. 常规消毒、铺无菌洞巾，用无菌探头套包裹探头后再次进行穿刺点及穿刺路径确认，超声引导下逐层浸润麻醉至肝被膜，尖刀刺破皮肤及筋膜。

4. 穿刺方法

（1）一步法　一手固定探头，一手持一步法套管针沿规划路径穿刺，穿刺时全程穿刺针的针干和针尖都必须处于超声的监视下，当针尖进入脓腔后，探头交予助手协助观察，一手固定导管，另一手把内针针尖撤入直导管，利用直导管继续送入猪尾管至合适位置，少许后撤直导管至猪尾管回卷，撤出内针，观察有无积脓流出，或接空无菌注射器抽吸，撤出直导管，留置猪尾管，观察位置无明显改变后，猪尾管后端接三通暂时封闭。

（2）Seldinger 法　一手固定探头，一手持 PTC 沿规划路径穿刺，穿刺时全程穿刺针的针干和针尖都必须处于超声的监视下，当针尖进入脓腔后，探头交予助手协助观察，一手固定 PTC 针，另一手把 PTC 内针针芯撤出，继而送入 J 形导丝，观察导丝前端完全进入脓腔后撤出 PTC 针，留置导丝，择留置管循导丝置入脓腔，观察留置管到位，引流通畅后，撤出导丝，留置管后端接三通暂时封闭。

5. 取无菌注射器接三通进行抽液，至脓腔完全塌陷，无菌注射器抽吸替硝唑（甲硝唑）注射液进行反复冲洗，冲洗至引流液较为清澈，无明显组织碎屑，或引流液呈澄清血色为止，完全抽空或者根据临床要求留置抗生素，接无菌引流瓶（袋），较难引流者可接负压吸引器。

6. 缝扎固定引流管，或用专用固定器固定引流管。

7. 引流物送检。

三、适应证

1. 液化良好的孤立性或多发性脓腔。

2. 薄壁脓肿。

3. 患者无法耐受或不能接受常规普外科式切开引流。

四、禁忌证

1. 脓肿形成早期，未完全液化者。

2. 已穿破并引起腹膜炎、脓胸以及胆源性肝脓肿或慢性肝脓肿，建议外科切开引流。

3. 慢性厚壁型肝脓肿和肝脓肿切开引流后脓肿壁不塌陷、留有无效腔或窦道且长期流脓不愈合，以及肝内胆管结石合并左外叶多发性肝脓肿，且肝叶已严重破坏、失去正常功能者，建议外科行肝段切除术。

五、操作技术要点

1. 穿刺部位选择经过一段正常的肝组织，防止脓腔破裂。

2. 注意横隔及腹腔重要脏器的位置，防止误损伤。

3. 张力较高的脓肿，穿入后应立刻减压，防止脓液延针道外溢入血，引起菌血症，冲洗时，应该掌握冲洗速度和入量，防止腔内压力过高。

4. 脓性引流物者，导管留置期间，每天用生理盐水或者抗生素冲洗 2～3 次，保证导管通畅。

5. 若引流物过于黏稠堵塞引流管产生活瓣效应，切勿盲目冲洗，可以用 J 形无菌金属软导丝对导管远端进行通畅，同时要记录冲洗的出入量。

6. 怀疑结核性脓肿或积液可以诊断性抽吸，不宜留置导管，以防窦道形成。

7. 阿米巴性和真菌性脓肿，首选内科治疗，内科治疗效果不好的情况下，根据情况决定是否穿刺置管。

六、并发症及其处理

主要并发症有疼痛、感染扩散、出血等。

1. 出血　少量皮下出血按压后即可止住，无须特殊处理，穿刺前通过彩色多普勒检查可以良好规避大血管，脓腔内可能会有较大血管因脓腔减压破裂出血，立即应用止血药物，观察患者心率、血压等一般情况决定是否采取支持治疗。

2. 感染扩散　严格无菌操作。对液化不完全的脓肿进行穿刺或者不恰当的高压冲洗，均有可能导致病原菌入血，引起菌血症，乃至于脓毒血症，一旦出现，需要对症处理，一方面进行脓腔减压，另一方面进行静脉抗生素应用，控制全身症状。

七、临床疗效评价

由于超声对于含液性病变的鉴别优势，使得超声引导下肝脓肿的穿刺引流具有非常明显的手术时机选择优势，可以在脓肿液化较好的时机介入，取得非常满意的效果。术后随访时间：术后第 2 日，以及撤管前及留置过程中临床提出观察要求时。

第五节　超声引导下经皮经肝胆管及胆囊置管引流术

一、临床要点

经皮胆管穿刺及置管引流术经历了三个发展阶段，最初采用的是开腹手术的方式，随着放射介入的发展，在 X 线和 CT 引导下的经皮经肝穿刺胆道引流术（percutaneous transhepatic cholangial drainage，PTCD）取代了传统的手术方式成为经皮经肝胆管穿刺的主要手术方式，在超声技术的发展下，经皮肝穿刺胆管置管引流术（percutaneous transhepatic biliary drainage，PTBD）凭借其无放射性的、无过多场地要求等特点，成为 PTCD 的优秀补充治疗方法。而超声引导下经皮经肝穿刺胆囊置管引流术（Percutaneous transhepatic gallbladder drainage，PTGBD）对于高龄和危重且手术风险很高的急性胆囊炎和低位胆道梗阻患者也有着非常好的缓解效果。该手术的主要目的为：①引流胆汁，降低黄疸，改善肝功能；②胆囊及（或）胆道减压，控制胆系感染；③建立胆道造影通道，实施胆道造影，显示胆管树，了解梗阻情况及部位、程度、原因；④为胆道支架置入术或经皮胆道取石术预先建立通道。

二、介入方法简介

1. 术前患者准备　急性化脓性胆囊炎常伴有高热和脱水等症状，术前应该建立静脉通道，必要时给予抗生素和肾上腺皮质激素，同时纠正低血压，严防 DIC 的发生。

2. 术前器械准备

（1）一步法　一次性使用一步法猪尾巴引流导管组，直径 6～10F，具亲水涂层；无菌三通；无菌一次性注射器。

（2）Seldinger 法　①14～18G PTC 针；②8～12F 扩张管，特氟龙制，10～15cm；③直径 0.035 英寸或者 0.047 英寸的 J 形导丝，前端柔软；④8～12F 导管，长约 20～35mm，前端为带侧孔的猪尾管或球囊导管。

（3）无菌引流瓶或引流袋，负压吸引瓶等。

3. 常规消毒、铺无菌洞巾，用无菌探头套包裹探头后再次进行穿刺点及穿刺路径确认，超声引导下逐层浸润麻醉至肝被膜，尖刀刺破皮肤及筋膜。

4. 穿刺方法

（1）一步法　一手固定探头，一手持一步法套管针沿规划路径穿刺，穿刺时全程穿刺针的针干和针尖都必须处于超声的监视下，当针尖进入扩张的胆管腔或者胆囊后，探头交予助手协助观察，一手固定导管，另一手把内针针尖撤入直导管，利用直导管继续送入引流管至合适位置（胆管穿刺需朝向肝门方向送入，胆囊穿刺则少许后撤直导管至猪尾管回卷），撤出内针，观察有无胆汁或脓液流出，或接空无菌注射器抽吸，如果判断不明显，可在穿刺管后端注入少许超声造影剂进行观察，继而撤出直导管，留置引流管，观察位置无明显改变后，引流管后端接三通暂时封闭（图21－3）。

（2）Seldinger法　一手固定探头，一手持PTC沿规划路径穿刺，穿刺时全程穿刺针的针干和针尖都必须处于超声的监视下，当针尖进入胆管腔或者胆囊后，探头交予助手协助观察，一手固定PTC针，另一手把PTC内针针芯撤出，接无菌注射器回抽观察引流液颜色及引流是否通畅，继而送入J形导丝，观察导丝前端完全进入胆管或胆囊腔后撤出PTC针，留置导丝，用扩张管进行穿刺孔道扩张，择留置管循导丝置入合适位置（胆管穿刺需朝向肝门方向送入，胆囊穿刺则少许后撤直导管至猪尾管回卷），观察留置管到位，引流通畅后，撤出导丝，留置管后端接三通暂时封闭。

5. 缝扎固定引流管，或用专用固定器固定引流管；引流物送检。

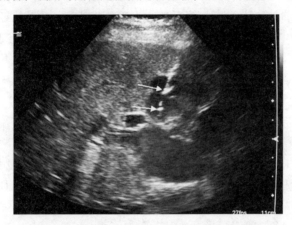

图21－3　超声引导下左肝内胆管PTCD

图中可见导管置入扩张的左肝内胆管矢状部内（白箭）

三、适应证

1. 各种原因形成的梗阻性黄疸患者，肝内胆管内经增宽至6mm以上，需要术前胆道减压或者需要姑息性胆道引流的患者，可行PTBD。

2. 胆道梗阻合并化脓性胆管炎，尤其是高龄和休克等危重患者，需要紧急胆道减压，可行PTBD。

3. 超声检测肝内胆管直径大于4mm，但是肝门部胆管内径超过10mm，细针诊断性穿刺抽吸出浑浊或脓性胆汁的，可行PTBD。

4. 无法耐受外科手术的危重急性胆囊炎患者，可行PTGBD。

5. 胰头及胆管占位或结石嵌顿引起胆总管梗阻合并胆囊肿大者，尤其是PTCD/PTBD失败而引起病情危重者，可行PTGBD。

6. 急性化脓性胆管炎，肝内胆管扩张不明显而胆囊显著肿大者，超声引导下PTGBD要比PTBD更简单而且效果相同。

7. 妊娠后期合并急性胆囊炎，PTGBD可以有效缓解症状，产后行胆囊切除术。

四、禁忌证

1. 大量腹腔积液。

2. 胆囊充满结石或者胆囊萎缩者，不适合 PTGBD。

五、操作技术要点

1. 注意横隔及腹腔重要脏器的位置，穿刺时避免经过肋膈角，以防胸腔胆汁漏形成。

2. 穿刺时需要多角度定位，避免因部分容积效应导致穿刺失败。

3. 穿刺时嘱咐患者平静呼吸，避免剧烈呼吸下肝脏撕裂以及导管错位。

4. 避免穿刺左右肝总管及胆总管，防止引起胆漏。

5. 尽可能减少进针次数，如果穿刺超过 5 次仍不成功，则暂停手术。

6. 胆囊置管穿刺时，严防穿透胆囊后壁，为避免胆汁瘘，尽可能经胆囊床穿刺，导管置入后，应在胆囊内留有一定长度，且需要保证侧孔均在胆囊内，防止脱出。

7. 术后需要卧床观察 24～48 小时，每日检查胆汁成分，观察是否有血液，计算引流量，防止引流管阻塞或者脱落。

8. 术后应用维生素 K 及抗生素 3 日及以上。

9. 引流管脱落多数发生在第 1 周内，随时观察引流情况，如果引流量不足，必要时可行引流管逆行 X 线或超声造影，观察导管位置。

10. PTGBD 术后 1 周需行常规造影（X 线造影或超声造影），观察胆囊管通常情况，有无结石形成及引流管位置，术后 2～3 周可以尝试闭管，待胆囊管通畅且胆囊造口形成窦道后方可拔出引流管。

11. 长期留置者，每 3 个月更换一次引流管。

六、并发症及其处理

主要并发症有疼痛、感染扩散、出血、胆漏和胆汁性腹膜炎、胆管 - 门脉瘘和门体静脉瘘等。

1. 胆漏及胆汁性腹膜炎 最主要的并发症，和胆道梗阻后胆管内压有关，也和多次穿刺导致误伤有关。一般的胆漏并不一定会引起严重的胆汁性腹膜炎而导致患者休克和死亡，关键在于早期发现和早期处理。如果患者术后突发右上腹剧烈疼痛和肌卫，强烈提示胆漏发生，需立刻检查，造影了解引流管位置，首先要保证胆道外引流通畅。若同时腹腔内产生积液，则做超声引导下腹腔穿刺抽液及置管引流，还无法改善或者病情危重者，需转手术治疗。

2. 出血

（1）胆道内出血，主要原因是穿刺时损伤血管，继而形成假性动脉瘤等，长期留置导管可以导致胆管压力性坏死并出血，胆管及肝脏恶性肿瘤侵袭也可以引起出血，少量出血不需要特殊处理，若大量出血，可立即将引流管封闭，同时应用止血药物，观察患者心率、血压等一般情况决定是否采取支持治疗，还无法止住的情况下，可采用血管造影下肝动脉栓塞来控制。

（2）腹腔内出血，较为少见，多由穿刺时肝撕裂伤导致，量少可采取局部加压包扎，保守治疗，严重者外科治疗或血管造影下行肝动脉栓塞。

3. 疼痛　部分患者穿刺后可有向右肩或右侧腋窝的放射性疼痛，可自然缓解。

4. 胆管－门脉瘘及门体静脉瘘　胆管和门静脉均走行于 Glisson 鞘内，穿刺时很容易引起二者同时损伤，发生时的症状根据二者压力关系有所不同。胆管内压高者，感染的胆汁进入门脉系统，可以导致菌血症；而门脉压力过高时，门脉血入胆管系统，可以引起胆管内凝血，加重胆系感染和黄疸，临床上通常采取更换更粗的引流管进行压迫来止血；门静脉瘘则非常罕见，多见于穿刺途经门静脉及肝静脉系统，且留置后窦道引起二者相通，对于没有肝硬化的患者影像不是很大，如果因为门体分流导致血氨过高，则有引起肝性脑病的风险，可以尝试选择性栓塞。

5. 其他并发症

（1）引流管脱落　需要重新更换或者重新置管。

（2）迷走神经反射、低血压、气胸等　及时对症处理。

（3）复发性胆囊炎　择期行胆囊手术。

七、临床疗效评价

由于超声对于液体的良好分辨能力，以及对于扩张的胆管及增大的胆囊具有很明显的图像显示和实时引导优势，所以可以有效减少重复穿刺次数，熟练地医生甚至可以保证一次穿刺就达到置管位置，对于并发症降低具有很重要的意义。。

术后随访时间：术后第 2 日，引流不通畅时，以及撤管前及留置过程中临床提出观察要求时。

第六节　超声引导下肾盂造瘘术

一、临床要点

经典式的盲穿和 X 线平片定位下的肾盂穿刺，既无法观察到肾盂的解剖结构，又无法明确穿刺针的位置，有很大的盲目性，CT 引导下的肾盂穿刺准确性非常高，但是限于操作场所，并不适合所有的患者，近年来，临床上越来越多地采用超声引导下穿刺，可以清晰地显示肾盂及周围的解剖结构，选择最安全的入路，大大地简化了操作流程，降低了医疗风险。该手术目的：①引流尿液，改善肾功能；②肾盂及输尿管感染性病变合并梗阻可以得到减压，控制感染；③尿路造影；④通过造瘘管对肾盂及上尿路疾病进行诊断和治疗。

二、介入方法简介

1. 患者取平卧位或半侧卧位，保证穿刺靶区域暴露良好，有安全进针路径，有探头检测的足够空间，观察穿刺点至靶区域的穿刺路径，对血管等重要部位进行规避，进针部位尽量选择肾脏背侧偏厚组织较厚处，避开叶间动脉及弓形动脉，正对肾门方向进针。

2. 常规消毒、铺无菌洞巾，用无菌探头套包裹探头后再次进行穿刺点及穿刺路径确认，超声引导下逐层浸润麻醉至肾周脂肪层内、肾被膜外侧，尖刀刺破皮肤及皮下深筋膜。

3. 穿刺方法

（1）一步法　一手固定探头，一手持一步法套管针沿规划路径穿刺，穿刺时全程穿刺针的针干和针尖都必须处于超声的监视下，当针尖进入扩张的肾盂后，探头交予助手协助观察，一手固定导管，另一手把内针针尖撤入直导管，利用直导管继续送入引流管至合适位置，若为猪尾管，则少许后撤直导管至猪尾管回卷，撤出内针，观察有无尿液或脓液流出，或接空无菌注射器抽吸，如果判断不明显，可在穿刺管后端注入少许超声造影剂进行观察，继而撤出直导管，留置引流管，观察位置无明显改变后，引流管后端接三通暂时封闭。

（2）Seldinger 法　一手固定探头，一手持 PTC 沿规划路径穿刺，穿刺时全程穿刺针的针干和针尖都必须处于超声的监视下，当针尖进入肾盂后，探头交予助手协助观察，一手固定 PTC 针，另一手把 PTC 内针针芯撤出，接无菌注射器回抽观察引流液颜色及引流是否通畅，继而送入 J 形导丝，观察导丝前端完全进入脓腔后撤出 PTC 针，留置导丝，用扩张管进行穿刺孔道扩张，择留置管循导丝置入合适位置，观察留置管到位，引流通畅后，撤出导丝，留置管后端接三通暂时封闭。

4. 缝扎固定引流管，或用专用固定器固定引流管，随后引流管接引流瓶或引流袋。

5. 引流物送检。

三、适应证

1. 急性上尿路梗阻引起尿闭，肾功能异常。

2. 肾盂脓肿或肾脓肿时，通过肾盂造瘘来进行肾盂减压、冲洗、引流、控制感染，为进一步治疗创造条件。

3. 无法手术的上尿路梗阻以及恶性肿瘤患者的姑息性经皮尿流改道治疗。

4. 输尿管术后，因为炎症或者水肿导致上尿路梗阻，引流后结合抗炎，可以避免再次手术。

5. 输尿管损伤后引起尿液外渗，引流后可以促进愈合。

6. 肾积水引流后残余肾功能评价。

7. 肾移植后肾积水、积血、积脓等，引流后可以促进肾功能恢复。

8. 肾盂肿瘤化疗。

四、禁忌证

非梗阻性严重肾衰。

五、操作技术要点

1. 注意肝脏及脾脏位置，穿刺时避免损伤。

2. 穿刺时需要注意，针尖切勿过深，否则会损伤肾门区大血管。

3. 穿刺时嘱咐患者平静呼吸，以避免剧烈呼吸下肾脏撕裂以及导管错位。

4. 尽量侧腹部靠后穿刺，避免经过腹膜腔，以防止出现尿液渗漏导致化学性腹膜炎。

5. 尽可能减少进针次数，如果出血请及时冲洗，防止血块堵塞引流管。

6. 观察引流液发现尿量不多，但是出血量较大时候，提示引流管侧孔滑入肾实质区域，需要调节引流管位置。

7. 术后监测血压，且要当心大量尿液引流后引起的水和电解质紊乱，一旦发生及时纠正。

8. 肾盂积脓者需要穿刺后迅速减压，冲洗时避免压力过高，导致脓液入血，引起菌血症，怀疑肾盂积脓者尽量采用一步法进行穿刺。

9. 术后需要卧床观察 24～48 小时，观察血压和心率变化，观察引流液是否有血液，计算引流量，防止引流管阻塞或者脱落。

10. 引流管脱落多数发生在第一周内，随时观察引流情况，如果引流量不足，必要时可行引流管逆行 X 线或超声造影，若条件不允许，也可以引流管逆行性注入无菌温盐水，于彩超下观察导管位置。

六、并发症及其处理

主要并发症有疼痛、感染、出血、尿液外渗及血管并发症等。

1. 出血　是最常见且最严重并发症，必须引起重视，可以发生在操作过程中，也可以发生在置管后的一段时间内，需根据引流出来的引流液内的尿液和出血量的情况，结合血常规来判断是侧孔滑入肾实质区、还是内出血，严重者通过更换引流管压迫止血，若无法止住，则需要进行血管栓塞或者外科手术干预；如果发生肾周血肿，小血肿可以不予处理，较大的血肿应该抽吸干净或者切开清除。

2. 感染　多发生肾脓肿患者，肾盂内压过高，导致脓液通过穿刺通道进入血液内，有发生脓毒血症的危险，一旦发生，迅速给肾盂引流减压，同时进行全身抗生素治疗。

3. 尿外渗，肾盂穿孔　多由于误操作引起。

4. 血管并发症　多见动静脉瘘和假性动脉瘤，主要原因是粗针穿刺引起的血管损伤，或者糖尿病和其他血管疾病引起的血管壁弹性减退，是后期出血的主要原因，多需要外科手术或者血管栓塞治疗。

5. 其他并发症

（1）引流管脱落　需要重新更换或者重新置管。

（2）迷走神经反射、低血压　及时对症处理。

七、临床疗效评价

超声引导下肾造瘘对比同类方法的最大优势，在于对扩张的肾盂和输尿管的鉴别度，以及对于肾脏血管的良好实时鉴别，可以最大程度减少并发症，减轻患者痛苦，而且目前的一步法穿刺为主流方案，大大缩短了手术时间，减少了肾实质创伤的程度。术后随访时间同第一节。

第七节　囊肿的超声引导下穿刺诊断及硬化治疗

一、临床要点

囊肿是常见的良性占位性病变，尤其好发于肝脏和肾脏，肝肾囊肿在 50 岁以上的人群中的检出率高达50%以上。尽管囊肿是良性疾病，然而渐进性囊肿的占位效应会对正常组织产生压迫症状，依然有可能导致组织、器官功能受损，剑下的左肝囊肿过大可以影响患者进食，而抵抗力减退的时候，也可能会囊肿感染，导致脓肿产生。

含液性病变在超声图像上的敏感性和特异性都非常好，使之对囊性疾病的诊断准确且易于鉴别。应用超声引导下囊肿的穿刺抽液术对囊肿进行生化、细胞学、细菌学等检查，可以明确囊性疾病的性质，有适应证的囊肿可以进行经皮穿刺引流以及硬化处理，目前囊肿硬化治疗已经是囊肿的首选治疗方法。硬化剂可采用医用无水乙醇、鱼肝油酸钠、醋酸、聚桂醇注射液等。

二、介入方法简介

1. 患者取平卧位或侧卧位，保证穿刺靶区域暴露良好，有安全进针路径，有探头检测的足够空间，观察穿刺点至靶区域的穿刺路径，对血管等重要部位进行规避。

2. 常规消毒、铺无菌洞巾，用无菌探头套包裹探头后再次进行穿刺点及穿刺路径确认，超声引导下逐层浸润麻醉至肝、肾被膜，尖刀刺破皮肤及筋膜。

3. 穿刺方法（以医用无水乙醇硬化为例）

（1）一手固定探头，一手持18～21G PTC针沿规划路径穿刺，穿刺时全程穿刺针的针干和针尖都必须处于超声的监视下，非套管针针尖穿刺入囊肿的后1/3处，保证距离囊壁的安全距离，进行抽吸，尽可能保证囊液抽吸干净，如果采用套管针，则只需保证套管针的套管前端在囊腔内即可（图21-4A），同时计算抽出的囊液的量。

（2）囊液抽吸干净后，抽取相当于抽出囊液量的1/4～1/3的医用无水乙醇缓慢注入，并且重复抽出-注入动作，使乙醇可以和囊壁充分接触，注意单次乙醇注入量不超过100ml。

（3）抽出所注的无水乙醇丢弃，重复2～3次，最后留置3～4ml（图21-4B）。

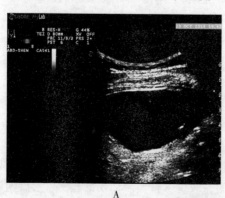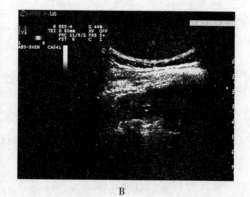

图21-4　肝囊肿超声引导下经皮穿刺抽吸硬化治疗

图中见肝脏内被膜下囊肿（A）；囊肿抽吸、硬化处理后，囊腔消失（B）

三、适应证

1. 直径>5cm的肝囊肿，直径>4cm的肾囊肿。
2. 合并感染的囊肿。

3. 具有明显临床症状的囊肿，如上腹部不适、血尿、进食受限等。

4. 压迫周围器官并且引起并发症者，如胆系梗阻、胃肠道受压、肾盂积水、血压异常等。

5. 多囊肝及多囊肾的减压治疗。

四、禁忌证

1. 肿瘤囊性变。

2. 囊肿与胆系或者泌尿系相通。

五、操作技术要点

1. 肾囊肿术前需要加做静脉肾盂造影（IVP），排除肾盂源性囊肿及肾积水。

2. 肾囊肿术前一定要彩色多普勒观察，防止误穿动脉瘤。

3. 穿刺时需要注意脏器内重要管道，避免误伤。

4. 穿刺时嘱咐患者平静呼吸，避免剧烈呼吸下肝肾撕裂。

5. 硬化剂注入时，一定要确保针尖及引流管的所有侧孔都在囊腔内，必要时可通过超声造影来明确。

6. 囊肿的穿刺引流后，可能短时间内因为囊壁无菌性坏死导致反应性渗出增多，可以有囊肿短时间内"增大"的表现，可以随着炎性反应减退慢慢吸收，并不是囊肿复发。

7. 无水乙醇注射时，尽量注意注射速度，避免外溢，导致疼痛。

8. 聚桂醇注射液本身具有麻醉效果，是无水乙醇的良好替代品。

9. 肾囊肿硬化剂注入前，常规进行蛋白定性试验及尿氨定性试验，确保阴性才可以进行硬化剂注入治疗。

10. 部分无法耐受硬化剂的老年患者，可以采用复发后多次抽吸法，部分囊壁可因此老化而失去分泌功能，逐渐闭合。

11. 术前应该了解患者是否酒精过敏，及时更换替代硬化剂，避免出现并发症。

六、并发症及其处理

主要并发症有疼痛、出血、醉酒样反应、发热。

1. 疼痛 乙醇外渗刺激肝肾被膜及腹膜可以导致剧烈疼痛，部分患者可有疼痛伴灼热感，并可能向下腹部或低位延伸，一般不需特殊处理，可以很快缓解，改用具有麻醉效果的聚桂醇可以有效避免疼痛。

2. 出血 按压可以有效减少皮下出血；内出血多数由穿刺时损伤囊壁的血管导致，随着硬化剂的注入，可以自行停止。

3. 发热 少数患者可以由硬化剂注入后产生的致热物质吸收而导致体温增高，很少超过38℃，一般不需要特殊处理。

4. 醉酒样反应 部分患者乙醇耐受比较差，可以有头晕、呕吐、皮肤潮红乃至妄动多语等表现，可嘱其静卧休息，必要时对症处理。

七、临床疗效评价

囊肿是临床常见的良性疾病，非特殊情况一般无须治疗，定期随访复查即可，当患者有治疗需求时，从手术效果、手术创伤、恢复速度以及患者的经济等各方面考虑，首选超声引导下穿刺抽液硬化术，腹腔镜下可以行囊肿去顶术，然而去顶开窗无法完全消除囊壁的分泌作用，容易复发，已经逐渐被微创消融所取代。

术后随访时间：术后第2日，术后1个月、3个月、半年及1年，以后每年复查。

（沈睿　程蓉岐）

第二十二章　超声引导下局部消融治疗

局部消融治疗是借助医学影像技术的引导对肿瘤靶向定位，局部采用物理或化学的方法直接杀灭肿瘤组织的一类治疗手段，具有微创、安全、简便和易于多次施行的特点。影像引导技术包括 US、CT 和 MRI，治疗途径有经皮、经腹腔镜手术和经开腹手术三种，本章主要阐述通过超声（US）引导的经皮治疗消融手术，主要方法分为热消融和化学消融两种。

化学消融是指在超声引导下，对肿瘤进行化学物质（例如无水乙醇（PEI）、醋酸、聚桂醇、高温生理盐水等）的局部注射，致使肿瘤组织细胞物质脱水、蛋白变性以及肿瘤血管血栓形成，进而导致肿瘤组织细胞坏死。

热消融是肿瘤间质毁损治疗的主要组成部分，是指在超声引导下，利用微波、电、激光等能源导入到肿瘤组织内，制造热场，致使其发生凝固性坏死，从而原位灭活肿瘤细胞，主要包括微波消融（microwave ablation，MWA）、射频消融（Radiofrequency ablation，RFA）、激光消融（Laser ablation，LA）、高强度聚焦超声技术（High intensity focused ultrasound，HIFU）等。

表 22-1　热效应对组织的影响

温度	影响
>300℃	融化，升华
>100℃	烧焦，碳化
100℃	水蒸气形成，组织结构破坏
60℃	蛋白凝固、坏死
>50℃	生物酶活性降低，不可逆性细胞损伤
42~50℃	高热、细胞膜变形

微波消融是利用微波的热效应，在超声的引导下，把置入式微波天线插入肿瘤组织中，在预设的功率下，可以在极短的时间内产生 60~100℃的局部升温，肿瘤组织产生凝固性坏死，从而达到原位灭活或者局部根除的目的，而周围的正常组织的损伤较小，甚至不受损伤。微波是一种波长为 1mm~1m，频率为 30MHz~300GHz 的高频电磁波。医用上最常用的微波频率为 2450MHz、915MHz、433MHz。当人体组织受到微波作用时，组织内水分子吸收微波能量后高速运动，摩擦产生热量，使组织温度增高，达到一定温度时（60℃以上）组织瞬间凝固毁损，以达到治疗的目的。微波治疗具有不炭化，损伤小，止血功能强等特点。微波的能量发射和波长及频率有关，频率越高，则波长越短，瞬间能量越大，同时穿透力越小，故而，我们利用不同频率的微波来达到不同的治疗效果，目前常用的有：2450MHz 微波，具有瞬间能量大的特点，而且穿透力较小，有良好的聚焦效应和范围效应，可控性强，适应于消融治疗；而 915MHz、433MHz 的微波具有穿透力强的特点，通常用作热疗。微波消融技术创伤小、痛苦低、操作简便，可以反复多次施行、疗效确切，主要用于实体瘤的治疗，例如肝、肾、

肺、甲状腺、骨等位置的良恶性肿瘤和软组织肿瘤等（图22-1）。

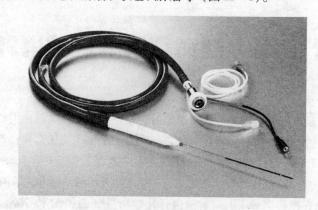

图22-1 匹配循环水冷的消融极

射频消融是利用射频电极的热效应进行组织原位灭活的一种消融方式。射频是一种频率达到每秒15万次的高频振动（图22-2）。人体是由许多有机和无机物质构成的复杂结构，体液中含有大量的电介质，如离子、水、胶体微粒等，人体主要依靠离子移动传导电流。在高频交流电的作用下，离子的浓度变化方向随电流方向做正负半周往返变化。在高频振荡下，两电极之间的离子沿电力线方向快速运动，由移动状态逐渐变为振动状态。由于各种离子的大小、质量、电荷及移动速度不同，离子相互摩擦并与其他微粒相碰撞而产生生物热作用。射频电极插入肿瘤组织后，射频的热效应可以对肿瘤组织进行凝固性坏死，同时弥散的热量还可以使周围组织的血管凝固，在肿瘤周边形成一个反应带，可以有效地防止肿瘤的转移。射频消融技术可以应用在肝脏、肾脏、肾上腺、骨组织、肺、甲状腺和乳房等多部位的肿瘤上。

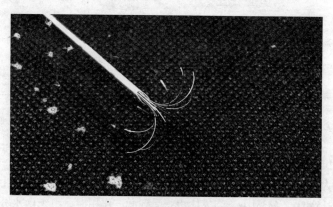

图22-2 多极射频消融针

激光消融使用特定波长的激光作用于肿瘤组织，利用激光的热效应，导致特定范围内组织炭化、脱水、汽化，并最终形成空洞，以达到治疗的效果。激光与生物组织之间的相互作用（光的散射和吸收）取决于激光的波长、激光的能量、组织在激光作用下的曝光时间以及生物组织的光学属性。部分频率段的激光，因组织对其具有较低的辐射光吸收系数，故其具有很好的组织穿透性，该频率段主要局限于针对血红蛋白光吸收系数较低的短波段和水分子光吸收系数较低的长波段所组成的区间范围。目前唯一通过FDA认证的医学消融使用的激光为1064nm波长的半导体激光，作用于消融组织，具有较低的组织光吸收系数，和非常好的组织穿透性。

三种热消融技术的共性为均能在组织中形成类椭圆形的热弥散圆凝固性坏死区，区分点如下。

1. 器材上而言，开花型射频消融电极和微波天线较粗（14～18G），激光引导针细（21G）。

2. 小范围内，同样的消融范围的作用时间不同，微波和激光最快，射频较慢。

3. 消融区的前极不一致，微波消融区以电极区为近似中点，前极越过针尖3～5mm，射频消融区为前方发射，针尖前方根据消融范围不同，可达2～4mm，激光消融根据外露的光纤端计算，光纤端占弥散圆的1/3，前端2/3为前极。

4. 最大消融范围不同，射频消融的范围最大，多根消融电极组合消融可以达到的直径为5～8cm，而要达到同样的消融范围，微波电极则需要更多，激光消融单光纤的消融最大范围在1.5cm以内。

5. 消融边界不同，由于三种消融技术的穿透率和穿透时间不同，所以形成的消融区周边反应带的范围不同，射频消融的反应带较大，微波较小，激光消融的边界反应带最小，所以，内脏和躯干部位的较大占位多采用射频消融和微波消融技术，而需要精确控制的较小的肿瘤和敏感区域肿瘤多采用激光消融技术。

超声引导下的局部消融治疗因为涉及患者重要脏器，手术风险相对较大，多数在专门的介入手术室或者直接在手术室开展，手术需要一定的无菌环境、麻醉和生理指标监护，与正常的外科手术相同。

第一节　超声引导下化学消融术

化学消融术常用的肿瘤硬化媒介有医用无水乙醇（浓度99.99%）、聚桂醇注射液（10%）、醋酸（15%～50%）、高温生理盐水（>80℃）等，其区别是前三者导致组织脱水和凝固性坏死，最后者导致组织热凝固性坏死。其适应证、术中注意点、预后和并发症以及处理相似，本书中着重介绍较为经典的无水乙醇注射（PEI）对肝癌的治疗。

一、超声引导下经皮经肝无水乙醇注射治疗肝癌

（一）临床要点

1983年日本的杉浦信之等首先应用该技术对有包膜的小肝癌进行治疗，进而开创了影像引导肝癌消融治疗的先河，经过三十多年的努力，目前肝癌的治疗发展为三大主要手段，分别是外科治疗（肝切除和肝移植）、区域治疗（经肝动脉治疗）和局部治疗（消融治疗），消融治疗分为热消融和化学消融，其中无水乙醇肿瘤消融（PEI）是最具有代表性的化学消融。主要原理是将无水乙醇注入肿瘤内部，致使肿瘤细胞变性、蛋白凝结、微血管栓塞，导致肿瘤组织细胞变性、凝固性坏死。

（二）介入方法简介

1. 器械准备　20～23G PEIT针（3侧孔或者6侧孔），配合无菌延长导管、无菌三通及无菌一次性注射器。

2. 预备药品　硬化剂（医用无水乙醇）等。

3. 患者取平卧位或侧卧位，保证穿刺靶区域暴露良好，有安全进针路径，有探头检测的足够空间，观察穿刺点至靶区域的穿刺路径，对血管等重要部位进行规避。

4. 常规消毒、铺无菌洞巾，用无菌探头套包裹探头后再次进行穿刺点及穿刺路径确认，超声引导下逐层浸润麻醉至肝被膜，尖刀刺破皮肤及筋膜。

5. 穿刺方法

（1）一手固定探头，一手持针沿规划路径穿刺，穿刺时全程穿刺针的针干和针尖都必须处于超声的监视下，PEIT 针尖穿刺入肿瘤的后部，缓慢注入无水乙醇，边注射边缓慢退针，同时观察注射过程中无水乙醇的弥散范围，直至针尖退出肿瘤范围。

（2）若肿瘤较大，更换角度进行再次注射。

（3）撤针、消毒、包扎、固定、观察。

6. 超声造影评价消融疗效。

7. 穿刺过程通过录像系统或者 PACS 进行储存，有条件者可动态存储。

（三）适应证

1. 直径 <3cm 的小肝癌。

2. 癌结节数目 <3 个。

3. 无大量腹水等全身恶病质者。

4. 酒精、醋酸等不耐受患者，可采用高温生理盐水。

5. 与其他的疗法联合使用，增强疗效。

（四）禁忌证

1. 大量腹腔积液。

2. 巨大肝癌。

3. 弥漫性肝癌伴发门静脉癌栓。

4. 严重乙醇、醋酸过敏患者。

5. 严重肝功能不全（Child 分级 C 级）、重度肝细胞性黄疸、恶病质患者。

6. 第一肝门区肿瘤应为相对禁忌证；肿瘤紧贴胆囊、胃肠、膈肌或突出于肝包膜为经皮穿刺路径的相对禁忌证；伴有肝外转移的肝内病灶不应视为绝对禁忌，有时仍可考虑采用局部消融治疗控制局部病灶发展。

（五）操作技术要点

1. 严格掌握适应证与禁忌证。

2. 严格无菌操作。

3. 注意横隔及腹腔重要脏器的位置，避免损伤。

4. 穿刺时，尽可能经过超过 1cm 的正常肝组织，防止无水乙醇渗漏。

5. 穿刺时需要注意脏器内重要管道，避免误伤。

6. 穿刺时嘱咐患者平静呼吸，避免剧烈呼吸下肝撕裂。

7. 硬化剂计算一般按照公式 $V = 4/3\pi \ (r+0.5)^3$ 计算总量。

8. 疗程多按照肿瘤直径 1cm 再追加 1~2 次计算，如直径 2cm 左右，每次注射无水乙醇 2~4ml，间隔 3~4 天一次，共 2~4 次左右；若直径为 3cm 肿瘤，每次注射 5~8ml，间隔 3~4 天 1 次，共 4~6 次。

9. 醋酸的脂溶性好，组织弥散效果更甚于无水乙醇，但是疼痛较无水乙醇更加严重，治疗前建议局麻或者应用镇静剂，注射剂量同无水乙醇，并结合患者肝功能等全身一般情况。

10. 无水乙醇及醋酸注射时，尽量注意注射速度，避免外溢，导致疼痛；注射结束后，静待 2～3 分钟后撤针，防止延针道外渗导致疼痛。

11. 聚桂醇注射液本身具有麻醉效果，是无水乙醇的良好替代品。

12. 高温生理盐水治疗需要热盐水在 30 秒至 1 分钟内迅速注入，弥散半径需超过肿瘤半径 0.5cm，平均 1cm 病灶注射量约为 5ml，每个病灶每周治疗 2 次，总次数 4～8 次，最终效果会受到肝脏本身质地的影响，尤其是内部具有纤维分隔的肿瘤，其临床价值仍有待进一步评价。

13. 高温生理盐水除偶见穿刺部位烫伤外，未见其他严重并发症报道，是一种安全的治疗方法。

14. 部分患者注射后可有一过性肝功能变化（多为 GOT 及 GPT 增高），如果出现，后续注射时可减少剂量。

（六）并发症及其处理

主要并发症有疼痛、发热、酒精毒性反应、肝功能异常、胆汁瘤等。

1. 疼痛　乙醇及醋酸外渗刺激肝被膜及腹膜可以导致剧烈疼痛，部分患者可有疼痛伴灼热感，并可能向下腹部或低位延伸，一般不需特殊处理，可以很快缓解，部分难以耐受的，可以应用止痛药物，改用具有麻醉效果的聚桂醇替代无水乙醇可以有效缓解疼痛。

2. 发热　多为低热，可能与肿瘤坏死及无菌性炎症有关，可对症治疗。

3. 酒精毒性反应　部分患者乙醇耐受比较差，可以有头晕、呕吐、皮肤潮红乃至妄动多语等表现，可嘱其静卧休息，必要时可对症处理；Ferlitsch 等研究指出，心动过缓或传导阻滞常见于 PEI 治疗中，心率异常的概率和无水乙醇的剂量相关，严重者可以导致意识不清、呼吸停止乃至抽搐，所以 PEI 的治疗中应该常规进行心电监护，必要时可给予预防性静脉注射阿托品。

4. 肝功能异常　与肿瘤周边正常肝组织损伤有一定关系，如果出现，后续注射时可减少剂量，必要时可以药物保肝。

5. 胆汁瘤形成　在 PEI 中胆汁瘤较罕见形成，但是如果 PEI 联合 TACE 则有少数胆汁瘤形成的报道。

（七）临床疗效评价

术后随访时间：术后 1 周，术后 1 个月、3 个月、半年及 1 年，以后每年复查。

二、超声引导下经皮经肝无水乙醇注射治疗门静脉癌栓

（一）临床要点

门静脉癌栓是晚期肝癌的一个重要特征，可以直接导致门脉高压、肝衰竭、大量腹腔积液，并导致患者死亡。超声引导下门脉穿刺硬化剂注射治疗门脉癌栓可以延长肝癌患者的生命。该手术通过将无水乙醇注入癌栓内部，致使肿瘤细胞变性、蛋白凝结、微血管栓塞，导致肿瘤组织细胞变性、凝固性坏死。

（二）介入方法简介

1. 器械准备 20～23G PEIT针（3侧孔或者6侧孔），配合无菌延长导管、无菌三通及无菌一次性注射器。

2. 常规消毒、铺无菌洞巾，用无菌探头套包裹探头后再次进行穿刺点及穿刺路径确认，超声引导下逐层浸润麻醉至肝被膜，尖刀刺破皮肤及筋膜。

3. 穿刺方法

（1）一手固定探头，一手持针沿规划路径穿刺，穿刺时全程穿刺针的针干和针尖都必须处于超声的监视下，PEIT针尖穿刺入肿瘤的后部，缓慢注入无水乙醇，边注射边缓慢退针，同时观察注射过程中无水乙醇的弥散范围，直至针尖退出肿瘤范围，然后根据手术计划进行多点覆盖穿刺和无水乙醇注射。

（2）撤针、消毒、包扎、固定、观察。

4. 超声造影评价消融疗效。

（三）适应证

1. 非主干部位的门静脉癌栓只要有安全的穿刺入路，均可进行无水乙醇注射治疗。

2. 与其他的疗法联合使用，增强疗效。

（四）禁忌证

1. 同肝癌的PEI治疗禁忌证。

2. 癌栓过度生长，进入门静脉主干乃至肠系膜上静脉或者脾静脉内。

（五）操作技术要点

1. 穿刺时，尽可能经过超过1cm的正常肝组织，防止无水乙醇渗漏。

2. 穿刺时嘱咐患者平静呼吸，避免剧烈呼吸下肝撕裂。

3. 硬化剂以能够弥散癌栓为准，建议单次＜5ml。

4. 每4～5天1次，8～12次为一个疗程，若癌栓超过5cm或者铸型癌栓，则需要多点注射。

5. 无水乙醇注射时，尽量注意注射速度，避免外溢，导致疼痛；注射结束后，静待2～3分钟后撤针，防止沿针道外渗导致疼痛。

6. 聚桂醇注射液本身具有麻醉效果，是无水乙醇的良好替代品。

7. 部分患者注射后可有一过性肝功能变化（多为GOT及GPT增高），如果出现，后续注射时可减少剂量。

（六）并发症及其处理

主要不良反应及并发症有疼痛、发热、酒精毒性反应、肝功能异常等，处理方法同肝癌PEI。

（七）临床疗效评价

术后随访时间：术后第2日，术后1个月、3个月、半年及1年，以后每年复查。

第二节　超声引导下热消融治疗

热消融近年来发展迅速，主要包括射频消融（RFA）、微波消融（MWA）、激光治疗

（LRA）等，主要是利用消融极的热效应，使肿瘤局部产生高温，导致肿瘤组织的凝固性坏死，而对癌周组织则轻微损伤。该类治疗安全简便、疗效确实，但是需要特殊的仪器设备，治疗费用较高。目前在肝脏肿瘤、肾脏及肾上腺肿瘤、子宫良恶性肿瘤、甲状腺结节的治疗以及脾大的治疗中均有应用，尤其在肝脏恶性肿瘤的治疗中，热消融术联合肝动脉化疗栓塞（Transcatheter arterial chemoembolization，TACE）已经成为无法常规外科手术治疗的大肝癌的重要治疗方法。近年来，随着甲状腺肿瘤检出率的增加，超声引导下甲状腺良性结节消融以及减瘤术也成为一种非常好的替代治疗手段，其中部分治疗与介入放射治疗具有交叉性，所以本节重点讲述肝癌及甲状腺结节的热消融治疗。

所有的热消融均会受到血流的消极影响，因为血流会带走一部分热量，我们称之为"热沉效应"。热沉效应指的是消融组织被加热时，相邻区域的可见血管（直径超过1mm），的血流会带走热量，导致消融灶的外形因为血管改变，同时消融灶范围缩小。尽管热沉效应会保护大血管而避免出血，然而研究证实，这也是肿瘤无法得到彻底消融的原因之一，热消融中，可以通过药物、选择性栓塞以及 Pringle 策略（开腹消融中通过对肝动脉和或门静脉的压迫，进而暂时阻断血流）来减少该效应。

手术计划：热消融术不同于常规超声介入，需要根据肿瘤的位置、大小进行适行性消融，并决定采用何种消融极，消融角度、消融时间、消融功率等均需要在术前根据患者肿瘤的超声实时扫查结合增强 CT 或者 MRI 影像资料，进行个体化的手术计划制订。

一、超声引导下经皮经热消融治疗肝癌

（一）临床要点

目前国内肝癌的热消融治疗主要采用射频消融和微波消融两种方代表性方法，两种方法在技术原理上不尽相似，RFA 与 MWA 都是通过热效应使得局部肿瘤组织细胞坏死。MWA 导入的能量可能较大，消融的范围相对更大（图 22 - 3），不过两者之间无论是在局部疗效和并发症，还是生存率方面都无显著差异。消融治疗后应定期观察病灶坏死的情况，如有病灶残留，应积极治疗，提高消融治疗的疗效。本书以射频消融（RFA）肝癌治疗为代表进行讲述。RFA 治疗的意义主要有：①RFA 可作为根治性手段用于小肝癌的治疗；②对于不适合外科手术的大肝癌，可以进行姑息性减瘤治疗；③与其他治疗方法联合应用，可以显著增加疗效。

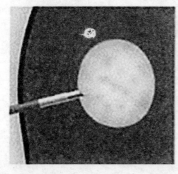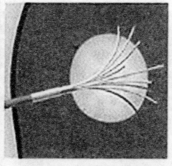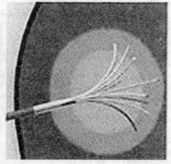

图 22 - 3　多极消融原理图

利用多极进行热凝固，最终覆盖整个肿瘤

（二）介入方法简介

1. **器械准备**　针具选择需要根据肿瘤大小、形状、位置、毗邻结构来选择不同形状类型的针具。

（1）严重肝硬化、RFA 后复发或新生灶距离原肿瘤较近时，多采用单针。

（2）直径≤2cm 肿瘤用可调控大小的多极针。

（3）直径≥3.5cm 肿瘤可以选用多极针、多针双电极针或集束针。

2. 根据事先指定的手术计划，进行仪器调试，穿刺区定位，明确穿刺点、穿刺途径、消融极消融覆盖方式等。

3. 患者取平卧位或侧卧位，保证穿刺靶区域暴露良好，有安全进针路径，有探头检测的足够空间，观察穿刺点至靶区域的穿刺路径，对血管等重要部位进行规避。

4. 常规消毒、铺无菌洞巾，用无菌探头套包裹探头后再次进行穿刺点及穿刺路径确认，超声引导下逐层浸润麻醉至肝被膜，尖刀刺破皮肤及筋膜，同时采用结合静脉麻醉的方式来减缓患者的痛苦。

5. **消融方法**　一手固定探头，一手持消融极沿规划路径穿刺，穿刺时全程消融极的针干和针尖都必须处于超声的监视下，并且按照预先制订的手术计划进行逐个球灶消融，消融灶要达到一定程度的重叠覆盖，消融结束后，捻转消融极，设置针道温度80℃左右，缓慢撤针。

6. 超声造影评价消融疗效。

（三）适应证

1. 根治性治疗

（1）最大直径≤3cm 的小肝癌。

（2）癌结节数目≤3 个。

（3）单发癌结节直径≤5cm。

（4）手术切除一年后的复发癌，肿瘤大小特征同上。

（5）以上肿瘤有包膜或边界清晰，肿瘤外周具有足够消融扩展的安全距离。

（6）肝功能 Child – Pugh A 或部分 B 级，无肝外转移。

2. 相对适应证

（1）患者条件符合适应证，但是肿瘤位置行 RFA 有一定难度及风险，如邻近心脏、横隔、胃肠、右侧肾上腺、胆囊、重要血管、第一和第二肝门部。

（2）不属于根治性治疗的手术适应证范围，然而多次 TACE 后效果不佳，且供血仍丰富的 5~6mm 肿瘤，可尝试进行消融治疗。

（3）较大或多发肿瘤联合手术切除治疗，可以择期分次治疗。

（4）肝癌患者准备肝移植待肝期的术前治疗。

（5）肿瘤合并门脉末梢分支小癌栓。

（6）部分肝功能 Child – Pugh C，保肝治疗后有明显改善，且符合根治性治疗适应证第1、2 条者。

（四）禁忌证

1. 肿瘤 >5cm，且呈多结节浸润并侵及大血管。

2. 尾状叶较大肿瘤。

3. 肝表面≥4cm，且肿瘤有 1/3 或以上凸出肝外者。

4. 活动性感染，尤其是胆系感染者。

5. 弥漫性肝癌伴发门静脉癌栓，严重肝外转移者。

6. 明显的生命脏器功能衰竭。

7. 严重肝功能不全（Child 分级 C 级）、重度肝细胞性黄疸、顽固性大量腹腔积液、恶病质患者。

8. 多次食管下胃底静脉曲张破裂出血史需谨慎。

9. 起搏器置入、严重的大动脉瘤、RFA 回路区有金属植入物、肝门及腹腔有血管支架者为相对禁忌证，需要择用无须闭合回路的双电极针进行治疗，并且需要专科医生监护。

（五）操作技术要点

1. 穿刺时嘱咐患者平静呼吸，避免剧烈呼吸下肝撕裂。

2. 血供丰富的肿瘤，可以先行 TACE 或者 HIFI 治疗来避免热沉效应。

3. 治疗中可以采用人工腹水的方法来进行重要结构及器官保护。

4. 进针点尽量避开皮肤瘢痕区，因为瘢痕区会导致消融极针道散热不佳而溶解隔热保护膜，导致患者灼伤。

5. 每次消融极穿刺前，都需要常规检查针干绝缘尼龙膜有无破损，避免患者意外灼伤。

（六）并发症及其处理

主要不良反应及并发症有疼痛、发热、肝肾功能异常等。

1. 疼痛 疼痛发生率很高，但多数症状轻，可耐受，主要原因多为肿瘤无菌性坏死、瘤周充血水肿，导致肝被膜紧张度增高，位置多位于肝区，但也可能位于剑突下、脐周等，除胃肠道穿孔、肿瘤破裂等并发症外，患者疼痛无法耐受者，可考虑使用哌替啶或吗啡类止痛药。

2. 发热 多为低热，可能与肿瘤坏死及无菌性炎症有关，其发热程度、持续时间与坏死范围有关，范围越大，发热时间越长、体温越高，可对症治疗，以物理降温及使用退热药物为主，同时观察患者电解质平衡，如果体温持续达 39℃ 以上，应高度重视细菌性感染；当应用非甾体类药物时，需要重视患者食管胃黏膜损伤，避免出现上消化道出血。

3. 肝功能异常 一般在治疗后 24～48 小时即可出现，表现为转氨酶异常、白蛋白降低、胆红素增高等，部分肝功能代偿差的患者甚至可能出现腹腔积液，只要术后常规保肝，对症治疗 1 到 2 周多数可缓解。

4. 肾功能异常 肿瘤多且较大时，肿瘤坏死的酸性物质可以造成肾损害，可在术中采用 5% 碳酸氢钠 100～250ml 静脉滴注来减少损害，也可以联用地塞米松 5～10mg 来减少肾小管水肿，保护肾功能。

（七）临床疗效评价

根据 2011 年卫生部医政司组织并发布的《原发性肝癌诊疗规范》，RFA 是肝癌微创治疗的代表性治疗方式，也是应用最广泛的热消融手段；其优点是操作方便，可以避免开腹手术，住院时间短，疗效确切，花费相对较低。对于小肝癌患者，RFA 的远期疗效与肝移植和肝切除相似，且优于单纯的 TAE/TACE 治疗。与无水乙醇注射相比，RFA 对 3～5cm 的肿瘤具有根治率高、所需治疗次数少和远期生存率高的显著优势。

RFA 治疗的精髓是对肿瘤整体进行精准灭活并尽量减少正常肝组织损伤，其前提是对肿瘤浸润范围和卫星灶的确认。因此，十分强调治疗前精确的影像学检查，超声是引导 RFA 治疗的首选方法。近年来，超声造影技术（CEUS）发挥了重要作用；CEUS 有助于确认肿瘤的实际大小和形态，界定肿瘤浸润范围，检出微小肝癌、卫星灶，为制订消融方案灭活肿瘤提供了可靠的参考依据。RFA 治疗中、晚期 HCC 主要有三大难题：大的肿瘤不易整体灭活；邻近心膈面、胃肠、胆囊和肝门等外周区域的肿瘤安全范围不足，易发生并发症；侵犯邻近大血管或肿瘤富血供致热量损失（即"热沉效应"），造成肿瘤易残留复发。对于 >5cm 肿瘤，RFA 治疗难以获得根治性疗效；易遗漏小卫星灶，而造成复发率高；RFA 难以控制转移射频消融存在导致针道转移、穿刺所致周围脏器损伤及诱发肝癌破裂等问题，此外，也不适用于位于影像盲区的肝癌。

评估局部疗效的规范方法是在消融后 1 个月左右，治疗后 1 个月，复查肝脏三期 CT/MRI 扫描，或者超声造影，以评价消融疗效。疗效可分为以下几种。

（1）完全消融（complete response，CR） 经肝脏三期 CT/MRI 扫描或者超声造影随访，肿瘤所在区域为低密度（超声表现为高回声），动脉期未见强化。

（2）不完全消融（incomplete response，ICR） 经肝脏三期 CT/MRI 扫描或者超声造影随访，肿瘤病灶内局部动脉期有强化，提示有肿瘤残留。对治疗后有肿瘤残留者，可以进行再次消融治疗；

（3）若 2 次消融后仍有肿瘤残留，视为消融治疗失败，应放弃消融疗法，改用其他疗法。

现阶段，在 ≤5cm 肝癌的临床首选方法选择上，外科手术还是经皮消融治疗，因此存在着争议。多项临床前瞻性随机对照和回顾性比较研究的结果显示，局部消融治疗（主要是 RFA 与 MWA）可以获得与手术切除治疗小肝癌相近的远期生存疗效；但是二者相比，外科手术切除的优势有积累的经验丰富、普及率高和复发率低，可切除同一解剖区域内多病灶、微小灶及癌栓，手术切除面积大等；而经皮局部消融具有并发症发生率低、恢复快和住院时间短的特点，肝脏损失小，但是有遗漏可能。两项随机对照研究已显示消融治疗与手术切除者的生存率并无明显差别，但在无瘤生存期（DFS）和复发率方面，手术具有优势。

在临床实践中，应该根据患者的体质和肝功能，肿瘤的大小、数目、位置，开展单位的技术力量以及患者的意愿等，全面考虑后选择合适的初始治疗手段。

通常认为，如果患者能够耐受解剖性肝切除，应首选外科切除，可以同时清除相应肝段或肝叶的微小转移灶，有效地防止术后复发。因此，外科治疗仍是 ≤5cm 的肝癌治疗首选，对于同时满足局部手术治疗和消融治疗指征的 ≤5cm 肝癌，在有条件时还是进行手术治疗，而局部消融可作为手术切除之外的另一种治疗选择。对于 2～3 个癌灶位于不同区域、肝功能差不能进行切除手术者，包括肝功能 Child‑Pugh B 级或经保肝治疗后可达 B 级者，可以考虑局部消融治疗。对于肝脏深部或中央型 ≤3cm 的肝癌，局部消融可以达到手术切除疗效，获得微创下根治性消融，可以优先选择；对于 3～5cm 的肝癌，通过选择适宜的仪器针具、掌握合理的消融技术和积累一定的治疗经验等，可以提高治疗效果。一般认为，局部消融后多数患者还需要采用综合性辅助治疗。

目前还缺乏局部消融治疗与肝移植、解剖性肝切除术相比较的研究数据。对于体积较大的肝癌（>5cm），是否可以多位点或分次消融或开腹或腹腔镜下消融，也缺乏充分的循证医学证据（图 22‑4）。

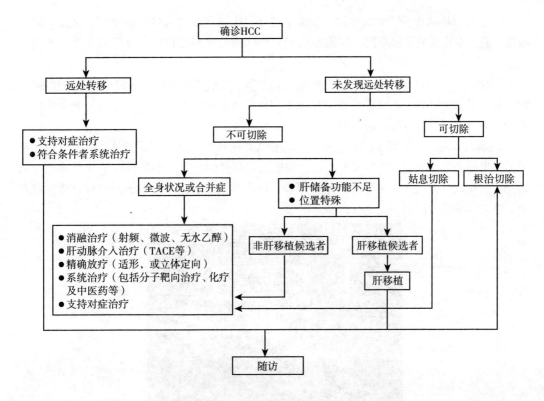

图 22-4　2011 年版原发性肝癌诊疗规范治疗流程图

二、超声引导下经皮经热消融治疗甲状腺结节

(一) 临床要点

随着近年影像技术的发展，尤其是超声技术和 MRI 技术的发展，甲状腺结节的检出率逐年增加，据 2015 年 ATA 甲状腺结节及分化型甲状腺癌诊疗指南，甲状腺结节的检出率高达 20% 以上，其中的 5% ~ 15% 为恶性，常规的非内科性治疗方式主要以不同范围的手术切除为主，临床中有部分患者或者无法耐受手术，或者出于疤痕、并发症以及复发等原因的考虑，不愿意接受传统外科治疗。超声引导下的消融治疗为这类患者提供了新的选择，国内目前常见的甲状腺热消融主要有微波消融、射频消融及激光消融，三种消融各有优劣，微波消融温度提升快，消融边界清晰，但是微波天线较粗，穿刺难度大，初学者较难控制；射频消融温度提升较慢，在含液性的病变中较容易出现针干周围炭化而达不到预计效果的情况，遇到出血时止血较困难；激光消融引导针最细，穿刺精准性和难度最低，不易出血，然而单次消融范围小，不适合较大的肿瘤进行减瘤。尽管三种方法各有优劣，但是操作要点基本相似，本书则以应用较广泛的微波消融作为代表来讲解。

(二) 介入方法简介

1. 器械准备　通常选用 10 ~ 15cm 长度的水冷微波电极。

2. 根据事先指定的手术计划，进行仪器调试，穿刺区定位，明确穿刺点、穿刺途径、消融覆盖方式等，同时对计划消融区做术前超声造影，以便于术中和术后疗效评估。

3. 患者取甲状腺手术常规体位，头部呈过伸位保证穿刺靶区域暴露良好，有安全进针路径，有探头检测的足够空间，观察穿刺点至靶区域的穿刺路径，对血管等重要部位进行规避。

4. 常规消毒、铺无菌洞巾，用无菌探头套包裹探头后再次进行穿刺点及穿刺路径确认，超声引导下对消融侧甲状腺被膜外进行无菌生理盐水注射，制造隔离带，尖刀刺破皮肤及筋膜，同时采用结合静脉麻醉的方式来减缓患者的痛苦。

5. 消融方法　一手固定探头，一手持消融极沿规划路径穿刺，穿刺时全程消融极的针干和针尖都必须处于超声的监视下，并且按照预先制订的手术计划进行逐个球灶消融（图22-5），消融灶要达到一定程度的重叠覆盖，消融结束后，捻转消融极，设置针道温度在80℃左右，缓慢撤针。

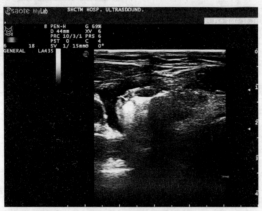

图 22-5　超声引导下经皮热消融甲状腺结节图

消融过程中，可见围绕微波天线周围组织内，水成分汽化产生的白色弥漫性团状高回声区（白箭头）

6. 超声造影评价消融疗效　超声造影可以在术中及术后置管，观察到消融导致的负性增强区，对消融边界有着准确的把握（图22-6）。

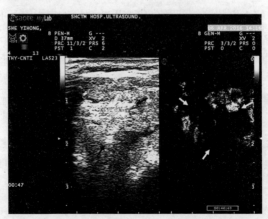

图 22-6　超声引导下甲状腺结节经皮热消融后复查超声图

通过灰阶超声（左）与超声造影（右）的对比观察，可以清晰地在造影图像上通过造影剂的负性增强区标示出灰阶超声上难以分辨的真实消融范围和消融边界

（三）适应证

1. 实质性部分 > 20% 的结节。

2. 经 2 次针吸细胞学检查或粗针穿刺活检均符合良性结节。

3. 自身条件不能手术或拒绝手术。

4. 特殊结节的早期入选标准。

（1）结节明显增长（1 年内体积增大 50% 以上，或至少有 2 条径线增加超过 20%，并超过 2mm）。

（2）患者存在与结节明显相关的自觉症状（如：异物感、颈部不适或疼痛）。

（3）结节明显外凸影响美观并要求治疗。

（4）患者思想顾虑过重影响正常生活而拒绝临床观察。

（5）自主功能性结节引起甲亢症状。

（6）术后复发灶或术后淋巴结转移，外科证实不宜再次手术者。

（四）禁忌证

1. 结节毗邻喉返神经、喉上神经及甲状腺上下动脉或甲状旁腺，且无法有效通过液体隔离进行保护者。

2. 结节位置特殊，常规穿刺后无法在消融时对周围正常组织进行保护者。

3. 胸骨后甲状腺结节。

4. 青春期非结节性甲状腺肿以及青春期甲状腺胶质潴留性囊肿。

5. 具有明显恶性征象或 TI - RADS 评分在 4B 以上者。

6. 严重凝血障碍。

（五）操作技术要点

1. 穿刺时嘱咐患者平静呼吸，避免咳嗽或剧烈呼吸，以免导致颈部重要组织结构的损伤。

2. 血供丰富的较大的结节，可以先用微波电极对结节表面较粗的荷瘤血管周围进行消融处理，阻断荷瘤血管，以最大程度上避免热沉效应，还可以增强消融效果。

3. 环甲状腺液体隔离带可以最大程度地避免重要腺周组织结构的热损伤，靠近甲状腺内后侧危险三角区的结节可以在隔离带的基础上，通过微波天线撬动结节尽可能远离神经血管区域。

4. 甲状腺周消融热隔离带的注射区域为舌骨下肌群和气管前筋膜的后方，最好注入甲状腺固有被膜和甲状腺外科包膜之间的疏松潜在组织间隙（图 22 - 7），主要分为甲状腺前间隙、甲状腺侧间隙及甲状腺后间隙三部分，尽管没有明确的证据说明利多卡因稀释液进行隔离带注射与颈部神经脱髓鞘病变有直接关系，但是利多卡因有蓄积作用，所以在手术中还是应该尽量避免使用。

5. 甲状腺的上、下极分别有喉上神经与喉返神经经过。若误伤喉上神经，会因为环甲肌麻痹导致声音低沉或者咽下呛咳；若喉返神经损伤，单侧可以导致永久性声音嘶哑乃至失声，双侧甚至会导致呼吸困难乃至窒息；喉上神经与甲状腺上动脉的后支接近，所以该区域的甲状腺结节消融需要慎之又慎，而喉返神经变异明显，自分出后，分别于两侧气管、食管沟上行，并于环状软骨下角后方入喉，其中甲状腺下动脉在接近腺体前与喉返神经交叉，喉返神经可于其前方、后方乃至分之间通过，解剖关系异常复杂，常见的解剖关系近30种不同类型，所以消融中甲状腺下动脉分叉处附近及邻近环状软骨入喉区域是并发症高发区，必须严格注意，下极结节邻近后背膜处尽可能保留，并且防止微波天线工作时前冲的误损伤。

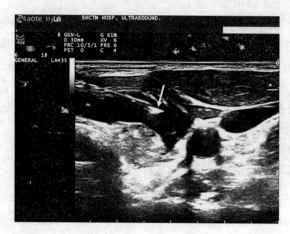

图 22-7　热隔离带示意图
图中可见甲状腺前间隙及侧间隙在注射后分离（白箭所示为针头）

6. 上侧的两个甲状旁腺多位于甲状腺中上 1/3 区域的腺体背侧，下甲状旁腺解剖位置变异较大，需要术前仔细区分，甲状旁腺在超声上呈现为椭圆形、细腻的高回声团，有明显的包膜，在高频超声下甲状腺可以被清晰地分辨，甲状旁腺区域的结节，如果呈现甲状腺外表现，须防止是甲状旁腺来源。正常人甲状旁腺为左右各 2 个，然而仍有 13% 的人群多于 4 个，甚至有 11 个的报道，还有 3% 左右的人群有 3 个或更少，所以术前观察非常重要。

7. 巨大甲状腺肿减瘤术时，甲状腺可能会有丰富的血供，腺体表面甚至会形成静脉窦，所以尽量减少空针穿刺，尤其在突破腺体表面时，尽量带能量进入，通过微波天线的热凝效应来减少出血，同时每次撤针前都要通过 CDFI 观察针道有无动脉性血流信号，如果有，则循原针道周围进行热凝止血；如果有比较大且血流丰富的肿块，可以术前应用碘制剂进行甲状腺功能压制，可以在一定程度上减少血供。

8. 囊性及囊实性结节可以先用注射器进行囊液抽吸处理，抽吸后对附壁结节进行消融处理，同时可以用 5% 聚桂醇泡沫进行囊腔硬化处理。

9. 进针点尽量避开皮肤瘢痕区，因为瘢痕区会导致消融极针道散热不佳而溶解隔热保护膜，导致患者灼伤。

10. 每次消融极穿刺前，都需要常规检查针干绝缘尼龙膜有无破损，避免患者意外灼伤。

（六）并发症及其处理

主要并发症有水肿、出血、呼吸道梗阻、喉返神经损伤、喉上神经损伤、气管及食道损伤、甲状腺危象、甲状旁腺损伤、术后甲状腺功能减退等。

1. 水肿　消融术后最常见的并发症，主要原因有术前甲状腺周隔离带注射的生理盐水和消融范围较大时的组织水肿，正常情况下不需要特殊处理，如果是减瘤术后，可以根据情况适量应用糖皮质激素以及局部处理。

2. 出血　多以消融电极的针道出血为主，偶见甲状腺上、下动脉的分支损伤出血以及皮下小血管出血，可以通过循针道的消融电极热凝来处理，如果甲状腺上、下动脉的分支出血，切记详细观察毗邻关系，防止因为盲目热凝导致甲状旁腺和喉上神经及喉返神经损伤，必要时切开分离组织，缝扎出血血管。

3. 呼吸道梗阻　呼吸道梗阻属于消融后的罕见并发症，主要见于术后慢性出血、喉头水肿以及气道分泌物、双侧喉返神经损伤、巨大腺瘤消融后气管塌陷、严重软组织肿胀压迫等，需要进行紧急恢复通气，对症处理，必要时可行气管插管或器官切开。

4. 喉返神经损伤及喉上神经损伤　严格根据解剖位置进行规避，一旦术后发现相关症状，如果单侧性，以神经营养和支持治疗为主，多数可在 3 到 6 个月缓解或恢复。

5. 气管及食道损伤　正常情况下较为少见，超声引导下的消融对二者的判断非常好，所以即使出现损伤，也能在第一时间控制，多数通过内科支持治疗可以痊愈。

6. 甲状腺危象　甲状腺危象是甲状腺消融术后的罕见并发症，国内极少见到报道，然而该并发症是甲状腺消融术后最危险的并发症，主要临床表现为高热、大汗、心动过速、烦躁、焦虑不安、谵妄、恶心、呕吐、腹泻，严重患者可有心衰，休克和昏迷等。其诊断主要靠临床表现综合判断。临床高度疑似本症及有危象前兆者应按本症处理，其病死率在20% 以上，可见于术中及术后 12 ~ 48 小时内。主要治疗原则为：降低血游离甲状腺激素水平、降低外周组织对甲状腺素 – 儿茶酚胺的反应、应用肾上腺素 β 受体阻滞剂及支持疗法等。

7. 甲状旁腺损伤　有经验的超声医生对甲状旁腺的判断很准确，很少发生误伤，该并发症多见于对超声下甲状旁腺声像图了解不深刻的医生，基本表现为手术搐搦，包括面部、口唇、手足的针刺样感觉、麻木感及强直感，甚至部分患者会出现面神经叩击征（Chvostek征）阳性和束臂加压试验（Trousseau 征）阳性等体征，如果心电图示 Q – T 间期延长及血钙 <2mmol/L，即可确诊，损伤不严重可以在一定时间内恢复，如果出现明显的低钙症状，则需要对症处理。

8. 术后甲状腺功能减退　主要见于大范围的减瘤术以及甲状腺部分切除后复发结节的消融处理后，属于少见并发症，主因是腺体破坏过多，需要对症处理，服用甲状腺素片。

（七）临床疗效评价

甲状腺结节的首选治疗方法为外科切除，超声引导下的介入手术是针对介入符合适应证同时又不愿意选择手术治疗患者的一个良好备用选择，是外科经典治疗的一个良好补充。根据国内近年的上万例相关报道，对于甲状腺小结节，介入治疗可以取得非常好的效果，同时并发症远远低于外科手术。甲状腺的解剖特点使超声在甲状腺介入方面得到了充分的利用；甲状腺术后评价主要通过临床症状的减退、甲状腺功能相关的实验室指标的变化以及超声下的改变，尤其是 CDFI 和超声造影，对是否达到手术目标的即时判断有着重要和准确的指导作用（图 22 – 8），在术后的复查中，超声造影对消融覆盖区的吸收情况和复发均有良好的诊断指导性（图 22 – 9）。

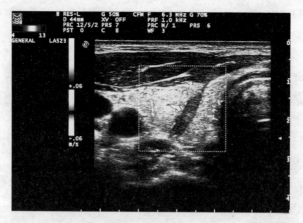

图 22 - 8 消融后三个月复查图
可见消融区呈现为梭形的回声减低区，结节消失

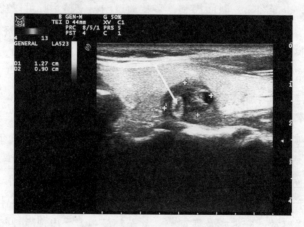

图 22 - 9 包围式消融术后图，
" + "标示的混合性回声团为消融后的
结节，内部白箭所示为针道周围的炭化区域

（沈睿 程蓉岐）

第五篇

磁共振导引介入诊疗

第二十三章 磁共振导引微创诊疗技术概况

磁共振成像（magnetic resonance imaging，MRI）导引微创治疗融 MR 成像技术、微创诊断与治疗技术于一体。MRI 具有多方位成像、多切面定位、组织对比分辨率高、无电离辐射、不用对比剂即可显示血液流动、可测温度变化等优势和特点。

该技术虽然最早出现在 20 世纪 80 年代，但一开始受手术空间小（磁体大而笨重、医生接触患者不方便或很难接触）、成像速度慢、强磁场和伪影阻碍微创手术器械使用等因素的困扰和制约，发展缓慢。随着科学技术的进步，新颖的开放型 MRI 系统已成功地将图像导引技术推广到微创入侵式过程，在这种系统中，医生可方便地在磁体旁的空间完成活检、治疗等手术操作。有鉴于此，开放式磁体系统的开发和改进、超高速扫描序列的开发、MRI 兼容器械装置的发明和应用，成为世界公认的实现 MR 成像导引微创诊疗并促进其发展的三项关键技术。

随着上述三项关键技术的逐一突破，以及其他商务和技术因素的影响（如因 MR 成像设备技术的飞速发展而导致的功能拓展、MRI 设备降价、普及所带来的应用面扩大等），MR 成像导引微创诊疗技术的应用和兴起，成为微创治疗医学中的一大热点。

近年来，改良的磁共振硬件与升级的计算机超强能力都促使磁共振成像速度和成像质量达到一个完全崭新的水平，MRI 的多方位成像、清晰的软组织对比、区域三维（3D）成像、准确的器械示踪、温度和流向敏感、无 X 线辐射等优点结合快速软件、创新序列，如匙孔（keyhole）成像、局域关注等技术的应用和开放式进入，使 MR 成为近似实时的微创诊疗导引设备。

磁共振微创诊疗中采用的是理想的导航技术，系统的组成主要有五部分：①专用于微创的磁共振系统与线圈；②实时导航设备，是完善操作并保证微创过程安全性和准确性的关键部分；③微创治疗总控制台及显示设备，保证手术者可以瞬时了解手术信息并传达指令；④磁共振兼容治疗设备与手术器械；⑤磁共振兼容性监护设备。

第一节 磁共振导航系统组成

目前，几乎所有的生产商都能够设计和生产适用于微创的 MRI 系统。该系统场强在 0.064～2T 之间。磁体的外形从完全封闭到开放。通常，MRI 系统存在一个磁场均匀性与患者可接触性之间的平衡，外形越一致，场强及磁场均匀性越高，患者的可接触性就越差；反之亦然。MRI 诊断医师可较容易地接受这种折中，但从微创的观点来看，还不尽如人意。

该系统大致可分为四种类型：①封闭和短孔磁体，通常场强 1～2T；②开放式立方形水平双平面磁体，场强 0.7～1.0T；③开放式"C"形水平双平面磁体，场强 0.2～0.5T；④垂直和水平通道混合式磁体，场强 0.5T。

此外，射频线圈也是磁共振扫描仪的关键部件，近年来出现的表面相控阵线圈

（phased array coils）是射频线圈技术的一大飞跃，一个相控阵线圈由多个子线圈单元构成，同时需要有多个数据采集通道与之匹配。利用相控阵线圈可明显提高 MR 图像的信噪比，有助于改善薄层扫描、高分辨扫描及低场机的图像质量。利用相控阵线圈与平行采集技术相配合，可以进一步提高磁共振的信号采集速度。磁共振微创专用发射和接受磁共振信号的柔性射频（RF）线圈的设计非常重要。线圈可同时作为发射线圈和接受线圈。线圈的大小、形状可各不相同，但均为微创操作研制的多功能柔性线圈，这些线圈放置在患者身体周围并用无菌单覆盖。医生可在符合无菌标准的状态下从线圈任何一侧开展微创手术，而不受妨碍。这些线圈可以反复使用，经济实用。

第二节　磁共振导航追踪技术

图像导引手术医生选择进针点和进针的方位是实现导航的关键之一，在 MR 导航微创系统中，有两个部分，一是 MR 成像系统，另一是光学跟踪系统。为了实现高精度的手术器械定位，需要将标定的靶目标精确地自动标定在 MR 成像系统与微创导航系统的空间变化矩阵上，从而达到两系统的坐标系相互统一，将病灶图像和器械图像精确地注册到同一坐标系中，帮助医生判断进针点、进针方向和进针深度。器械跟踪技术使微创医师在操作的同时获取器械平面影像成为可能，这就产生了能够以交互式定位、计划、监控操作过程为基本特征的交互式多平面扫描环境。这种环境需要：①主动式器械跟踪，至少有两种方法可以达到器械主动跟踪，一种在已知位置的器械上放置适当数量的反光物，利用红外线相机可追踪到该工具；另外一种使用安装在器械上（穿刺针末端）的微小射频线圈获取该器械的精确位置信息。②局部的诱导性磁场不均匀也可被用于器械的精确定位。这种方法是将电流通过安装在器械壁上的线圈，引起磁场不均匀和信号缺失，俗称为"被动式追踪"。

MRI 微创导航系统的独特优势是 MR 扫描平面可以通过手术器械的位置与方向，手动或自动确定，扫描平面可以平行或垂直于手术器械，微创手术器械的信息（包括它的位置、方向等）能够被实时获取、自动更新，病灶区 MRI 图像也在手术过程中实时更新，手术器械的虚拟针影与病变图像能够同时显示在同一张 MR 图像上，这样能够确保实时了解手术器械与靶区病灶位置关系的动态变化，适时调整手术器械的进针点与进针方向，确保穿刺范围精确无误，准确控制治疗范围，使副损伤更小、患者更安全。

第三节　磁共振兼容性手术器械

随着在 MRI 环境下微创操作范围的扩展，设计在 MRI 环境下使用的器械的要求也随之增加。由于 MRI 特异的原理，这些器械是患者在 MRI 环境下保证安全的关键因素。静态磁场、磁场梯度、导引射频脉冲及其器械与其他支持设备之间可以相互作用，会产生危险后果，因此要专门设计在 MRI 环境下使用的器械。这些器械与其他所有 MRI 相关设备被称为 MRI 兼容或 MRI 安全性设备。

介入 MRI 兼容器械大致分以下五类。

1. MRI 系统兼容的辅助设备，如对比剂高压注射器、室内微创图像监视器、磁共振表面线圈等。

2. 图像补充设备及治疗传递系统，如内窥镜、关节镜、腹腔镜、显微镜及激光、射频、冷冻消融导管探头等。

3. 基本的微创手术辅助器械，如手术使用的光源、手术刀、穿刺针、镊、钳等，介入使用的导丝、导管、支架等。

4. 患者的生命监测及麻醉急救系统，如心电监测、麻醉机和灌注泵等。

5. 特殊部位检查辅助定位器械，如 MR 兼容性头部托架、乳腺活检托架、牵开器等。

目前，在 MRI 兼容性机械装置的实际设计和制造中，通常选用的材料主要有以下几类，详见表 23 - 1。

表 23 - 1　MRI 兼容性机械装置常用材料

材料类别	主要类型
陶瓷材料	云母玻璃陶瓷、铝硅酸盐陶瓷、氧化铝陶瓷等
塑料	尼龙、聚酰亚胺塑料、聚四氟乙烯塑料、聚砜树脂、玻璃纤维增强塑料、橡胶等
非铁磁性金属材料	铝合金、铍合金、铜及铜合金、镁合金、镍合金、金银、铂金、钯合金、钛合金、锌合金、锆合金等
铁磁性金属材料	300 系列奥氏体不锈钢
木材	多种实木和合成板材

第四节　磁共振微创成像技术及序列

20 世纪 90 年代中期以来，MRI 微创技术获得重要突破，首先是各种磁兼容性微创设备的成功研制，如穿刺针、室内监视器、床边操纵台，其次专用于 MR 导航微创诊疗的快速成像序列也相继出现。介入 MRI 可直接在诊断性 MRI 标准软件下显示靶点及穿刺前后的解剖结构。但是，如果使用专为介入 MRI 设计的用户界面则更容易和安全，使术中实时扫描与监控成为可能。功能性成像，如弥散、灌注与测温成像的进一步发展，能够更准确地评价治疗效果，确定治疗"终点"。这种类型的软件允许用预先设定的成像和图像窗技术方式来计划、成像和完成微创操作。它能对各种微创操作进行分类并提供各种预先编制好的成像序列。这种类型的软件通常配有能在扫描室监控操作过程的硬件，以及能在 MRI 环境下使用的用户界面。

介入 MRI 使用的成像序列与诊断用的有所不同，这与快速成像以及良好的空间、时间分辨率之间的关系有关。在成像速度 - 信噪比 - 分辨率之间存在折中关系，要同时做好这些是十分困难的。因此几乎所有用于介入 MRI 的成像序列都是预先编制好的，且来源于快速成像序列。新技术如 SENSE 技术在未来几年内将被设定为影像质量的标准。

介入 MRI 脉冲序列和扫描方法主要在以下方面起作用：改进速度、器械定位、解剖和（或）损伤的区分鉴别、温度敏感测定。微创监视图像应动态、实时、不间断，图像要有清晰的组织对比以确定微创器械处于安全位置。主要成像技术包括：匙孔成像（匙孔成像是应用 K 空间分享方法，减少 K 空间区域隐藏晶格的大小，以便在较短的读取时间、较弱的梯度、较低的频宽时获得更多 K 空间采样的单次激发图像技术）、T_2 加权成像（T_2 weighted imaging，T_2WI）序列－单次激发局域关注、Overhauser 标记增强技术、温度监测技术、多断层和多方向扫描技术。常用的快速成像序列包括：场地回波（field echo，FE）序列、完全性平衡稳态梯度回波（Completely balanced steady state，CBASS）序列、快速自旋回波（Fast spin echo，FSE）序列、T_1WI 序列、T_2WI 序列、质子密度加权像（proton density weighted image，PDWI）序列、T_1 高分辨力各向同性容积激发（THRIVE）多期动态增强序列等。

第五节　经皮穿刺 MR 导引技术

无论是微泡超声造影、三维超声，还是以 CT、磁共振为基础的三维成像，都借助于病灶与正常组织之间的结构差异，来建立更加真实、具有三维空间结构的立体化病理组织器官图像。这些影像学设备的临床应用，不仅有助于疾病的早期诊断，更重要的是能帮助外科医生对病变进行定位，了解其与周围脏器、血管等重要结构的关系，有利于微创手术顺利进行，提高精度，改善治疗效果。

随着科学技术的发展，新颖的开放型 MRI 系统已成功地将图像引导技术推广到入侵式微创过程中，在这种系统中，医生可方便地在磁体旁的空间完成活检、治疗或手术过程。磁共振导引穿刺技术就是在 MR 的引导下，利用穿刺针、导管、导丝等磁兼容性特殊器械直接达到病变部位，取活检或对病变进行治疗。MR 导引穿刺技术包括 MR 导引经皮活检术和微创性治疗。MR 导引与 CT 导引除了有相似的优点外，更具有其自身的优势：明确显示和分辨与病变相邻的重要血管和神经，了解病变和相邻组织的特性；MRI 有更好的软组织对比度，可显示和分辨出 CT 平扫时难以显示的等密度病灶；MRI 扫描可提供多平面图像，不仅可利用横断面成像，还可利用冠状面、矢状面及任意角度斜面成像来引导穿刺活检和微创治疗；MRI 导引做微创治疗时可显示被治疗组织的药物弥散、灌注和病变物理性消融的温度变化等功能性改变，有利于监控微创性治疗；无放射性损害，低场系统允许每天在磁场中暴露的时间达 7 小时，手术者一天可多次操作，从而为患者和操作人员提供一个比较安全的诊疗环境。

MR 导引下的经皮穿刺不同于开放式、盲目的活检及其他穿刺方法，MR 具有灵活的三维定位能力，即可以利用 MR 机器本身所带的激光定位灯决定纵轴方向上的坐标，同时又可使用扫描层面上的栅栏定位标志进行 X 和 Y 轴定位。MR 图像信号分辨率高，对比度好，图像清晰，可清楚显示病变大小、外形、位置以及病变与周围结构的空间关系。MR 具有血管流空"黑血"技术或（和）"亮血"技术特点，不需要注射对比剂即可清楚地了解病变的血供以及病变与血管的关系。磁共振导引穿刺方法较多，现仅介绍三种最常用的技术。

一、自体参照物导引方式

CT 和 MRI 检查领域的拓宽、图像显示能力的改进、图像显示方式的开发，以及诊断水平的提高与设备和技术的更新密切相关。主要围绕缩短成像时间和提高图像分辨力改善图像质量，以能清楚显示感兴趣的器官及其病变为目标。改善图像分辨力和开发与完善新技术，如功能成像和微结构成像等是 MRI 研究的重点。

1. MR 透视法　通过提高 MRI 设备的性能、缩短成像时间，如属于快速成像技术的 SENSE 技术，可使成像时间减少一半，甚至更少，从而实现每秒 20 帧的速度连续成像，可行实时 MRI 透视。加上开放式 MRI 机扩大了操作空间，更有利于 MRI 导航微创技术的操作。进针点的定位是 MR 导向微创手术中经常遇到的问题，最简单的办法是利用 MRI 固有的"透视"选项将医生的手指与透视图像平面中患者的位置相对应（图 23 - 1A、B）。

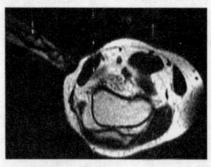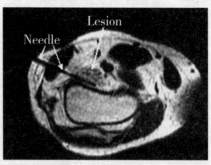

A   B

图 23 - 1　利用 MRI 实时"透视"功能导引穿刺

进针点的定位是 MR 导向微创手术中关键，利用 MR"透视"功能将医生的手指与透视图像平面中患者的位置相对应（A），导引穿刺至病变区（B），清晰显示低信号的 MR 兼容性穿刺针阴影和病变的关系，导引穿刺针到达病变组织生长活跃区域

2. MR 对比剂栅栏格定位法　将灌满 MR 对比剂的管状结构，以 1cm 间距排列成栅栏状，固定于长胶布上制成栅栏管定位器（图 23 - 2）。使用时将栅栏管定位器放置在患者的身旁欲穿刺区域来获得定位图像，使栅栏条纵形与身体长轴一致，先进行磁共振扫描，然后根据病灶所在床位及所在栅栏的相对位置进行定位，确定穿刺点、进针角度及深度（图 23 - 3）。

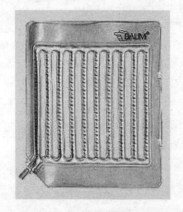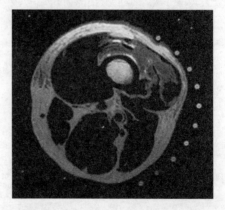

图 23 - 2　管柱状充满 MR 对比剂　　　图 23 - 3　MR 对比剂栅栏格定位图
　　　　　的栅栏格定位器　　　　　磁共振扫描后，根据病灶所在床位及所在栅栏的相对
　　　　　　　　　　　　　　　　　位置进行定位，确定穿刺点、进针角度及深度

二、外部导引技术方法

最常被采用的是一种三维示踪系统，能够交互式控制 MR 扫描层面。目前最精确、多用途的方法是使用可以任意调整方位的红外线激光追踪系统，借助数字器探头，可以更加方便、及时地制订手术穿刺计划，并能快速确定最佳进针点和角度，该系统被称为"主动式光学导引示踪系统"，简称"光学追踪系统"。

微创手术要求耗时短，为了保证手术导航的实时性，近年来各生产厂家纷纷采用了高速光学导航相机系统，能够提高微创手术器械跟踪的实时性。光学系统同时追踪多个移动目标和固定目标，然后精确、实时计算出微创器械的位置和姿势，并计算出光学系统自身的方位，防止手术系统移动产生导航误差。系统软件通过运用多线程机制处理图像数据、方位数据以及用户交互数据，通过实时通信接口传输图像数据，提高用户界面交互、图像显示的实时性。

实时控制技术缩短了病变扫描时间，光学导引示踪技术引导 MR 扫描以微创手术器械的针尖为中心，将针平面以及沿垂直针的平面信息通过实时通讯控制接口传输给医学成像设备（MRI）并即时控制 MR 扫描，精确并快速地完成病灶和微创手术器械的空间关系成像。安装在 MR 扫描机上的光学标记（红外线反射光球，如图 23－4）与磁体中心距离固定，在各次手术期间照相机系统易于再定位，而无须重新校准 MR 扫描仪和示踪系统的坐标。当直接在患者身体或在患者床上放置附加标记时，即使患者床已脱离磁体，依然可以使用光学示踪系统来导引微创手术的操作。

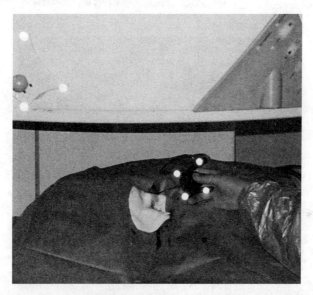

图 23－4　红外线反射光球定位图

显示安置在磁体上极和持针板上的光学标记 Markers－红外线反射光球

三、MR 示踪技术

用磁共振扫描硬件追踪示踪器内的小线圈来达到局部交互成像，是主动显示技术的功能之一，利用安置在微创器械尖端的微小线圈对射频信号通过器械选择性地接受或发射（图 23－5），当对接受的 MR 信号进行频率分析时，在能量谱中会标记出单独的波峰，这个峰的频率指示出线圈在体内的相对位置，从而指明器械的位置所在（图 23－6）。缺点是：①在 MR 成像扫描时出现器械定位缺失；②会产生与光学示踪系统相似的问题，如由于器械弯曲可产生失真信号，因此需要独立的视线。

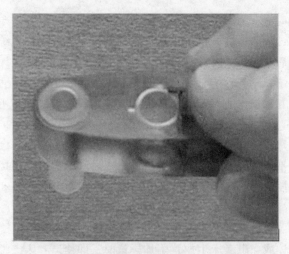

图 23 – 5　磁共振扫描硬件追踪示踪器图

磁共振扫描硬件可追踪示踪器内的小线圈，得到局部交互成像

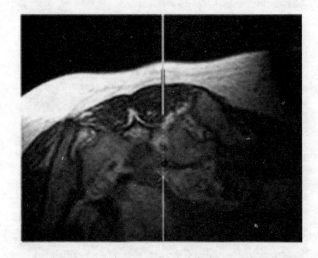

图 23 – 6　MR 示踪法

磁共振扫描硬件追踪示踪器会指示出线圈在体内的相对位置，但也会出现由于器械弯曲而产生的失真信号，因此需要独立的视线

（相建峰　李成利）

第二十四章　MRI 导引下穿刺活检术

很多情况下体内病变的临床表现及辅助检查结果是不典型的，不同病理性病变会出现相似的影像学表现，定性及鉴别诊断成为临床治疗的首要难题之一。确切的病理诊断就显得必不可少，组织病理细胞学诊断对治疗计划的制订有重要的指导意义。影像设备导引下的经皮穿刺活检术以其微创性及安全性越来越受到临床医生的重视，在这之前 CT 导引下的穿刺活检术应用较普遍。由于 MRI 具有良好的软组织分辨力，多层面成像能力，并可显示详尽的解剖特征，所以引发了人们 MR 导向活检的设想。对于穿刺针的引导过程，MR 的一个优点是可以产生任何平面的体层图像，无须将患者重新定位。例如：可以有选择地旋转扫描平面，产生沿着穿刺针行进路线的图像，而穿刺针可以随意倾斜定位，克服了 CT 方法中对穿刺针定位的某些局限性，使其在导引穿刺活检中的作用明显优于 CT。开放式 MR 导航微创技术的应用，以及快速扫描序列的开发结合光学导引系统的应用，使 MR 微创成为病变诊疗的最佳方法之一。

第一节　适应证与禁忌证

一、适应证

1. 肺、纵隔、胸膜、肝、脾、肾、脑、骨骼占位性病变是经皮穿刺活检的主要适应证，用于鉴别肿瘤与非肿瘤、肿瘤的良恶性、原发性与转移性，以及明确肿瘤的组织学类型，以便确定治疗方案。

2. 肺、肝、脾、肾、脑等实质器官的难治性、弥漫性、浸润性病变也需要活检进行病理学分型。

3. 影像学检查显示的可疑组织病变区。

二、禁忌证

1. 神志不清或精神异常及其他原因不能配合手术、不能保持恒定的穿刺体位者。

2. 严重心、肺、肝、肾功能不全者。

3. 严重恶病质不能耐受手术者。

4. 出、凝血功能障碍未纠正者。

5. 胸腹部穿刺活检时患者不能配合屏气者。

6. 穿刺路径存在不能避开的皮肤，及皮下软组织感染或菌血症等全身性感染未得到控制者。

7. 所穿刺病灶可能为动静脉瘘、血管瘤等血管性病变者。

8. 装置心脏起搏器者。

9. 体内有金属异物，且有可能给患者带来伤害者，为相对禁忌证，如果患者进入磁体后无任何不适，比如金属异物局部无灼热感等，即可进行手术。

10. 体内手术区域有产生 MRI 伪影的金属异物且伪影影响手术观察者，如眼球内有金属异物，金属人工关节、脊柱金属固定、盆腔金属节育环等。

第二节　术前准备

一、患者准备

1. 术前行血常规、凝血四项及肝肾功能检查。

2. 做好心电图、脑电图及 X 线胸片检查。

3. 患者 1 个月以内的 CT 或 MR 等相关影像学资料。

4. 术前禁食 4～6 小时。

5. 术前备皮。

6. 必要时留置导尿管。

7. 颅脑术前 0.5 小时肌内注射苯巴比妥钠和苯妥英钠各 100mg，以镇静和预防癫痫发作。

8. 尼莫地平 20mg 口服，3 次/日，预防术中血管痉挛。

9. 对于颅脑穿刺术前快速滴注脱水剂，如甘露醇，降低颅压，防止出现由于术中刺激脑组织，引发的颅内压增高危象。

10. 向患者及家属详细讲解手术过程及可能发生的并发症，取得患者的配合，训练患者的呼吸和屏气，并按规定签订手术协议书。

二、医务人员准备

1. 介入手术医生应该和患者进行细致的交流，并与临床医生进行沟通。详细了解发病经过、患者的身体状况、患者的症状、体征以及治疗经过。

2. 了解患者的药物过敏史和不良反应史，特别是对麻醉药物和对比剂的反应。

3. 认真复习患者的影像学资料及实验室检查资料，避免不必要的穿刺活检。

4. 充分考虑手术可能出现的并发症，权衡利弊，确保穿刺获得的有益信息价值大于可能造成的损害。

5. 介入医师：需严格无菌操作。

6. 护士：配合介入手术的护士要具备手术室工作经验。负责术前操作室紫外线空气消毒（至少 2 小时）；手术用品的准备；外罩消毒 MR 扫描仪覆盖等。

7. 技术人员：由于操作控制台需保持无菌状态，对 Ipath 200 系统熟练的手术医生基本上能独立操作而不需要助手。但为了加快和简化手术过程，需要一名技术员遵照医生的要求来操作机器。技术员术前启动 MR 扫描仪，常规主磁场匀场及线性补偿，如预计术中使用完全平衡稳态（CBASS）序列，则需行二次补偿和快速线性补偿，进入 MR 引导操作序列模式，将示踪器置于主磁场中心，选择校正菜单。

三、常用药物

1. 氨甲苯酸。

2. 甘露醇。

3. 尼莫地平。

4. 2% 利多卡因。

5. 酚磺乙胺、巴曲酶。

6. 明胶海绵。

7. 磁共振对比剂。

8. 固定标本用 10% 福尔马林或 95% 酒精。

四、常用器械

（一）与 MRI 成像相关器械

1. 根据患者的病变部位选择不同型号的柔性多功能线圈。

2. 磁共振兼容的术中光学追踪系统，常用 Ipath 200 光学引导系统测量穿刺针长度与消毒钢尺，人工测量值核对，误差不超过 3mm 即可使用。

3. 消毒持针板与术中光学追踪系统用光学反射球。

（二）穿刺器械

1. 穿刺消毒包、载玻片等。

2. 磁共振兼容性穿刺针和切割枪（图 24 - 1）：选择穿刺针和切割枪的一般原则是要尽可能获取较多的标本量，又不至于增加并发症的发生率，还取决于欲检病灶的位置、所在脏器及其与邻近结构的关系等。

3. 对于骨组织的活检或穿过颅骨对颅内组织活检时，需要准备磁兼容性或非磁兼容性骨活检装置，或颅骨钻及直径 2mm 钻头等。

4. 腹部穿刺需准备腹带。

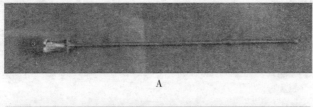

A

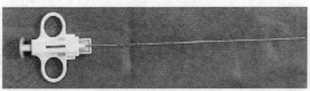

B

图 24 - 1　MR 磁兼容穿刺套管针和活检切割枪

A. MR 磁兼容的 16G 15cm 穿刺套针；B. 18G 20cm 活检切割枪

第三节　操作技术要点

根据病变位置，患者可采取仰卧位、侧卧位或俯卧位。

固定多功能线圈于拟进针点附近，将穿刺针针尖对准拟进针点，调整红外线立体相机，对准光学引导持针板及扫描机架上反光球，进行定位扫描，选择适当的病变定位像层面，如冠状面、矢状面、横断面或斜面，依据不同目的选择最佳的快速成像序列，必要时静脉注射磁共振对比剂增强扫描以显示病变及其周围结构。

由于计算机自动将穿刺针的空间定位信号叠加在图像上，屏幕上可显示蓝色条线，所以根据需要或病变强化情况，可在图像上确定穿刺靶点（为一红色圆点）。调整进针的角度，确定进针路径，并进行体表标记，模拟进针时要注意尽量避开正常组织、血管及神经等，并使皮肤进针点和靶点之间的直线距离尽可能短。

将检查床拉出，常规消毒、铺巾，在体表标记处皮下注射2%利多卡因局部浸润麻醉，调整持针板方向，使虚拟针的延长线在二维扫描图像上均指向靶点，在逐步进针过程中使用场回波（FE）或CBASS序列在一或两个方向上重复扫描成像，确定穿刺针的实际位置，到达靶点后再次扫描以确定针尖的位置。如颅内神经系统穿刺活检采用磁共振兼容性14G或12G穿刺套针，在光学器械追踪系统导引下，穿过硬脑膜，到达病灶边缘；进针同时连续进行三维MR快速扫描；确定并及时纠正穿刺针的位置；虚拟针的存在使得穿刺在实时定位下进行，不易偏离目标（图24-2A、B，图24-3）。

完成定位后拔出针芯，采用相应规格切割枪对病灶进行切割，检查切割的病变组织，将其固定于10%福尔马林溶液的容器内送病理，并涂片行细胞学检查。

拔针前行MR扫描，确认针尖位置，拔针后再次扫描，确认有无出血、气胸等并发症，术后嘱患者平卧，严密观察4~6小时，根据实际情况采用相应的措施。

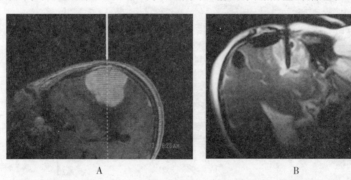

图24-2 虚拟针案制定位

穿刺针虚拟针的存在能够使穿刺更加精确（A），实时MR图像确认进针轨迹（B）

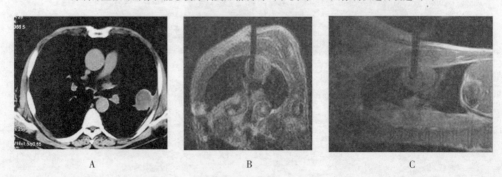

图24-3 MRI导引肺部占位穿刺活检图

A：胸部CT示左肺占位性病变；B、C：MR导引下经皮穿刺活检术中，横断面与斜冠状面扫描均显示穿刺针尖位于病灶内部，准确切取病变组织后经病理学证实为低分化鳞状细胞癌

第四节　并发症及其处理

MR 导引穿刺技术安全可靠，尽管并发症少，但确实存在，某些情况下不可避免。并发症发生率与活检时进针次数成正相关，熟练操作、谨慎小心可以降低其发生率。不同部位活检和治疗有不同的并发症。常见的并发症及预防和处理叙述如下。

一、出血

多见于腹部和颅脑的穿刺，亦可见于胸部操作。出血发生概率与病变恶性程度有关。疑为恶性病变者，术后应严密观察 24 小时，追随观察至少 3 天。另一相关因素是病变血供丰富，如部分肝脏肿瘤、肉瘤或血管瘤等。预防措施包括穿刺前增强扫描，避免血管损伤。术前所有患者均需做出、凝血时间，血小板计数和凝血酶原时间测定。对有出血倾向者，术前应采取纠正措施，操作时宜慎重。操作过程中出血较多，可用明胶海绵微粒封闭针道，使用止血药物，无效时应及时手术处理。

二、感染

操作室空气消毒、微创器械严密消毒、操作者严格执行无菌操作规程，可以避免外源性感染发生。内源性感染见于穿刺路径通过肠道，特别是同时伴有免疫功能低下者。一旦出现感染症状或体征应及时使用抗生素治疗。

三、肿瘤播散和种植

多数学者认为穿刺技术不会造成肿瘤播散和针道种植转移，仅有个例散在报道，见于肺、胰腺、肌肉骨骼肿瘤。

四、血管神经迷走反应

因疼痛和紧张，少数患者表现出短暂性面色苍白、心动过缓、低血压、反应迟钝，一般数分钟可自行缓解，如加重可给予持续吸氧和适量阿托品。

五、气胸

气胸是胸部穿刺的常见并发症，由于 MR 对气体无信号，MR 导引肺内病变穿刺诊疗过程中常常不能发现气胸的产生，此为 MR 导引微创技术的不足，但在 CT 扫描时很容易发现。肺部穿刺的气胸发生率为 30%～60%，主要与穿刺的次数有关，还与穿刺针过粗和穿刺针经过的部位有肺大泡或肺气囊等危险因素有关，即使出现气胸，只要适当处理便可恢复。气胸的处理原则：少量气胸不需处理，可自然吸收；肺压缩超过 30% 时，应行胸腔穿刺抽气或胸腔闭式引流。

六、胆汁性腹膜炎

切割组织后，常规明胶海绵填塞穿刺点可以预防胆漏及胆汁性腹膜炎。严重的胆漏需要手术处理。

第五节　与手术成功相关的注意事项

一、良好的患者配合

训练患者均匀相同幅度呼吸，穿刺时保持平静呼吸状态下屏气即可。

二、穿刺针的选择

源于上皮样细胞的肿瘤，如腺癌、鳞癌的诊断，细针即可满足要求；淋巴瘤、良性肿瘤或罕见肿瘤，只能选择切割枪获取组织学标本；实质性病变，如硬癌细针取样，标本量往往不足。

三、多点多向穿刺

针尖扇形移动，配合上下穿刺。穿刺过程始终保持负压抽吸状态。

四、穿刺点和穿刺路径的选择

在决定穿刺手术前必须复习患者病变的影像学资料，并做术前病变区 5mm 层厚的 MRI 薄层扫描。穿刺点选择为皮肤到病变的最短距离。穿刺层面的选择以病变中央、能获得病灶实性组织为佳。小病灶可考虑复合技术穿刺，如首先采用细针穿刺锚定病变，提高成功率。

针尖接近病灶过程需要多次行快速 MR 成像扫描，确认穿刺方向正确后将针尖插入病灶内，获取病变组织。

五、穿刺径路避开设计

穿刺径路应避开血管、神经和重要组织结构。术前增强扫描十分重要，目的是清楚区别与了解病变与邻近血管的关系和病变血供情况，发现穿刺针偏离靶区时，应将针退至皮下，校正方向后重新穿刺。

六、病变标本获取方法

活检可根据病变部位和诊断要求采用抽吸法、切割法或骨钻法采集标本。胸腹部活检常用抽吸法，具体方法是：针尖到达靶区后，取出针芯，连接注射器，抽吸注射器呈负压状态，做数次快速上下穿刺，针尖移动范围为 0.5~1.0cm，针尖可呈扇形移动，达到多点穿刺和吸取足量标本目的。

对同一个病灶既进行抽吸活检又进行切割活检时，抽吸应在切割之前，因为切割时引起的出血可导致抽吸时不能获得需要的病变组织细胞。

七、标本的处理

抽取标本做涂片后酒精固定。有条件的情况下，可立即染色观察涂片，了解获取标本是否满足诊断需要。抽吸标本除做数张涂片外，剩余标本放入盛有福尔马林的试管内，高速离心后做石蜡包埋切片。切割法是穿刺针进入靶区后，将针芯向前推进 0.5～1.0cm，回拉，并旋转切割针头，切割部分病变组织后拔针，标本置入福尔马林固定，做病理检查。

涂片不均匀、没有及时固定涂片会造成细胞重叠、干涸，影响诊断。除涂片外，原则上应将标本内组织碎片做连续切片对照观察。根据具体情况，标本做细菌和真菌学检查，避免出现假阴性结果。

如果临床怀疑是感染性病变，应将获取的标本置于无菌性容器中送微生物学检查。

八、常见穿刺部位注意事项

1. 颅脑 MR 导引穿刺术前需要先静脉滴注抗生素预防感染，并快速静脉滴注甘露醇降低颅压；术前 0.5 小时肌内注射苯巴比妥钠和苯妥英钠各 100mg，以镇静和预防癫痫发作。

2. 腹部 ①预扫描后设计进针路径时，应注意避开胃、肠、胆囊等结构。②肝包膜下病变，尤其是怀疑恶性肿瘤或者血供丰富的病变，穿刺路径设计应经过部分正常肝脏组织，以防肿瘤腹腔内播散或出血不易控制。③肝脏近膈顶的病变，应利用磁共振多方位成像的优势及 Ipath 200 光学系统的虚拟针技术，尽可能避免穿刺针经过肋膈角，损伤膈肌及肺组织。

3. 骨骼 骨骼病变常采用旋切活检术，由于骨组织坚硬，术中使用的活检针不同。将旋切针的套针准确穿刺抵达病变区骨面，固定于骨皮质，拔出针芯，从套针内植入旋切针至病变区，加压旋转，切取标本。

（相建峰 李成利）

第二十五章　MR 导引血肿、脓肿引流术及囊肿抽吸硬化术

血肿、脓肿引流术及囊肿抽吸硬化术创伤小，痊愈快，已为临床广泛接受。MR 导引常用于颅脑、肝、肾等脏器的血肿、脓肿引流术及囊肿抽吸硬化术。本章主要以颅脑、肝脏为例叙述。

第一节　适应证与禁忌证

一、适应证

（一）脓肿相关的适应证

1. 各部位单个脓肿、单房或相互沟通的多房脓肿。一般 <5cm 的脓肿采用单纯的穿刺抽吸、冲洗治疗；>5cm 的脓肿需采用穿刺抽吸、冲洗结合置管引流治疗。

2. 多发和多房脓肿如数目、分房不多时，可分别做穿刺引流处理。如多个脓肿腔相互聚合，MR 导引穿刺引流手术可一次性进行多个脓肿穿刺吸引。

3. 穿刺引流也可作为 II 期手术的准备治疗，通过缓解病情，为进一步手术治疗创造条件。

4. 非典型性脓肿、CT 及 MRI 缺乏特征性的脓肿影像、脓肿内科保守治疗效果不明显者，通过穿刺对抽出液进行细胞学、细菌学和生化检测，做出明确诊断、鉴别诊断，明确致病菌及进行药物敏感试验，以指导用药。

5. 婴幼儿、先天性心脏病、年老体弱，或同时合并有严重内科疾病的患者，不能耐受切开引流手术者。

6. 切开治疗后复发的脓肿患者。

7. 颅内压增高、病情危重、出现脑脓肿危象，尤其已形成脑疝者。

（二）颅内血肿相关的适应证

1. 高血压性及外伤性颅内出血　如硬膜外、硬膜下和脑内血肿等。

2. 血肿的大小　该方法对脑组织损伤小，尽可能地避开神经功能解剖区及血管结构，因此，即便血肿小但只要出现一定的临床体征，用该方法吸除血肿也是非常有益的，在确保不出现并发症的情况下吸除血肿，这样可以使患者得以痊愈。对于过大的血肿，如血肿量在 600ml 以上，估计不再出血的患者亦可采用本项微创治疗方法。

3. 血肿时间　一般为发病后 24 小时至 4 天以内为宜，过早，因破裂血管闭合不牢，吸除血肿后容易再出血；过迟，因血肿周围脑组织受压及缺血会发生变性、坏死，影响机能的恢复。

（三）囊肿相关的适应证

1. 囊肿巨大或多囊肝、多囊肾，影响肝、肾功能。
2. 囊肿伴感染或出血等，体积急剧增大。
3. 有由囊肿引起的明显腹胀、腹痛、恶心等临床表现者。

二、禁忌证

（一）脓肿相关的禁忌证

1. 全身败血症者。
2. 脓肿处于炎症实质期，脓腔及脓肿壁未形成完全。
3. 脓肿包膜较厚或形成肉芽肿为主者。
4. 脓肿合并有骨髓炎或瘘管者。
5. 高度怀疑霉菌性脓肿，病原体常附着于脓肿壁上，单纯吸引容易复发者。
6. 开放性颅腔损伤后，含有碎骨片或其他异物感染的脑脓肿。
7. 其他禁忌证与 MRI 导引下穿刺活检术相同。

（二）颅内血肿相关的禁忌证

1. 脑出血量过大，病程进展较快且持续出血者不宜采用抽吸术。
2. 动脉瘤或脑血管畸形所致的脑出血。
3. 散在的多发性小灶性出血。
4. 其他禁忌证与 MRI 导引下穿刺活检术相同。

（三）囊肿相关的禁忌证

1. 包虫性肝囊肿。
2. 其他禁忌证与 MRI 导引下穿刺活检术相同。

第二节　术前准备

一、患者准备

1. 术前静脉滴注抗生素预防全身感染，控制局部炎症。
2. 其他与 MRI 导引下穿刺活检术相同。

二、医务人员准备

与 MRI 导引下穿刺活检术相同。

三、常用药物

1. 冲洗液　生理盐水和甲硝唑注射液。
2. 其他与上一章"MRI 导引下穿刺活检术"相同。

四、常用器械

除准备引流用导管外，其他 MRI 成像相关器械和穿刺器械与 MRI 导引下穿刺活检术相同。

<h1 style="text-align:center">第三节　操作技术要点</h1>

一、MR 导引脑脓肿引流术

1. 通过对术前 MR、CT 资料分析及颅脑功能解剖区域辨认，选定颅骨钻孔点并利用 MR 光学持针板虚拟穿刺针路径，选取最近的路径，同时避开正常神经功能解剖区。

2. 局部浸润麻醉（对于手术不配合的患者可采取全身麻醉）下，神经外科医师配合指导，钻颅孔。由于所采用的颅脑骨钻是非磁共振兼容性器械，切记需要将扫描床拉离至 5 高斯磁场范围外或机器除磁化（stand by），以免出现意外。依据脑脓肿的大小以及脓腔内容物的情况确定选取 2mm 或 3mm 直径骨钻。

3. 成功钻孔后，磁共振升磁（wake up），并重新定位，静脉注射磁共振对比剂 10 ~ 20ml，采用 FE 或 CBASS 3D 快速扫描序列，确认穿刺针的位置与穿刺路径及其与脓肿的空间关系。

4. 穿刺套针在光学器械追踪系统导引下，穿过硬脊膜，然后退缩锋利针尖至套针内，实时观察扫描图像，逐渐进针，到达脓肿中心位置（图 25 – 1A）。

5. 通过观察实时 MR 成像确认进针轨迹及穿刺套针尖的精确位置，始终保持穿刺套针前端位于脓肿内 1/3 ~ 1/2 处（图 25 – 1B）。

6. 拔出针芯，首先经套针抽吸 2 ~ 5ml，送细菌培养和药敏试验（图 25 – 1C）。

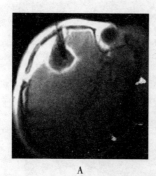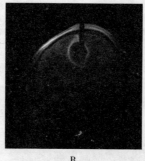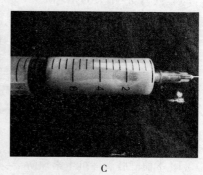

A　　　　　　　　　　　B　　　　　　　　　　　C

图 25 – 1　磁共振导引下脑脓肿穿刺引流术

穿刺针直至脓肿中央区（A），保持套针前端始终位于脓肿内 1/3 ~ 1/2 处（B），抽吸的脓液（C）送检

7. 静脉推注 10 ~ 20ml 磁显葡胺磁共振对比剂，行 MRI – T_1WI 快速扫描，显示脓腔轮廓，检查脓腔与邻近其他结构有无相通。

8. 经 16G 或 18G 套管针尽量抽吸脓液，脓腔内用等渗氯化钠注射液或甲硝唑注射液结合过氧化氢多次冲洗至冲洗液澄清，然后抗生素 – 甲硝唑（2 ~ 5ml）腔内保留治疗。

9. 置入引流管引流：经上述穿刺进入脓腔后，经 18G 穿刺套针引入 0.038 英寸磁共振兼容性导丝于脓腔，经扩张管扩张穿刺道后置入 7 ~ 8F 猪尾或前端弯曲带侧孔引流管。依据笔者的工作经验，由于脓肿腔内的脓液经抽吸并多次冲洗后，脓液稀薄，此时可将中心静脉埋置管做成带侧孔的柔性引流导管应用于脑脓肿的引流，可取得良好的临床效果，达到方便、安全、便宜的效果。

10. 通过 MR 扫描多方位成像，尽量使引流管头端置于脓腔的最低处。然后抽吸脓液，脓液黏稠者可用生理盐水冲洗，并注入抗生素（甲硝唑最为常用）保留治疗。

11. 最后将引流管固定于头皮下，连接引流袋。根据病情留置 1～3 日后拔除。

12. 术后可行 CT、MR 随访，发现液体积聚可重复抽吸、引流治疗。

二、MR 导引脑血肿引流术

1. 固定患者头部，采取仰卧位或为了便于手术操作头偏向一侧，安装柔性多功能线圈贴近患者头皮（图 25 - 2）。

2. MR 扫描识别出血灶及辨认颅脑功能解剖区域，利用光学无框架神经导航系统（Ipath 200）制订环钻颅骨手术计划和模拟术中定位，确定最佳入路，甲紫液标记钻颅孔头皮处（图 25 - 3）。

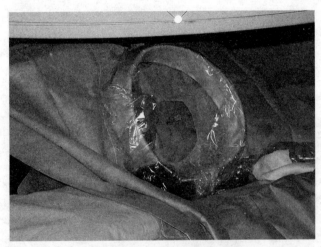

图 25 - 2　颅脑用多功能柔性线圈

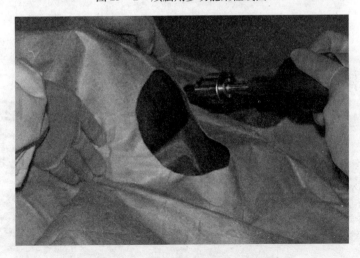

图 25 - 3　磁共振导向下标定进针位置

3. 推拉扫描床远离磁体中心，至 5 高斯磁场范围外，机器除磁（stand by，需时 6 秒）。在神经外科医师配合指导下，依照模拟进路穿颅骨方向与位置钻颅孔至硬膜外。孔径约为 2 ~ 3mm。

4. 成功钻孔后，压迫止血；磁体升磁（wake up），扫描床回位；采用 CBASS 3D 与 FSE T$_2$WI 快速扫描，通过手术者旁边大屏幕监视器所显示的动态图像可以在 3 个正交平面内进行三维观察，以准确定位和确定进针路径。

5. 确认颅内血肿和穿刺平面，将 MR 兼容性穿刺针（14G 或 12G）固定在光学引导持针板上。该持针板上有 4 个固定的发光二极管，另外 2 个固定螺丝可以改变穿刺针的长度，使之与血肿到穿刺点的距离吻合。术者将持针板的 4 个发光二极管面对红外线立体相机，后者将收到的红外线空间定位信号输入计算机，自动校准，使 MR 扫描的平面与穿刺针的平面保持一致。这样术者可以很快了解顺穿刺针长轴方向的二维图像或穿刺针前端的横轴图像，确定穿刺针与血肿关系。逐渐进针，从术者身旁的大屏幕监视器上观察，穿刺针越接近靶区（血肿），蓝色的靶心越大，当穿刺针到达靶区（血肿）时，靶心恰恰填满整个靶环。利用不同的 MR 切面确认穿刺针在血肿的位置后，即可进行抽吸、引流、注药。整个穿刺过程应在 5 ~ 10 分钟内完成。

6. 用 5ml 或 10ml 空针行负压缓慢抽吸，若遇有血凝块堵塞空针时，可将空针撤出将堵塞块清除后再继续抽吸，可根据术中 MR 扫描图像所显示的残余血肿情况，选择继续抽吸或停止。

7. 若 MR 图像显示血肿清除彻底又无再出血时，则可撤除穿刺针并对穿刺点局部加压包扎；如再次出血，则可利用导丝引导（0.038 英寸），放置一引流管（6 ~ 8F），并固定于头皮上，严密观察，同时做好各种处理办法的准备工作，以便针对病情的变化，选择切实可行的再处理办法，如再吸除。当遇有出血不止的患者时，可采取开颅清除血肿及止血的手术方法。若经第一次穿刺抽吸血肿术没有再出血，但有较大血凝块不能吸除时，可注入尿激酶 1 万 U，待次日或隔日再吸除。

8. 相邻近的两个血肿的穿刺方法：当用一个方向的穿刺不能全部吸除血肿时，在清除一个血肿后，将穿刺针退回至颅骨钻孔处，再次利用光学神经导航系统，标定另一血肿后进行穿刺抽吸。切勿将穿刺针在颅内做横向移动，以防脑组织和某些血管的再损伤。

9. 术后定期复查，观察疗效（图 25 - 4）。

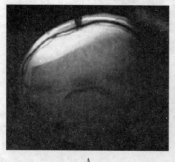 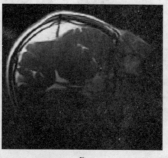 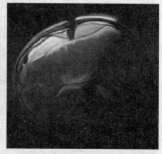

A   B   C

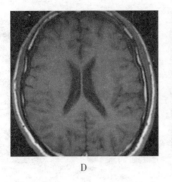 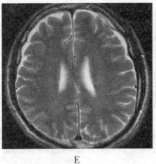 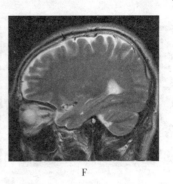

图 25-4　磁共振导引下颅内血肿穿刺引流术

术中抽吸、引流 220ml（A、B、C）；术后一周 1.5T 高场磁共振横断面与矢状面扫描复查，硬膜外血肿完全清除（D、E、F）

三、MR 导引肝脓（囊）肿引流术

1. 应用术前 MRI 预先测定肝脓（囊）肿的位置、大小。

2. 根据病变的位置选择合适的体位，肝右叶脓（囊）肿选择仰卧位，侧腹壁进针；肝左叶脓（囊）肿大多选择仰卧位或侧卧位，前腹壁进针路径。

3. 行 MRI 预扫描，通过横轴位、矢状位或冠状位找到病变，并标定靶点。

4. 应用 Ipath 200 光学导引系统的虚拟针技术，设计出穿刺路径及体表的皮肤穿刺点并标记。

5. 常规消毒、铺巾，并以 2% 的利多卡因 5ml 进行局部麻醉，麻醉深度达到壁腹膜。

6. 在 Ipath 200 光学系统的导引下，以 16G 磁共振兼容性穿刺针准确穿刺至脓腔中心，并行磁共振 CBASS 序列扫描确定穿刺针位置理想。

7. 推拉手术床远离磁体中央，拔出针芯，见脓液外溢后，外接橡皮管后抽吸，抽吸脓液 10ml 送细菌培养及药敏，将脓液彻底抽吸后，以甲硝唑、过氧化氢及生理盐水反复冲洗脓腔，直至液体澄清，最后于脓腔内保留甲硝唑 5ml 左右（图 25-5）。若是囊肿，则在抽尽囊液后，囊内注射无水乙醇硬化囊壁。无水乙醇一般用量为抽出和引流囊液的 1/4，注射量超过 100ml 时，应酌减或分次治疗。硬化剂在囊内留置 5～10 分钟后抽出，可再次留置少量硬化剂保留治疗。

8. 脓肿直径超过 5cm 者，置入猪尾引流管，外接引流袋，以利术中、术后反复冲洗。

9. 术毕拔针。

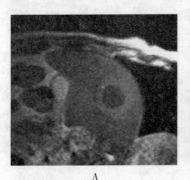 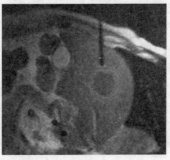

A　　　　　　　　　　　B

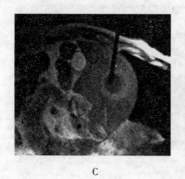
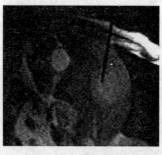
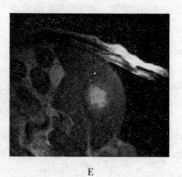

图 25 - 5　磁共振导引下肝脓肿穿刺引流术

术前磁共振 CBASS 序列扫描示肝内囊性病灶，囊壁环形强化（A）；术中 14G 磁共振兼容性穿刺针在 Ipath 200 光学系统的导引下，准确穿刺（B）至病灶内（C）；应用生理盐水、甲硝唑及过氧化氢反复冲洗直至冲洗液澄清（D），最后于脓腔内保留甲硝唑 5ml（E）

第四节　并发症及其处理

一、脑脓肿、血肿引流后一般处理

1. 绝对卧床休息 24 小时，降颅压治疗（静脉快速滴注甘露醇 250ml，1 ~ 2 次/日；联合静脉推注呋塞米 20mg，1 ~ 2 次/日）。

2. 术后肌内注射巴曲酶 1KU，防止脑出血发生。

3. 抗生素使用应按脓液培养和药敏实验调整；脑血肿引流者，术后应用抗生素 3 ~ 5 日预防感染。

4. 置管引流者，定期冲洗脓腔，同时检查引流管位置，防止出现脱落或位置不当。

二、脑脓肿、血肿引流后的并发症及其处理

1. 菌血症　操作轻柔，避免穿破脓肿壁时感染扩散，术后给予抗生素治疗。

2. 颅内压增高，脑疝形成　尤其是较大多房性脑脓肿（直径 >10cm），脓腔内生理盐水冲洗时应在引流良好的情况下，使用低压力、小流量。一旦脑疝形成，立即请外科协诊。

3. 脑出血　多为穿刺过度，损伤脑内细小动静脉或畸形血管团引起血管破裂出血。预防的方法有：尽量减少对脑血管的刺激；操作熟练，尽可能在短时间内完成。如发生脑血管痉挛，可静脉推注罂粟碱 10 ~ 15mg，尼莫地平 100mg，24 小时静脉滴注维持。

4. 再出血　对术中发现已有再出血者，应停止抽吸，撤掉穿刺针，在血肿腔内置一引流管并固定于头皮上，回病房严密观察，应用止血药物，在病情稳定的情况下，待 1 ~ 2 日后再行血肿抽吸或引流。术后再出血者，应及时复查，做好各种准备，采取切实可行的处理方法。

三、肝囊肿、脓肿介入治疗术后的并发症及其处理

1. 酒精过敏症状　部分以无水乙醇作为硬化剂的术后患者出现面色潮红、头晕、脉搏

加速等酒精过敏症状，症状明显者可静脉推注 50% 的高渗糖 50ml，并补充足量的液体。

2. 腹痛　少数患者术中、术后可出现，多由乙醇外渗刺激腹膜引起的，必要时给予镇痛处理。

3. 腹膜炎、腹腔脓肿　靠近肝包膜的脓肿穿刺时需要经过部分正常的肝组织，防止脓肿壁破裂，脓液溢出至腹腔内造成腹腔脓肿。另外冲洗时，每次注入的冲洗液应少于抽出的脓液量，以防脓液沿针道扩散至腹腔。如出现腹腔脓肿，可再次行影像导向下腹腔脓肿置管冲洗引流，并根据细菌培养和药敏实验的结果，针对性地应用抗生素。

第五节　与手术成功相关的注意事项

一、良好的患者配合

术前告知患者手术方式、目的及其注意事项，取得患者良好配合。在肝脓肿、囊肿术中扫描时应要求患者进行呼吸配合，每次憋气时幅度尽量一致。

二、穿刺点和穿刺路径的选择

在决定穿刺引流手术前必须复习患者病变的影像学资料，并做术前病变区 5mm 层厚的 MRI 薄层扫描。穿刺点选择为皮肤到病变的最短距离。穿刺层面的选择以病变中央为佳。

穿刺径路应避开血管、神经和重要组织结构。术前增强扫描十分重要，目的是清楚区别与了解病变与邻近血管的关系和病变血供情况，发现穿刺针偏离靶区时，应将针退至皮下，校正方向后重新穿刺。

三、颅内脓肿、血肿介入治疗相关注意事项

1. 脓肿冲洗压力要低，冲洗液体量要少于抽出脓液量，通常注入的冲洗液（等渗氯化钠注射液或甲硝唑注射液）为每次抽出脓液的 1/4 ～ 1/3，以免引起颅内压力增高形成脑疝可能或引起脓毒血症。

2. 脓肿壁未形成者不宜行脓腔冲洗，以免感染播散。

3. 脓液稠厚时应置入较粗引流管。

4. 患者体温、周围血象恢复正常，影像检查示脓腔或囊腔直径 <3cm，脓液少而稀、细胞少等情况，作为拔除引流管的条件。

四、肝囊肿、脓肿介入治疗相关注意事项

1. 预扫描后设计进针路径时，应注意避开肋骨、胃、胆囊等结构。

2. 穿刺针后方接橡皮管可防止空气进入囊（脓）腔，保证 MR 成像清晰显示低信号的针尖，且针尖不易脱出囊（脓）腔。而且阻止气体进入可以使囊（脓）液抽吸更彻底，使硬化剂与囊壁内膜的接触更充分。

3. 注射无水乙醇时，出现阻挡感，MR 扫描未见囊（脓）腔重现，患者疼痛明显，提示针尖脱出，立即停止注射。

4. 肝包膜下囊（脓）肿或靠近肝包膜的囊（脓）肿，穿刺路径应经过部分正常肝

组织。

5. 肝脏近膈顶的囊（脓）肿，应利用磁共振多方位成像的优势及 Ipath 200 光学系统的虚拟针技术，自肋膈角下方进针，尽可能避免穿刺针经过肋膈角。

6. 连续扫描观察抽液过程，调节针尖位置，使之始终位于囊（脓）腔中央。

7. 多发性肝囊（脓）肿或多囊肝患者，优先处理体积较大的囊（脓）肿，也可一次处理多个囊（脓）肿。

8. 穿刺点应选择较低的位置，以利于充分引流。

9. 留置无水乙醇后，应该多变动体位，以使无水乙醇能够与囊壁上皮组织充分接触。

10. 脓肿冲洗时，每次注入的冲洗液应少于抽出的脓液量，以防脓液沿针道扩散至腹腔导致腹膜炎。

（相建峰　李成利）

第二十六章　MR 导引肿瘤消融术

MR 导引的肿瘤消融术目前可以应用于脑肿瘤、肺肿瘤、肝肿瘤、肾肿瘤、前列腺癌、纵隔肿瘤、子宫肌瘤等多部位多脏器良恶性肿瘤的治疗，主要方式包括氩氦刀冷冻消融、射频消融、微波消融等，在手术的适应证与禁忌证、术前准备、操作、并发症及处理等方面具有相似之处，本章节将以脑、肺、肝恶性肿瘤的氩氦刀冷冻消融术为主进行介绍。

第一节　适应证与禁忌证

一、适应证

（一）MR 导引脑恶性肿瘤氩氦刀冷冻消融术的适应证

1. 脑转移性或原发性恶性肿瘤。
2. 1 个或 2 个肿瘤且与周围组织界限清楚，病灶 <5cm。
3. 预计生存期在 3 个月以上。
4. 没有严重高颅内压现象。
5. 患者一般状况好，KPS 计分≥70 分。

（二）MR 导引肺癌氩氦刀冷冻消融术的适应证

1. 肺癌失去手术切除机会者。
2. 肺癌术后复发及肺内转移者。
3. 因身体状况差不能耐受开胸手术或全身化疗的肺癌患者。
4. 作为放射性粒子植入内放疗、外放疗及化疗治疗肺癌的联合治疗。
5. 肿瘤减容或须缓解临床症状者。

（三）MR 导引肝恶性肿瘤氩氦刀冷冻消融术的适应证

1. 单发小肝癌的根治性治疗。
2. 肝肿瘤手术切除术后复发或切缘有残余者。
3. 严重的肝硬化、肝功能异常而不能耐受外科手术切除者。
4. 同时分布于肝左、右叶的多发性小肝癌。
5. 肿瘤体积较大，无法手术切除，行减瘤手术或与 TACE、^{125}I 放射性粒子、5 – FU 化疗缓释粒子植入术联合治疗。
6. 肝癌患者无外科手术切除意愿者。
7. 肿瘤靠近或侵及大血管，无法手术切除者。

二、禁忌证

1. 病变性质不明者。

2. 严重心、肺、肝、肾功能不全者。

3. 出、凝血机制障碍，经过治疗不能好转者。

4. 装置心脏起搏器者。

5. 体内有金属异物，且有可能给患者带来伤害者，为相对禁忌证，如果患者进入磁体后无任何不适，比如金属异物局部无灼热感等，即可进行手术。

6. 体内手术区域有产生 MRI 伪影的金属异物，且伪影影响手术观察者，如眼球内有金属异物，金属人工关节、脊柱金属固定、盆腔金属节育环等。

7. 患者不能配合或不能保持恒定的穿刺体位，或不能屏气的肺、肝肿瘤者。

8. 神志不清或精神障碍者。

9. 脑肿瘤超过 2 个或单发肿瘤最大直径 >6.0cm 者。

10. 有室管膜下或脑膜转移、肿瘤累及基底神经节核团者，肿瘤紧靠矢状窦者。

11. 肺癌肺内多发转移，转移灶 >4 个。

12. 肝门部肿瘤，紧靠胆管主干或主支。

13. 弥漫性肝癌。

14. 肝功能 Child C 级的肝肿瘤患者。

15. 大量腹水的肝肿瘤患者。

第二节　术前准备

一、患者准备

1. 术前近期增强 CT 及（或）MR 等影像资料了解病灶与血管、周围重要器官组织的关系以及远处转移的评估。

2. 术前常规检查血常规、凝血功能、肝肾功能、心电图及 X 线胸片，患者如有凝血机能障碍及血小板显著减低，应及时纠正，必要时术前输血浆及血小板。

3. 术前常规肌内注射止血药物，对个别焦虑患者适当给予镇静剂。

4. 术前 4~6 小时禁食、禁水；必要时留置导尿管。

5. 颅脑肿瘤氩氦刀冷冻消融术前 0.5 小时，静脉快速滴注甘露醇 250ml 或静脉推注呋塞米 20mg，以降低颅压。

6. 术前与患者家属谈话，说明患者的病情状况，治疗的必要性及术中、术后可能出现的危险性和并发症，并行手术协议书签字。

7. 术前与患者谈话，增强患者的信心，取得患者的主动配合，包括锻炼患者的呼吸配合能力，以使扫描时始终处于同一呼吸相、体位保持等。

8. 肝功能异常者，及时应用保肝药物纠正肝功能。

9. 有腹水的患者应对腹水进行处理。

二、医务人员准备

同 MRI 导引下穿刺活检术。

三、常用药物

1. 酚磺乙胺、氨甲苯酸、巴曲酶。
2. 苯巴比妥钠、苯妥英钠。
3. 尼莫地平。
4. 2% 利多卡因。
5. 地塞米松、异丙嗪。
6. 明胶海绵。
7. 磁共振对比剂。
8. 吗啡/哌替啶。

四、常用器械

（一）与 MRI 成像相关器械

同 MRI 导引下穿刺活检术。

（二）仪器及器械

1. 冷冻系统　以色列 Galil 公司生产的磁共振兼容的 Cryo – Hit 低温冷冻手术系统。

2. 穿刺套针　常用的规格有 14G 和 16G，长度为 10 ~ 15cm。

3. 冷冻探针　规格有 1.47mm、2mm、3mm 及 5mm，长度为 15 ~ 20cm，常根据肿瘤的形态大小及术中所用探针数量选择合适规格的冷冻探针，原则上一根冷冻探针只能使用一次。要根据病变的位置及大小，确定手术的实施方案，包括进针路径，选用冷冻探针的型号及数量。对于直径 3cm 以内的病灶多选用 1 根直径 3mm 的冷冻探针或 2 根直径 1.47mm 的冷冻探针，而对于直径 3cm 以上的病灶多采用多针融合技术。

第三节　操作技术要点

1. 应用术前 CT、MRI 预先确定消融治疗肿瘤的位置、大小（图 26 – 1、图 26 – 2）。
2. 根据病变的位置选择合适的体位，以便使进针位置、路径最短，并避开重要结构。颅脑肿瘤采用侧卧位或仰卧位；肺癌根据位置采取仰卧位、侧卧位或俯卧位；肝右叶肝癌选择仰卧位、侧腹壁进针，肝左叶肝癌选择仰卧位或侧卧位、侧腹壁进针路径。
3. 行 MRI 预扫描，通过横轴位、矢状位或冠状位找到病变，并标定靶点。
4. 应用 Ipath 200 光学导引系统的虚拟针技术，设计出穿刺路径。手术开始前，通过将持针板的 4 个发光二极管面对红外线立体相机，手持穿刺针放置在近皮肤的大致病变区域并成像扫描，采用完全平衡稳态序列（CBASS 3D）矢状面和横断面图像交替使用，确定靶点，并利用光学追踪导航技术确认穿刺点和进针路线，通常选择皮肤到病变最短的距离，以垂直方向为佳，颅脑穿刺避免损伤神经功能反射区、血管、功能性神经核团、神经传导束以及大脑镰、小脑幕等重要结构。肺部穿刺需避开心脏大血管。扫描图像、靶点、虚拟针道与穿刺针均在屏幕上显示。然后用甲紫在皮肤上标记出穿刺部位。
5. 常规消毒、铺巾，并以 2% 的利多卡因 5ml 进行局部麻醉，胸腹部麻醉深度达到壁层胸、腹膜。

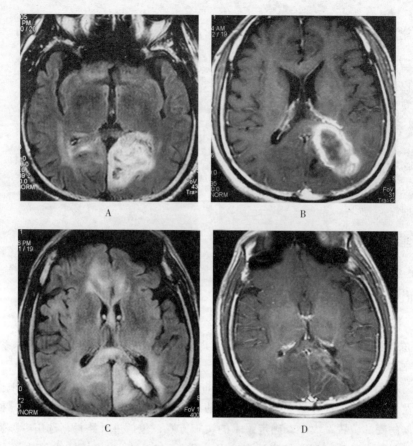

图 26 - 1   磁共振引导下经皮穿刺脑肿瘤冷冻消融术

术前磁共振 T_2WI - FLAIR 图像，显示左侧枕叶占位性病变，符合脑胶质瘤（A）；磁共振导引下氩氦靶向治疗术后
10 天，T_1WI 复查显示病灶中心呈凝固性坏死低信号改变，周围宽带样高信号出血改变（B）；术后 2.5 个月
T_2WI - FLAIR 图像复查，消融区体积缩小，中心呈高信号坏死区，周围绕以低信号含铁血黄素带（C）；术后 1.5
年增强 T_1WI 复查，瘤灶消失，疗效确切，未见复发征象（D）

6. 穿刺方法和过程与同 MRI 导引下穿刺活检术。

7. 一旦确定穿刺针成功到达靶点后，如病变内有囊液则首先抽吸囊液，部分送细胞学检查。

8. 开启操作系统的冷冻和解冻模式，行氩氦靶向探针测试（TEST），查看系统运行正常。探针进入靶病变组织前，需预先测试冷冻解冻系统功能及探针的可用性和安全性，大约用时 2 分钟，测试完毕后，开始高压氩气冷冻程序。

9. 根据肿瘤病变大小、形状、数目、位置决定需要导入的冷冻探针数量及型号，相邻的冷冻探头需要有 1.5～2 cm 的间隔距离，通过实时 MR 成像扫描调整冷冻探头的位置和数量进行冷冻消融治疗。一般选用直径 1.47mm 的冷冻探针，将探针植入靶点后回撤保护性套管 2cm 暴露功能性冷冻探针进行治疗。

10. 冷冻开始后，快速达到和维持必要的冷冻温度（默认温度是 - 185℃），同时通过温度图和 MR 实时成像扫描监测冷冻冰球的形成过程、大小、形态，当冷冻冰球完全覆盖靶肿瘤后（图 26 - 2、图 26 - 3），开启解冻用的高压氦气到冷冻探头，需达到并维持必要的解冻温度（ + 35℃），持续 3～5 分钟，然后进入第二个冷冻消融循环。一般应进行两个冷冻－解冻循环过程。如果肿瘤体积较大，冰球不能覆盖病灶，可利用后撤冷冻探针（2cm）技术，进行新一轮的冷冻消融治疗，直至肿瘤全部被冷冻冰球覆盖并超过病灶边缘 5～10mm。

11. 冷冻治疗结束后，行约 5 分钟的升温制热程序，再关闭氩氦刀探头制冷和制热气体阀门，断绝气流，依次拔出冷冻探针，注意观察冷冻处皮肤受损的情况，最后包扎。术后嘱患者卧床休息 12～24 小时，静脉滴注广谱抗生素预防术后感染。

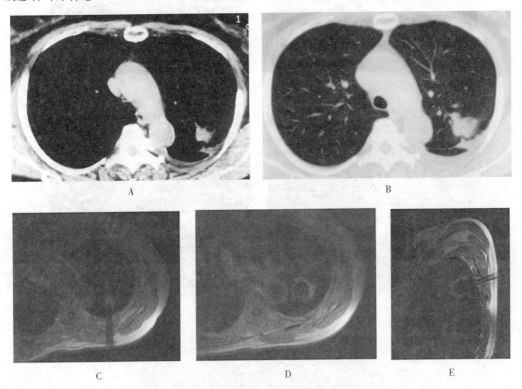

图 26－2　磁共振引导下肺癌冷冻消融术

胸部 CT 扫描示左肺结节灶并少量胸水，病理证实为支气管肺泡癌（A、B）；行 MR 导引下氩氦刀冷冻消融术，术中 MR 连续扫描显示穿刺过程及形成冰球过程，可见形成冰球呈梨形（黑色）覆盖整个病灶，伴周围渗出性改变（C～E）；术后半年复查胸部 CT 示肺癌实性结节明显缩小，仅伴同侧胸水（F、G）

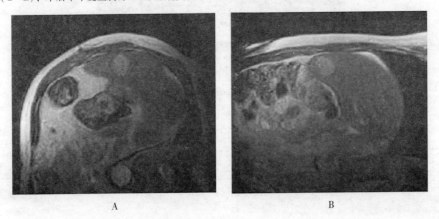

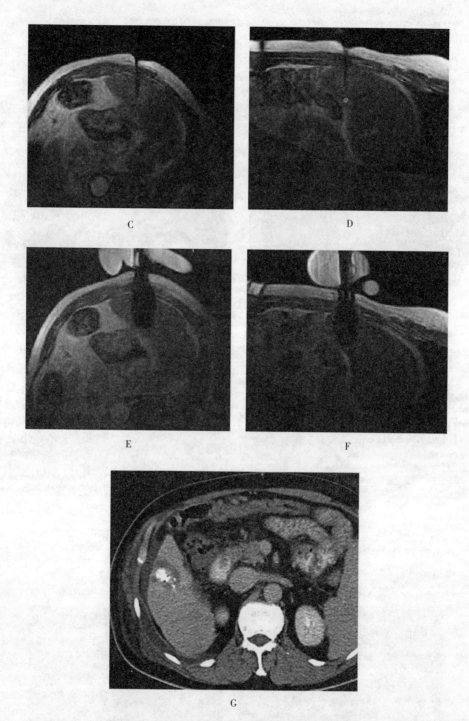

图 26 - 3　磁共振引导下经皮穿刺肝癌冷冻消融术

术中磁共振成像清楚显示病灶，大小约 2.0cm×2.0cm（A、B），在 Ipath 200 光学系统的导引下，氩氦靶向探针准确穿刺至病灶内（C、D）；开启氩气冷冻，应用温水胶囊保护皮肤，磁共振下冰球显示的椭圆形信号缺失区在横断面（E）和冠状面（F）皆完全覆盖病灶；术后 1 月复查，冷冻形成的低密度椭圆区域完全覆盖肿瘤碘油沉积的区域（G）

第四节　并发症及其处理

为减少术后并发症，应注意下述术后处理：①术后绝对卧床 24～72 小时；②颅脑恶性肿瘤氩氦刀冷冻消融术后快速静脉滴注 20% 的甘露醇 250ml，每日 2 次，或呋塞米 20mg 静脉推注，每日 2 次；③术后连续应用抗生素静脉滴注 5 日，以防止感染等并发症；④术后定期行 MR 或 CT 平扫及增强扫描，评估治疗效果。以下为常见术后并发症及处理。

1. 出血及咯血　冷冻消融过程中肿瘤区形成"冰球"，直径小于 1mm 的血管可闭塞，较大血管的血流亦减慢，因此一般冷冻过程中不会造成较多的出血。术后少量咯血甚为常见，穿刺时损伤肺组织内微小血管，少量血液渗入到肺泡腔及支气管腔内被咳出，往往表现为痰中带血，临床无须特殊处理。术前、术后常规给予止血药物肌内注射或静脉滴注。穿刺时应用套管针，术后于套管针道内填塞明胶海绵能够预防冷冻穿刺道出血。穿刺通道或穿刺靶病变出血常见于使用粗穿刺针或冷冻探针和穿刺富血管肿瘤时，术后应立即注射止血药物，并密切观察病情变化，若有活动性出血且使用促凝血药物无效、伴有大量咯血及血胸、腹腔出血时，须联合外科医生紧急处理。

2. 感染　冷冻术后感染多与穿刺器械或皮肤消毒不严有关，穿刺术后应常规应用广谱抗生素 2～3 天预防感染，一旦出现感染症状或体征，应及时加大抗生素用量并根据感染细菌类型选用敏感抗生素。

3. 冷休克　较少出现，必要时静脉注射或肌内注射地塞米松，并给予复温治疗。

4. 疼痛　穿刺冷冻治疗术后疼痛多为轻度，1～2 天内可自行消失，无须处理，若出现剧烈疼痛，应考虑损伤肋间神经或皮肤软组织冻伤，除给予镇痛药外，还应给予抗生素等对症治疗。

5. 脑疝　对于较大的颅脑肿瘤，冷冻消融术后可造成肿瘤体积一时的增大以及脑水肿的范围扩大，有产生脑疝的危险。对于较大肿瘤可采取分次冷冻的方法，术后给予卧床、脱水治疗、严密监测患者各项生命体征，以减少并发症的发生。一旦发生应视情况给予开颅手术治疗。

6. 肋间神经损伤　肋间神经损伤可出现进针侧胸腹部疼痛，可应用止痛药物。

7. 气胸　经皮肺或纵隔病变穿刺并发症中发生率最高的为气胸，发生率 10%～35%，通常为少量气胸，临床无须特殊处理。对原有肺疾患而产生明显临床症状者和气胸超过 50% 者，应及时采用抽气或负压引流的方法治疗。

8. 胆瘘、肠瘘　靠近胆囊及胃肠道的病变冷冻治疗时，术中监控病变使冷冻冰球外缘勿达到胆囊和胃肠，且术后禁食 12～24 小时。术前穿刺路径的设计，严禁经过胃、胆囊及肠道。

9. 皮肤冻伤　冷冻治疗肝脏周边靠近肝包膜的病变较易出现，冷冻过程中能量沿探针传递对穿刺位点的皮肤和腹壁造成冻伤。在多针冷冻同一病灶时应注意拉开皮肤进针点的间距，避免多枚探针沿同一位点进针造成能量叠加，冻伤加重。另外在体表穿刺点敷温水皮囊也能够减少冷冻对皮肤和腹壁的冻伤。

10. 胸腔积液　肝肿瘤冷冻治疗常出现右侧反应性的胸腔积液，尤其是冷冻治疗近膈顶的病灶。持续时间较长、反复出现的胸腔积液可于抽液引流后行胸膜粘连术。

第五节 与手术成功相关的注意事项

1. 术前 CT、MRI 检查和预扫描后设计进针路径时，应注意避开颅内静脉窦、重要的脑功能区，大血管、肋骨、胃、肠及胆囊等结构。

2. 胸腹部冷冻治疗术前训练患者呼吸配合，每次扫描时憋气幅度一致，处于同一呼吸相。

3. 包膜下肝癌，穿刺路径设计应经过部分正常的肝组织，减少癌肿破裂大出血及腹腔内播散的机会。

4. 肝脏近膈顶的肝癌，应利用磁共振多方位成像的优势及 Ipath 200 光学系统的虚拟针技术，尽可能避免穿刺针经过肋膈角，损伤肺组织，且冷冻过程中注意控制冰球大小，勿伤及膈肌。

5. 靠近胸、腹壁的病灶进行冷冻治疗，应在体表穿刺点敷温水皮囊，避免冷冻伤及胸、腹壁和皮肤。

6. 靠近胆囊及胃肠道的病变冷冻治疗时，术中监控病变勿使冷冻冰球外缘达到胆囊和胃肠。

7. 靠近大血管的病变进行手术时，需应用较多数目的冷冻探针，因大血管能够迅速带走冷冻能量，使冷冻冰球形成较小，影响治疗疗效。

8. 设计穿刺路径时，严禁直接穿过胆囊、胃及肠道等空腔脏器，避免术中冷冻能量沿探针传递损伤空腔脏器，导致胆瘘及肠瘘。

（相建峰 李成利）

第二十七章　MR 导引肿瘤组织间近距离放疗技术

MR 导引的肿瘤组织间近距离放疗技术（放射性^{125}I粒子植入术）目前可以应用于脑肿瘤、肺肿瘤、肝肿瘤、肾肿瘤、前列腺癌、纵隔肿瘤、淋巴结转移瘤等多部位多脏器恶性肿瘤的治疗，在手术的适应证与禁忌证、术前准备、操作、并发症及处理等方面具有相似相同之处，本章节将主要介绍肺癌、胰腺癌的放射性^{125}I粒子植入术。

第一节　适应证与禁忌证

一、适应证

1. 对放疗较敏感的恶性肿瘤。
2. 术后转移性肿瘤不宜再采用手术治疗者。
3. 因身体状况欠佳，不能耐受开胸、开腹手术、外放疗及化疗的患者。
4. 肿瘤减负或需缓解临床症状者。
5. 失去外科手术切除机会或患者无外科手术治疗意愿的恶性肿瘤。

二、禁忌证

1. 严重出、凝血功能障碍者。
2. 严重心、肺、肝、肾功能不全者。
3. 穿刺入路皮肤及软组织存在严重溃疡或感染者。
4. 神志不清或精神异常，术中无法配合者。
5. 广泛血行转移者。
6. 弥漫性多发肿瘤。
7. 存在弥漫性肺间质病变导致的高通气量、高循环量及严重的肺动脉高压患者。
8. 胰头部肿瘤伴胆道梗阻、肝功能显著异常，胆道梗阻未优先解除者。
9. 身体状况差，恶病质，预期生存期小于 3 个月者。
10. 装置心脏起搏器者。
11. 体内有金属异物，且有可能给患者带来伤害者，为相对禁忌证，如果患者进入磁体后无任何不适，比如金属异物局部无灼热感等，即可进行手术。
12. 体内手术区域有产生 MRI 伪影的金属异物，且伪影影响手术观察者，如眼球内有金属异物，金属人工关节、脊柱金属固定、盆腔金属节育环等。

<h1 style="text-align:center">第二节　术前准备</h1>

一、患者准备

1. 术前增强 CT 或 MR 了解病灶与血管、周围重要器官组织的关系，肺部肿瘤主要了解与胸壁、心脏大血管的关系，胰腺癌主要了解与腹主动脉、下腔静脉等大血管及胆囊、胃肠道的关系；评估远处转移情况。仔细阅读病史及相关影像资料。进行病例讨论，根据术前获得病理结果，经计算机三维治疗计划系统（treatment plan system，TPS）规划确定手术的实施方案。

2. 术前查血常规、凝血功能、肝肾功能、血糖、心电图、肿瘤标志物、免疫学指标，必要时进行 ECT 或 PET/CT 检查。患者如有凝血机能障碍及血小板显著减低，应及时纠正，必要时术前输血浆及血小板。

3. 术前与家属及患者谈话，增强患者的信心，排除患者对穿刺治疗的恐惧心理，争取患者最大限度的配合。说明患者的病情状况，治疗的必要性及术中、术后可能出现的危险性和并发症，粒子植入的整个过程，并签署放射性粒子植入治疗协议书。

4. 训练患者屏气，术前给予止血药物，抗生素预防术后感染，必要时给予镇痛剂；保留静脉通道，必要时给予镇静剂，术前应用镇咳平喘药，防止术中患者出现咳嗽。

5. 术前给予止血、抗感染治疗，胰腺手术提前 24 小时应用善宁等生长抑素药物抑制胰腺外分泌。如穿刺路径选择腹侧入路，则术前应清洁肠道，24 小时内禁食，并给予静脉营养支持治疗。

二、医务人员准备

应用 TPS 治疗计划，确定手术的实施方案，包括进针路径及患者体位的选择。基本同 MRI 导引下穿刺活检术。

三、常用药物

同 MRI 导引下肝肿瘤消融术。

四、常用器械

1. **磁共振系统准备**　操作室紫外线空气消毒至少 2 小时，MR 扫描仪覆盖消毒外罩。启动 MR 扫描仪，常规主磁场匀场及线性补偿，如预计术中使用完全平衡稳态（CBASS）序列，则还需行二次补偿和快速线性补偿，进入 MR 引导操作序列（MRGP）模式，将示踪器置于主磁场中心，选择 Cal（校正）菜单。开启 Ipath 200 光学追踪引导系统，调整红外线立体相机方向，使其接受来自扫描机架及示踪器上反光球的信号，进行自动校正。将穿刺针固定在光学引导持针板上，针尖置于示踪器上方的测针点上，将红外线立体相机对准示踪器及光学引导持针板上的反光球，启动软件测针，并将测得的针长数值与手工测量值进行对照，误差不得超过 3mm。根据患者体型及病变部位选择不同型号柔性多功能表面线圈。

2. 放射性粒子植入系统准备　①采用计算机三维治疗计划系统（Treatment plan system, TPS）：术前根据患者影像资料拟定出治疗方案；②植入器械：植入用 MR 兼容穿刺套针的规格为 18G，长度为 15～20cm，转盘式植入枪、探针及防护设备，穿刺器械、粒子装枪高压消毒；③放射性粒子：由相关专业公司提供的 [125]I 密封籽源，长度 4.5mm，直径 0.8mm，外壁为厚 0.05mm 的钛壳，中心为直径 3.0mm×0.5mm 的渗过 [125]I 同位素的银棒，平均能量为 27～35keV，半衰期为 59.6 天，组织穿透能力 1.7cm，初始剂量率为 7cGy/h，如图 27–1 所示。

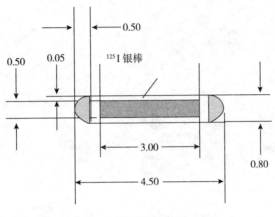

图 27–1　放射性粒子示意图

第三节　操作技术要点

一、MR 导引下肺癌放射性 [125]I 粒子植入术

1. 根据病变位置及拟进针方向，患者取仰卧位、侧卧位或俯卧位，将自制定位装置放置在病灶所在平面附近，选择合适规格的多功能柔性线圈预扫描成像，确认皮肤穿刺点和拟进针通道，然后在皮肤上标记出来。

2. 常规消毒、铺巾、局部浸润麻醉后，在 Ipath 200 光学系统的导引下，以多根 18G 磁共振兼容性穿刺针准确穿刺病灶内，并行磁共振 CBASS 序列或 FE 序列扫描确定穿刺针位置理想。

3. 拔出针芯，按 0.5～1.0cm 间距，于病灶内均匀植入 [125]I 放射性密封籽源。

4. 术毕拔针，穿刺部位加压包扎，卧床休息 24 小时。

二、胰腺癌放射性 [125]I 粒子植入术

1. 选择合适的体位，前入路选择侧卧位，面向手术者；后入路采用侧卧位，背向手术者。

2. 行 MRI 预扫描，通过横断面、矢状面或冠状面找到胰腺病变，并标定靶点。

3. 应用 Ipath 200 光学导引系统的虚拟针技术，设计出穿刺路径及体表的皮肤穿刺点并标记。

4. 常规消毒、铺巾，2% 的利多卡因 5ml 进行局部浸润麻醉。

5. 在 Ipath 200 光学系统的导引下，以多根 18G 磁共振兼容性穿刺针准确穿刺病灶内，并行磁共振 CBASS 序列或 FE 序列扫描确定穿刺针位置理想。

6. 拔出针芯，按 0.5~1.0cm 间距，于病灶内均匀植入 ^{125}I 放射性密封籽源（图 27-2）。

7. 术毕拔针，穿刺部位加压包扎，卧床休息 24 小时。

8. 术后禁食 24 小时，应用静脉营养支持治疗；并在术后 72 小时内应用善宁、施他宁等生长抑素药物抑制胰腺外分泌，预防术后胰瘘及胰腺炎的发生。

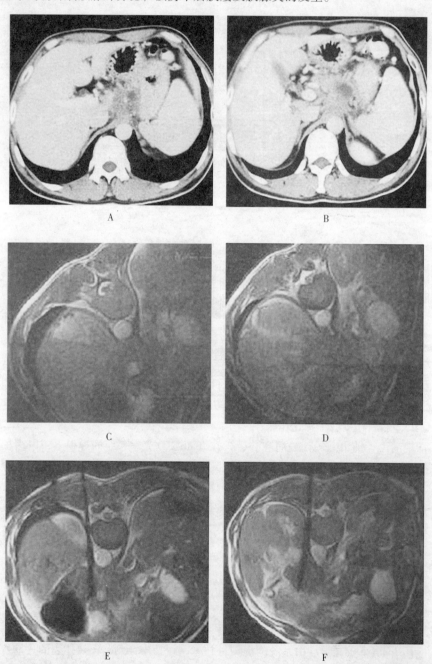

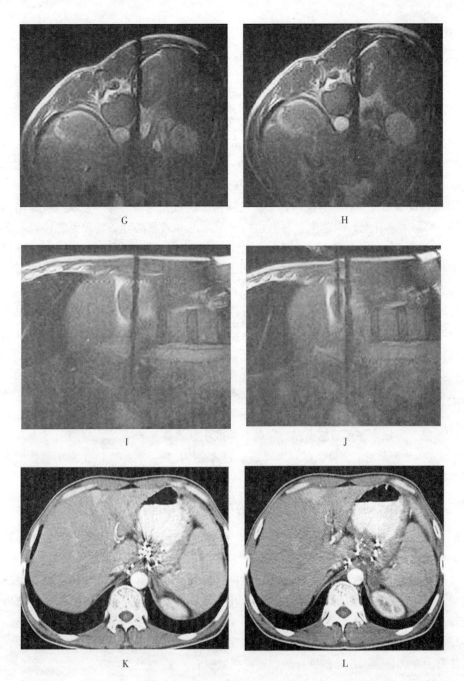

图 27 – 2　磁共振引导下经皮穿刺胰腺癌植入^{125}I 放射性粒子

CT 扫描显示胰腺体部占位性病变，诊断为胰腺癌（A、B）。术中磁共振 FE – T$_1$WI 序列清晰显示病变的范围、大小（C、D），在 Ipath 200 光学系统的导引下，多支 18G 磁共振兼容性穿刺针自背侧分别经脊柱两侧准确穿刺至病灶内，横断面及矢状面的磁共振扫描显示穿刺针位置理想（E、F、G、H、I、J），于病变内均匀植入^{125}I 放射性粒子；术后 3 个月复查，病灶显著减小，^{125}I 放射性粒子聚集成团

第四节　并发症及其处理

一、肺癌放射性^{125}I粒子植入术的并发症及其处理

1. 气胸或液气胸　闭合性气胸积气量少于该侧胸腔容积的 20% 时，气体可在 2～3 周内自行吸收，不需抽气，但应动态观察积气量变化。气量较多时，可每日或隔日抽气 1 次，每次抽气不超过 1000ml，直至肺大部分复张，余下积气任其自行吸收，大量气体较难抽出者或液气胸者则可行胸腔闭式引流术持续引流。

2. 咯血及出血　系肺血管损伤且与支气管相通所致，大多为痰带血丝或少量咯血，有咯血者，必须卧床休息，消除患者对咯血的思想顾虑和紧张心理，指导患者轻轻呼吸和咳嗽，不可屏气，务必将血咯出。一般少量咯血，在 1～2 天消失；咯血量大，要及时处理，给予吸氧，巴曲酶 1KU 静脉注射，垂体后叶素 5～10U 加入 20～40ml 等渗盐水或 5% 葡萄糖溶液中静脉滴注，一般在 10～15 分钟滴注完毕，以及静脉滴注酚磺乙胺、6－氨基己酸。穿刺通道或穿刺靶病变出血常见于穿破血管或穿刺富血管肿瘤时，术后应立即注射止血药物，并密切观察病情变化，若有活动性出血且使用促凝血药物无效、伴有大量咯血及血胸时，须联合胸外科医生紧急处理。

3. 肋间神经疼痛　穿刺过程中损伤肋间神经，出现疼痛，一般可应用消炎镇痛类药物，如口服布洛芬 25mg，每日 2 次，疼痛较重者可给予安定 5～10mg 静脉推注，多可自行缓解。

4. 感染　肺癌冷冻术后感染多与穿刺器械或皮肤消毒不严有关，穿刺术后应常规应用广谱抗生素 2～3 天预防感染，一旦出现感染症状或体征应及时加大抗生素用量并根据感染细菌类型选用敏感抗生素。

二、胰腺癌放射性^{125}I粒子植入术的并发症及其处理

1. 出血　术前、术后常规给予巴曲酶等止血药物肌内注射或静脉滴注。背侧穿刺路径设计需要避开众多血管，如术中穿刺失误，穿刺进入腹主动脉、下腔静脉及腹腔干动脉等，不必过于紧张，因腹膜后间隙出血具有自限性，退针至血管外，填塞明胶海绵并静脉应用巴曲酶等止血药物，监测血压、心率，静脉补充晶体液及胶体液，必要时输血或请外科手术处理。

2. 胰漏　术前 24 小时、术后 48 小时应用善宁等生长抑素药物抑制胰腺外分泌，术中尽可能避免穿刺针进入正常的胰腺组织及扩张的胰管。

3. 胃溃疡　穿刺路径设计尽可能避免经过胃，如前入路必须经过胃，则术前、术后各禁食 12 小时，并应用静脉营养支持、抗感染及抑制胃酸分泌治疗。

4. 肠瘘　前路穿刺路径中有小肠时要缓慢进针，邻近小肠时，可以采用颤动针尖刺激小肠以使小肠主动避让，或用推压法挤压肠道，避免小肠损伤。如术中穿刺经过小肠，则术后禁食 48 小时，并应用静脉营养支持、抗感染治疗。穿刺路径禁止从结肠经过。

第五节　与手术成功相关的注意事项

一、肺癌放射性^{125}I 粒子植入术的注意事项

1. ^{125}I 放射性粒子直径为 0.8mm，可顺利地通过 18G 穿刺针内腔，因此应用不同长度的 18G 带针芯穿刺针穿刺肿瘤，即可准确地进行放射性粒子的定位植入（图 27 - 3）。

2. 放射粒子与化疗粒子间隔植入，通过 MR 导引和扫描监控，精确定位及植入准确的粒子处方剂量，穿刺时采用分层序贯方法植入粒子，^{125}I 放射粒子间隔 1.0 ~ 2cm，平均 1.5cm；每一植药点植药不超过 150mg，两个植药点之间的距离 2 ~ 4cm，平均 3cm；用推杆将放射粒子枪与氟尿嘧啶配置器内的粒子分别推植入肿瘤组织内。术中若要对病灶多点植入，必须先将穿刺针退回至胸膜下，调整角度后再穿刺，以免划伤脏层胸膜，增加气胸的发生率。

3. 放射性粒子在 MR 图像上显示为点状低信号缺失，种植完毕后可进一步行 X 线摄片或 CT 扫描，以观察粒子的部位、粒数（图 27 - 4）。

4. 术后撤针、加压包扎、常规 MR 扫描以排除并发症，术后嘱患者平卧 4 ~ 6 小时，并根据病情应用止血、镇痛及镇咳药物。

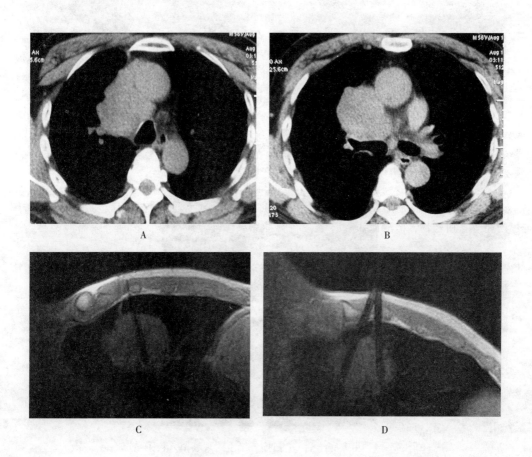

A　　　　　　　　　　　B

C　　　　　　　　　　　D

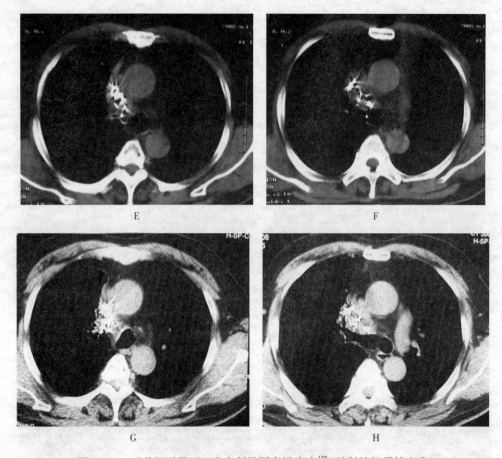

图 27-3　磁共振引导下经皮穿刺纵隔旁鳞癌内^{125}I放射性粒子植入术

胸部 CT 扫描示右上纵隔旁肿物，穿刺病理学诊断为鳞状细胞癌（A、B）；行 MR 导引下肿瘤内^{125}I放射性粒子植入术，术中可见多根穿刺针穿刺入病灶内，按治疗计划系统并用"退针技术"在病灶内均匀植布粒子（C、D）；术后两个月复查胸部 CT 示肿瘤明显缩小，病灶内放射粒子呈点状高密度聚集成团状（E、F）；术后半年复查胸部 CT 示肿瘤明显缩小，其内放射粒子聚集在萎缩病灶内，肿瘤未见复发（G、H）

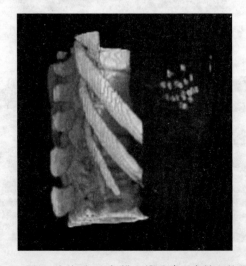

图 27-4　植入完毕后 CT 扫描三维重建观察植入粒子情况

二、胰腺癌放射性^{125}I 粒子植入术的注意事项

1. 术前训练患者呼吸配合，每次扫描时憋气幅度一致，处于同一呼吸相，必要时给患者扎腹带，以减小呼吸幅度。

2. 术中穿刺尽可能避免穿刺正常胰腺组织。

3. 胰头部肿瘤常伴胰腺体、尾部的主胰管扩张，如术中误穿刺进扩张的胰管，则应先将胰管中的胰液完全抽出后，再行下一步治疗。

4. 胰腺周围重要血管较多，且较易受癌肿侵犯，尤其是门静脉、腹腔干动脉、肠系膜上静脉及脾动静脉等。手术前必须仔细阅片，设计手术入路；术中穿刺应结合 MR 特有的血管流空效应，分辨血管结构，避免穿刺损伤血管。

5. 设计手术入路，如无法避开胃肠道，则应术前禁食 12 小时，确保在胃肠道内无残留食物时方可穿刺经过胃肠道。

6. 前路穿刺路径中有小肠时要缓慢进针，临近小肠时，可以采用颤动针尖刺激小肠以使小肠主动避让，或用推压法挤压肠道，尽量避免损伤小肠。

7. 前路穿刺不可经过结肠。

8. 胰头癌及胰体部肿瘤常侵犯腹腔神经丛致患者显著的腹、背部疼痛，对于胰腺肿瘤所致显著的腹、背痛者，建议自后入路进针，胰腺癌灶粒子植入术后，于腹腔神经节周围植入放射性粒子并加行腹腔神经丛毁损术以缓解患者疼痛。

9. 胰腺癌属于低度放射敏感性肿瘤，因此放射性粒子植入剂量应适当增加，文献报道应在 150Gy 以上。

10. 胰头部肿瘤并发胆道梗阻，肝功能显著异常者，应优先行胆道内支架植入术或胆汁外引流，待肝功能改善后再行粒子植入术。

11. 植入 5 - FU 缓释粒子时，2 个植药点间的距离不低于 3cm，单点剂量不超过 150mg。

（相建峰　李成利）

第二十八章　MR 导引经皮非肿瘤疾病微创治疗

MR 导引经皮非肿瘤疾病微创治疗在临床上应用日趋增多，包括 MR 导引经皮腹腔神经丛阻滞/毁损术、MR 导引脊神经根阻滞术、MR 导引切吸联合臭氧治疗腰椎间盘突出症等。本章节以 MR 导引经皮腹腔神经丛阻滞/毁损术为例，介绍其适应证与禁忌证、术前相关准备、操作步骤、并发症及其处理，以及其他相关注意事项。

第一节　适应证与禁忌证

一、适应证

（一）阻滞术的适应证

1. 用于临床明确判断与腹腔神经丛有关的腹、背部痛，以保证腹腔神经丛毁损术的疗效。

2. 急性胰腺炎及其他与腹腔神经丛有关的急性疼痛。

3. 缓解肝脏肿瘤动脉化疗栓塞后及由内脏动脉病变所致的"腹绞痛"。

（二）毁损术的适应证

1. 胰腺、胃、十二指肠、近端小肠、肝脏、胆管恶性肿瘤所致的癌性腹痛。

2. 转移性肿大淋巴结所致的长期顽固性腹痛。

3. 慢性胰腺炎导致的慢性顽固性腹痛。

二、禁忌证

1. 有磁共振检查禁忌，如安装心脏起搏器者、手术区域植入有产生 MRI 伪影的金属异物，且伪影影响手术观察者等。

2. 有严重的出血倾向或凝血障碍。

3. 穿刺部位皮肤或组织有感染。

4. 神志不清或精神异常，术中无法配合者。

5. 诊断或怀疑肠梗阻者。

6. 身体状况差，恶病质，低血压者。

7. 各种类型的良性病变慎用神经丛毁损术。

8. 酒精过敏者禁忌用无水乙醇行毁损术。

第二节　术前准备

一、患者准备

1. 术前增强 CT 或增强 MRI 了解腹膜后有无病灶，及其与腹主动脉、下腔静脉、腹腔动脉干及肠系膜上动脉等大血管的关系。

2. 其余准备基本同肝肿瘤消融术。

二、医务人员准备

同 MRI 导引下穿刺活检术。

三、常用药物

1. 酚磺乙胺、氨甲苯酸、巴曲酶。

2. 0.9% 生理盐水。

3. 无水乙醇。

4. 2% 利多卡因。

四、常用器械

1. 选择 M 或 S 型号的柔性多功能线圈，采用无菌一次性磁共振兼容性塑料罩将多功能柔性线圈保护起来，以免接触到手术中的血液或其他液体。

2. 穿刺包。

3. 消毒持针板与光学反射球。

4. 18G 磁共振兼容性穿刺针（20cm）。

第三节　操作技术要点

1. 选择合适的体位，多采用右侧卧位，背向手术者。

2. 行 MRI 预扫描，通过横轴位、矢状位或冠状位找到腹主动脉、下腔静脉、腹腔动脉干及肠系膜上动脉，以矢状位上腹腔动脉干与肠系膜上动脉之间、横轴位腹主动脉两侧的区域为靶点。

3. 应用 Ipath 200 光学导引系统的虚拟针技术，设计出穿刺路径及体表的皮肤穿刺点并标记。左侧进针路径：皮肤、皮下组织→左侧竖脊肌→左肾与椎体间隙→左侧膈角→腹主动脉左侧→腹腔神经丛；右侧进针路径：皮肤、皮下组织→右侧横突旁→右肾与椎体间隙→右侧膈角→腹主动脉与下腔静脉间隙→腹腔神经丛。

4. 常规消毒、铺巾，2% 的利多卡因 5ml 局部浸润麻醉。

5. 在 Ipath 200 光学系统的导引下，以 18G 磁共振兼容性穿刺针准确穿刺至腹腔神经节处，并行磁共振 CBASS 序列或 FE 序列扫描确定穿刺针位置理想。

6. 拔出针芯，回抽无血液即注入2%利多卡因4ml，如患者感腹背疼痛显著减轻，则说明位置准确，可行毁损术。

7. 于两侧分别注射无水乙醇10～30ml，患者可出现一过性的剧烈疼痛，持续3～5分钟。注射过程中注意监测患者血压和脉搏的变化，如果患者出现明显的心慌、恶心等表现，应停止注射，待情况稳定后再继续进行。

8. 注射完成后，行磁共振STIR－EXPRESS扫描，可清楚地显示注射的无水乙醇在腹膜后的分布情况（图28－1），如分布不理想可增加无水乙醇用量，但两侧总用量不能超过70ml。

9. 术毕拔针，穿刺部位加压包扎，卧床休息24小时，并给予心电监护，严密监测患者生命体征。

10. 补充足够量的液体，预防低血压的发生。

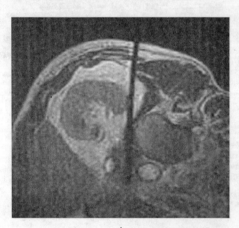
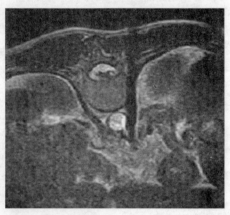

A   B

C

图28－1　磁共振引导下腹腔神经节阻滞毁损术

两枚18G磁共振兼容性穿刺针在Ipath 200光学系统的导引下，于脊柱两侧准确穿刺至腹腔动脉干与肠系膜上动脉之间（A、B），分别注射10～30ml无水乙醇，术中STIR－EXPRESS序列显示无水乙醇包绕腹腔神经节（C），证明阻滞、毁损位置准确

第四节　并发症及其处理

1. 出血　术前、术后常规给予巴曲酶等止血药物肌内注射或静脉滴注。背侧穿刺路径设计需要避开众多血管，如术中穿刺失误，穿刺进入腹主动脉、下腔静脉及腹腔干动脉等，不必过于紧张，因腹膜后间隙出血具有自限性，退针至血管外，填塞明胶海绵并静脉应用巴曲酶等止血药物，监测血压、心率，静脉补充晶体液及胶体液，必要时输血。

2. 醉酒或酒精过敏　患者出现面色潮红、头晕、心率加快等，应增加术后液体补充量。

3. 低血压　腹腔神经丛毁损术后较常见，由于交感神经毁损后，腹部内脏器官血管扩张，内脏血容量增加，导致体循环血量减少，患者血压下降、心率增加，一般 24 小时内恢复正常，必要时通过补液补充血容量。

4. 腹泻　交感神经毁损后，副交感神经的兴奋性增强，肠蠕动增加，出现腹泻，多在1 周内恢复正常。

5. 血尿　由背侧入路穿刺，损伤肾脏所致，多为一过性。

6. 腹膜炎　多在经前腹部穿刺时出现，与无水乙醇误注射入腹腔或者穿刺过程中损伤肠道至肠内容物外漏有关。

7. 截瘫　是腹腔神经丛无水乙醇毁损术最严重的并发症，原因是乙醇损害了腰段脊髓的供血动脉，尽管发生率极低，但也应该注意预防，处理原则是扩容、扩张血管，同时给予激素及甘露醇治疗。

第五节　与手术成功相关的注意事项

1. 术前训练患者配合呼吸，每次扫描时屏气幅度一致，处于同一呼吸相。

2. 腹腔神经节位于腹腔动脉干水平与肠系膜上动脉水平之间，腹主动脉两侧，必须精确定位，否则疗效欠佳。

3. 前腹部进针比较简便，但易损伤胃肠道、胰腺等重要脏器，且针尖难以直接接触腹腔神经节，无水乙醇分布难以满意。经背侧膈角前入路能够直接于神经节周围注射药物，故疗效更明显。磁共振能够清晰地显示腹主动脉、下腔静脉、腹腔动脉干及肠系膜上动脉等大血管，结合 Ipath 200 光学系统能够准确地导引穿刺针进入靶区，而避免血管损伤，故提倡经背侧膈角前入路进行腹腔神经丛阻滞、毁损术。

（相建峰　李成利）

第六篇

疼痛介入诊疗

疼痛是人体继体温、脉搏、呼吸、血压的第五大生命体征，是一种由组织损伤或潜在组织损伤诱发的不愉快的情感经历。一般性疼痛是体内某种疾病的警示信号，是有益的；长期慢性或严重性疼痛则对呼吸、循环、内分泌、免疫、情感等造成不良影响，容易诱发恶性高血压、失眠、焦虑、性格障碍、免疫力下降等疾病。疼痛的传统治疗多采取药物（WHO三阶梯）、中医理疗、针刺等，治疗周期长，效果不确切，尤以神经病理性疼痛、癌性疼痛更为明显。

疼痛介入疗法是借助X线、超声等影像设备，在影像引导下经皮穿刺或植入微小设备到达神经靶点，通过给药、物理、化学消融、神经调节等途径治疗顽固性疼痛。本篇着重介绍常用的身体各部位神经、颈腰间盘的介入治疗方法。

第二十九章 头 部

第一节 寰-枕关节阻滞术

一、功能解剖

寰枕关节是寰椎与枕骨之间的关节，该关节缺乏位于后方的特征性关节——突关节。主要功能是颈部的屈伸，占据一半的点头、仰头功能。枕骨、寰椎、枢椎没有相应第一或第二颈神经通过的椎间孔，相应神经通过它们之间后侧间隙穿出椎管，形成枕大神经和枕小神经。寰枕关节易受关节炎性改变及加速－减速性伤害的损伤，导致滑膜连接处炎症和粘连的疼痛。

二、适应证

1. 颈源性头痛。
2. 颈性眩晕。
3. 枕神经痛。

三、禁忌证

1. 有严重心血管疾病患者。
2. 局部感染者。
3. 严重出血倾向者。
4. 不能耐受治疗者。

四、定位与操作要点

1. 体位 俯卧位，胸下垫枕，使颈部适度弯曲，以不引起患者不适为度。前额可靠在折叠好的毯子上。

2. 穿刺点定位 枕骨大孔正中线旁开约1cm处。X线透视下，需使光束在矢状位上从前向后旋转投照，从而定位显示枕骨大孔的位置。穿刺点位于寰枕关节外侧方。

3. 操作要点 常规皮肤消毒、铺巾，穿刺点局麻后，取22G长15cm穿刺针于穿刺点垂直皮肤进针，在透视指引下，调整穿刺点方向，使针尖位于寰枕关节的后外侧面（图29－1），回抽无血及脑脊液，注入少量局麻药物，观察5分钟患者反应，如无不适，继续少量分次注射阻滞药剂。

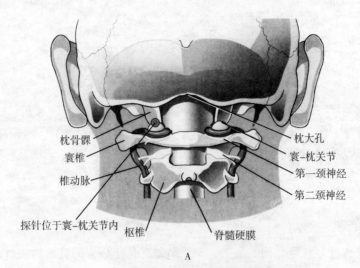

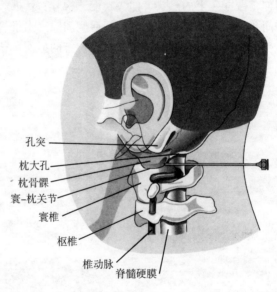

图 29 - 1　寰枕关节穿刺示意图

A. 正面观；B. 侧面观，针尖位于寰枕关节的后外侧面

五、并发症及预防与处理

1. 血肿与局麻药中毒　头皮富含血管，容易出血形成血肿，药物容易进入血管。一般可选择较细的穿刺针，穿刺后注意回抽，控制局麻药物用量，避免或减少发生。血肿形成后可穿刺局部按压和冷敷；局麻药中毒一般为轻度，保持呼吸道通畅，吸氧观察即可。

2. 全脊髓麻醉　操作中注意避免将针头误入枕骨大孔，该部位的蛛网膜下隙即使少量的局麻药液误入也可导致全脊髓麻醉的发生。发生全脊髓麻醉后，应立即气管插管、人工呼吸等进行急救。

第二节　三叉神经半月节阻滞术、射频治疗术

一、功能解剖

半月神经节发自两组神经束，它们从脑干的中脑平面的腹侧发出。该神经束跨过岩骨边缘向前方外侧面穿行进入到颅后窝，然后走行于麦氏凹槽内，该凹槽是由周围的硬脑膜向中颅窝内陷形成的。由硬膜形成的袋状结构恰位于神经节后方，称为三叉神经池，内含脑脊液。

三叉神经自半月神经节发出，三大分支分别为眼神经、上颌神经和下颌神经。半月神经节位于中颅窝的内侧面，在卵圆孔的内后上方，卵圆孔的最内侧是半月神经的第一分支，中央部分是第二分支，外侧部分是第三分支。眼神经是最小的分支，从半月神经节上内侧分出，经眶上裂入眶。上颌神经由半月神经节前部经圆孔出颅，入翼腭窝，在此发出数支神经分支。下颌支最为表浅，位于卵圆孔外侧，进入卵圆孔及 Meckel 腔的末端。

二、适应证

1. 原发性三叉神经痛。
2. 三叉神经带状疱疹后遗神经痛。

三、禁忌证

1. 继发于颅内肿瘤的三叉神经痛。
2. 有严重心血管疾病患者。
3. 局部感染者。
4. 严重出血倾向者。
5. 不能耐受治疗者。

四、定位与操作要点

1. 体位　仰卧位，颈部伸展，颈下枕一柱状治疗巾。

2. 穿刺点定位　患侧眶外缘的垂直线与同侧口角水平线的交点（图 29 – 2A）。

3. 操作要点　常规皮肤消毒，穿刺点局麻后，取 22G 15cm 长 PTC 穿刺针，沿瞳孔方向（嘱患者目视正前方）及颧骨的关节结节前缘方向进针（图 29 – 2B），缓慢进针直到触及颅底。轻轻退针，调整进针方向，触探卵圆孔，至患者诉下颌支放电感觉时，能再进针 3～5mm，针尖进入卵圆孔，进入卵圆孔有黏滞感，如再向前进针患者出现上颌神经放电感，提示针尖已达半月节。X 线定位侧方 15°颅底正位、平双侧下颌冠状突连线，患侧约 3cm；CT 定位颅底位见针尖进入卵圆孔（图 29 – 3）。

4. 阻滞术　定位无误后，拔出针心，回抽无血无脑脊液，注射 1% 利多卡因 5ml 或无水乙醇等神经毁损药 0.5ml，观察患者反应，有无神志不清、呼吸困难等情况（注意配备急救设备）。如患者疼痛消失，说明穿刺阻滞成功。拔出穿刺针，局部轻压 3～5 分钟。

5. 射频治疗术　15cm 射频穿刺针按此前路径进针，定位成功后，感觉神经行 50Hz

1.0V 测试；运动神经行 2Hz 1.0V 测试，复制并明确刺激范围与疼痛范围相吻合，给予 50℃、60℃、70℃标准射频，一般每温度点持续 1 分钟，时间过长会增加并发症。

注意操作过程中询问患者前额与眼结膜感觉，有痛感时立即停止操作。确保前额与眼结膜无痛感，可考虑适当注射局麻药物，以减少患者不适感，并密切观察患者神志。

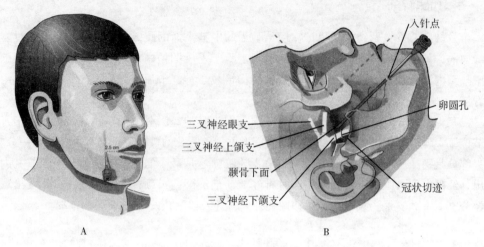

图 29 - 2　三叉神经穿刺示意图

A. 穿刺点位于眶外缘的垂直线与同侧口角水平线的交点；B. 沿瞳孔方向及颞骨的关节结节前缘方向进针

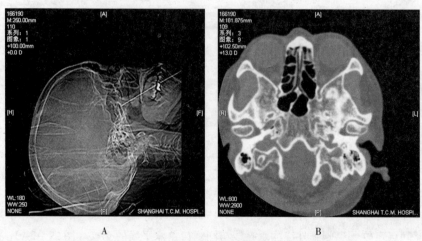

图 29 - 3　三叉神经穿刺 CT 扫描

A. CT 穿刺针颅底定位；B. 颅底 CT 平扫，高密度小圆点为进入卵圆孔内穿刺针

五、并发症及预防与处理

1. 出血及血肿　卵圆孔周围的棘孔、破裂孔有脑膜中动脉和颈内动脉进入颅腔，操作不慎可损伤血管，造成颅内出血，一般无凝血障碍者可自行吸收。翼腭窝内富含血管，易发生面部血肿和眼部的巩膜下血肿。其中面部血肿后肿胀、瘀青常易发生，一般可间断冷敷缓解。

控制穿刺的深度及方向，避免反复穿刺，可减少出血及血肿的发生。

2. 眩晕综合征　为较常见并发症，系药物刺激脑膜或药物侵及听神经的前庭神经部分所致，可出现恶心、呕吐、全身出汗、眼球震颤、心率减慢等。出现此征后嘱患者安静平卧，静脉滴注甘露醇、止呕，必要时吸氧，可在几小时内消失。

3. 阻滞区域内感觉丧失或异常 阻滞后以温、痛觉减退或消失为主，触觉可存在，以麻木表现多见。经数月或数年后逐渐恢复，恢复快者易复发。$2\% \sim 5\%$ 患者可出现麻、刺、蚁走等异常感觉，重者可有阻滞后疼痛即痛性感觉缺失，可能是由于半月神经节毁损阻滞不完全造成的。有较重的异常感觉可考虑再次阻滞。

4. 同侧角膜病变及失明 该治疗最为严重的并发症。此并发症重在预防，穿刺成功后有脑脊液抽出，即放弃；局麻试验有眼神经感觉丧失或射频出现额部疼痛，及时停止，调整方向。

一般术后患侧眼睛应避光 24 小时。如出现此并发症，即予激素、抗生素、维生素治疗，局部应用抗生素眼膏，避光保护，必要时眼科会诊协助治疗。

5. 其他 疱疹于感觉丧失区域出现，由神经营养障碍所致。一般无大碍，预防感染，多为结痂自愈。

同侧耳聋及面神经麻痹，临床不多见，多为暂时性的。

六、下颌神经阻滞、射频术

与半月节相比，穿刺针稍进卵圆孔或孔口即可，其余操作、并发症等同上一节。

第三节 眶上神经阻滞术、射频消融术

一、功能解剖

眶上神经是三叉神经第一支的末梢支，较表浅，经眶上切迹眶上孔发出，分布于前额部。

二、适应证

1. 原发性眶上神经痛。
2. 带状疱疹性眶上神经痛。

三、禁忌证

1. 局部感染者。
2. 严重出血倾向者。
3. 不能耐受治疗者。

四、定位与操作要点

1. 体位 取仰卧位。

2. 穿刺点定位 在眶上眉弓处，眼眶上缘中、内 1/3 交界或离正中线 $2.5 \sim 3cm$ 处摸出切迹或用棉签触压眶缘找到放射性痛点的位置（图 29 - 4）。

3. 操作要点 常规皮肤消毒、铺巾、局麻后，穿刺针自切迹或压痛点垂直刺入皮肤并

直达骨面，若无触电样感，则改变针头的方向在附近寻找，出现放射痛时固定针头，拔出针芯，回抽无血，注射阻滞剂。

4. 射频消融术 操作同前，感觉神经行 50Hz 1.0V 测试；运动神经行 2Hz 1.0V 测试，复制并明确刺激范围与疼痛范围相吻合，给予 50℃、60℃、70℃标准射频，一般每温度点持续 1 分钟，效果优于阻滞。有时与脉冲治疗相结合。

五、并发症及预防与处理

上眼睑水肿、局部血肿 多在数日内消退，可拔针后压迫穿刺点 3 分钟及术后冷敷来预防，偶可引起上眼睑下垂，一般无须特殊处理。

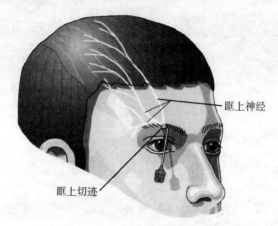

图 29 - 4　眶上神经穿刺示意图

穿刺点位于眉弓处眼眶上缘中、内 1/3 交界或离正中线 2.5～3cm 处，穿刺深度 1～2mm

第四节　面神经阻滞术、射频脉冲术

一、功能解剖

面神经发出运动和感觉纤维支配头部。面神经发自脑干，从脑桥下部外侧出脑。面神经感觉支称为"中间神经"。中间神经穿出脑桥后，对压力敏感，易产生"三叉神经痛样"症状，称作"膝状神经痛"。穿出脑桥的该神经纤维横穿蛛网膜下隙，进入内耳道，接着穿过颞骨岩部，最后面神经经由茎乳孔穿出颅底。该神经纤维先垂直下行然后前行通过腮腺，在腮腺处发出分支分布于面部表情肌区域。

二、适应证

1. 膝状神经痛。
2. 周围性面瘫。
3. 面肌痉挛。
4. 面神经炎。
5. 美格综合征。

三、禁忌证

1. 有严重心血管疾病患者。

2. 局部感染者。

3. 严重出血倾向者。

4. 不能耐受治疗者。

四、定位与操作要点

1. 体位 仰卧位，头转向操作对侧，暴露患侧乳突。

2. 穿刺点定位 乳突通过触诊或影像进行定位，穿刺点位于乳突前缘。

3. 操作要点 常规皮肤消毒，穿刺点局麻后，取5ml无菌注射器针头由乳突的前缘刺入，垂直进针，针头抵至乳突骨面，再向前方轻轻调整针头方向，直至滑过乳突前缘边界（图29-5），头颅X线侧位见针尖位于乳突与茎突之间，约与下颌支中点相对（图29-6）。

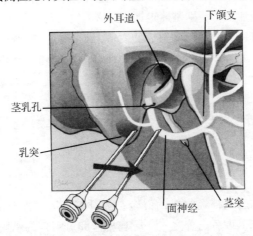

图 29-5 面神经穿刺示意图

穿刺针抵至乳突骨面，向前方轻轻调整针头方向，直至滑过乳突前缘边界

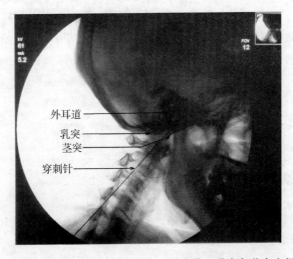

图 29-6 面神经穿刺X线侧位（针尖位于乳突与茎突之间）

4. 阻滞术 回抽无血液后，注射 2% 利多卡因 1ml，观察数分钟，相应面神经出现麻痹，再继续注射阻滞剂或破坏剂。

5. 射频脉冲术 按此前路径进针，定位成功后，感觉神经行 50Hz 1.0V 测试；运动神经行 2Hz 1.0V 测试，采脉冲治疗模式（42℃持续 4~8 分钟）。

6. 面肌痉挛严重者须配合面部针刺或针刀治疗。

五、并发症及预防与处理

1. 血肿及局部肿胀疼痛 茎乳孔周围血管丰富，反复穿刺及穿刺不当，可造成血肿，可穿刺后即局部按压冷敷处理；药物注射可造成局部刺激，出现肿胀疼痛，一般无须处理。

2. 面神经麻痹 一般由注射药物过多及浓度过高引起，表现为眉下垂、口角下垂、眼睑不能闭合、流泪、流涎等，可持续数月或数年。控制药物量及浓度，从小剂量开始，可减少或避免发生。一旦发生，给予营养神经、抗炎、神经刺激治疗，促进神经恢复。

3. 舌咽神经、迷走神经、副神经麻痹 这些神经离面神经较近，阻滞时药物过量或穿刺不当，可出现相应神经症状，特别是迷走神经，必要时心电监护，准备好抢救措施。

4. 全脊髓麻醉 由于邻近脊柱，该技术也存在局麻药注入硬膜外、硬膜下或蛛网膜下隙的风险，但较为少见。如若发生上述情况，即使很少量的局麻药物进入蛛网膜下隙也可导致全脊髓麻醉。如发生立即行气管插管，人工呼吸等急救。

第五节 舌咽神经阻滞术、射频治疗术

一、功能解剖

舌咽神经是由运动和感觉神经组成的混合神经纤维。运动支发出分支支配茎突咽肌。感觉支发出感觉神经分布于舌后三分之一、腭扁桃体和口咽部的黏膜。该神经纤维包含有特异性的内脏传入神经支，传导舌后三分之一味蕾感受到的信息。此外舌咽神经传导来自颈动脉窦和颈动脉体的信息用来调控血压、脉搏，呼吸运动的调节支配亦发自该神经。副交感神经纤维并入该神经到达耳神经节。耳神经节后纤维支配腮腺的分泌活动。

舌咽神经穿出颈静脉孔处毗邻迷走神经、副神经和颈外静脉。前三种结构均走行于颈内动、静脉之间的沟内。

二、适应证

舌咽神经痛。

三、禁忌证

1. 有严重心血管疾病患者。
2. 局部感染者。
3. 严重出血倾向者。
4. 不能耐受治疗者。

四、定位与操作要点（分口内与口外两种径路）

（一）口外入路

1. 体位 仰卧位，头转向操作对侧。

2. 穿刺点定位 在乳突与上颌角之间作一条假想的线，在该线中点下方即为茎突。X线定位：侧位可见针尖位于乳突与上颌角连线中点，正位平寰椎外同侧约2cm。

3. 操作要点 常规皮肤消毒，穿刺点1%利多卡因局麻后，取5ml无菌注射器针头由乳突的前缘刺入，垂直进针，在进针深度达约2cm时可触及茎突。然后，向后方滑移至茎突后缘（图29-7）。

4. 阻滞术 一旦骨面触及感消失，轻轻回抽见无血液或脑脊液流出，注射2%利多卡因1ml，相应部位疼痛消失，再继续注射阻滞剂或破坏剂。

5. 射频消融术 按此前路径进针，定位成功后，感觉神经行50Hz 1.0V测试；运动神经行2Hz 1.0V测试，射频采用脉冲治疗模式（42℃ 4~8分钟）或热凝治疗模式（50℃ 1分钟、60℃ 1分钟、65℃ 1分钟），疗效优于阻滞治疗。

6. 治疗时注意心电监护，防止影响迷走神经，出现心率加快或减慢，甚至停跳。

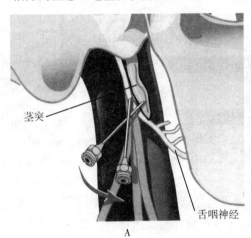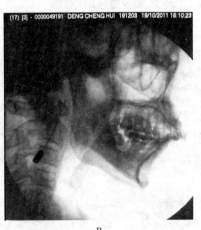

图29-7 舌咽神经穿刺图（口外入路）

A. 乳突前缘垂直进针，在进针深度约2cm时触及茎突，再向后方滑移至茎突后缘；
B. 舌咽神经穿刺成功后X线侧位，针尖位于乳突后

（二）口内入路

1. 体位 仰卧位，张大嘴。

2. 穿刺点定位 患侧咽腭弓下外侧方的黏膜。

3. 操作要点 2%利多卡因舌面麻醉，使压舌板或喉镜加压时舌头可平放在口腔内。穿刺点局部消毒后，取22号8.89cm脊髓穿刺针，将针头人为弯出25°的角度，刺入后方咽腭弓下外侧方的黏膜内（图29-8），进针深度约0.5cm。

4. 阻滞术 轻轻回抽无血液或脑脊液后，注射2%利多卡因1ml，相应部位疼痛消失，再继续注射阻滞剂或破坏剂。

5. 射频脉冲术 同前。

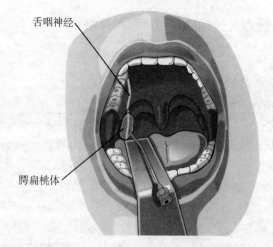

图 29 - 8　舌咽神经穿刺示意图（口内入路）
穿刺针刺入后方咽腭弓下外侧方的黏膜内

五、并发症及预防与处理

1. 血管损伤、血肿与吞咽困难　颈内静脉和颈动脉损伤可造成局部血肿形成，予以局部压迫止血及冷敷处理。阻滞运动神经支后可导致继发于茎突咽肌无力的吞咽困难，一般无须处理。如果无意间阻滞了迷走神经，可导致继发于同侧声带麻痹的发声困难，一般无须处理，可自行恢复。

2. 心动过速或心动过缓、舌肌肌无力　当迷走神经被阻滞时，反射性心动过速。而穿刺或射频治疗中因刺激迷走神经会发生严重的心动过缓，甚至心脏停搏，须密切监测，备好急救药品与设备，必要时放弃操作。偶发的舌下神经和副神经阻滞可导致舌肌和斜方肌无力。

3. 痛性感觉缺失　少数患者神经松解术或神经毁损术后发生了阻滞后局部感觉迟钝。轻则有轻度的烧灼不适感或牵拉感，重则可出现严重疼痛。严重的阻滞后疼痛即称为"痛性感觉缺失"。该种症状往往比患者原发疼痛更严重、更难以治疗。轻度可给予加吧喷丁，重者采用颅内运动皮层电刺激治疗。

第六节　翼腭神经节阻滞术、射频治疗术

一、功能解剖

翼腭神经节（又称为翼腭窝神经节、鼻神经节或 Meckl 神经节）位于翼腭窝内，中鼻甲后方。发出神经主要到半月神经节、三叉神经、颈动脉神经丛、面神经和颈上神经节。翼腭神经节可通过表面点滴或注射局麻药的方式达到阻滞的效果。

二、适应证

1. 丛集性头痛。

2. 上颌神经痛。

3. 面神经炎。

4. 偏头痛。

5. 面部带状疱疹后神经痛。

三、禁忌证

1. 有严重心血管疾病患者。

2. 局部感染者。

3. 严重出血倾向者。

4. 不能耐受治疗者。

四、定位与操作要点

（一）经鼻入路

将合适的局麻药物作用于被覆于神经节表面的黏膜，可达到经鼻入路阻滞翼腭神经节的目的。

1. 体位 仰卧位（检查前鼻孔有无息肉、肿瘤或异物）。

2. 定位 鼻孔中鼻甲上缘。

3. 操作要点 将鼻尖向上牵拉以达到可下鼻胃管的合适位置，向两个鼻孔分别注入 0.5ml 的局麻药液。嘱患者猛烈吸气以利于将局麻药液吸入鼻后方，这样既可润滑鼻黏膜亦可起到局麻效果。

棉帽蘸有局麻药液的 10cm 棉签，深入到患侧鼻孔中鼻甲上缘，直达翼腭神经节表面的黏膜（图 29 - 9）。通过棉签慢慢灌注 1ml 的局麻药，20 分钟后抽出棉签，同侧疼痛缓解或消失，阻滞成功。

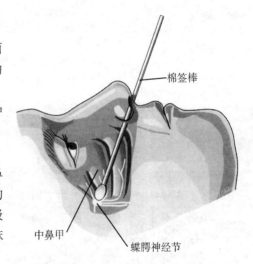

图 29 - 9 翼腭神经经鼻入路示意图

棉签深入患侧鼻孔中鼻甲上缘，直达翼腭神经节表面的黏膜

（二）腭大孔入路

腭大孔入路翼腭神经节的阻滞技术是通过将局麻药液施加在神经节上完成的。

1. 体位 仰卧位，颈部后伸靠在枕上，张大嘴。

2. 穿刺点定位 腭大孔定位于硬腭后方第三恒磨牙牙龈的内侧。

3. 操作要点 取尖端弯曲 120° 的牙用针，通过腭大孔向上稍向后进针，深度约为 2.5cm（图 29 - 10）。该神经节上方即为上颌神经，如果进针太深，患者可有异感出现。小心回抽后，将 2ml 局麻药液缓慢推入，同侧疼痛缓解或消失，阻滞成功。

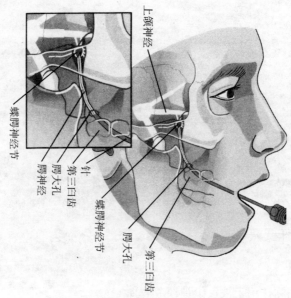

图 29 - 10　翼腭神经腭大孔入路示意图

120°的牙用针，通过腭大孔向上稍向后进针，进针约 2.5cm

（三）侧方入路（上颌神经阻滞、射频亦可采用此法）

针头穿过冠状切迹将局麻药液注射到神经节上，可达到侧方入路阻滞翼腭神经节的目的。

1. 体位　仰卧位，颈部摆正。

2. 穿刺点定位　颧弓中点与下颌切迹中点连线下 1/3 处。

3. 操作要点　患侧头面部常规消毒、铺巾，穿刺点局麻后，穿刺针垂直皮肤进针触及翼外侧板，进针约 2.5～5.0cm。然后退针至皮下朝同侧瞳孔方向穿刺进针，或稍退针向上和向前轻轻调整针头方向进针，从而使针尖恰位于翼外侧板的下方，滑过翼外侧板前缘，针头刺入位于上颌神经下方的翼腭窝内（图 29 - 11），患者诉第二支异感。穿刺成功，回抽无血，注射药液进行神经阻滞。

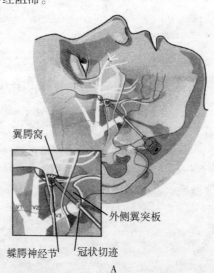

A

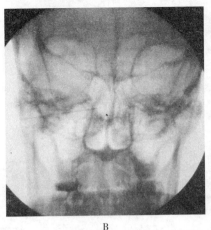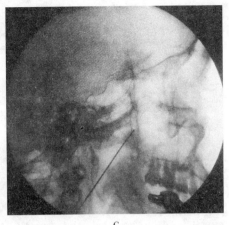

图 29 - 11 翼腭神经侧方入路图

A. 穿刺点位于颧弓中点与下颌切迹中点连线下 1/3 处，穿刺朝同侧瞳孔方向穿刺进针，滑过翼外侧板前缘，刺入翼腭窝内；B. X 线透视正位，针尖位于鼻骨外侧壁线上；C. X 线透视侧位，针尖位于翼腭窝内，似"小辣椒"

4. 射频治疗术 定位成功后，感觉神经行 50Hz 1.0V 测试；运动神经行 2Hz 1.0V 测试，射频采用脉冲治疗模式（42℃ 4～8 分钟）或热凝治疗模式（50℃ 1 分钟、60℃ 1 分钟、65℃ 1 分钟）。

五、并发症及处理

1. 局部血肿 翼腭窝附近血管丰富，穿刺较易造成出血，一般无须特殊处理，冷敷即可。

2. 局麻药中毒 翼腭窝附近血管丰富，局麻药过量入血将出现中毒反应。一般保持呼吸道通畅，吸氧，密切观察。

3. 局部疼痛及第二支阻滞 一般无须特殊处理。

（王开强 谢磊）

第三十章 颈 部

第一节 枕神经阻滞术、射频消融术

一、功能解剖

枕大神经发自第二颈神经背支，与枕动脉伴行从上项线下方穿出到达枕部。它的分支分布于后半部头皮向前到达头顶部（图 30 – 1）。

枕小神经发自第二和第三颈神经初级腹支。该神经沿胸锁乳突肌的后缘上行，发出皮支分布于后半头皮的外侧和耳郭的颅面（图 30 – 1）。

二、适应证

1. 枕神经痛。
2. 枕神经区域疱疹后遗痛。
3. 枕部筋膜综合征。

三、禁忌证

1. 局部感染。
2. 凝血功能障碍。
3. 患者不能配合。

四、定位与操作要点

（一）枕大神经

1. 体位 俯卧位或坐位，双臂重叠放于治疗床垫枕或椅背上，额头置于前臂上，颈部向前弯曲，充分暴露后枕部。

2. 穿刺点定位 患侧乳突与枕骨隆突连线中点为穿刺点，穿刺点一般位于枕动脉内侧，局部按压可有向头顶或前额放射痛。

3. 操作要点 常规皮肤消毒、局麻后，枕骨隆突水平触及枕动脉，取 5 号注射器针头于枕动脉内侧垂直进针，直达枕骨骨膜，患者可出现异感。稍退针，回抽无血，注射阻滞药液；或用

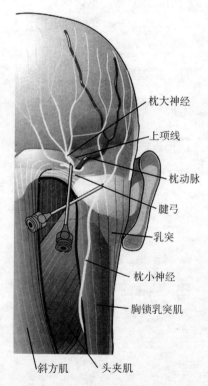

图 30 – 1 枕大、枕小神经穿刺示意图

枕大神经与枕动脉伴行从上项线下方穿出，穿刺于枕动脉内侧垂直进针，直达枕骨骨膜；枕小神经沿胸锁乳突肌的后缘上行，穿刺于胸锁乳突肌附着点后缘

（图中标注：枕大神经、上项线、枕动脉、腱弓、乳突、枕小神经、胸锁乳突肌、斜方肌、头夹肌）

50℃ 1 分钟，60℃ 1 分钟，65℃ 1 分钟进行标准低温射频治疗，疗效较阻滞更确切、持久。

拔出针头，轻压穿刺点 3~5 分钟，敷料包扎（图 30-1）。

（二）枕小神经

穿刺定位点位于胸锁乳突肌附着点后缘，其余操作同枕大神经（图 30-1）。

五、并发症及预防与处理

1. 血肿与局麻药中毒　头皮富含血管，并且枕大、枕小神经邻近动脉，容易出现形成血肿，药物容易进入血管。一般可选择较细的穿刺针，穿刺后注意回抽，减少血肿及局麻药中毒的发生。血肿可穿刺局部按压和冷敷处理，局麻药中毒处理同前章。

2. 全脊髓麻醉　操作中注意避免将针头误入枕骨大孔，即使少量的局麻药液误入该部位的蛛网膜下隙也可导致早发全脊髓麻醉的发生。发生全脊髓麻醉后，应立即进行气管插管、人工呼吸等急救。

第二节　星状神经节阻滞、射频治疗术

一、功能解剖

星状神经节定位在颈长肌前面。颈长肌位于第 7 颈椎和第 1 胸椎横突前方。星状神经节由 C_7 和 T_1 交感神经节融合而成。该神经节位于椎动脉正前方、颈总动脉和颈静脉内侧，食管和气管的两侧。

二、适应证

1. 偏头痛。
2. 中风后肩手综合征。
3. 美尼尔氏病。
4. 丛集性头痛。
5. 脑血管痉挛。
6. 上肢神经痛。
7. 变异性心绞痛。

三、禁忌证

1. 局部感染。
2. 凝血功能障碍。
3. 患者不能配合。
4. 严重心肺功能障碍者。

四、定位与操作要点

（一）前侧入路法阻滞术

1. 体位　仰卧位，颈部摆正，稍伸展。

2. 穿刺点定位　在环甲膜（C_6）水平定位胸锁乳突肌内侧缘下约 1~1.5cm，约位于胸锁关节上缘2cm，正中线旁开约1.5cm（气管外缘）。

3. 操作要点 颈部常规消毒、铺巾、局麻后，于患侧用左手示指和中指在胸锁乳突肌内缘，将肌肉及颈动脉向外侧轻轻推，穿刺针垂直进针，直到触及 C_6 横突的骨面，稍退针，向尾侧15°滑移之 C_6 与 C_7 之间横突前缘（图30-2）。轻轻抽吸无回血和脑脊液后，注入阻滞药液，阻滞成功出现 Horner 征。进针深度3cm时仍无骨性触感或出现上肢放射感，针头可能刺入了 C_6 和 C_7 横突间隙或穿过间隙。发生这种情况，退出针头，调整进针路径。

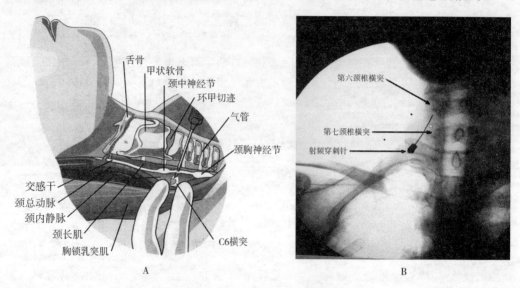

图30-2 星状神经节穿刺图

A. 用左手示指和中指在胸锁乳突肌内缘，将肌肉及颈动脉向外侧轻轻推，穿刺针垂直进针，触及 C_6 横突；
B. 星状神经节穿刺成功后 X 线正位，穿刺针针尖位于 $C_6 \sim C_7$ 横突间，靠近 C_6

（二）高位侧入路阻滞术

1. 体位 仰卧位，头转向对侧。

2. 穿刺点定位 环甲膜（C_6）水平定位胸锁乳突肌后缘（与颈外静脉交叉点处）。

3. 操作要点 颈部常规消毒、局麻后，7 号穿刺针垂直皮肤进针，穿刺至 C_6 横突后，稍退针，于横突前缘向尾侧呈45°滑移约1cm，回抽无血和脑脊液，注射阻滞药液，阻滞成功出现 Horner 征。切忌穿刺过深，进入椎间孔。

（三）射频治疗术

穿刺操作同阻滞，可用脉冲42℃ 6 分钟或标准低温射频治疗（50℃ 1 分钟，60℃ 1 分钟，65℃ 1 分钟）。射频毁损脉冲可成为星状神经节毁损的替代疗法。对交感神经功能亢进的采用全部或部分毁损疗法，功能低下的采用脉冲术。

五、并发症及预防与处理

1. 血肿与局麻药中毒 该解剖区域血管密集，又由于邻近大血管，穿刺过程中误伤血管，可引起出血及局部血肿，如损伤大血管应立即停止操作，压迫止血。注射注意回抽，误入血管引起中毒。如出现血肿后应静卧，沙袋或冰袋压迫，勿行血肿穿刺。局麻药中毒一般为轻度，保持呼吸通畅，吸氧观察即可。

2. 全脊髓麻醉　由于邻近椎管，可能将局麻药注入硬膜外、硬膜下或蛛网膜下隙。即使少量药液误入该平面蛛网膜下隙也可导致全脊髓麻醉。应控制穿刺方向及穿刺深度，特别是高位侧入路，易穿刺经椎间孔进入椎管，初学者多选择前侧入路。如若出现，做好气管插管等抢救措施。

3. 气胸或血气胸　肺尖处于在 C_7 与 T_1 间隙，如穿刺位置过低或穿刺不正确，损伤胸膜及肺，可发生气胸或血气胸，尤其是右侧更易出现。如穿刺时出现咳嗽、胸痛，应警惕胸膜及肺的损伤。如出现气胸，一般需绝对卧床、吸氧，预防感染，20% 以下可自行吸收，20% 以上者必要时行穿刺抽气或闭式引流。血气胸则需行闭式引流，观察情况进一步处理。

4. 顽固性呃逆　临床较少见，但治疗难度大，系穿刺损伤膈神经所致，穿刺时应紧贴气管，避免穿刺至斜角肌。

5. 其他　喉返神经阻滞、上肢麻痹，一般无须处理。

第三节　颈段硬膜外阻滞术

一、功能解剖

（一）骨性解剖

颈椎硬膜外腔的上界是由骨膜和硬脊膜在枕骨大孔水平融合形成的。硬膜外腔向下延续到骶尾关节，最终形成膜性结构。颈部硬膜外腔的前界为后纵韧带，后界为椎板和黄韧带。椎弓根和椎间孔组成硬膜外腔的外侧界。

黄韧带和硬脊膜间的距离在 L_2 间隙水平最大，成人为 5~6mm。因颈膨大，该距离在第 7 颈椎约 1.5~2mm，而 T_1 间隙增宽至 3.0~4.0mm。这样的解剖结构具有重要的临床价值。

（二）硬膜外腔内容物

1. 脂肪组织　硬膜外隙充填蜂窝状脂肪组织。硬膜外隙脂肪组织的含量与体内其他部分的脂肪含量成正比。这些脂肪组织内穿行有血管，并随年龄的增长变得稠厚。在行尾端入路成人硬膜外阻滞时，麻药的剂量不应均一化，原因就在于此。硬膜外腔的脂肪组织临床意义有二：①作为一种减震系统，保护硬膜外腔其他内容物以及硬膜、硬膜囊免受外界冲击；②作为注入硬膜外腔内药物的暂留池。第二条功能在硬膜外阿片类药物注射时具有直接的临床意义。

2. 硬膜外静脉丛　硬膜外静脉丛主要聚集在硬膜外腔的前外侧部。这些静脉由于缺乏静脉瓣，胸腹腔内的压力可沿此传导。在做 Valsalva 动作或受妊娠子宫、肿瘤压迫下腔静脉而致使胸腹腔内压力升高时，该静脉丛扩张而硬膜外腔体积减小。后者直接影响到硬膜外麻醉的药物容量，因为不同的容量产生的麻醉平面不同。

3. 淋巴组织　硬膜外淋巴组织聚集在硬膜的根部，它们的作用是清除蛛网膜下隙和硬膜外腔内的异物。

二、适应证

1. 颈椎内固定手术后疼痛。

2. 多发性颈椎神经根痛。

3. 紧张性疼痛。

4. 糖尿病多发神经病变。

5. 颈椎间盘突出症。

三、禁忌证

1. 中枢神经系统疾病，特别是脊髓或神经根病变、颅内高压患者。

2. 肿瘤转移至脊柱或椎管破坏者。

3. 全身严重感染或穿刺部位感染。

4. 疼痛范围不确切且广泛者。

5. 凝血功能障碍。

6. 患者不能耐受及配合者。

四、定位与操作要点

（一）体位

可取坐位、侧卧位或俯卧位。每种体位各有利弊，以侧卧位常用。

坐位不仅有利于操作者确定中线位置，而且能保证颈椎曲度，从而获得扩展的低位颈椎硬膜外隙空间。坐位时颈椎无旋转，因此不像侧卧位为那样会增加定位的难度。

侧卧位适于坐位困难或易患血管迷走性晕厥的患者。而对于硬膜外置管或其他植入性器械操作，侧卧位时患者更舒适。决定取侧卧位后，要特别注意的是患者的脊椎不能旋转，否则将增加操作的难度。另外，应人为控制颈椎的曲度，从而使硬膜外腔得到最大扩展。

俯卧位主要用于硬膜外置管和安放脊髓刺激电极。在施行各种硬膜外操作时，调整颈椎曲度以增加硬膜外腔体积的步骤一定要小心。但在患者镇静的情况下要避免俯卧位，否则气道不易管理将发生意外。

（二）穿刺点定位

根据病变区域的神经支配，选择相应的间隙。再根据穿刺进路选择进针点、棘间（直入法）、侧别（侧入法、侧间隙入路）。

（三）操作要点

1. 直入法 一般颈椎、胸椎上段、腰椎多采用此法。

（1）摆好体位，颈部常规消毒、铺巾，确定穿刺针进针点恰在中线上（通过 X 线透视可精确定位）。未能准确定位中线位置是进针困难的主要原因。

（2）1% 利多卡因对皮肤、皮下组织和棘上、棘间韧带进行局部浸润麻醉，穿刺针斜向上（与皮肤呈约 70°～80°）穿刺，穿刺针穿过棘上韧带抵达棘间韧带，退出针芯，接上滑动良好的抽有 0.9% 生理盐水的 5ml 玻璃注射器。

（3）左手拇指、示指紧握穿刺针，其余三指紧贴患者颈部，固定穿刺针，控制进针方向及进针速度，接着右手握穿刺针尾部及注射器，缓慢地进针，进入黄韧带会有明显的黏滞感，一旦突破黄韧带进入硬膜外腔，阻力感便会立即消失，停止进针，回抽无血及脑脊液，生理盐水可轻松推入。通过空气或盐水吸入试验来确定针头已进入硬膜外腔（图 30-3）。一般颈椎不主张用空气推注，易出现空气栓塞。

（4）注射神经阻滞药液前再次回抽确认无脑脊液及血。

2. 侧入法 一般用于胸椎中下段，老年人，棘上韧带钙化、脊柱弯曲受限者。除不经过棘上韧带外，其余操作同直入法。

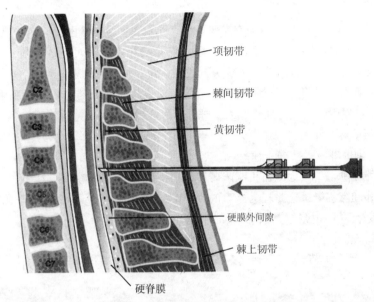

图 30-3 颈段硬膜外穿刺示意图

左手拇指、示指紧握穿刺针，其余三指紧贴患者颈部控制进针方向、速度，右手握尾部及注射器缓慢地进针，有突破感后停止进针，吸入试验（+），进入硬膜外腔

3. 侧间隙入路

（1）体位同前。

（2）穿刺点选择棘突间正中旁开 0.5 ~ 1cm（可预先在 X 线片测量，小关节内侧缘与正中线间距离）

（3）逐层皮肤、皮下组织、肌肉麻醉，垂直进针穿刺至椎板后，退出针芯，接上滑动良好的抽有 0.9% 生理盐水的 5ml 玻璃注射器。

（4）左手拇指、示指紧握穿刺针，其余三指紧贴患者颈部，固定穿刺针，控制进针方向及进针速度，接着右手握穿刺针尾部及注射器，穿刺针向头侧调整穿刺方向，找到椎板间隙，右手继续缓慢进针，进入黄韧带会有明显的黏滞感，一旦突破黄韧带进入硬膜外腔，阻力感便会立即消失，停止进针，回抽无血及脑脊液，生理盐水可轻松推入。通过空气或盐水吸入试验来确定针头已进入硬膜外腔。

（四）注意事项

1. 如果回抽有血，可能在进针时损伤了静脉，可旋转针头，重复回抽，回抽阴性后再注射，并严密观察患者局麻药物中毒的体征或其他药物不良反应的发生。

2. 如果回抽出脑脊液，则换一椎间隙重新操作或放弃操作，注射药物时密切观察患者情况防止出现全脊髓麻醉，亦可置管后择期注射。

3. 注射过程中如果患者剧烈疼痛或感到突然阻力增加，表明针头方位错误，此时应立即停止注射，检查针头的位置。

4. 长时间连续治疗或注射胶原酶时，应采用侧间隙置管，X 线定位导管位置（正、侧位），明确后接输注泵。

五、并发症及预防与处理

1. 脊髓神经损伤 穿刺不熟练或操作不慎，导致硬脊膜、蛛网膜损伤，出现脑脊液漏，可出现头晕头痛、恶心等不适，平卧补液即可恢复。穿刺粗暴可造成脊髓、脊神经损伤，甚至截瘫。应予避免。如若出现，予抗炎、脱水、营养神经等处理。

2. 全脊髓麻醉 硬脊膜及蛛网膜破损后未及时发现，局麻药进入蛛网膜下隙，出现全脊髓麻醉。一旦发生，予气管插管、人工呼吸等急救措施。

3. 局麻药中毒 穿刺误入血管，局麻药过量进入循环，导致局麻药中毒。治疗予保持呼吸道通畅、辅助呼吸、镇静止惊。

4. 硬膜外血肿 一般为凝血机制障碍者，损伤血管形成后应尽早清除。

5. 硬膜外间隙感染 这是较为严重的并发症，严重者可出现死亡。操作中应注意无菌操作。一旦发生，予积极抗感染，必要时引流处理。

第四节 颈神经后支阻滞术、射频消融术

一、功能解剖

颈段脊神经出椎间孔后分为前、后两支，后支跨越横突沟后分为内、外两支，内支沿通过小关节内侧分布于颈后软组织，对颈后肌紧张、酸痛起重要作用。

二、适应证

1. 单侧脊神经后支卡压综合征。

2. 疱疹后神经痛。

三、禁忌证

1. 局部感染。

2. 凝血功能障碍。

3. 患者不能配合。

4. 严重心肺功能障碍者。

四、定位与操作要点

1. 体位 患者俯卧位，胸下垫枕，双臂重叠放于治疗床垫枕，额头置于前臂上，使颈部适度弯曲，以不引起患者不适为度。

2. 穿刺点定位 先确定相应颈神经后支节段，根据 X 线透视，小关节外缘、横突根部上缘为穿刺点，做好标记。

3. 操作要点 颈部常规消毒、铺巾后，穿刺局部麻醉，穿刺针垂直进针，抵至骨质后，X 线正、侧位定位于小关节外横突根部上缘（向上外侧滑移可有落空）（图 30 - 4），回抽

无血、无脑脊液，注射阻滞药液；或者用 50℃ 1 分钟，60℃ 1 分钟，65℃ 1 分钟做标准低温射频治疗，疗效较阻滞更确切、持久。

五、并发症及预防与处理

1. 局麻药中毒 局部血管丰富，药物吸收快，药物误入血管或药物用量过大可出现中毒。一般保持呼吸通畅，吸氧，观察即可。

2. 喉返神经阻滞、膈神经阻滞或 Horner 综合征 进针过深、偏外侧或药物用量过大，易出现喉返神经、膈神经、颈交感神经阻滞。

膈神经阻滞时予吸氧、辅助呼吸，增强肋间肌活动，维持通气。因此操作时一般不主张双侧同时阻滞。喉返神经、颈交感神经阻滞，一般无须处理。

3. 全脊髓麻醉 穿刺过深、穿刺偏内，损伤硬脊膜及蛛网膜，局麻药进入蛛网膜下隙，可出现全脊髓麻醉。一旦出现处理同前。

4. 局部出血或血肿 颈部血管丰富，穿刺损伤血管，可致出血、血肿形成，可压迫颈动静脉、气管等组织。血肿可穿刺局部按压和冷敷处理。

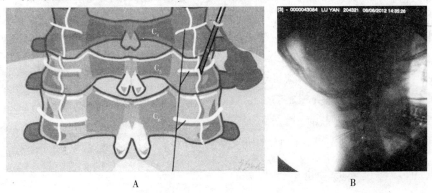

图 30 - 4 颈神经后支穿刺图（针尖位于小关节外横突根部上缘）

A. 穿刺示意图；B. X 线定位图

第五节 膈神经阻滞术

一、功能解剖

膈神经发自第四颈神经的前支纤维，并参有第三、第五颈神经分支。膈神经走行于肩胛舌骨肌和胸锁乳突肌深面，经前斜角肌上外缘向下跨前斜角肌的前面。膈神经于锁骨下动静脉间的颈根部穿出后进入纵隔。右膈神经沿腔静脉的路径走行支配右半侧膈的运动。左膈神经与迷走神经并行，下行支配左半侧膈的运动。

二、适应证

1. 顽固性呃逆。

2. 胃食管返流性疼痛。

3. 反射性膈肌痉挛。

4. 膈神经痛。

三、禁忌证

1. 局部感染。
2. 凝血功能障碍。
3. 患者不能配合。
4. 呼吸功能不全或有严重心肺功能障碍者。
5. 局部解剖不清或气管明显移位、受压者。

四、定位与操作要点

1. 体位　去枕平卧位，头转向健侧。

2. 穿刺点定位　胸锁乳突肌锁骨头外缘，距锁骨约 2.5 ~ 3cm。位于胸锁乳突肌、前斜角肌肌间沟。

3. 操作要点　颈部常规消毒、铺巾，穿刺点局麻后，左手拇指、示指提起胸锁乳突肌，穿刺针沿胸锁乳突肌的深面，向后内方穿刺进针约 2.5 ~ 3cm，有刺破浅筋膜的突破感，固定针头，回抽无血，注射阻滞药液（图 30 - 5）。

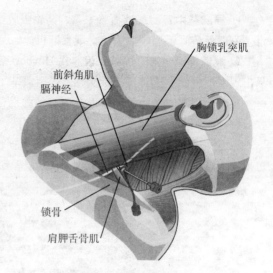

图 30 - 5　膈神经穿刺示意图

于胸锁乳突肌、前斜角肌肌间沟进针，沿胸锁乳突肌深面向后内方穿刺 2.5 ~ 3cm，有突破感后停止

五、并发症及预防与处理

1. 气胸、血气胸　穿刺点偏低，穿刺进针过深，刺破胸膜及肺尖，造成气胸，损伤血管，造成血气胸。熟练掌握技巧，注意穿刺径路，避免发生。一旦发生，予平卧、吸氧，预防抗感染，必要时行穿刺抽气或闭式引流。

2. 局麻药中毒　穿刺后未注意回抽，误入血液。一般保持呼吸通畅，吸氧，观察即可。

3. Horner 综合征、喉返神经阻滞　穿刺过深或药物剂量过大，导致颈交感神经或喉返神经阻滞。一般无须处理。

第六节　经皮穿刺颈椎间盘消融术

经皮穿刺颈椎间盘消融术包括颈椎间盘射频消融髓核成形术、颈椎间盘髓核激光光导纤维汽化术及内热凝术、颈椎间盘经皮切吸术、颈椎间盘胶原酶化学溶解术（盘内）、颈椎间盘臭氧消融术等。下面以颈椎间盘等离子射频减压术为例说明。

一、功能解剖

颈椎有 7 个椎体，6 个椎间盘，14 个关节突关节和 5 对钩椎关节。各椎体间以韧带、椎间盘和关节连接。椎间盘由纤维环、髓核、透明软骨终板和 Sharpey 纤维组成。纤维环由坚韧的纤维组织环绕而成，外层主要为 I 型胶原纤维，排列密集，内层主要为 II 型胶原纤维，密度较低，缺乏明显的板状排列。纤维环内是胶冻样的髓核。椎间盘上、下为透明软骨终板，为椎体的上、下软骨面。椎间盘前后有前、后纵韧带及钩椎韧带。颈椎间盘总高度为颈椎高度的 20% ~24%，间盘前部较后部高，使颈椎具有前凸曲度。椎间盘的横径较椎体小，椎体外下部的圆形缘和相邻椎体外上部的钩状隆突叠合形成钩椎关节。

成人椎间盘几乎无血管，仅来自节段性动脉分支的小血管穿入纤维环，多在椎间盘前后缘，神经与血管分布相似，周围末梢丰富，软骨板和髓核内无神经。

二、适应证

1. 颈椎间盘突出，其症状、体征等临床表现与 CT 或 MRI 影像表现相吻合，单纯的颈椎间盘突出或各型早期颈椎病者。

2. 脊髓型、神经根型及交感神经型颈椎病，无合并椎管骨性狭窄、无广泛的后纵韧带骨化（Ossification of the posterior longitudinal ligament，OPLL）或黄韧带肥厚者。

3. 经正规非手术综合治疗无效 3~6 个月以上者。

三、禁忌证

1. 病史长，脊髓受压严重，四肢有广泛的肌萎缩。

2. 椎动脉型颈椎病经 MRA 证实，有椎动脉发育狭窄者。

3. 脊髓型颈椎病合并运动神经元性疾病者。

4. 颈椎间盘突出，合并骨性椎管狭窄，OPLL、黄韧带肥厚者。椎体有骨质增生明显，并骨桥形成者。

5. 颈椎做过较大手术或已做过颈椎间盘手术者。

6. 老年人合并神经系统疾病或心肺功能不全者。

7. 全身严重感染或穿刺点局部感染。

8. 凝血功能障碍。

9. 患者不合作或拒绝治疗者。

四、定位与操作要点

（一）体位

仰卧位，肩部垫薄枕使头颈稍后伸，使椎间盘间隙处于自然前张状态。

（二）穿刺点定位

结合体表标志和 X 线透视确定病变椎间隙位置，穿刺点位于相应间隙气管与颈动脉间。一般 C_5 ~ C_6 椎间盘、C_6 ~ C_7 椎间盘在皮肤第二颈横纹，C_3 ~ C_4 椎间盘、C_4 ~ C_5 椎间盘在第一颈横纹。

（三）操作要点

1. 患者颈部皮肤常规消毒、铺巾，连接仪器，检查穿刺针与刀头配套情况，生理盐水中检查刀头能否正常工作。

2. 用 0.5% ~1% 利多卡因行穿刺点皮肤及皮下局部浸润麻醉。

3. 于定位椎间盘水平颈动脉鞘与内脏鞘之间，把颈动脉推向外侧，与皮肤成 35°~45° 角缓慢进针，穿刺至椎体骨面，可适当追加局麻药，小心探索坚韧的椎间盘纤维环后穿刺进入椎间盘，进入椎间盘操作者会有黏滞感（老年患者不明显）。

4. 颈椎 X 线正、侧位定位示穿刺针针尖位于椎间隙中央（图 30-6）。

5. 穿刺针定位后，拔出针芯，注入少量生理盐水，旋入颈椎等离子刀头，使刀头刚好露出穿刺针针尖，再次定位确定刀头位置无误。

6. 消融和热凝　应用 Athro Care System 2000 型治疗仪，能量设为 2 档，轻踩热凝脚踏 0.5 秒。患者如有刺激症状，调整刀头位置。刀头位置无误后，踩消融脚踏 30 秒，热凝脚踏 30 秒，各循环 3 次，同时缓慢旋转刀头。操作完成旋出刀头，拔出穿刺针，小敷料覆盖，穿刺点按压 15 分钟。

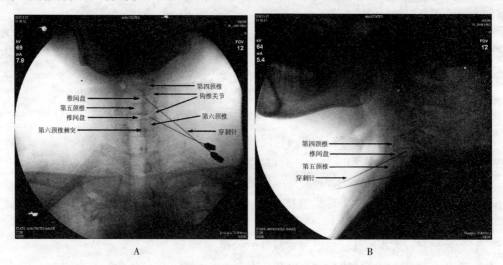

图 30-6　颈椎间盘穿刺 X 线透视图（针尖位于椎间隙中央）

A. 透视正位；B. 透视侧位

（四）注意事项

1. 颈部神经血管较多，应该熟悉解剖，避免反复穿刺损伤气管、食管、神经、血管，引起感染、血肿、神经损伤，甚至出现窒息。

2. 穿刺针针尖不能超过对侧小关节连线及后缘 1/4。

3. 操作时患者有剧烈疼痛时应立即停止，重新定位，调整刀头。

4. 术后患者应给予脱水治疗、预防感染，平卧 3 天，佩带颈托 2 周。

五、并发症及预防与处理

1. 出血及血肿　周围血管丰富，特别是甲状腺结节肥大的患者，容易穿刺出血，形成血肿。一般采用按压止血、局部冰敷、头转向穿刺侧等措施，必要时行气管插管。切忌血肿穿刺。

2. 感染　注意无菌操作。椎间盘缺乏血运，一旦感染，病程较长，应全身应用广谱抗生素，局部理疗。硬膜外感染可能导致患者死亡。

3. 交感神经损伤　出现面部颈部潮红肿胀等，术后脱水治疗消除局部肿胀，局部冰敷，营养神经，对症处理。

4. 穿刺部位疼痛、吞咽异物感 由穿刺部位出血、渗出引起。消肿止痛即可。

5. 脊髓损伤 最严重的损伤，可能造成截瘫，甚至死亡。由穿刺过深进入椎管或穿刺针远端靠近椎间盘后缘，热量传入椎管引起。应给予抗炎、脱水、消肿、预防感染等措施治疗。

6. 突出物游离 脱出椎间盘或蒂形突出容易造成突出物游离，严重者需要紧急开放手术。应选择好适应证。

7. 喉返神经损伤 由穿刺动作粗暴，穿刺过快导致损伤。予消肿抗炎、营养神经，一般恢复较快。

第七节 硬膜外侧间隙置管胶原酶注射术

一、功能解剖

同硬膜外阻滞术。

二、适应证

1. 颈椎间盘突出较大者，其症状、体征等临床表现与 CT 或 MRI 影像表现相吻合，单纯的颈椎间盘突出或各型早期颈椎病者。

2. 脊髓型、神经根型及交感神经型颈椎病，无合并椎管骨性狭窄、无广泛的 OPLL 或黄韧带肥厚者。

3. 经正规非手术综合治疗无效 3~6 个月以上者。

三、禁忌证

1. 病史长，脊髓受压严重，四肢有广泛的肌萎缩。

2. 椎动脉型颈椎病经 MRA 证实，有椎动脉发育狭窄者。

3. 脊髓型颈椎病合并运动神经元性疾病者。

4. 颈椎间盘突出，合并骨性椎管狭窄，OPLL、黄韧带肥厚者。椎体有骨质增生明显，并骨桥形成者。

5. 颈椎做过较大手术或已做过颈椎间盘手术者。

6. 老年人合并神经系统疾病或心肺功能不全者。

7. 全身严重感染或穿刺点局部感染。

8. 凝血功能障碍，胶原酶过敏者。

9. 患者不合作或拒绝治疗者。

四、定位与操作要点

（一）体位

侧卧位，头下垫一薄枕，使颈椎处于水平位，头向前屈曲。

（二）穿刺点定位

结合体表标志和 CT 或 C 臂透视确定病变椎间隙位置，棘突正中患侧旁开 0.5～1cm。

（三）操作要点（侧间隙入路）

1. 穿刺置管操作

（1）穿刺点皮肤及皮下局部浸润麻醉，按硬膜外阻滞方法穿刺，硬膜外穿刺成功后，将硬膜外针缺口转向患侧（症状重侧），置入显影导管，置管深度为影像所示硬膜后间隙正中位至突出之间的距离加 0.5cm（所加置管深度为防止导管在出针后沿颈部韧带间进针）。

（2）将导管保留在硬膜外侧腔，置入侧间隙导管长度根据突出物位置而定，保留长度增加 1cm。退出硬膜外穿刺针时要保持针缺口不转向，弧形退出，退针后将导管固定。

（3）注射碘对比剂 CT 扫描示硬膜囊完好，返回病房。

2. 注射胶原酶或持续泵入操作

（1）常规备急救物品。

（2）患者取俯卧位，胸前垫一薄枕，从留置导管内注入 1% 利多卡因 2ml，观察麻醉范围，5 分钟后无全脊髓麻醉征象，再经静脉缓注 50% 葡萄糖液 20ml 加地塞米松 5mg 脱敏治疗。

（3）1 小时后经留置的硬膜外导管内注入胶原酶 600～1200IU 或外接注射泵持续缓慢泵入胶原酶。

（4）根据病变部位，调节患者体位，中央型椎间盘突出者采用俯卧位，偏中央型突出者取半侧卧位，单间隙侧突出者取侧卧位，双间隙以上侧突出者取半侧卧位，以利胶原酶药液流向突出最近部位。

（四）注意事项

1. 颈部神经血管较多，应该熟悉解剖，避免反复穿刺，损伤神经、脊髓、血管，引起感染、血肿、神经脊髓损伤，甚至出现截瘫。

2. 注射胶原酶前需明确导管未进入硬膜内或硬膜完好。

3. 操作时患者有剧烈疼痛时应立即停止，根据情况予盐水灌洗、神经脱水消肿、营养神经，防止进一步损伤神经及脊髓。

4. 术后患者应给予脱水、预防感染，俯卧 6 小时，卧床 3 天，佩带颈托 2 周。持续泵入者应增加俯卧或侧卧时间。

五、并发症及预防与处理

1. 胶原酶过敏　抗过敏治疗。

2. 硬膜外感染　注意无菌操作。全身应用广谱抗生素，局部理疗，必要时行引流。

3. 神经血管损伤　穿刺不慎或暴力可损伤神经、脊髓，胶原酶误入硬膜内，可造成神经脊髓损伤。应立即给予神经脱水和营养药物，注意意识变化和其他生命体征，必要时急诊手术解除神经根卡压。

（王开强　谢磊）

第三十一章　胸　部

第一节　胸椎小关节阻滞术

一、功能解剖

胸椎小关节主要由毗邻椎体的上、下关节突组成。关节囊神经分布丰富，胸小关节发生关节炎和继发创伤，将产生关节炎症和粘连性疼痛。

每一个胸椎小关节接受来自两个脊髓节段的神经支配，分别来自于上、下相邻椎体的背角神经纤维。因此治疗时应同时阻滞上位椎体水平的背角神经。

在每一个节段，后角神经发出中间支离开横突间隙，在横突连接椎体的上方交叉。此分支向后、向中间走行，绕过横突的后表面向小关节分布。

二、适应证

1. 胸小关节紊乱症。
2. 肋间神经痛。
3. 胸部带状疱疹后遗痛。

三、禁忌证

1. 局部感染。
2. 凝血功能障碍。
3. 患者不能配合。
4. 严重心肺功能障碍者。

四、定位与操作要点

1. 体位　一般取俯卧位，老年患者心肺功能不佳或不能俯卧者采用侧卧位。

2. 穿刺点定位　X 线定位下，相应节段胸椎小关节中部背部投射点（中线旁开约1.5～2cm），做好标记。$T_2 \sim T_{10}$ 棘突下缘约为下一小关节穿刺水平。

3. 操作要点　常规消毒、铺巾，穿刺点局麻后，垂直穿刺进针，抵至骨质（图31-1），即为小关节，有韧性感，X 线正、侧位定位无误，回抽无血，注射阻滞药液。

五、并发症及预防与处理

1. 气胸　穿刺偏外及过深，会损伤胸膜及肺，出现气胸。初学者做好定位减少气胸发生。如出现气胸，一般需绝对卧床、吸氧，预防感染，20% 以下可自行吸收，20% 以上者必要时行穿刺抽气或闭式引流。

2. 硬膜外、硬膜下、蛛网膜下隙阻滞 穿刺偏内，过深进入椎板间隙及椎管，会发生硬膜外或硬膜下、蛛网膜下隙阻滞，若出现按全脊髓麻醉处理。

3. 血肿 小关节、横突根部有丰富的血管，反复穿刺可导致出血，血肿形成。压迫冷敷即可。

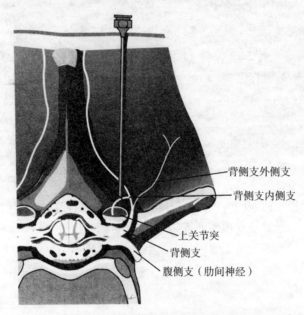

背侧支外侧支

背侧支内侧支

上关节突

背侧支

腹侧支（肋间神经）

图 31－1 胸小关节穿刺示意图

相应节段中线旁开约 1.5～2cm，垂直进针，抵至骨质即可

第二节 胸椎旁阻滞术、射频治疗术

一、功能解剖

胸段椎旁神经在胸椎横突下方从各自的椎间孔穿出。离开椎间孔后，椎旁神经在椎间孔的后方形成一个侧支环向脊椎韧带、脊膜，以及它们各自的脊椎骨提供神经分布。胸椎椎旁神经与交感神经链相连，通过白质分支的有髓鞘节前纤维与灰质分支的无髓鞘节后纤维相交通。胸椎椎旁神经将胸段交感神经链、白质分支传导通路的有髓鞘的神经节前纤维和灰质分支传导通路的无髓鞘的神经节后纤维进行分界。在向这些胸交感神经系统和侧支循环发出交通支后，胸椎旁神经主要分成前、后两支。后支向后方走行并沿着它的分支向椎小关节、后背部的肌肉皮肤提供神经支配。比较大的前支向侧方走行于肋骨下缘成为各自的肋间神经。第 12 对胸神经在第 12 肋下方称为"肋下神经"。肋间神经和肋下神经向皮肤、肌肉、肋骨、胸膜壁层和腹膜壁层提供神经支配。因为阻滞胸椎旁神经是在神经发出各分支的起点阻滞，因此有可能阻滞前支、后支和侧支循环，以及交感神经等胸椎旁神经的各个组成成分。

二、适应证

1. 椎旁神经卡压综合征。
2. 肋间神经痛。
3. 胸部带状疱疹后遗痛。

三、禁忌证

1. 局部感染。
2. 凝血功能障碍。
3. 患者不能配合。
5. 严重心肺功能障碍者。

四、定位与操作要点

1. 体位　一般取俯卧位，老年患者心肺功能不佳或不能俯卧者采用侧卧位。

2. 穿刺点定位　X线定位下，相应节段小关节的上关节突外缘近横突根部背部投射点（中线旁开约 2~3cm），做好标记。T_2~T_{10}棘突下缘约为下一小关节穿刺水平（图 31-2）。

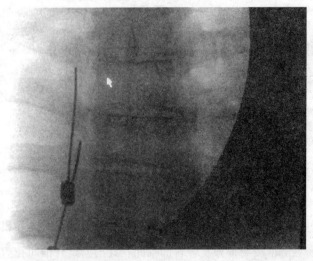

图 31-2　胸椎旁神经穿刺 X 线透视正位（针尖位于横突横部上、小关节外缘）

3. 操作要点　常规消毒、铺巾，穿刺点局麻后，垂直穿刺进针，抵至骨质，为小关节，再向外侧滑移，有落空感后，向前进针约 1~1.5cm（图 31-3），X线正、侧位定位无误，回抽无血，注射阻滞药液；或者用 50℃ 1 分钟，60℃ 1 分钟，65℃ 1 分钟进行标准低温射频治疗，疗效较阻滞更确切、持久。

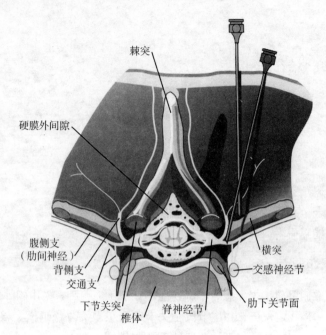

棘突

硬膜外间隙

腹侧支
（肋间神经）

背侧支

交通支

下节关突

椎体

脊神经节

横突

交感神经节

肋下关节面

图 31 - 3　胸椎旁神经穿刺示意图
相应节段中线旁开约 2~3cm，垂直进针，抵至骨质，向外滑移空感进针约 1~1.5cm

五、并发症及预防与处理

同胸小关节阻滞术。

第三节　胸交感阻滞术

一、功能解剖

胸交感神经的神经节前纤维和各自的胸椎旁神经一起离开椎间孔。在离开椎间孔后，胸椎旁神经发出回旋支，再环绕回椎间孔向脊柱韧带、脊膜、椎体发出神经支配。胸椎旁神经包括脊髓白质的有髓鞘的节前神经纤维，和脊髓灰质的无髓鞘的节后神经纤维，参与胸交感神经链的组成。在胸交感神经节水平，节前纤维和节后纤维形成突触。另外一些节后纤维通过脊髓白质又返回各自的体神经。这些神经纤维向血管、汗腺和皮肤的毛发运动肌肉发出交感神经。其他的胸交感神经节后纤维进入心血管神经丛，构成交感神经链的上部或下部，终止于远方的神经节。

第一胸神经与低位颈神经节融合，组成星状神经节。在神经链向尾部移动中，改变了它的位置，上胸段的胸交感神经节在肋骨的下方，下胸段的胸交感神经节更沿着椎体的后侧方表面向前行进。在胸部体神经进入胸交感神经链的近端，在阻滞胸交感神经节时有可能阻滞双侧的神经通路。

二、适应证

1. 胸交感紊乱症。

2. 胸部带状疱疹后遗神经痛。

3. 变异心绞痛。

三、禁忌证

1. 局部感染。

2. 凝血功能障碍。

3. 患者不能配合。

4. 严重心肺功能障碍者。

四、定位与操作要点

1. 体位　一般取俯卧位，老年患者心肺功能不佳或不能俯卧者采用侧卧位。

2. 穿刺点定位　X 线定位下，相应节段横突根部下缘背部投射点（中线旁开约 2～3cm），做好标记。$T_2 ～ T_{10}$ 棘突下缘约为下一小关节穿刺水平。

3. 操作要点　常规消毒、铺巾，穿刺点局麻后，垂直穿刺进针，抵至骨质，为横突，再向尾侧滑移，有落空感后，向前内倾斜进针约 1.5～2cm，触碰至骨质为椎体侧缘（图 31－4），X 线正、侧位定位无误，回抽无血，注射阻滞药液。

五、并发症及预防与处理

同胸小关节阻滞术。

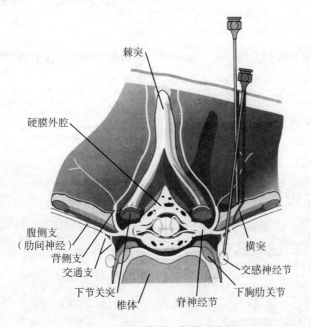

图 31－4　胸交感神经穿刺示意图

相应节段中线旁开约 2～3cm，垂直进针抵至横突，向尾侧滑移落空，再向前内倾斜进针约 1.5～2cm 至骨质

第四节 胸段硬膜外阻滞术

一、功能解剖

胸段硬膜外腔被前侧的后纵韧带、后侧的椎间韧带和黄韧带，以及椎弓根和椎间孔构成的侧面包绕。胸段硬膜外腔宽度在 $C_7 \sim T_1$，间隙是 $3 \sim 4mm$，在 $T_{11} \sim T_{12}$ 间隙有近 $5mm$。胸段硬膜外包括脂肪组织、静脉、动脉、淋巴组织和结缔组织。

胸段穿刺过程中，当穿刺针的针尖进入棘间韧带和黄韧带的间隙时，可能会有一个"假"的阻力消失感。再前行时遇到明显的阻力增加，提示针尖进入黄韧带。针尖进入硬膜外腔时会有一个明显的阻力消失感。

二、适应证

1. 多阶段胸小关节病变。
2. 多阶段胸交感紊乱。
3. 变异性心绞痛。
4. 神经病理痛。
5. 胸椎手术、胸部手术后疼痛。
6. 胸壁癌性疼痛。

三、禁忌证

1. 中枢神经系统疾病，特别是脊髓或神经根病变、颅内高压患者。
2. 肿瘤转移至脊柱或椎管破坏者。
3. 全身严重感染或穿刺部位感染。
4. 疼痛范围不确切且广泛者。
5. 凝血功能障碍。
6. 患者不能耐受及配合者。

四、定位与操作要点

（一）体位

可取坐位、侧卧位或俯卧位。每种体位各有利弊，同颈段硬膜外阻滞术。

（二）穿刺点定位

根据病变区域的神经支配，选择相应的间隙。再根据穿刺进路选择进针点，棘间（直入法）、侧别（侧入法、侧间隙入路）。

（三）操作要点

1. 直入法（$T_1 \sim T_2$、$T_{10} \sim T_{12}$选用直入法较多） 同颈段硬膜外阻滞术操作，$T_2 \sim T_{10}$棘突间隙穿刺注意棘突锐性成角（$30° \sim 60°$），穿刺深度较侧入法明显增加。

2. 侧入法 同颈段硬膜外阻滞术操作。

3. 侧间隙入路 同颈段硬膜外阻滞术操作。

（四）注意事项

1. 如果回抽有血，可能在进针时损伤了静脉，可旋转针头，重复回抽，回抽阴性后再注射阻滞药液，并严密观察患者局麻药物中毒的体征或其他药物不良反应的发生。

2. 如果回抽出脑脊液，则换一椎间隙重新操作或放弃操作，注射药物时密切观察患者情况防止出现全脊髓麻醉，亦可置管后择期注射。

3. 注射过程中如果患者剧烈疼痛或感到突然阻力增加，表明针头方位错误，此时应立即停止注射，检查针头的位置。

4. 长时间连续治疗或注射胶原酶时，应采用侧间隙置管，X线定位导管位置（正、侧位），明确位置后后接输注泵。

五、并发症及预防与处理

1. 脊髓神经损伤 穿刺不熟练或操作不慎，将导致硬脊膜、蛛网膜损伤，出现脑脊液漏，可出现头晕头痛、恶心等不适，平卧补液即可恢复。穿刺粗暴可造成脊髓、脊神经损伤，甚至截瘫，应避免。出现应给予抗炎、脱水、消肿、预防感染等措施治疗。

2. 全脊髓麻醉 若硬脊膜及蛛网膜破损后未及时发现，局麻药进入蛛网膜下隙，会出现全脊髓麻醉。一旦发生，予气管插管、心肺复苏等急救措施。

3. 局麻药中毒 穿刺误入血管，局麻药过量进入循环，将导致局麻药中毒。予保持呼吸道通畅、辅助呼吸、镇静止惊治疗。

4. 硬膜外血肿 一般为凝血机制障碍者，损伤血管形成后应尽早清除。

5. 硬膜外间隙感染 这是较为严重的并发症，严重者可出现死亡。操作中应注意无菌操作。如若发生，予积极抗感染，必要时引流处理。

（王开强 谢磊）

第三十二章　腰腹部及下肢

第一节　腹腔神经丛阻滞术

一、功能解剖

腹腔神经丛由内脏大神经、内脏小神经、最小内脏神经提供主要的节前神经纤维。内脏大神经起源于 $T_5 \sim T_{10}$ 脊神经根，沿着胸椎旁穿过横隔膜的后脚进入腹腔，终止于两侧各自的腹腔神经节。内脏小神经起源于 $T_{10} \sim T_{11}$ 神经根，穿过大神经终止于腹腔神经节。最小内脏神经起源于 $T_{11} \sim T_{12}$ 脊神经根，穿过横隔膜止于腹腔神经节。

腹腔神经节解剖变异非常明显，神经节的数量有 $1 \sim 5$ 个不等，直径为 $0.5 \sim 4.5 cm$。神经节位于大动脉的前侧或偏前侧，左侧低于右侧，一般同第一腰椎体水平。

节后神经纤维从腹腔神经节发出，沿血管丛走行分布到腹腔内脏器官。腹腔神经丛周围可见大动脉在椎体前缘的前侧和偏左侧，下腔静脉位于右侧，肾脏在后外侧，所有结构都位于腹膜后腔隙内。

二、适应证

1. 上腹内脏神经痛。
2. 上腹癌痛。
3. 胃肠功能紊乱。

三、禁忌证

1. 局部感染。
2. 凝血功能障碍。
3. 患者不能配合。
4. 严重心肺功能障碍者。
5. 肠梗阻患者。

四、定位与操作要点（后方入路）

1. 体位　俯卧位。

2. 穿刺点定位　L_1 棘突上缘旁开 $5 \sim 6 cm$。

3. 操作要点　常规消毒、铺巾、局麻后，用 $15 cm$ 穿刺针略向内穿刺，穿刺至 L_1 横突，再退针至皮下，穿刺针向内、向头方向（约 $10° \sim 15°$）调整，继续进针，滑过 L_1 横突上缘，穿刺到骨质为 L_1 椎体侧缘，沿椎体继续，滑过椎体阻力消失或有落空感，再向前进针

1~1.5cm，回抽无血、无脑脊液、无尿液，即穿刺到位（图32-1）。X线定位，注射碘对比剂，为L₁椎体前、腹膜后间隙显影；CT定位，位于腹主动脉后，椎体前，肾动脉层面水平（图32-2）。注射局麻药5~10ml，血压下降，疼痛减轻，即为阻滞成功。注射酒精血压下降更为明显，也易损伤周围组织。

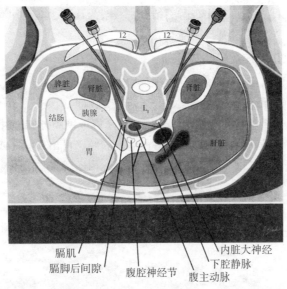

图32-1　腹腔神经丛穿刺示意图

L₁棘突上缘旁开5~6cm进针，向内、向头（10°~15°）方向滑过L₁横突上缘，穿刺至L₁椎体侧缘，继续滑过椎体落空约1~1.5cm

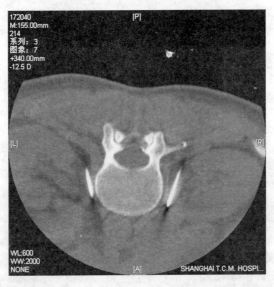

图32-2　腹腔神经丛穿刺CT平扫（针尖位于腹主动脉后，L₁椎体前外侧）

五、并发症及预防与处理

（一）穿刺过程中的并发症及预防与处理

1. 出血　穿刺方向不正确，由刺破腹主动脉或肾动脉所致，一般出血不严重，无须处理。

2. 损伤内脏 主要穿刺损伤肾脏，会出现血尿。

3. 低血压 注射后可即刻出现低血压，一般 15～20 分钟内出现最低值。因此阻滞前开通静脉通路，术中监护，一旦出现，立即补液升压。

4. 醉酒现象 乙醇毁损可能出现醉酒情况，一般为饮酒少或无饮酒史者。

5. 下肢温暖感 与腰交感神经阻滞有关。

（二）阻滞后的并发症及预防与处理

1. 腹部症状 阻滞后肠蠕动增加，出现腹痛、腹泻、腹胀，一般数日可自行缓解。

2. 低血压 安静时低血压通过输液、升压药可 24 小时内恢复，体位性低血压一般无须处理，必要时服用升压药。建议阻滞后 1 年内，行全麻或硬膜外麻醉时警惕严重低血压。

3. 胸痛、气胸 穿刺节段过高或者乙醇浸润胸膜腔，可出现胸痛或气胸。处理同前。

4. 截瘫 此为乙醇毁损术最严重的并发症，可能因乙醇损伤了供应腰段脊髓的动脉。

5. 其他 腰交感神经阻滞的下肢温暖感。

第二节　腰交感神经节阻滞术、射频术

一、功能解剖

腰交感神经的功能解剖基本与胸交感神经一致。但腰交感神经的位置和数目变异较大，$L_2 \sim L_4$ 的水平比较恒定，其中 L_2 神经节起重要作用。

二、适应证

1. 不安腿综合征。
2. 腰交感紊乱症。
3. 下肢动脉硬化。
4. 脉管炎。
5. 糖尿病多发神经病变。

三、禁忌证

1. 局部感染。
2. 凝血功能障碍。
3. 患者不能配合。
4. 严重心肺功能障碍者。
5. 肠梗阻患者。

四、定位与操作要点

1. 体位 俯卧位或侧卧位。

2. 穿刺点定位 L_2 棘突上缘旁开 3.5～5cm 处。

3. 操作要点 腰背部常规消毒、铺巾，穿刺点局麻后，穿刺针垂直进针约 3～5cm 时

触及 L_2 横突，稍退针，调整穿刺方向，向头侧内侧穿刺，越过横突上缘，再向前进针约2~2.5cm，触及骨质为椎体侧面，沿椎体侧缘滑移（如针尖到达椎体侧面，则针尖稍向外调整），刚滑过椎体侧缘（图32-3、图32-4），回抽无血无脑脊液，注射阻滞药剂。如注射毁损药物，可先注射局麻药，观察下肢有无皮肤升温、潮红，确定交感神经位置，再行毁损。还可以用脉冲42℃6分钟或50℃1分钟，60℃1分钟，65℃1分钟进行标准低温射频治疗。对交感神经功能亢进的采用全部或部分毁损疗法，功能低下的采用脉冲术。

五、并发症及预防与处理

同腹腔神经丛阻滞。

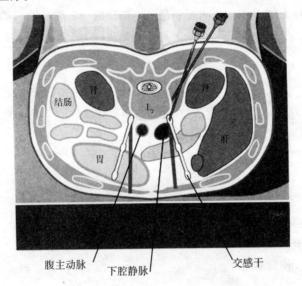

图32-3　交感神经穿刺示意图

L_2 棘突上缘旁开5~6cm进针，向内向头方向越过 L_2 横突上缘，穿刺至 L_2 椎体侧缘，继续滑过椎体落空即可

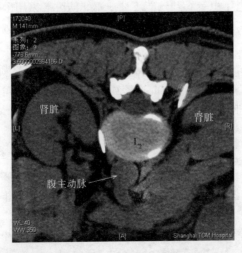

图32-4　交感神经穿刺CT平扫（针尖位于腹主动脉后，L_1 椎体前外侧）

第三节　腰椎旁神经阻滞术、射频治疗术

一、功能解剖

腰椎旁神经正好在椎体横突的下方离开椎间孔。在离开椎间孔后，腰椎旁神经发出回旋支，环穿过椎间孔向脊柱韧带、脊膜和它们各自的椎体发出支配的神经。腰椎旁神经发出前支和后支，后支向后走行，它的分支向椎小关节、后背部的肌肉和皮肤发出神经支配。较大的前支向侧、向前走行，进入腰大肌的肌束内。前四个腰椎旁神经参与腰丛的组成。腰丛同样还接受来自 T_{12} 椎旁神经的纤维。腰丛向低位腹壁、腹股沟、部分外生殖器，以及部分下肢发出神经支配。

二、适应证

1. 腰椎旁神经卡压综合征。
2. 下肢神经根痛。
3. 带状疱疹后遗痛。

三、禁忌证

1. 局部感染。
2. 凝血功能障碍。
3. 患者不能配合。
4. 严重心肺功能障碍者。

四、定位与操作要点

1. 体位　俯卧位，老年患者心肺功能不佳或不能俯卧者采用侧卧位。

2. 穿刺点定位　X 线定位下，相应节段小关节的上关节突外缘近横突根部背部投射点（中线旁开约 2.5～3.5cm），做好标记。

3. 操作要点　常规消毒、铺巾，穿刺点局麻后，穿刺垂直穿刺进针，抵至骨质，为小关节，再向外侧滑移，有落空感后，向前进针约 1.5～2cm（患者可出现异感）（图32－5），X 线正、侧位定位无误，回抽无血，注射阻滞药液；或者行感觉神经（50Hz 1.0V）或运动神经（2Hz 1.0V）测试，采脉冲治疗模式（42℃ 4～8分钟）。

五、并发症及预防与处理

1. 硬膜外、硬膜下、蛛网膜下隙阻滞　穿刺偏内，过深进入椎板间隙及椎管，将发生硬膜外或硬膜下、蛛网膜下隙阻滞。一旦出现按全脊髓麻醉处理。

2. 血肿　小关节、横突根部有丰富的血管，反复穿刺可导致出血，血肿形成。压迫冷敷即可。

3. 神经根损伤　反复穿刺，追求异感会损伤神经。

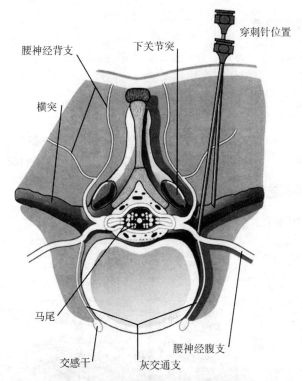

图 32-5 腰椎旁神经穿刺示意图

相应节段中线旁开约 2.5~3.5cm，垂直进针，抵至骨质，向外滑移空感进针约 1.5~2cm

第四节 腰椎小关节阻滞术、射频治疗术

一、功能解剖

腰椎小关节是由邻近椎体的上、下关节面组成的关节。解剖特征与胸椎小关节无大异。在 L_5 水平与 L_1~L_4 不同，L_5 脊神经的背支分支在上位关节突的结合部位绕过骶骨翼，此背支分支发出中间支支配小关节。

二、适应证

1. 腰椎退行性改变。
2. 腰椎小关节紊乱症。

三、禁忌证

1. 局部感染。
2. 凝血功能障碍。
3. 患者不能配合。
4. 严重心肺功能障碍者。

四、定位与操作要点

1. 体位 俯卧位，老年患者心肺功能不佳或不能俯卧者采用侧卧位。

2. 穿刺点定位 X 线定位下，相应节段小关节中部背部投射点（中线旁开约 2 ~ 2.5cm），做好标记。

3. 操作要点 常规消毒、铺巾，穿刺点局麻后，垂直穿刺进针，抵至骨质（图32 - 6），即为小关节，有韧性感，X 线正、侧位定位无误，回抽无血，注射阻滞药液；或者用 50℃ 1 分钟，60℃ 1 分钟，65℃ 1 分钟进行标准低温射频治疗，疗效较阻滞更确切、持久。

五、并发症及预防与处理

同腰椎旁神经阻滞术。

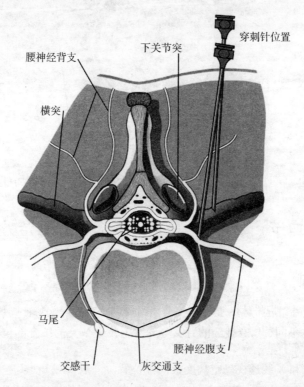

图 32 - 6 腰椎小关节穿刺示意图（相应节段中线旁开约 2 ~ 2.5cm，垂直穿刺进针，抵至骨质）

第五节 经皮穿刺腰椎间盘消融术

经皮穿刺椎间盘消融术包括腰椎间盘等离子减压术、腰椎间盘射频消融术、腰椎间盘激光汽化减压术、腰椎间盘经皮切吸术、腰椎间盘胶原酶溶盘术、腰椎间盘臭氧注射术等。本节以腰椎间盘等离子减压术为例进行叙述。

一、功能解剖

与颈椎椎间盘相比，腰椎间盘较大、较高、无钩椎关节，椎间盘的后侧及两侧有窦椎神经支配，此神经可上、下跨 2 个椎间盘，横支可与对侧吻合。

二、适应证

（一）腰椎间盘突出或膨出症

1. 椎间盘膨出或"包容型"突出，纤维环和后纵韧带无破裂，髓核未脱出纤维环，与临床症状相符。

2. 保守治疗 3 个月以上无效。

3. 椎间盘高度不小于 75%。

4. 病变节段椎间盘造影能复制的下腰痛。

（二）椎间盘源性腰痛

具体见经皮穿刺腰椎间盘内电热凝疗法。

三、禁忌证

1. 椎间盘感染。

2. 有脊柱手术史。

3. 椎管骨性狭窄。

4. 椎间盘脱出。

5. 严重椎间盘退化，椎间盘钙化，椎间盘高度小于正常的 40%。

6. 高龄患者，有严重出血倾向者。

7. 广泛的后路骨性坚固融合，经皮穿刺不能进入椎间盘等。

8. 患者不能配合。

9. 严重心肺功能障碍者。

四、定位与操作要点（安全三角入路）

（一）体位

俯卧位，腹下垫薄枕以减少腰椎的弯曲度，以利于张开椎间使进针较为容易。

（二）穿刺点定位

结合体表标志和 X 线透视确定病变椎间隙位置。一般 $L_3 \sim L_4$、$L_4 \sim L_5$ 椎间盘在相应椎间隙旁开 8~10cm，$L_5 \sim S_1$ 在髂后上棘上 0.5cm。根据患者体型适当调整。

（三）操作要点

1. 常规消毒、铺巾。连接仪器，检查穿刺针与刀头配套情况，检查刀头能否正常工作。

2. 用 0.5%~1% 利多卡因行穿刺点皮肤及深筋膜局部浸润麻醉。

3. X 线定位下，与皮肤成 40°~45° 缓慢向椎间盘方向进针，沿横突腹侧进入（穿刺过程中可能触及横突，向腹侧调整方向），抵至椎体侧面后（触及椎体侧面前可能会探及神经根，则针尖向尾侧、背侧调整），小心探索坚韧的椎间盘纤维环，穿刺进入椎间盘，进入椎间盘操作者会有黏滞感。

4. X 线正、侧位定位示穿刺针针尖位于椎间隙纤维环内，近患侧（图 32 - 7）。CT 定位如图 32 - 8。如穿刺针正位靠近外侧，则穿刺点再向外侧移位，针尾略向腹侧压低进行再次穿刺。

5. 穿刺针定位后，拔出针芯，注入少量生理盐水，放入腰椎等离子刀头，使刀头刚好露出穿刺针针尖，再次定位确定刀头位置无误。

6. 消融和热凝　应用 Athro Care System 2000 型治疗仪，能量设为 2 档，轻踩热凝脚踏 0.5 秒。患者如有刺激症状，调整刀头位置。刀头位置无误后，消融模式下，起点为进入侧纤维环内层，终点为对侧纤维环内层，缓慢进入消融，再按消融反方向以热凝模式下缓慢退出至起点，循环 3 次。以穿刺针圆口为参照，分别完成 2、4、6、8、10、12 等六个点的消融和热凝循环周期。操作完成后退出刀头，拔出穿刺针，小敷料覆盖。

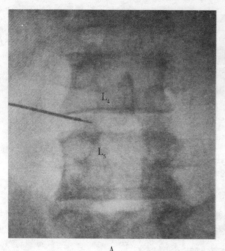 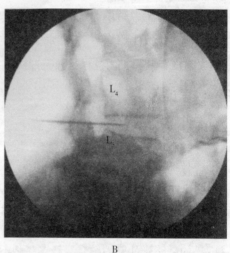

图 32 - 7　腰椎间盘穿刺 X 线透视
A. 正位；B. 侧位，示穿刺针针尖位于椎间隙纤维环内，近患侧

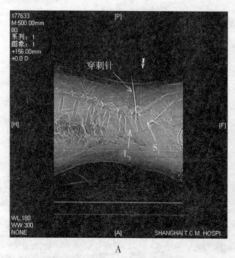 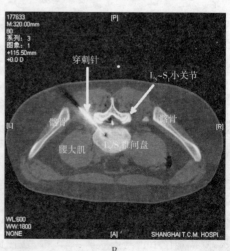

图 32 - 8　腰椎间盘穿刺 CT 扫描
A. CT 定位；B. CT 平扫，针尖位于椎间隙纤维环内，近患侧

（四）注意事项

1. 应该熟悉解剖，避免反复穿刺，避免损伤神经、血管，或穿刺进入硬膜囊，引起感

染、血肿、神经损伤、头痛等情况。

2. 穿刺针针尖不能超过对侧小关节连线及后缘 1/4。

3. 操作时患者有剧烈疼痛时应立即停止，重新定位，调整刀头。

4. 术后患者应给予脱水、预防感染，俯卧 3 小时，轴线翻身平卧 3 天，佩带腰托 2 周。

五、并发症及预防与处理

1. 出血及血肿 反复穿刺，可致出血，形成血肿，给予按压止血，局部冰敷即可。如穿刺过深进入腹腔可能损伤腹主动脉或下腔静脉，造成腹膜后出血血肿，甚至危及生命，应以避免。

2. 椎间隙感染 注意无菌操作。全身应用广谱抗生素，局部理疗。

3. 脊髓损伤 最严重的损伤，可能造成截瘫，甚至死亡。由穿刺过深进入椎管或穿刺针远端靠近椎间盘后缘，热量传入椎管引起。应给予抗炎、脱水、消肿、预防感染等措施治疗。

4. 突出物游离 脱出椎间盘或蒂形突出容易造成突出物游离，严重者需要紧急开放手术。应选择好适应证。

5. 穿刺部位疼痛 消肿止痛，无须特殊处理。

6. 神经根炎 穿刺过程中由穿刺刺激或治疗时沿穿刺针热量传导刺激引起。一般消肿、营养神经即可。

第六节 经皮穿刺腰椎间盘内电热凝疗法

一、功能解剖

同经皮穿刺腰椎间盘消融术。

二、适应证

主要适用于椎间盘源性腰痛，具体情况如下。

1. 慢性持续性腰痛或偶有轻微下肢痛的症状，久坐、久立或走路时诱发，平卧缓解，持续 6 个月以上。

2. 保守治疗无效。

3. 神经系统体检无异常发现。

4. 直腿抬高试验阴性。

5. MRI 检查无脊髓受压表现。

6. 椎间盘高度至少保持 40% ～50%。

7. 病变节段椎间盘造影能复制的下腰痛。

三、禁忌证

1. 椎间盘感染。

2. 有脊柱手术史。

3. 严重椎管狭窄。

4. MRI 提示脊髓或神经根受压有明显神经根痛症状。

5. 椎体滑脱。

6. 严重椎间盘退化，椎间盘钙化，椎间盘高度小于正常的40%。

7. 严重椎间盘突出或游离脱垂。

8. 高龄患者，有严重出血倾向者。

9. 广泛的后路骨性坚固融合，经皮穿刺不能进入椎间盘等。

10. 患者不能配合。

11. 严重心肺功能障碍者。

四、定位与操作要点

（一）体位、穿刺点

同经皮穿刺腰椎间盘消融术。

（二）操作要点

1. 穿刺径路操作同经皮穿刺腰椎间盘消融术。

2. X 线正、侧位定位示穿刺针针尖刚进入侧纤维环内层（图 32 - 9）。

3. 穿刺针定位后，拔出针芯，小心送入导丝，切忌使用暴力，避免使导丝在椎间盘内弯曲、扭结，应顺应纤维环内侧弧形，使导丝在纤维环内环绕一周。X 线定位导丝绕椎间盘分布，未出椎间盘（图 32 - 9）。CT 表现见图 32 - 10。

4. 射频加热：启动射频机器，导丝的温度以每 30 秒升高 1℃的速度在 12.5 分钟内从 65℃升高到 90℃，并维持 90℃的温度 4 分钟。

（三）注意事项

1. 应用前、后位和侧位透视观察导丝，确保其在椎间盘界限内。

2. 导丝加热部分要确定没有接触到导针。

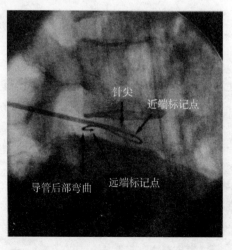

图 32 - 9　腰椎间盘内电热凝疗法 X 线透视侧位（针尖位于纤维环内层，中外 1/3 交界处）

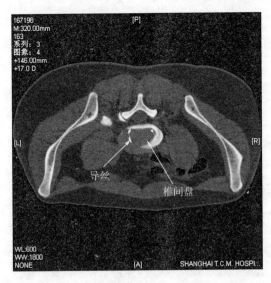

图 32 - 10　腰椎间盘内电热凝疗法 CT 椎间盘平扫（导丝盘于椎间盘内）

五、并发症及预防与处理

同经皮穿刺腰椎间盘消融术。

第七节　坐骨神经阻滞术、射频治疗术

一、功能解剖

坐骨神经支配除小腿和足内侧（隐神经支配）以外的远端肢体和足。作为人体最大的神经，坐骨神经发自 L_4、L_5 和 $S_1 \sim S_3$ 神经根。这些神经根在骶骨的外侧面前方即梨状肌前面融合。该神经向下穿行，于梨状肌下方通过坐骨切迹离开盆腔。坐骨神经位于臀大肌前方，在该肌肉的下缘，定位有该神经在大转子和坐骨结节间节段的中点。坐骨神经向下越过小转子，走行于大腿的后内侧方。该神经于大腿中部发出分支支配腘绳肌和大收肌。对于大多数人来说该神经在腘窝上界分成胫神经和腓总神经，而有一些人该神经全长均分开走行。胫神经继续下行分布于下肢远端，而腓总神经向外侧穿行分布于部分膝关节，并通过它的外侧皮神经发出感觉支支配小腿上部、足背外侧面。

二、适应证

1. 坐骨神经痛。
2. 带状疱疹后神经痛。
3. 梨状肌综合征。

三、禁忌证

1. 局部感染。
2. 凝血功能障碍。

3. 患者不能配合。

4. 严重心肺功能障碍者。

四、定位与操作要点

1. 体位 俯卧位。

2. 穿刺点定位 髂后上棘与股骨大转子最高点连线中点向下作一垂线，约3cm处。

3. 操作要点 患侧臀部常规消毒、铺巾、局麻后，穿刺点垂直皮肤进针，进针缓慢，穿过筋膜臀大肌，阻力感突然减弱，提示穿过臀大肌，进入梨状肌，患者可有下肢异感，稍退针，回抽无血，注射阻滞药剂（图32-11）；或者用脉冲42℃ 6分钟做射频治疗。

五、并发症及预防与处理

1. 神经损伤 用力过猛，暴力穿刺，可造成坐骨神经损伤水肿。神经鞘内注射药剂，神经水肿变性。一旦出现予抗炎、脱水、营养神经治疗。

2. 血肿 穿刺损伤血管，或反复穿刺操作，会造成出血、血肿形成。一般无须处理。

3. 局麻药中毒 未注意回抽，药物入血中毒。一般保持呼吸通畅，吸氧，观察即可。

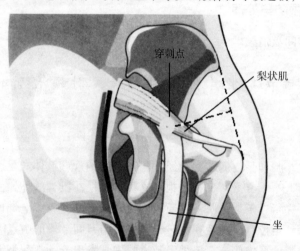

图 32-11 坐骨神经穿刺示意图

髂后上棘与股骨大转子最高点连线中点向下作一垂线，约3cm处垂直皮肤缓慢进针穿过筋膜臀大肌，阻力感消失即可

第八节 股神经阻滞术、射频治疗术

一、功能解剖

股神经分布于大腿的前部和小腿内侧。股神经起源于 L_2、L_3 和 L_4 神经根的前支。这些神经根在腰肌处融合，下行于腰肌和髂肌的外侧，进入髂窝。股神经发出运动纤维支配髂肌，之后穿行于腹股沟韧带正下方进入大腿。在腹股沟韧带下方股神经位于股动脉外侧。该神经还发出分支支配缝匠肌、股四头肌和耻骨肌。发出感觉支分布于膝关节以及大腿前内侧的皮肤。该神经穿行股三角处的部位易于施行阻滞操作。

二、适应证

1. 股神经痛。
2. 带状疱疹后神经痛。

三、禁忌证

1. 局部感染。
2. 凝血功能障碍。
3. 患者不能配合。
4. 严重心肺功能障碍者。

四、定位与操作要点

1. 体位　仰卧位。
2. 穿刺点定位　腹股沟中点下约 1cm，股动脉外侧约 0.5cm。
3. 操作要点　患侧腹股沟周围常规消毒、铺巾、局麻后，穿刺点垂直进针，出现异感后，稍退针，回抽无血，注射药剂；或者用脉冲 42℃ 6 分钟做射频治疗（图 32 - 12）。

五、并发症及预防与处理

同坐骨神经阻滞。

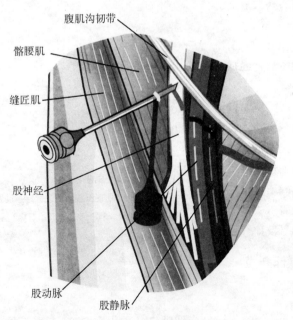

图 32 - 12　股神经穿刺示意图
腹股沟中点下约 0.5cm，股动脉外侧约 0.5cm，垂直进针，有异感后稍退针

第九节　腰蛛网膜下隙神经毁损术

一、功能解剖

在腰部区域，脊髓被三层保护性结缔组织所包绕，即硬脊膜、蛛网膜、软脑膜。硬脊膜在最外层，由坚韧的致密结缔组织组成，为脊髓形成一个机械性的保护屏障。下一层是蛛网膜，与硬脊膜仅分开一个小的潜在的腔隙，里面充满少量的浆液。蛛网膜是防止物质扩散的屏障，同时也能有效地防止药物从硬膜外间隙流入脑脊液。最内一层是软脊膜，是一个薄而富含血管结构的组织。

运动神经纤维存在于脊髓的腹侧前根，而感觉神经纤维存在于脊髓的背侧后根。利用体位将脊神经后根放置在最上方，将轻比重的神经毁损溶液（例如乙醇）引流至造成患者疼痛的感觉神经纤维上，同时避免碰到运动神经纤维；反之，将患者的脊神经后根放置在最低位，将重比重的毁损液引流至造成患者疼痛的感觉神经纤维上，同时避免此溶液流向运动神经纤维。

因腰段神经根水平与同名腰椎椎体高度不一致，所以毁损时必须注意毁损神经纤维与分布于疼痛区域相匹配。

二、适应证

1. 腰部及下肢转移性癌痛。
2. 恶性克罗恩病性痛。
3. 中枢痛。
4. 下肢带状疱疹后神经痛。

三、禁忌证

1. 中枢神经系统疾病，特别是脊髓或神经根病变、颅内高压患者。
2. 肿瘤破坏脊柱或椎管者。
3. 全身严重感染或穿刺部位感染。
4. 疼痛范围不确切且广泛者。
5. 凝血功能障碍。
6. 患者不能耐受及配合者。

四、定位与操作要点

（一）体位

45°半俯卧位（轻比重）或45°半仰卧位（重比重）。患者由于骨转移瘤或呼吸障碍导致不能平卧，也可以采用坐位或半侧卧位。

（二）穿刺点定位

根据病变区域神经支配，选择相应的脊神经根及侧别。再根据穿刺进路选择进针点，棘间（直入法）、侧别（侧入法、侧间隙入路）。

（三）操作要点

1. 进入硬膜外腔操作同颈椎硬膜外阻滞操作。在此基础上，穿刺继续向前进针，有第二次突破感后，拔出针心见脑脊液溢出或被注射器抽出（图32-13）。

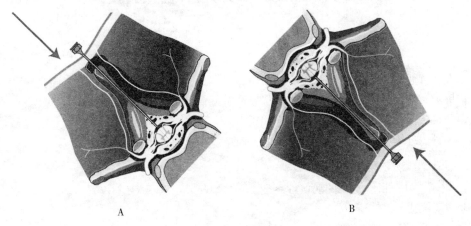

图32-13 腰蛛网膜下隙神经毁损注射示意图

硬膜外阻滞操作基础上，穿刺继续向前进针，有第二次突破感后，拔出针心见脑脊液溢出或注射器抽出，进入蛛网膜下隙。轻比重药物，穿刺成功后取俯卧患侧抬高45°位注射药物（A）；重比重药物，穿刺成功后取仰卧位健侧抬高45°位注射药物（B）

2. 注入少量毁损药物，观察患者反应及疼痛缓解情况，密切观察患者生命体征，无明显不良反应后，再次分多次少量注射。

五、并发症及预防与处理

1. 脊髓、运动神经损伤 选择药物不当或体位不正，或者注射药物过快，将导致脊髓前角损伤，运动神经受损。穿刺过深过快，直接损伤脊髓。一旦发生，予以抗炎、脱水、营养神经处理。

2. 局部感染和蛛网膜下隙感染 此为较严重的并发症，特别是蛛网膜下隙感染，可出现脑膜刺激征等神经系统性症状，继而出现昏迷，甚至死亡。应严格无菌操作。

3. 低血压 为腰蛛网膜下隙神经毁损术的常见副作用，与广泛交感神经被阻滞有关。应用升压药物及静脉补液，避免严重低血压发生。

4. 其他 药物对脊髓、神经根的化学性刺激所导致的延迟性神经病也有相关报道。

（王开强 谢磊）

第三十三章　脊髓电刺激术

一、功能解剖

同硬膜外阻滞。

二、适应证

1. 反射性交感神经营养不良。
2. 继发于外周血管不足的缺血性疼痛。
3. 病理性根性神经痛。
4. 后背疼痛综合征。
5. 蛛网膜炎。
6. 带状疱疹后遗神经痛。
7. 幻肢痛。
8. 脊柱手术失败综合征。
9. 复杂区域疼痛综合征。

三、禁忌证

同"腰蛛网膜下隙神经毁损术"。

四、定位与操作要点

（一）第一阶段

1. 体位　俯卧位，年老者或不能俯卧者采取侧卧位或坐位。

2. 穿刺点定位　根据病变区域神经支配，选择相应的节段。再根据穿刺进路选择进针点，棘间（直入法）或侧别（侧入法）。

3. 操作要点

（1）在中线区和电极放置区的皮肤消毒、铺巾、局部麻醉，硬膜外穿刺径路同硬膜外阻滞穿刺。

（2）Tuohy 穿刺针进入硬膜外腔后，在 X 射线影像引导下，将脊髓刺激电极穿过穿刺针进入硬膜外间隙，电极缓慢地放置在相应刺激的脊髓节段的中间位置（图 33 - 1）。

（3）刺激电极通过一个绝缘线连接在脉冲发生器上，进行电刺激实验，通过患者描述刺激的类型、定位以及效应判断电极位置。如果患者描述刺激模式与原疼痛区域一致、电极刺激能够接受、疼痛消失，则表示电极放置的位置满意，反之则调整电极。

（4）电极位置满意后，将电极和脉冲发生器断开，在穿刺点皮肤切开一个横行长约 0.5cm 的切口，分离至皮下，从而使刺激电极能够顺利放置于皮下。

（5）缓慢沿刺激电极线退出穿刺针，将电极于皮下向腹侧放置，在电极连接端做一平行电极的切口，长约1.5cm，分离至皮下，使电极可自由放置于皮下。

（6）连接绝缘的延长线，再于皮下将延长线延伸至腹侧髂前上棘内侧或锁骨下。再次连接脉冲发生器，重复实验性刺激，以确保患者仍能够感知到可接受的刺激模式。

（7）间断缝合中线切口及延长线连接处切口（注意避开电极和延长线），盖上无菌敷料。然后进行3~7天的刺激实验，仔细量化患者的神经功能和疼痛缓解程度。

（8）刺激期间的结果满意，可以植入脉冲发生器（完全植入式电极和脉冲发生器系统）。

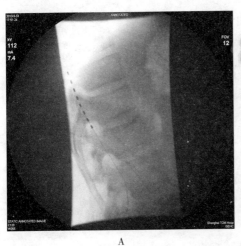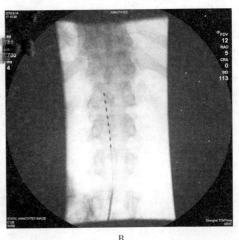

A   B

图33-1　脊髓电刺激成功后X线透视

电极位于硬膜外后中间位置，刺激点位于 T_{11} ~ T_{12}，A为侧位，B为正位

（二）第二阶段

1. 体位　侧卧位。

2. 操作要点

（1）延长线连接处切口、延长线出口处皮肤消毒，拆除延长线连接处切口缝线。确认脊髓刺激器和延长线的连接。

（2）在延长线连接处切口小心断开连接，移开硅橡胶套袖，松开固定螺丝允许断开电极刺激器和延长线。刺激电极和延长线断开后，延长线从皮下管道中于远端移开。

（3）避开延长线出口处，在腹侧髂前上棘内侧或锁骨下做一切口（长约3cm），于离电极远端侧做皮下分离，分离出可装下脉冲发生器的皮囊。

（4）新的无菌延长线连接硬膜外刺激电极，通过皮下穿引至皮下囊袋，连接脉冲发生器。激活脉冲发生器，确认刺激系统工作。一旦确认并患者满意后，缝合延长线连接处切口和放置脉冲发生器的口袋处切口，无菌辅料包扎。10~14天后拆线。

五、并发症及预防与处理

1. 脊髓神经损伤　穿刺者不熟练或操作不慎，将导致硬脊膜、蛛网膜损伤，出现脑脊液漏，可出现头晕、头痛、恶心等不适，平卧补液即可恢复。穿刺粗暴可造成脊髓、脊神经损伤，甚至截瘫。应予避免。如若出现，应予以抗炎、脱水、营养神经处理。

2. 硬膜外血肿 一般为凝血机制障碍者，因损伤血管出血而形成。形成后应尽早清除。

3. 硬膜外间隙感染 这是较为严重的并发症，严重者可出现死亡。操作中应注意无菌操作。如若发生，予积极抗感染，必要时引流处理。

（王开强　谢磊）

参 考 文 献

[1] 刘玉清. 介入放射学：回顾、展望、对策 [J]. 中华放射学杂志，2002，36（12）：1061–1061.

[2] 杨青青. 对恶性肿瘤患者化疗所致不良反应的中医护理 [J]. 中国医药指南，2012，10（3）：272–274.

[3] 陆德铭，陆金根. 实用中医外科学 [M]. 上海：上海科学技术出版社，2010：263–292.

[4] 李乃卿. 实用中西医结合外科学 [M]. 北京：科学技术文献出版社，2010：1110.

[5] 林丽珠. 肿瘤中西医治疗学 [M]. 北京：人民军医出版社，2013：216–218.

[6] 李红伟. CT引导下 ^{125}I 粒子植入治疗胰腺癌90例 [J]. 中国医药指南，2014，12（15）：154–155.

[7] 陈可冀. 实用中西医结合内科学 [M]. 北京：北京医科大学、中国协和医科大学联合出版社，1997：811–813.

[8] 吴勉华，王新月. 中医内科学 [M]. 北京：中国中医药出版社，2012：273–277.

[9] 曹然，朱彬. 微创临床介入放射治疗学 [M]. 北京：军事医学科学出版社，2006.

[10] 李麟苏，贺能树，邹英华. 介入放射学—基础与方法 [M]. 北京：人民卫生出版社，2005.

[11] 王磊. 妇科病中西医结合治疗 [M]. 兰州：甘肃文化出版社，2011.

[12] 桑海莉. 中西医结合妇科学 [M]. 济南：山东人民出版社，2015：482–489.

[13] 刘敏如. 中医妇科学 [M]. 北京：人民卫生出版社，2007：290–291.

[14] 尤昭玲. 中医妇科学 [M]. 北京：中国中医药出版社，2005：451–454.

[15] 丰有吉，沈铿. 妇产科学 [M]. 2版. 北京：人民卫生出版社，2010：356–366.

[16] 杨勇健，陈伟. 介入放射学临床实践 [M]. 北京：北京科学出版社，2002：298–302.

[17] 张雪哲，卢延. CT、MRI介入放射学 [M]. 北京：北京科学出版社，2001：102–108.

[18] 徐霖. 现代介入放射学基础与临床应用 [M]. 武汉：湖北科学技术出版社，2005：113–117.

[19] 李彩霞，李明. 骨科介入放射学 [M]. 山东：山东科学技术出版社，2011：286–298.

[20] 韦贵康，施杞. 实用中医骨伤科学 [M]. 上海：上海科学技术出版社，2006：655–659.

[21] Thomas Noppeney, Helmnt Nüllen. 静脉曲张的临床诊治 [M]. 曲乐丰，钱振宇，译. 上海：第二军医大学出版社，2011.

[22] 张培华，蒋米尔. 临床血管外科学 [M]. 2版. 北京：科学出版社，2007.

[23] John Bergan, Van Le Cheng. 泡沫硬化疗法教程 [M]. 李龙，译. 北京：人民军医出版社，2009.

[24] 景在平. 现代血管外科手术学 [M]. 上海：第二军医大学出版社，2004.

[25] 吴阶平. 黄家驷外科学 [M]. 北京：人民卫生出版，2000.

[26] 杨博华. 下肢静脉曲张的诊断与治疗 [M]. 北京：中国协和医科大学出版社，2013.